U0264880

图解舌诊

舌诊

临证实录

主编 王季藜 王 冰

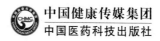

中国健康传媒集团

中国医药科技出版社

内容提要

　　本书是依据历代有关舌诊著书为源流，又集历代医籍论述舌诊之精华，结合教学、临床与科研实践经验加以总结，系统地介绍了舌象的发病机理、辨证诊断及治疗方法，是一部舌诊学的新著。书稿内容丰富，分为总论和各论两大部分，共计八章，图文并茂，均配以典型病案的舌象彩色图片，有助于读者学习、理解，临床实用性较强，可供中医、西医、中西医结合医师、医药学院校师生教学和医药科研工作者，以及广大中医爱好者学习参考，更是临床医师手中所必备。

图书在版编目（CIP）数据

　　图解舌诊临证实录 / 王季黎，王冰主编 . — 北京：中国医药科技出版社，2021.12（2025.1重印）

　　ISBN 978-7-5214-2688-5

　　Ⅰ . ①图… 　Ⅱ . ①王… ②王… 　Ⅲ . ①舌诊－图解 　Ⅳ . ① R241.25-64

　　中国版本图书馆 CIP 数据核字（2021）第 188067 号

美术编辑 　陈君杞
版式设计 　锋尚设计

出版　**中国健康传媒集团**｜中国医药科技出版社
地址　北京市海淀区文慧园北路甲 22 号
邮编　100082
电话　发行：010-62227427　邮购：010-62236938
网址　www.cmstp.com
规格　880×1230mm　$^{1}/_{32}$
印张　17
字数　505 千字
版次　2021 年 12 月第 1 版
印次　2025 年 1 月第 5 次印刷
印刷　天津市银博印刷集团有限公司
经销　全国各地新华书店
书号　ISBN 978-7-5214-2688-5
定价　98.00 元

获取新书信息、投稿、为图书纠错，请扫码联系我们。

祖国医学渊源长，辨证施治医家纲

舌诊源鉴真知在，独树奇葩扬岐黄

唐祖宣

二〇二〇年五月

　　"有诸内者，必形于外。""望以目察，闻以耳占，问以言审，切以指参。明斯诊道，识病根源，能合色脉，可以万全。"昔日，扁鹊望色辨候，洞见膏肓，开望诊察病辨证之先河。中医望、闻、问、切四诊，舌诊又乃望诊之中独具特色的辨证方法。故曰："内外杂证，无一不呈其形，着其色于舌。""危急疑难之顷，往往证无可参，脉无可按，而以舌为凭。"

　　王季藜主任医师、教授，祖籍湖北省襄阳人氏，毕业于原河南中医学院（现为河南中医药大学），拯厄于仲景故里南阳郡邓州市，勤求古训，上下求索，博采众方，仁心仁术，防病未然，医人无数，学识渊博，德高望重，建树颇多，勤勤恳恳，兢兢业业，无憾人生。1985年，编剧组织导演拍摄宣传《中华人民共和国药品管理法》法制电视专题片《真真假假》，先后在湖北省、河南省两家电视台播放；1988年荣获原卫生部全国先进中医药先进工作者称号；1997年获河南省政府颁发的中医药先进个人荣誉，同年荣获河南省人事厅、卫生厅、中医药管理局先进中医药工作者称号；历任省市两级中华中医药学会理事；荣立二等功两次；获准国家专利三项；在《健康报》《中国医药报》发表《如何提高中医临床疗效与改革提高中药饮片质量》等文章及报纸杂志发表医学论文30余篇。

　　在南阳医学高等专科学校从事中医教学期间，王季藜兼任中医基本理论、中医针灸学、中医方剂学、中药学四门中医药课程教学任务，认真备课，认真讲学，带教临床相结合，教学相长，学时多，工作量大，并亲自参与抗癌中药"苦木总碱"的加工、提纯、动物与临床试验研究工作，出色地完成了教学与科研任务。教学风格深受院校师生欢迎，多次被评为优秀教师。十数春秋，桃李满天下，为发展民族中医药教育、振兴中华民族传统中医药事业做出了很大的贡献。

　　很荣幸受邀为其主编的《图解舌诊临证实录》作序，责无旁贷，欣然为之。吾十分认真用心地拜读后，心生佩服。30余年来，他挑灯夜读，锲而不舍，收入舌诊条目可谓大全，又集临床舌诊照片和舌与经络分属彩色图片之大全；论述舌象与脏腑辨证的深奥机制，既有深意又有创新，特别是为什么依据舌象能够辨证阴阳、表里、寒热、虚实与脏腑之机制，言之甚详；另舌象与职业病章节、附录中的舌诊拾遗等章节，皆是历代舌诊医籍中之所缺失的，这些都在诊断疾病的过程中，起到执简驭繁与提纲挈领的作用。

甚感王季蔾主任医师以传承、发扬中医事业为己任，为振兴中医药事业数十年如一日，是中医舌诊辨证施治理论的继承者、阐释者与实践者，也是一位创新者，"观舌识病，医林一绝"。不愧是舌诊大师，被医界誉为"舌诊专家"。

《图解舌诊临证实录》集历代中医舌诊之典籍，详细阐发前哲睿奥，潜心奋笔五十春秋，堪称医药学界，特别是中医药学界乃至及出版界的一大盛事。

本书的编写方式独具匠心，有源、有鉴、有论、据证己见，独出见解，发古人所未发，咸抉摘搜剔厘然，理论有源，指明通文，阐释医理，推求本义，释义准确，辨证有鉴，施治有方、有药。其中每种舌象附有彩色照片，并介绍了舌象特点及辨证方法；另附有医案，每个医案均详细阐述了方药及辨证；图表简明，图文并茂，独特新颖，文笔精练，语言通俗易懂，至精至奥，神妙无穷。论述舌象208种，于前人舌诊理论无所遗，可以说是较为全面的舌诊专著，具有很高的文献研究和临床实用价值，不愧是目前临床舌诊医籍中集权威性、临床指导性于一体的参考工具书。实令医者后人展卷开淘耳目，合本回味无穷。该书是中医、西医、中西医结合医师、医药学院校师生教学与医药科研人员及健康养生人士难得的中医药基础理论学习参考与手中案头必备的工具书。

"老骥伏枥，志在千里，烈士暮年，壮心不已。"在王季蔾的医疗教学与科研及临床医疗平淡的一生中，至今仍勤勤恳恳、孜孜不倦、悬壶济世，郎中在民间。又30余年来，他多次应邀参加援外中医医疗与中医教学，宣传中医药，让中医药走向世界。

杏林岐黄渊源长，辨证施治医家纲，君子厚德学为道，仲方伯理医乃昌。"学业才识，不日进，则日退。须随时随事，留心著力为要。事无大小，均有一当然之理，即事穷理，何处非学？"吾尤喜王季蔾为振兴中医药事业沉溺举业，悬壶济世，尽剂而愈，活人寿民，富国富民。"静以修身，俭以养德，非淡泊无以明志，非宁静无以致远。"

作为仲景故里后生学子王季藜主任医师撰写的《图解舌诊临证实录》，吾反复披览全书感悟曰：此书一卷在握，可窥中医舌诊之全貌，堪称是一部舌诊大百科，愿为精品之作增色添辉，不亦无负此区区50余年磨炼季藜之心，付梓之时，聊作励志贺语，谨陈于简端，为之序。

唐祖宣

2021年5月

中医药学是中国古代科学的瑰宝，也是打开中华文明宝库的钥匙，其历史源远流长、博大精深，在上下数千年的发展历程中，留下了极其丰富的物质文化遗产。中医药又是迄今为止世界上保存最为完整、流衍时间最长、影响力最大、使用人口最多的中华民族传统医学独特的医药学体系。对其中医理论构建的原理迄今尚缺乏系统深入的解读与发扬，我们必须切实要把中医药这一祖先留给我们的宝贵财富继承好、发展好、利用好，充分发挥中医药独特的优势，推进中医药的现代化。

清代杨云峰在《临证验舌法》中曰："即凡内外杂证，也无一不呈其形，着其色于舌……据舌以分虚实，而虚实不爽焉；据舌以分阴阳，而阴阳不谬焉；据舌以分脏腑，配主方，而脏腑不瘥，主方不谬焉。危急疑难之顷，往往证无可参，脉无可按，而唯以舌为凭；妇女幼稚之病，往往闻之无息，问之无声，而唯有舌可验。"是说对问之无声，闻之无息，证无可参，脉无可按的疑难杂证，唯在舌诊凭验。

中医药学这一独特的医学理论体系有两个基本特点：一是中医系统的整体观念；二是中医辨证论治。在中医整体观辨证里有望、闻、问、切四诊，"十二经脉，三百六十五络，其气皆上注于面。"中医的望诊有全部外在的症状与局部望舌两大类，望局部的"舌象"是重要的内容之一，因为舌象能够真实地反映出人体脏腑功能的盛衰、气血的盈亏、津液的润燥，并包括阴阳、表里、虚实、寒热八纲的总体辨证。这也是系统整体观在舌象的全息缩影。

中医诊断学重要内容之一的"舌诊"，就包含着丰富的独具一格的中医学辨证法，而中医学辨证法又是中医科学体系中最为瑰丽的珍宝，是我们的祖先研究人类生、老、病、死反复实践验证的宝贵财富，也是哲学家和医学家研究国学的一个组成部分，是人类的生命科学，更是中国劳动人民在长期与疾病的医疗实践中逐渐形成和发展起来的。舌诊对辨证论治、判断病情轻重及预后均有着很高的诊断实用价值。望舌亦分为望神、色、形、态四个方面，其舌苔则是舌质上附着的一层苔状物，故曰舌象诊断更是疾病辨证诊断与理法方药辨证施治提供更为重要的依据。鉴于国内有关从舌象症状、鉴别诊断及辨证施治系统性的专著甚少，为了进一步系统地整理、发掘中华医学舌诊的宝贵遗产，运用现代科学技术进行整理研究，提高对辨证论治规律的认识。作者数十年来，未敢稍懈，公余之暇，拜读检阅轩岐医药典籍，悉心研究，重加采择，沉溺举业，寿世寿民，在长期的医疗和教学实践中，退休之后，亦忙碌于临床，且仍躬耕不休，编著了这本论述舌诊的专著。

中医舌诊学作为中医"四诊"的分支学科，随微观医学科学技术的发展，目前正在成为一门独特的诊疗学科。对于问之无声、闻之无息、证无可参、脉无可按的疑难杂证，唯在舌诊凭验。然，医籍所载，舌诊内容多为只言片语，零散无类，苟非机颖，洵难甄别，至若今之医药高校教材中，虽有《中医诊断学》望舌一节，但无不有内容欠丰之感。本书论述舌象208种，汇经络、藏象、整体观论舌象之精粹，集临床、鉴别、治则、方药于一体，图文并茂，阐发前哲窅奥，足可嘉惠来学。于前人舌诊理论无所遗，也为他书之所不及，又可以说是一部较为完整系统的中医舌诊辞典。

随着医学科学的发展，越来越要求对疾病有更加深入的探究，更要广泛地提高认识，将基础知识和临床经验汇集，更加方便专业人士阅读，也有利于不同专业的贯通及临床医师参考专业知识，使诊断思维更加活跃，辨证施治用药更合理。本书所列案例贴合临床且每条舌象均附有彩色图片，力争图文对照、简明而清楚；在每章节之下又追溯其源，陈述注解其文意，资料翔实可靠，是中医、西医、中西医结合医师、医药学院校师生必备的工具书。

本书在编撰过程中参阅了大量的历史医籍文献和医药杂志资料，因其资料浩如烟海，有些资料的原文作者未能一一在参考资料中列出，故请谅解，特此，吾表示诚挚的感谢，同时还要感谢对本书给予关心和鼓励的各界学者、遵师、志士、同道与挚友。

由于编者水平有限，疏漏之处在所难免，欢迎广大读者提出宝贵意见，以便今后修订改进。

王季藜

2021年3月

目录

总　论

各　论

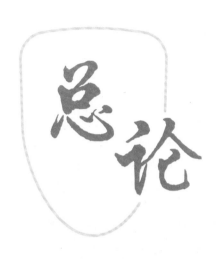

总论

第一章
舌诊基础知识

第一节　舌的解剖与生理

　　中医望诊理论学说，特别是局部舌诊理论经历了历史的反复检验，在历代各家医学学术互相争鸣、相互影响和彼此促进的情况下，不断地完善和提高，逐步形成了一套完整系统的理论体系，并且又经过了相当长的时期，由历代医家总结汇集而逐步成为独具特色与独树医林的中医理论。它是以经络学说为体系沟通人体内外，也以此作为解剖理论来说明人体五脏六腑、五官九窍、各个组织生理功能是密切关联、整体统一的。这些内容早在《黄帝内经》一书中已有记载。关于舌的解剖，《灵枢·经脉》有言："唇舌者，肌肉之本也。"唇舌为肌肉的根本，靠血脉的濡养，而血脉之气又源出于上焦胃之上口，如《灵枢·营卫生会》曰："上焦出于胃上口，并咽以上贯膈而布胸中，走腋，循太阴之分而行，还至阳明，上至舌，下足阳明，常与营俱行于阳二十五度，行于阴亦二十五度一周也。故五十度而复大会于手太阴矣。"又《中藏经·论小肠篇》曰："舌之官，和则能言而机关利健，善别其味也。"在《灵枢·脉度》亦云："心气通于舌，心和则舌能知五味矣。"

　　在《难经·第五十九难》中载有："舌重十两，长七寸，广二寸半。"《灵枢·忧恚无言》言："舌者，音声之机也……横骨者，神气所使，主发舌者也。"隋代巢元方之《诸病源候论·风病诸候上·风失音不语候》指出："喉咙者，气之所以上下也。会厌者，音声之户；舌者，声之机；唇者，声之扇。风寒客于会厌之间，故卒然无音，皆由风邪所伤，故谓风失音不语。"本条文是指喉咙是肺气出入的通道，会厌是发生音声的门户，舌体转动是音声的枢机，口唇是音声通过的门扉。风寒之邪侵入会厌部位，会突然不能发音，这都是因为风邪伤之，故称之为风邪所致失音不语。从这些条文足以说明在当时的历史条件下就已总结出舌的生理功能主要是辨别五味、协调语言发音、搅拌饮食、密闭上腭、吞咽食物等。

图解舌诊临证实录

当语言发音伸舌时，在舌面中央纵行中间的裂纹陷下处有一穴位，名为聚泉；当舌体上卷时，可在舌下纵行的系带正中（又名舌柱）取穴为海泉；在舌系带（舌柱）两侧纵行的脉络正中也各有一穴位为经外奇穴，左侧为金津穴，右侧为玉液穴。聚泉、海泉、金津、玉液四穴都为头面部的经外奇穴，其主要生理作用为分泌津液、润泽舌体与口腔、帮助消化食物等。

由于当时历史条件以及人们对自然科学的客观认识，这种运用视觉结合感觉器官以常知变来揭示舌苔、舌质与舌态以及脉石者之间综合变化的实质，对舌象与疾病的辨证诊断，存在着直观、朴素辨证的哲理，但从西医学对舌诊的研究发展来看，此种验舌方法已不能给临床疾病诊断提供各种更加客观的科学依据。随着西医学的发展，必须进一步深入研究舌苔、舌质及整个舌象变化的实质。西医学在研究中已揭示：舌质是由肌肉组织、血管及神经组织组成。而舌苔则是处在变化之中而客观附着于舌质表面上的一种苔状物质。至此，舌苔、舌质与苔态及整个舌象就构成了犹如机体内生理正常与否及发生病理变化反映于外的一面镜子，随时可将机体生理状况的虚、实、寒、热、盛、衰，通过"气化"作用，把病理变化的性质客观地反映在舌苔与舌质的舌象变化上，为诊断疾病提供了客观的依据。为此，要很好地学习研究中医的舌诊技术，必须从中医学统一整体观出发，应用现代科学生理解剖的知识，对苔、质、态与综合舌象变化进行深入研究，用中西医结合的方法，研究舌象变化的实质，会更有助于提高中医临床辨证诊断指标的客观化。

人体是由多种细胞组织共同组成的复杂的有机整体。不同类型的细胞，是以一种细胞为主体，又分别组成不同的组织，各组织又构成不同的生理器官，共同完成生理功能的一些组织器官又联系成为系统。而舌被列为消化系统的器官，且又具有辅助发音语言与吞咽食物和感受味觉的多种功能，更是辅助发音的重要器官，无舌者则无音，所以说舌体是一个具有多种功能的肌性组织器官。学习与掌握舌的解剖部位及舌的生理功能知识，对进行舌诊辨证施治具有很重要的临床意义。

舌诊从近代解剖学的角度来看，舌位置于口腔的基底部，是肌性组织器官，在其表面上覆盖着黏膜组织。舌体受神经支配进行着不同的运动，具有协助咀嚼、吞咽食物和感受味觉的功能，还是辅助发音的器官。舌在形态上分上下两面，上面为舌背，下面为舌腹。舌背中心有人字形的界沟将舌分成后1/3的舌根和前2/3的舌体。舌体的前段狭小为舌尖部。其舌根延伸至口咽部。在人字形界沟的尖端有一小凹叫作舌盲孔，是胎生时期甲状舌管的遗迹。在舌的下面有一正中线称为舌柱，舌下正中线上布有海泉穴，正中线上有口腔黏膜的皱襞，称为舌系带，连至口腔底的前部。舌系带根部的两侧有小的隆起称舌下肉阜，是颌下腺管与舌下腺大管的共同开口处。在舌下肉阜的后外侧有一稍隆起的小皱襞称舌下襞。舌下腺位于其深面，腺体分泌的小管开口于此，其两边左为金津，右为玉液，均为经外奇穴。

在舌的上面和下面被覆有舌黏膜，黏膜下深处含有很多小的舌腺。舌根部的黏膜内含有淋巴组织集聚而成的小结节，称之为舌扁桃体。舌根部的黏膜中央有一矢状皱襞，连于会厌，称舌会厌正中襞。此襞的两侧各有一凹陷称会厌谷。在舌体的背面，可见到很多小的突起称舌乳头，较大的一种乳头称轮廓乳头，排列在界沟的前方，有7~9个，轮廓乳头的中央稍隆起，周围略下陷，含有味蕾，司味觉。最小的一种乳头称丝状乳头，数目最多、体积小、呈白色、遍布舌体的上面呈丝绒状。还有一种乳头称菌（蕈）状乳头，稍大于丝状乳头，数目较少，呈红色而钝圆的突起，散在于丝状乳头之间，多见于舌的侧缘与舌尖部，舌乳头内还可发现有一些味蕾存在，有味觉作用。在靠近舌体侧缘的后部，还有呈皱襞状的叶状乳头，每侧4~8条，亦含有味蕾，小儿的舌象观之比较清楚。

正常的舌苔呈淡白色薄润状，是由于丝状乳头表浅层的扁平上皮细胞不断角化完全或角化不完全所形成的，在其中间的空隙中，填有脱落的角化上皮、唾液、食物碎屑、细菌及渗出的白细胞等混合在一起附着在舌黏膜的表面而形成。在正常生理情况下，由于咀嚼的机械作用和吞咽动作以及唾液的清洁作用、饮食中的冲洗与摩擦，由于舌肌的自主运动，能够经常清除掉舌乳头间隙的沉积物，保持着口腔内菌丛的生理平衡和足够的营养，使得舌体保持着干净和正常的薄白润泽的颜色，此可称之为舌的自洁作用。一旦机体发生病理变化，出现不思饮食或进食少，加至咀咽动作及舌体活动相对减少，唾液腺体的分泌也会相应受到抑制，口腔菌丛发生紊乱或保持正常的上皮细胞特定的必须维生素缺乏，就会影响到舌的自洁作用，舌苔就会逐渐堆积增厚，而舌质也会依脏腑虚实寒热的病理变化而呈现出不同的舌象，表现为舌质上覆盖着食物颗粒与上皮细胞坏死脱落和炎症性渗出，真菌就会在其舌苔表面定居繁殖与生长，导致不同的苔质与苔色变化。

　　舌是一种肌性组织，属于横绞肌，分为舌内肌和舌外肌。两组舌肌的肌束在舌内呈不同方向的分布，互相交织，主管一般感觉的是由三叉神经分支下颌神经的舌神经与面神经支配，所以舌体能灵活自如。舌内肌的起止点均在舌体内，依据纤维的方向可分为舌纵肌、舌横肌和垂直肌3种。舌纵肌又分为上、下两部分，上纵肌位于舌背黏膜的深处，下纵肌位于舌下部的两侧，两者之间夹有横行的舌横肌。舌垂直肌自舌背下行，达于舌的下面及两侧，它们收缩时，可改变舌的形状。另一组是舌外肌，包括3对，即颏舌肌、舌骨舌肌和茎突舌肌。颏舌肌起于下颌骨体内面的颏棘，呈扇形状而止于舌体中线的两侧，该肌的一侧收缩时，会使舌尖伸向对侧，两侧同时收缩时，会使舌伸向前下方，倘若一侧颏舌肌瘫痪，患者伸舌时，其舌尖就会歪向瘫痪的一侧。舌骨舌肌、茎突舌肌分别起于舌骨大角及颞骨茎突，止于舌的侧部、舌旁及舌的底部。它们收缩时，可以改变舌的形状及位置。

　　舌肌组织内的血管有动脉和静脉，动脉来自颈外动脉的分支微舌动脉。舌动脉主要支配舌深动脉穿行在经颏舌肌与舌骨舌肌之间前行，在舌体内形成毛细血管网，舌的静脉，吻合成静脉丛而汇集成舌静脉，最后注入颈内静脉。

　　总的来说，分布于舌的神经有舌下神经、三叉神经、面神经和舌咽神经四支。舌下神经支配着舌的舌内肌和舌外肌。三叉神经的第三支下颌神经分出舌神经与来自面神经的鼓索合并。鼓索中司味觉的纤维与舌神经共同分布至舌前2/3的黏膜下。舌神经管理一般感觉，鼓索中的味觉纤维管理味觉。舌咽神经分布至舌后1/3的黏膜下，管理一般感觉及味觉。此外，迷走神经中的喉上神经内支分布至舌根及会厌部位也参与管理一般感觉及味觉。

　　分布于口腔的唾液腺有腮腺、下颌下腺、舌下腺3对。其下颌下腺和舌下腺分布与舌体直接有关。舌下腺位于下颌舌骨肌的上方，口腔黏膜舌下襞的深处为海泉穴。它的排泄管有两种，一种称舌下腺小管，有数条，由腺的上缘发出，开口于舌下襞的表面，另一种称舌下腺大管，位于颌下腺管的外侧，单独或与颌下腺管共同开口于舌下肉阜，左侧肉阜上有金津穴，右侧肉阜上有玉液穴。

下颌下腺与舌下腺的动脉均来自舌动脉和面动脉，这两个腺体的静脉都与舌动脉、面动脉伴行而后注入面动脉与面静脉。下颌下腺、舌下腺都受交感神经及副交感神经的支配，交感神经的颈上神经节发出节后纤维随面动脉而分布至腺体，自面神经分出的鼓索神经伴随三叉神经第三支的舌神经走行，其中的副交感神经纤维入颌下神经节，其节后纤维分布至腺体。腺体的分泌受着神经的支配而使舌的苔质润泽，舌肌受神经的支配而活动自如，受微血管血液的供养濡润而呈舌质淡红，味蕾乳头受神经的传入而辨饮食与五味。

第二节　舌与经络

早在《黄帝内经》中就已有记载：凡见舌纵、舌硬、舌强、瘈疭、筋脉急纵或挛缩或舌头外伸不收，口中涎水自下，或心肝动风热痰，胸膈烦满欲吐，脾肾两虚动风等症状者，皆可以取足少阴经脉上的经穴，用针刺灸火施治。临证多见于脑炎、脑瘤、癫痫、肝性脑病、尿毒症、破伤风、高热中风及药物中毒等。

舌，作为五官九窍中的一个独立的组织器官，不是独有伤寒发热外感疾病可以用舌诊诊断，手足阳明十二经、任督二脉、冲带、阴阳二跷、经别、络脉、经筋、奇经八脉与三焦等，无脉不通于舌，所以说，凡经络与脏腑之病，就是内外杂证，也无一不通过舌态、舌质及苔色显于舌象而显现于外以望诊察舌辨证施治，足以说明舌与经络的密切关系。

脏腑学说是中医学的基础理论之一，藏象则是指脏腑的生理功能、内在活动与病理变化表现在体表的生理与病理现象。舌象又是藏象直接反映于舌体表面的外在表现。中医的藏象学说虽然也有解剖学的基础理论知识，但它所指的生理及病理并不能完全局限于脏腑本身，其绝大部分还包括了脏腑所属系统范围之内与外的气化功能。如以脾脏为例，中医认为脾主运化、主统血、主肌肉、主四肢、其荣在唇、开窍于口等，这些功能基本上包括了机体的整个消化系统、血液、肌肉及运动系统，也包括神经系统和内分泌系统的部分作用，也是整体生理功能的综合表现。这种复杂的、综合的功能，简单以西医学的解剖、组织学的观点进行解释是难以阐明其机制的，而用经络学说这一内容，就可以揭示脏与脏、脏与腑以及脏腑与体表腠理之间的生理关系，主要是以十四经脉为主体，配合十二经别与经筋、奇经八脉、络脉等组成一个有机循环的整体，内连五脏六腑、外及四肢百骸、经筋皮部、五官七窍、把人体各部的脏与腑、脏与脏、腑与腑、五官与五脏、四肢百骸与躯干紧密地联系在一起，构成一个完整统一的有机体。

清代医家李冠仙在《知医必辨·论疾病须知四诊》中指出："脾脉连于舌本，肾脉挟舌本，肝脉绕舌本。"又曰："唇舌者，肌肉之本也。"故此曰凡外邪中经、中脏、中腑，或脏腑同病，均可以在十二经脉起始与所过之处表现出这一经或这一脏或这一腑所主的生理活动功能障碍，或偏盛或偏衰的病理变化。一脏有病，便可以通过经络经气的循行与脏腑的"母子"相生相克关系影响到它的母脏或子脏，如肝气横逆则犯胃；肾阴虚，肝木失其润养所致的腰膝酸软、头晕耳鸣与眼花等；脾虚者心肾皆虚；肺虚者中焦脾土气阴两虚，土不生金，或肾水反侮肺金，出现肺水肿，湿痰寒湿胸闷，痰喘呼吸困难、水湿代谢功能障碍等。另外，脏腑有病还会在体表的官窍上反映出来，如肝热循经上炎则目赤；脾热循经绕唇则口唇干燥色紫绛；脾血虚者则口唇色淡；脾阴虚者则唇焦口干舌燥；肾阴虚者，肝肾阴虚，虚火上扰，则出现头晕耳鸣、心烦不眠、手足心热或口舌生疮、咽干阴虚阳亢的症状；心阴虚者，血热循经上炎，舌质肿胀赤烂；肺热者，循经上扰则口咽鼻燥、喉热肿痛、呼吸困难等。以上是说舌为心之苗，手少阴心经的经筋和别络均上系于舌下脉络，气血营阴皆可通过营血经脉、络脉流注润养于舌本，《灵枢·经脉》指出："唇舌者皆为肌肉之本也。"说明舌与五脏六腑息息相关。手太阴肺经入肺脏，循经入喉；手阳明大肠经经，从缺盆上走颈部，挟口入齿；足阳明胃经从上齿挟口环唇，沿咽喉入缺盆；足太阴脾经，上行挟食道，循经咽喉，连于舌根；手少阴心经，挟食道上咽喉，连于目；手太阳小肠经，其支脉从缺盆循颈经咽喉上颊；足少阴肾经，从肺上循咽喉，挟舌根；手少阳三焦经，从肩走颈循经咽喉至颊；足少阳胆经，从颊车下走颈，经咽喉至缺盆；足厥阴肝经，循经喉咙，上入颃颡，环绕口唇行于唇内；此外，督脉、任脉与冲脉，皆循喉咙，络于口唇。故曰脏腑病变，病邪循经循络循经筋循别络，皆可显现于舌象的变化上。再另曰之：犹如目疾病者，循经有三，起始于目内眦的睛明穴属于足太阳膀胱经；起于目外眦的瞳子髎属于足少阳胆经；起始于鼻子根部的足阳明胃经循行经过目内眦，再行走于眼眶的下方，故膀胱与肾、肝与胆、脾与胃之病邪皆可以循经循络上扰致目疾。这也即是中医所说的人体具有整体统一性，人体与自然界也是密不可分的。故《素问·宝命全形论篇》中指出："人能应四时者，天地为之父母""天覆地载，万物悉备，莫贵乎人。"又曰："人生于地，悬命于天，天地合气，命之曰人。"在《素问·六节藏象论篇》中指出："天食人以五气，地食人以五味。"又曰："五气入鼻，藏于心肺，上使用五色修明，音声能彰；五味入口，藏于胃肠，味有所藏，以养五脏，气和而生，津液相成，神乃自主。"故言生命也是自然界发展到一定阶段的必然产物。人是一个非常复杂的系统，气则是构成人体内的基本物质，也是维持生命活动的物质基础。它必须要和自然外界环境不断地进行物质、能量的信息交换，顺应"四时"与"四气"，《素问·生气通天论篇》中指出："阳气者，一日而主外，平旦人气生，日中而阳气隆，日西而阳气已虚，气门乃闭。"此条文是说人体腠理汗孔在一日之中的生理变化。阳气在白天主司体表，清晨开始生发，中午阳气隆盛，日落西下时，阳气则渐渐地收藏于里。此乃阳气消长盛衰之机制也。阴阳才能够阴平阳秘，阴阳平衡，生生不息。在疾病病理变化上，《灵枢·顺气一日为四时》中曰："夫百病者，多以旦慧昼安，夕加夜甚。"故在《素问·天元纪大论篇》中亦曰："至数之机，迫以微，其来可见其往可追，敬之者昌，慢之者亡。"此条文是说：天人合一，顺敬者昌，逆差者必得天殃，五气运行，天地之道也，万物之纲纪，变化之父母，生杀之本始，神明之府也，可不通乎！

再如五味与脏腑病变在体主舌窍的辨证关系上，如舌苦者肝胆有热，舌甘者脾瘅湿热，舌酸者胃内有宿食腐浊，舌淡者脾胃气虚，舌咸者肾虚发热，舌辛赤红者心肺郁热等。临证用经络学说这一理论指导辨证施治，一可起到预防作用，二可收到满意的治疗效果。如在《难经·七十七难》中指出："所以治未病者，见肝之病，则知肝当传之于脾，故先实其脾气，无令得受肝之邪，故曰治未病焉。"世有古今，地有南北，人有强弱，药有刚柔，知所通变，深明要义，辨而可行，行而有度，施而有法，依法施药，此可谓医者之鉴也。

舌象与脏腑的内在分属，常规划分是舌尖属心肺，舌中属脾胃，舌边分属肝胆，舌根属肾的五脏分属法。五脏在舌面上的分属区域基本是以经络的循行络属部位而定位的。为此，五脏六腑的生理变化，以及经络气血循行变化所出现的各种病理都会在舌象上反映出来，即形成了脏腑、经络、舌象三者的有机整体联系，而成为中医学舌象辨证施治的基本核心。有关这些论述早在《内经》与《难经》等经典著作中已有记载，就其源流选释如下。

一、舌与经脉

十四经脉是经络的主要内容，最早始载于《灵枢·经脉》中，在《素问·阴阳应象大论篇》中曰："心主舌……在窍为舌。"在《灵枢·脉度》中曰："心气通于舌，心和则舌能知五味矣。"即是说心开窍于舌，舌为心之苗，是说心气通于舌，是言舌与手少阴心之经脉有联系，再者，联系于心经的经筋和别络均连联系于舌，心气的血脉和顺，不仅舌自能辨知五味，还能保持舌的味觉与食欲、语言与表达、吞咽与饮食、呼吸与咽喉的开合等多种正常生理功能，故曰舌在口腔里虽说是一个肌性的组织器官，与五官七窍相比，又是一个可以灵活自如运动的与多功能强大的外窍，还是表现机体气血盛衰、脏腑功能正虚的一面镜子。早在《灵枢·经脉》中曰："脾足太阴之脉连舌本，散舌下。肾足少阴之脉，其直者，从肾上贯肝膈，入肺中，循喉咙，挟舌本。"在元代医家危亦林编著的《世医得效方》中曰："心之本脉搏系于舌根，脾之络脉系于舌旁，肝脉循阴器，络于舌本，肾之津液出于舌端，分布五脏，心实主之。"清代医家杨云峰在《临证验舌法》中曰："查诸脏腑图，脾、肺、肝、肾无不根系于心；核诸经络，考手足阳明，无脉不通于舌，则知经络脏腑之病。"在清代医家李冠仙所著的《知医必辨·论疾病须知四诊》中亦有记载："脾脉连于舌本，肾脉挟舌本，肝脉绕舌本。"此已说明心经、脾经、肺经、肝经、肾经与舌的联系尤为密切。

在经络之中，足太阴之脉连舌本，散舌下；足少阴之脉挟舌本；足厥阴之脉络舌本；足少阴经别的直脉系舌本；足太阴之经别上结于咽，贯舌中；手少阴之经别络入于心中，连系舌本；五脏六腑的生理功能是通过经络、经筋、别络及奇经八脉与舌本相联系，故曰脏腑内在的生理与病理变化皆可以影响舌象变化，皆可以从舌象的变化上观察到内在脏腑的病理变化。

二、舌与经别

《灵枢·经别》中曰："足少阴之正至腘中，别走太阳而合，上至肾，当十四椎出属带脉；直者，系舌本，复出于项，合于太阳此为一合。成以诸阴之别，皆为正也。"该条文是说足少阴肾经脉从膝腘窝分出的别行的正经，循行到膝腘窝中，别行入走与足太阳经脉的经别相合并行，上行至肾脏，在第十四椎（系第二腰椎）处分出来，出行归属于带脉；其向上直行的继续上行，向上系于舌根，再复出行到项部，仍和足太阳膀胱经脉的经别相接合，脉气注入足太阳膀胱经的经别，这是十二经别足太阳与足少阴阴阳二经相配与相接的第一合。

《灵枢经》中曰："足厥阴之正，别跗上，上至毛际，合于少阳，与别俱行，此为二合也。"此条文是说足厥阴肝经的正经自足背上别行，上行至阴毛中，与足少阳胆经相合，与胆经的正经并行。此就是足少阳与足厥阴表里阴阳二经相配相接的第二合。

《灵枢经》中曰："足阳明之正，上至髀，入于腹里属胃，散之脾，上通于心上循环咽出于口，上頞颅，还系于目，合于阳明也。足太阴之正，上至髀，合于阳明，与别俱行，上结于咽，贯舌中，此为三合也。"此条文是说足太阴脾经脉分出别行的正经，上行到髀部，与足阳明胃经的经别相合，与之并行，上行结于咽部，贯穿舌中，这是十二经别中阴阳二经相接的第三合也。

三、舌与络脉

手少阴经的别络，为十五络脉之一，起始处的腧穴为通里，在前臂的掌握侧，当尺侧腕屈肌腱的桡侧缘，腕横纹上1寸处别出而上行，沿着本经入于五脏之心中，向上循行连系于舌根部，上行入属于目系。这支络脉是别行走至手太阳小肠经去的，在手腕后1.5寸处与本经别并行向上循行，进入心中上连系于舌本，属于目系。

四、舌与经筋

足太阳经筋是从足小趾起始，向上循行到项部时，其中的一条支筋，别行入结于舌根，与舌体所系。直行的筋，结聚于鼻旁等。

足太阳经筋的支脉别入结于舌本，涉及舌骨肌、咬肌、颧肌、颞肌、翼内外肌、耳周诸肌、胸锁乳突肌等，若经筋损伤，则可引起上述肌肉起止点的劳损，出现颈项部疼痛、咽部有异样感、吞咽不适、舌体微循环不良、舌态胀大、运转不灵、语言吐字不清、声音嘶哑、或张口受限、牙痛、牙齿松动、面部麻木、耳鸣、耳根疼痛，或偏头痛、前额头痛等上焦太阳病证。

其他足厥阴经筋的循行部位中未提及足厥阴经筋直接联系于舌本，但指出了其向上循行沿大腿内侧，结聚于阴器，统络着其他各经的经筋。另外，在《难经·十四难》中就记载有：四损损于筋，筋缓不能自收持，足厥阴气绝，即筋缩引卵与舌卷。厥阴者，肝脉也，肝者，筋之合也。筋者，聚于阴器而络于舌本。故脉不营业，则筋缩急；筋缩急即引卵与舌缩。故曰：舌卷卵缩者，此筋先死也。在病候上，《灵枢·经脉》中就已经指出了足厥阴经筋发生病变的病理机制及临床表现与舌本有密切关系。

厥阴是主肝脏的经脉，肝脏是与筋相配合的；筋是会聚于阴器而又上络于舌本的。经筋连及百骸，维络周身，所以当肝脉气绝，经筋得不到营养则表现出经筋拘紧挛急，筋急就会牵引舌根和睾丸而出现循环障碍、口唇发青、舌卷囊缩等症状，这就是经筋先死的征兆。

手少阳的经筋，是从手无名手指的末端起始，结聚于腕背的中央，沿着前臂上行，结于肘部，再上绕行于臂部的外侧缘上肩，从肩部走到颈部，与手太阳的经筋相合；其中分出的一支经筋，绕肩胛，挟脊旁，从下颌角处进入连系于舌根部；另一分支经筋，上绕牙齿后，从额角上行，出耳前，至目眦的外眼角，再上行至额，结止于额角。当病邪入及手少阳经筋，在其分支的经筋所循行经过之处，就会出现舌卷症状，可以用火针针刺少阳经穴治疗，以有疼痛的感觉时则为度，此种痹证名为季夏痹也。

五、舌与奇经八脉

任脉起于中极穴下方的会阴穴，直行向上循前腹部正中线经关元穴直上达咽喉，上结于舌本系舌根部，络脉再出循环绕口唇与面部而上络于目。五脏皆系根于舌，正如清代医家傅松元在《舌苔统志》序中所曰："盖舌为五脏六腑之总使，如心之开窍于舌，胃咽上接于舌，脾脉挟于舌本，心脉系于舌根，脾络脉系于舌旁，肾肝之络脉，亦上系于舌本。夫心为神明之府，五脏之主；胃为水谷之海，六腑之源；脾主中州，四脏赖心灌溉。是以脏腑有病，必变见于舌上也，故舌辨脏腑之虚实寒热，犹气口之辨表里阴阳。"

冲脉与任脉，为经脉之海，皆起于胞中，出中极穴下方的会阴穴处，向前上循行过阴毛的边际，沿着腹里腹部正中线，再上行经关元穴而达咽喉，向上入结于舌本，出唇环绕而络于口周。

六、舌与经外奇穴

在这里，我们只讨论分布于舌体，与舌的生理和病理有关的4个经外奇穴。

聚泉（口腔内的津液在此而聚，故名，出自《针灸大成》）

　　【位置】张口向外伸舌，在舌背正中缝的中央点、缝隙的凹陷处取之。解剖聚泉穴下为舌黏膜，黏膜下布舌肌和疏松的结缔组织。内分布有下颌神经的舌神经，舌下神经和鼓索神经纤维及动静脉网（图1-1）。

　　【主治】具有清散风热，祛邪开窍的作用。主治舌强、哮喘、咳嗽上逆、消渴、吐舌、味觉减退，或舌肌麻痹、中风舌强不语、久而不愈。

　　【治法】清洁口腔，做舌上局部消毒后，舌强者，可用消毒后的

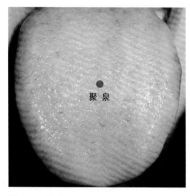

图1-1 聚泉

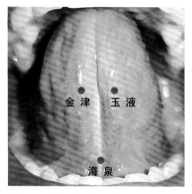

图1-2 金津、海泉、玉液

针灸小针针刺出血；哮喘咳逆者，用针向舌根方向斜刺
0.2～0.5寸，捻转行针；还可用隔姜灸之。

海泉（又名鬼封，出自《针灸大成》）

【位置】张口向外伸舌，舌体向上稍卷，在舌下舌柱（舌下系带）的
中点处取之。解剖舌肌下分布有动脉分支，有舌深动脉和舌
深静脉的属支，舌深静脉又布有下颌神经的舌神经、舌下神
经和面神经鼓索的神经纤维（图1-2）。

【主治】具有清热解毒，开肿开窍的作用。主治呃逆、呕吐、腹痛、
腹泻、高热、喉痹、消渴、重舌肿胀、舌缓不收等症。

【治法】清洁口腔，做舌下局部消毒后，用消毒后的针灸针直刺
0.1～0.2寸，或用三棱针针刺出血治之，禁灸。

金津

【位置】张口伸舌，舌尖向上稍卷，或舌尖抵在前门齿的根部齿龈
处，在舌下系带左侧的脉络（静脉）上取之（图1-2）。

【主治】消渴、口疮、舌肿、喉痹、呕吐与顽固性呕吐、黄疸、口舌
生疮、急性腹痛、脑卒中后遗症、口腔溃疡、舌炎、咽炎和
扁桃体炎症等。

【治法】清洁口腔，做局部消毒后，用消毒后的三棱针针刺出血治之。

玉液

【位置】张口伸舌，舌尖向上稍卷，或舌尖抵在前门齿的根部、在
舌下系带右侧的静脉上取之。解剖玉液穴位下浅层布有下

颌舌神经和舌深静脉干的属支，其深层下布有舌神经和舌下神经及舌动脉分布。（图1-2）

【主治】消渴、口疮、舌肿、舌强、喉痹、呕吐。

【治法】清洁口腔，做局部消毒后，用消毒后的三棱针针刺出血治之。

七、舌与三焦

本节是按三焦的循行部位连及舌本以及中下二焦在循行部位之中虽未连及系于舌本，但在其中焦与下焦的主病证之中，见有舌病者，皆按其中下二焦的循行部位及主病候分别论述如下。

（一）舌与上焦

营卫之气的化生，上焦之气始发于胃上口，并咽喉而上行，穿过膈膜散布胸中，横走腋下，沿着手太阴肺经之脉而下行，再回到手阳明大肠经，上行到舌，下行交于足阳明胃经。在正常情况下与经脉中的营气一起在白天环行周身二十五度，在夜间也循行二十五度，这样循行一昼夜为一周，所以，营气运行五十度后又会合于手太阴肺经。

上焦主要是指脑室、胸腔与心肺，主要功能是运行营卫生化之气，施布精微，润养气血，濡养周身。《灵枢·决气》中曰："上焦主开发，宣五味，熏肤，充身，泽毛，若雾露之溉。"是说上焦心肺将中焦运化生成的气血进行小循环之后，再输布周身，犹如雾露之溉。濡养五脏六腑与四肢百骸。

上焦主症为发热，自汗，微恶风寒，舌尖赤，舌苔白或淡黄，口干，无汗者口中舌腻，自汗者口渴舌干，或不渴而咳，午后潮热，或大热，大渴，大汗脉象浮数，或两寸部脉独大，投以辛凉解表之剂施治。

（二）舌与中焦

《灵枢·营卫生会》曰："中焦……此所受气者泌糟粕，蒸津液，化其精微，上注于肺脉，乃化而为血，以奉生身，莫贵于此。"中焦是指上腹部，包括脾、胃及肝、胆等内脏。胃主腐熟，脾主运化，肝胆主疏泄，并分泌与排泄胆汁以助消化功能。此处是说食入于胃，经过胃的消化，蒸腐食物，分清泌浊，以及脾胃肝胆的消化与吸收，化水谷精微为津液与血液，营润并运行于经脉营血之内外，濡养五脏六腑，四肢百骸。故曰"中焦如沤"，中焦脾胃是后天气血生化之源。

心（膈）以下至脐为中焦，包括脾胃肝胆，但因肝与肾同源，肝与肾的关系密切，故肝划归下焦。

中焦主病候，从三焦辨证曰：系指外感温邪从上焦顺传至中焦，同时出现上焦心肺与中焦脾胃之合并的证候，病势为重。脾喜香燥而恶湿，故邪入脾土从湿而化，故临证多见太阴脾证的寒湿或湿热之证。中焦病证多为太阳阳明合明燥热之证，中焦病证主上中二焦阳明燥热，面红目赤，发热重，恶寒轻，心肺俱热，呼吸俱粗，脾胃热，口干咽燥，舌燥唇裂，热甚者舌苔黄或焦黑，脉象沉实者，则用泄热通腑治法；太阴阳明合病湿热证者，则面色淡黄，身重头胀，胸闷不饥，身热不畅，小便不利，大便不爽或溏泄，舌苔黄腻，脉象细濡数。当用清热化湿或利湿法施治。

（三）舌与下焦

脐以下至足为下焦，包括肝、肾、大小肠、膀胱、女子胞等。肝者应归中焦，但肝肾同源，关系密切，故肝多划归于下焦。

下焦主病候，从三焦辨证来说是指外感温邪从中焦顺传深入下焦，会出现上焦、中焦合并之证，并出现下焦厥阴的经证与肝肾厥阴之病证，病势甚重。此时多为热邪大伤上中二焦脏腑之阴，正不胜邪，气阴两伤，邪热直入肝肾下焦，耗竭元气元阴，出现面赤身热，手足手背五心烦躁，口干舌燥，神倦，耳聋，阴不伏阳，热极动风，或出现手足蠕动，心中憺憺大动，瘈疭时时欲脱竭绝之症，舌质绛，舌苔少，舌强脉象细数虚大。急则大补肝肾之阴，益气复脉，滋阴潜阳，息风安神。

第三节　舌与五脏的分属部位与诊法

一、舌与五脏的分属部位

《灵枢·五阅五使》指出："鼻者，肺之官也；目者，肝之官也；口唇者，脾之官也；舌者，心之官也；耳者、肾之官也，五官以候五脏是也。"

头面部的五官组织与五脏的分属关系中，唯舌者无窍，而在脾之窍口唇之内，是由五脏之心所主。

明代王肯堂在《医镜·论口舌证》中曰："凡病俱见于舌，舌者，心之窍也，舌尖主心，舌中主脾胃，舌边主肝胆，舌根主肾。"指出了舌体与五脏六腑的分属部位，脏腑所病，则会在舌体所主的部位上表现出病理微观变化。所以又可以说舌象是五脏六腑生理与病理变化的全息缩影，一般上焦心肺疾病察舌尖，中焦脾胃疾病察舌中，左主胃，右主脾，肝胆疾病察舌的两边，其右侧主胆，左侧主肝，心肝肾症证察看舌态，下焦肾与膀胱部位的疾病观察舌的根部。

清代梁玉瑜传，陶保廉撰录的《舌鉴辨正》中曰："舌根主肾、命门、大肠，舌中左主胃，右主脾，舌前面中间属肺，舌尖主心，心包络，舌边左主肝、右主胆。"

舌尖部主心，舌的前半部中间主肺，舌的中部偏左者主胃，偏右者主脾，舌根部主肾与命门、大肠，舌的两边左侧应肝，右侧应胆（图1-3）。这种分属五脏法和寸口切脉与脏腑的分属诊法是相一致的，至于舌的左侧应肝，右侧应胆的论述在清代陈家瓒所著的《脉法解》一书中也指出："肝心出左，脾肺出右，肾与命门，俱出尺部。"

还有一种诊法是指舌与三焦的分属划分法：舌尖统应为上焦，上焦主心肺；舌中统应为中焦，中焦主脾胃；舌根统应为下焦，下焦主肝肾。

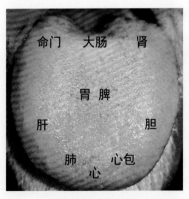

图1-3　舌与五脏的分属部位

二、舌诊方法

舌诊的历史源远流长，内容十分丰富，它是从整体观念出发，特别注意其内在发病的关系和外在环境对人体的影响，从舌苔、舌质及舌体形态三方面变化的舌象，把辨证和诊断有机地结合起来，进行分析，判断疾病的性质、部位、轻重和预后，以便做出及时正确地治疗。

《灵枢·师传》中曰："脾者主为卫，使之迎粮，视唇舌好恶，以知吉凶。"此条文是说中焦脾胃主口唇，从唇舌颜色的好坏就能判断中焦脾胃功能的盛衰与五脏的生理健康状况。故曰：病家不开口，望诊望舌三诊首，唇舌得神者昌，唇舌失神者亡。"不用病家开口，望舌便知阴阳表里虚实与寒热。"中医舌诊非常重视外展协变、天人相应、形神合一、阴阳五行、联表析里地动参辨证，逐渐发展成为一种独具特色的辨证统一的诊法。从这点出发，舌诊技术也特别讲究舌象观察最佳的诊断时间。诊以平旦，饮食未进，气血调匀，此时的舌象最能真实地反映出机体内生理和病理方面的变化。

方法：让患者把舌头稍微伸出口唇外，舌尖部略向外下方，使整个舌体向两侧舒张平展，要自然，不要用力，以免因强力外伸出现充血而失真。最好选择在自然光线下进行观察。

观察舌象首先要察舌苔，辨舌苔的颜色、厚薄及苔质在舌面的分布状况，依次从舌尖、舌中、舌的两旁至舌根部进行仔细地察看，同时还要注意苔、质的湿度润泽状况；然后再观察舌质，主要观察舌质的色泽状况，要仔细观察舌质有无出血点，瘀血斑块，或局部有无溃疡等，有时为了进一步辨证病情，认真地检查舌质的变化，可用压舌板或光滑的竹片擦拭去增厚的舌苔，以显露出舌质，提供更为客观的诊断依据。除此之外，还要观察舌体的形态及其活动状况，以辨病之经络或脏腑。

三、舌下望诊法

舌下脉络在《内经》中称为舌下两脉，如在《灵枢·卫气》中曰："足少阴之本，在内踝上下三寸中，标在背腧与舌下两脉也。"另在《素问·刺疟篇》中曰："十二疟者……先其发时如食顷而刺之……

不已，刺舌下两脉出血……舌下两脉者，廉泉也。"

舌下望诊法，是指望舌下的经脉，这种诊法在一些杂病的诊治中早有辨证应用的记载，但在临床上未能引起足够的重视。

进行舌下望诊时，主要是对舌下脉络的色泽及瘀胀形态，舌下脉络的长度、形态、粗细与周围络脉的综合变化，以常衡变而言，再结合体征与苔、质与舌态的变化，会更有助于疾病的诊断。

舌下脉络位于舌系带两旁纵行的两条紫色的经脉，散布于舌下的经脉有脾足太阴经脉，其循环在小腿部胫骨的后方与肝足厥阴经脉相交会，上至心中与心主少阴经脉相接。所以，望舌下脉络对于肝病、脾病、瘀血等病的辨证有很重要的临床诊断意义。

正常人舌下系带的两侧各有一条纵行的大络脉，称之为舌下络脉。由舌下黏膜的正中线形成一条连结于口腔底部的明显皱襞称之为舌系带。舌系带的两侧透过黏膜可以看见浅蓝色的舌下静脉，就是舌下脉络，也称之为舌脉。正常人的舌脉隐显可见，其直径不超过2.6mm，其长度不超过舌尖至舌下阜肉连线的3/5。颜色暗红，脉络无怒张，无紧缩，无弯曲，无增生，排列有序，大多数为单支，极少数有双支或多分支。

望舌下脉络，主要是仔细观察舌下脉络的长度、形态、色泽、粗细及小血脉络的异常变化。

舌下望诊望其脉络时，可让患者面对自然亮光处，嘱其张口，将舌体向上腭方向翘起，舌尖向内卷曲呈翘起状大约45°，尽量使舌体保持自然松弛，轻轻抵住上腭，充分显露舌下脉络。可用目察或借助于放大镜观察舌下脉络的色泽及形态、粗细、长短，有无弯曲、怒张、紧束细小，同时还要注意观察其周围小脉络的变化情况，以此为四诊合参提供更充足的诊断依据。

目前，将舌下脉络的瘀阻异常情况分为0度（正常）、Ⅰ度、Ⅱ度、Ⅲ度4个级别。

1. 0度（正常）

0度用（－）表示，系指舌柱两侧的两条脉络隐隐所现，主干的直径在2.6mm以下，其长度不超过舌系带的止点，主脉络稍增粗1/5，整条舌下脉络没有扭曲、颜色暗红，无怒张，无紧缩，无弯曲，无增生，排列有序，无分支。提示体内脏腑营脉气血正常。

2．Ⅰ度

Ⅰ度用（＋）表示，系指舌柱两侧脉络主干饱满，直径略有增粗，但尚未超过2.6mm，其长度不超过舌下系带的止点与舌下的1/2，有轻度的弯曲，色泽淡红微青，结节小或似无，毛细血管欠清晰，脉络外显有斑点，无明显的怒张。提示体内有气血轻度的瘀滞。临床伴有心悸、胸闷、烦躁、失眠、健忘或忧虑等表现。

3．Ⅱ度

Ⅱ度用（＋＋）表示，系指舌柱两侧的脉络主干饱满，直径稍有增粗，超过了2.6mm，其长度不超过舌下系带的止点与舌下的3/5，主脉络增粗2/5至3/5，已有轻度或明显的怒张弯曲，其结节也明显，状如蚯蚓色青紫，有明显的斑点。提示体内脏腑气滞血瘀循环障碍，有气血瘀滞存在。主脏证，临床伴有阵发性的头晕、头痛、脑胀、心悸、胸闷气粗、呼吸不畅，临证多主湿热证、痛经闭经证、心脑动脉硬化、痹证、疮痈、肌瘤、癌症、下肢沉重或下肢浮肿。

4．Ⅲ度

Ⅲ度用（＋＋＋）表示，系指舌柱两侧脉络主干饱满，直径有所增粗，超过了2.6mm，其长度也超过了舌下系带的止点与舌下的3/5，主脉络增粗3/5至1倍，主干的外周出现有粗枝状的分支或呈鱼子酱色小刺状，脉络增粗，有重度的弯曲，结节明显，脉络颜色暗紫，斑点更加明显，甚者出现点状的结节状，络脉分支似蜘蛛网状。提示体内脏腑气血瘀滞，血液循环严重障碍。气血瘀滞严重，主脏证，主厥证，时有头痛或眩晕，心前区胸痛或胸闷，阵发性心绞痛，冠心病，厥心痛，全身浮肿，时有冷汗，心悸，容易发生中风偏瘫失语、心肌梗死急危、痈疽、肿瘤危重证，特别是与造血系统的恶性肿瘤和急性白血病、恶性淋巴瘤、恶性组织细胞病变等关系密切。舌下脉络的异常多主脏证，主血瘀证。

总之，舌下脉络的病理变化，往往还早于舌象颜色的变化，近年来，国内外越来越多的舌诊研究者注意到舌下脉络的变化可以作为诊断疾病的重要参考，特别是对脏腑出现瘀血病证，如早期肝硬化、心脑血硬化症、高脂血症、高血压等气血瘀滞性营血疾病的诊断和用药都有着很重要的指导意义。故在察舌时，把它也作为舌诊的一部分，如察舌苔与舌质及舌态一样认真的辨舌与辨证。除了观察舌象以外，再让患者做舌尖向上翘起的动作，若有舌体动作不灵，其舌头的灵活度也是反应脏腑病理变化特别是脏证舌强的一个重要指标。现将观察舌下脉络辨证用歌括的形式总结如下，朗朗上口，更加易记。

望闻问切望在前，望诊之中舌首先，
舌尖心肺主上焦，中焦脾胃舌中间，
左肾右命根下焦，左肝右胆舌两边。

舌象苔质态三项，舌苔主腑质主脏，
舌态苔质主脏腑，视察舌象辨阴阳，
舌质色态主五脏，舌象如镜辨阴伤，
舌质色变辨气血，舌质紫暗主五脏，
舌质淡白气血虚，脾虚生化气无力，
舌质赤绛辨阳明，舌质干枯阴津伤，
舌象苔质辨腑证，舌苔色白辨阴阳，
白厚滑润寒湿重，苔黄干涩腑津伤。

苔厚滑腻湿热辨，口干苦渴湿疹疮，
苔干焦黄实热证，苔黄便结肺阴伤，
肺失肃降肠失润，肠失润养承气汤，
舌质色象主脏证，舌苔质象主腑腔，
表里寒热舌苔辨，舌质虚实辨阴阳。

舌下脉络柱两旁，金津玉液在脉上，
粗细适中隐淡红，柔滑光润气血畅，
不弯不曲不分支，舌下脉络显正常，
紫红络脉主血热，青紫黑多寒中脏，
蚯蚓怒胀主气滞，紫中带黑瘀血狂，
厥阴心肝三阴经，寒热营血瘀血藏。

李幼，男，6岁，患百日咳2个月余，每晚发病，连续阵发性的咳嗽较重，直到咳出痰液或咳吐出少许胃内容物、吸口气后方缓解，甚则干性呕恶，面目虚浮，纳少神疲，体质瘦，舌质红、舌质的前部稍胀厚、舌苔薄白润（图1-4），望舌下系带[①]溃疡，脉象濡滑，治以肃肺金健脾土。方药：细辛（蜜炙）2.5g、五味子2.4g、淡干姜4.5g、炒白

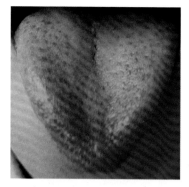

图1-4 舌质红、舌质的前部稍胀厚、舌苔薄白润

术12g、茯苓9g、半夏（姜制）9g、陈皮4.5g、百部（蜜炙）9g、薏苡仁（清炒）12g、甘草（蜜炙）3g。水煎服。3剂后二诊，诸症转轻，咳嗽止。又续上方5剂后，继以香砂六君子汤3剂健脾利湿，并嘱清淡饮食，用百合雪梨煮水服用调理2周，咳止病愈。

四、影响舌象变化的因素

由于唾液固有的自洁作用、舌体动态与牙齿嚼咽动作及其吞咽的综合机械作用，以及常见的口腔菌群丛和正常的饮食功能，使得舌体表面始终保持着明净的舌苔和正常的舌质颜色。如果口腔内海泉、金津、玉液、聚泉四大津液唾液腺体分泌不足，进食食物时食多或饮水甚少，又没能很好地咀嚼，口腔内的菌群丛就会发生紊乱，或保持正常上皮特定的必需的消化酶或维生素缺乏，舌苔、舌质与舌的形态就会出现异常变化。不正常的舌质表面可过多的覆盖着食物残渣的颗粒与正常代谢脱落的上皮细胞，以及坏死和舌质黏膜受损出现炎症性的渗出，多种真菌就可能在舌体表面定居和生长繁殖而改变舌象的苔质变化。

[①] 舌下系带：又名舌筋、舌柱，其出现溃疡是百日咳的特征。由于阵发性剧烈咳嗽引动舌体，不停地外伸内缩活动，其舌下系带过于被齿缘摩擦引起，而使舌下系带局部出现黄白色的小溃疡，故曰舌下系带溃疡可作为百日咳的诊断依据之一，当以健脾化湿、肃肺化痰止咳法施治。

在观察舌象变化时，还须注意到其他的一些因素，如体质、饮食及食用各种染色食物所出现的染苔，所以必须要问及一些与之有关的情况和其他的疑问，以免发生舌象假性误诊。

1. 饮食

平时，舌体是平放的，舌面与上腭时时相黏连，而饮食后，闭口咀嚼食物时，食物是堆积在平放的舌面上，食物在其舌面上随着舌体左右及上下运动而移动嚼咽时，舌表面的丝状乳头会反复受到摩擦，易使较厚凸的丝乳头舌苔减少而逐渐形成薄苔遍布舌体的表面，表现为淡白薄润。饮水较多时则苔质显润泽，饮水较少时则苔质或干或黏腻。若因进食酒肉厚腻或辛辣刺激的食物时，或过食热烫饮食时，可以使舌质的色泽因味觉的刺激会由淡红色变为鲜红色，或红绛色，苔质也会由淡白色变化为淡黄或黄厚腻。

2. 染苔

染苔是指食物或饮料中含有色素而使苔质染成不同颜色而表现出来的异常舌象。医者当审证求因，否则容易引起误诊。

易使苔质染色变化的饮食物也较多，如食用菠菜过多，可出现舌体麻木，又有苦涩的感觉，其苔色绿染而且呈厚腻状；食用红苋菜者，苔色会染成黄色或兼红色；食用韭菜者，苔色可染成青绿色；过多食酸、食蒜、饮茶水者，苔色多染成黄褐厚腻，而且口气甚，臭浊难闻；食胡萝卜者，苔色多呈黄色；嚼食槟榔者，舌苔舌质皆染成褐红或鲜红色；食用蓝莓者，舌苔染成蓝紫色。因服用苦味健胃药者，可使苔色染成褐黄；服用核黄素、复方维生素B、黄连素者，以及儿童服用果汁维生素C，还有一些着色包衣的黄色片剂，都可以使苔色染黄；各种黄色的饮料，如橙汁、橘子汁、可口可乐饮料等也都可使苔质染成褐黄色；某些口服药物也可使舌苔染成褐黄色。

除此之外，儿童或老人饮用含高蛋白的牛乳，也会因蛋白沉积在乳头间隙而形成膜状的厚腻白苔；长期嗜好烟、酒茶者，苔色也会出现褐黄而燥或黏腻的褐色厚苔等。

这些能引起舌苔染色的物质化学成分一般含有大量的色素，如苦味质、生物碱、黄酮类、鞣质类、铁质类等各种不同的化学物质。由于附着在舌苔上或使苔质染成各种不同的颜色，这与机体在脏腑病理状态下功能紊乱、内分泌的改变，以及口腔内各种菌群失调而出现的病理舌象变化也有很大的病理关系，当停止食用这些物质后，其染苔一般在1~2天甚或更短的时间内自行消退消失。为此，在观察舌象时，一定要问及饮食，详细地询问近日饮食物的情况，以便注意临床鉴别诊断。

此外，在对疾病的辨证用药治疗中，也会因为用药而出现舌质色黑而燥裂，火极似水的真热假寒之舌象。如清代吴鞠通在《温病条辨·温病禁黄连论》中就指出："唐宋以来，治温热病者，初用辛温发表，见病不为药衰，则恣用苦寒，大队芩连知柏，愈服愈燥，河间且犯此弊。善苦先入心，其化以燥，燥气化火，反见齿板黑，舌短黑，唇裂黑之象，火极而似水也。"本条文所指出的舌短黑而口唇燥裂者，就是因为凡见温热病用药之误所致。其本意是自唐宋以来，大凡治疗热病的用药，初起一般都是用辛凉解表药发表施治。若见到用药后病势仍没有被药力而缓解的，就毫无顾忌地加减使用大苦大寒药物，大量地投用黄芩、黄连、知母、黄柏之类的苦寒药物，这样治热病反用苦泻之剂伤其营阴更易化燥。金元四大大家之一刘完素也犯有这样的一时之弊病。故医者要知道苦味先入心，虽可泻热但更易伤阴化燥、燥又能灼阴化火，火灼而津伤。所以凡热病用大剂苦寒之品后，热不解反而化燥者，临证可见牙齿焦黑、舌苔焦黑、舌体短缩，甚者口唇燥裂而干黑。这就是因为心属火其色赤，肾属水其色黑，本应水能克火，但由于心火炽盛，阴津大伤，故反而出现胜己的颜色，故此称为"火极似水"的真热假寒之体征。

对于真寒假热、真热假寒的变证，有时还须做擦拭除去附着在舌质表面的舌苔，再认真地观察舌质的变化，这样做易破坏部分味蕾乳头，故要嘱咐患者在近日内不要食用辛、辣、酸、碱等刺激性较强的食物。还有一些因舌苔厚腻，口中无味的患者，用刮片刮去厚腻舌苔的方法来增加味觉感受，这也很容易刮伤味蕾乳头上的黏膜层引起局部炎症的发生，要做好舌黏膜的自我保护。

此外，因个体体质差异也会表现出不同的舌象。阳性体质与阴性体质，其在面色、语言与肢体动作等多方面都存在着明显区别，即使在正常的生活环境状况下，也受着气候、性别、年龄、精神等多种因素的影响。另外与自然环境，四时春、夏、秋、冬及长夏的气候、湿度、温度等外界自然因素也都有着密切的关系，这些因素都会影响到人体的气血正常生理功能而反映于舌象。春日是万物生机勃发的季节，机体的阳气向上向外泛越，腠理疏松，气血舒畅，舌苔多薄白而舌质多红润；夏日热重阳气极盛，腠理松，阴液外泄，机体的代谢旺盛，其舌苔多薄而微干，舌质偏红；长夏多湿，暑热湿三气并重，身多湿热不畅而郁闷，其舌苔因湿多黏腻，舌质多淡红，口渴而不欲饮；秋日阳气渐衰而阴气至，腠理多致密，阴液而内藏，其舌苔多薄白而润或滑，舌质淡红；冬日万物潜藏，阳气内守而固表，阴气内存而养阴养精，其舌苔薄润，舌质偏红，此属四季正常舌象。

从男女性别再观舌象，女子经前血气盛，任冲带脉络充盈，舌质多深红，舌苔多厚腻，且口臭胃气重浊，五心烦躁；经后任冲带脉络勇畅，舌质红或淡红，舌苔薄腻或欠润。男子嗜烟酒茶重者，口多苦，其舌质红，苔黄而厚腻；素体阳盛或酒食味厚重者，其舌质红绛，口渴而多烦；还有因人的情志精神活动方面的变化，如喜、怒、忧、思、悲、恐、惊等七情因素致使内伤，都会不同程度引起舌象变化。此在辨证察舌之中都要注意，善于分析，综合辨证，方能根据正常舌象与病理舌象出现的变化，做出正确的辨证施治。

第二章
舌苔的消长、分布、润燥与其他

第一节　舌苔的消长与分布

一、舌苔的消长

《辨舌指南》中曰："如平人无病，常苔，宜舌地淡红，舌苔微白隐红，须要红润内充，白苔不厚，或略厚有底，然皆干湿得中，斯为无病之苔，乃火藏金内之象也。"

五脏六腑皆禀气于胃，舌苔乃由胃气所生。舌苔的消长与厚薄多少的变化，一辨邪气，二辨正气；一则反应内外病邪的进与退，二则表现正气的盛与衰，也是随着机体阴阳二气有序的消长与变化。舌苔长，舌苔由少变多，则为病邪自表入里或入腑或入脏，邪气渐盛，六腑邪气渐盛，或五脏邪气渐盛；舌苔由薄变厚，则为六腑邪气渐实，胆胃肠腑气热湿重，正邪抗盛，腑气湿热并重，或脏腑并病，口腻无味，或口干舌燥，不思饮食，上中下胸脘腹胀满；舌苔消，舌苔由厚变薄，则为病邪自里达表，脏腑气化始进，腑气通则顺，脏气舒则疏和；舌苔由多渐少，则为腑气通脏气柔，食欲有加，神气大振，情志舒，气血和顺，病势好转。

舌苔的消长，是指苔质在舌质上的增多与减少，厚与薄之别，也是说邪正在机体病理变化过程中的盛衰表现。阴损及阳者，重点补阴，兼以补阳，则阴得阳升而源源不竭，此属于阴随阳长和阳随阴长的阴阳互生互长，阴阳互根；对于阳损及阴者，重点补阳，兼以补阴，则阳得阴助而生化无穷，此属于阳随阴长和阴随阳长的阴阳互生互长阴阳互根。如以气血为例，气为阳，血为阴，气能生化血，血能生化气。若气虚日久，阳不及阴，化血的功能衰退，则会在气虚的基础上发展为气血两虚，气血互根；若血虚日久，导致气的生化无源，也可以在血虚的基础上发展成为血气两虚证，此为疾病发展到气阴两虚或气血两虚至成镜面舌的病理变化机制。前者属于阳损及阴，阴随阳消；后者属于阴损及阳，阳随阴消。而在治疗时，补气则可生血，功能化生物质；反之养血也可益血生气，特质化生功能。此也为阴随阳长或阳随阴长的阴阳皆长之互根之理。此乃是物质与功能互为变化的辩证哲理也。

舌苔的消长变化也是阴阳运动变化的一种形式。而导致其消长变化的根本原理是阴阳的对立与制约和阴阳的互根互用关系。舌苔厚薄的此消彼长或此长彼消延续消长厚薄与多少，都是建立在阴阳对立制约基础上的盛衰变化，而阴阳双方的皆消和皆长，也是建立在阴阳互根互用基础上的阴阳消长运动。

总之，舌苔的消，是由厚苔化薄者，或舌上湿黄厚苔渐消色退，化生薄白新苔者，提示正气渐盛，内外之邪消散通达，正气康复，腑以通为顺，胆胃肠腑气渐复，主病退之舌象。

舌苔的长，是由薄苔生厚者，是说邪气入腑，胃气挟湿浊、痰浊、食浊，化积热之邪熏蒸上逆，浊气闭滞于口舌积滞苔垢所致。外感之邪初期在表，病势轻浅，未伤及胃气，不治或误治，则邪气渐盛，邪正之气相搏，阳明中焦胃气脾土有伤，胆气有侮，舌苔则长，由薄变厚色加深，此主邪气渐盛，为病进之舌象。

以上条文指出了病情由重转轻，舌苔真化真退，正气逐渐恢复的舌象。病理舌苔退后又渐生薄白的新苔，是脾气复升，胃浊之气复降，食欲有增的良好现象，故此曰"有胃气则生，无胃气则死"。另外，如若舌苔骤然退去，也多为病情暴变的征候，舌苔骤然全退，舌面光洁如镜者，此为脾胃脏腑气阴衰败，五脏肾气阴阳衰竭之象，为病情暴变之舌象，故曰舌象是脏腑气血阴阳表里盛衰的信息缩影表。观天知象，观舌知病，既是此理也。

二、舌苔的分布

舌苔的分布有偏外、偏内、偏左、偏右、偏中与偏后之分；苔偏外是指舌苔分布在舌面的前半部，病主表或邪入里未深；舌苔偏内是指苔分布在舌面的后半部，病主里、多胃肠积滞或有痰饮；舌苔偏左者为脏结证；舌苔偏右者主病在半表半里腑结之候；舌苔偏中者主中焦脾胃食湿积滞；舌苔偏舌根者主肝肾，肝肾气阴两伤，湿浊互结所致。

正常的舌苔分布于舌面，一般是薄白而均匀的，或者在舌面的中部和根部稍厚一些。倘若苔铺满舌，而较正常厚者，为内有湿痰结滞；倘若见舌苔偏外者，为外感寒热之邪在表或入里未深；偏内者胃滞肠积；偏左者病入脏，偏右者邪在半表半里；偏中者中焦脾胃食湿互结；偏舌根者，阴阳俱虚湿浊互结也。

第二节　舌苔的润燥

舌苔舌质干燥可因邪热伤津、也可因阴虚、气虚发热耗阴所致。邪热、实热、虚热皆可耗精伤阴，阴伤则口干舌燥。阳虚者，中阳不升，津液失布，湿郁生热，苔质失其润养而干燥。前者宜清热养阴，后者可益气滋阴清虚热，或滋阴清热，起到气阴两补的作用。

湿证多主内生寒湿的脾胃中焦阳虚证，或脾肾阳虚证，阳虚气虚，寒湿不得运化，脏气不升，腑气不降，水湿内停，湿随气升注于舌下则舌多润、多湿、多滑；热证当分虚实，皆伤阴津，诸热上逆，首犯心火上炎，主窍则舌燥，是病机常理。然亦有湿入气分，舌不润反燥者，是为湿盛化郁化热反伤其阴津而见舌燥者，此之为真寒假热者，定当细审辨证；亦有热证邪入血分舌不燥反润者，则是热极伤其营阴，营血瘀滞，湿不运化，湿犯腠理则瘀肿，舌不燥反其润也，此亦为真热假寒，细当审辨施治。

舌苔薄而滋润者为正常的舌象。若苔质燥涩者为津液已伤，且口渴，此为热证或虚热证矣。若水湿溱溱、口不渴者，此为湿证或湿热证。

从舌苔的荣润或干枯可辨津液之盛衰，不论舌苔的色泽如何，只要其舌质红润荣华，表明病情为轻；若舌质无光无体，色泽枯晦，不论有苔无苔皆表现脏腑阴阳神气大伤，病情为重。

近代科学研究指出，由于口腔内唾液腺体四大经外奇穴不断的分泌营血津液，滋润着舌苔、舌质与口腔黏膜，故正常的苔质是薄而润泽有津。若津液分泌的太过或不及，苔质也会出现过湿，滑腻，或干燥与干裂的舌象。卫阳虚者，肌表腠理疏密则易外感寒湿之邪，由表及里；中阳虚于里，则中焦脾胃寒湿或中下二焦脾肾寒湿，脾肾运化代谢功能失司，则湿生中焦脾胃，或脾肾阳虚寒湿内生，皆可以见到苔质润滑而多湿，或胖大而齿印。若脏腑内热功能亢进，津灼阴伤，或营阴分泌不足。出现心肝阴虚火旺、胃热中消者，则舌面津少舌燥，或舌质赤如镜面或质赤苔黄；也可因中焦脾胃阳气虚弱，中阳气虚，气不运化津液而内生寒湿，脾气不升，肺气不降，营阴津液失布不能上充濡润于舌，此证虽口干但无口渴之感，或渴而不欲饮。若高热伤津，口干舌燥，以及温热病后，久病虚热耗阴，症见口干舌燥者，或渴而欲饮，则当从虚热、实热辨证施治。亦有寒证舌苔见燥，热证舌苔见润者，则为真寒假热舌苔反燥，或真热假寒舌苔反润者，舌苔反其证，即为疑难杂证辨证施治矣。

第三节　舌苔的滑涩

舌苔滑，口中黏腻者，津液过之，湿气充盛之象也。虽曰腠理外热，但见舌滑者，里寒未解也，中焦脾胃阳气虚弱，此乃真寒假热之象也。若脾肾阳虚，阴寒凝滞，或者上中二焦肺脾阳气两虚者，肺不宣散与肃降，湿聚生痰；脾不化津，津液聚湿，湿困脾土，又湿聚肺卫腠理，寒凝内盛，阻遏阳气，痰湿互结；中焦肝脾不和，肝失疏泄，脾失运化，则湿聚太阴与厥阴，内无阳热之证，又无寒热往少阳之证，出现积水停饮，其人静苔白舌滑者，当可辛温解表、祛湿化痰之剂，或温中化湿利湿、散结化痰，且不可攻下，当用温阳利湿化痰辨证施治。

舌下有金津穴和玉液穴，统称为玉泉，为分泌津液的孔道，故称为津窍。两穴分别位于舌系带两侧的静脉上，左为金津，右为玉液。肺肾金水相生，津为肾水同源，故观察口内津液润泽状况，可以辨证肺肾的盛衰，还可辨病症之寒热。

苔质的滑涩与口腔内的津液分泌的状况有很大关系。滑为水滑，是唾液分泌太过所致，可见苔质上水湿溱溱，似乎有一层透明或半透明的液状物附着于舌苔上，扪之滑利，看上去其反光性增强，此称之为滑苔。一般是指体内有湿、寒、痰。凡上、中、下三焦阳气虚衰，不能运化水湿，水湿内停，聚而为饮，结而生痰，痰饮随经脉而上溢于舌苔所致。若口腔内唾液分泌不足，苔质失其润泽而呈现干涩状者，也是体内营阴津液缺乏的临床表现，主热证。

辨虚实，有虚热与实热之分，皆可耗伤津液，肺、脾、肾三阴虚者都可以见到干涩的苔质。

第四节　舌苔的腐腻

腐苔是一种苔质较厚、颗粒粗大而质地疏松的舌苔，形状好似豆腐渣样一层较厚厚的平铺在舌面上，极易刮脱，腐苔主痰浊，食积，多为阳热有余，蒸发胃中腐浊之气上升结于舌所致。化腐之苔又常见于内痈诸证，主肺痈胃痈肠痈及下疳结毒者，苔质呈白色脓腐样，胃痈者，苔质多为黄色的脓腐状，中脘胀痛；肝痈者，苔质多为灰紫色的脓腐样，胁肋胀痛；肠痈者苔质脓腐、身热气味秽浊。总之证见腐苔变化不同，还要根据脉象与体征来辨证病之寒热、内痈始于何脏。

苔质腻者，是指在舌面中心部及后半舌根部的舌苔增殖较厚，舌的前尖部及两边一般较薄，其颗粒细小而致密，紧贴于舌质上，揩之不去，刮之不脱，舌面好似罩着一层油腻状的黏液。多见于湿浊、痰饮、食积和顽痰等湿浊内蕴，阳气被阴邪阻遏的病证。凡证见苔质厚腻而色黄者，为痰热、湿热、湿滞、暑温、湿温、食滞、湿痰内结、腑气不利所致；苔质滑腻而色白者，为湿浊、寒湿气虚证；若见苔质厚腻不滑者，且粗如积粉，为时令之邪夹内湿、自里而发的湿热证；苔质色白腻而不燥，自觉烦闷者，为脾湿较重有化热之传也；若苔厚黏腻色白、口中发甜、吐浊涎沫者，为脾瘅，乃脾胃湿热气聚，与谷气相抟、膈满而上溢所致。

第五节　舌苔的厚薄

舌苔薄或无苔者，为形与神正气不足之舌象；苔质厚者，为病邪胃肠腑气湿热炽盛所致；苔质薄者，为外感表证初起，苔质厚者，为病邪入里结滞中焦湿热重而呈现的舌象。

舌苔形成的厚薄，主要取决于丝状乳头增殖的程度。丝状乳头短者苔薄，长者苔厚。正气虚邪气轻者苔薄；正气虚邪气重者苔厚；苔由薄转厚为邪气由表及里，病情日重；苔由厚转薄，为正气来复，病邪外解，病情日渐康复之舌象。

临证见舌苔增厚，多属于感染性疾病胃肠道出现的一种自身抑制保护性反应，但见舌苔增厚的舌象，表现有不欲饮食、烦满易呕、腹部胀满、湿浊口气重，胸闷等胆气和胃气阻滞症状。当辨寒热，或阳虚挟湿而施治，饮食当宜清淡易消化之品。

第六节　舌苔的有根与无根

舌苔和脉象一样都是有根的。脾胃生发之气上蒸于舌而为苔，则可以说脾胃之气才是舌苔升发之根，舌为苔之本。无根之苔，是因久病大病之后，胃气衰败，不能升清而续生新苔，已生之苔也会因胃气告匮而渐渐成为无根之源而消退舌面，以致出现舌面洁净而光滑。同时又指出肾气为中气之本，胃气告匮，肾气失养，又可以说因胃肾之气虚弱，无力上潮而通于舌也。此又为正气衰竭之象。倘若因误服寒凉之药伤阳，服温热药燥而伤阴，误治而见到舌无苔者，可采取急救的方法犹可恢复。若因病程日久而出现无根之苔，为真气已竭，无能为力了。临床常见的白厚舌苔者为寒湿内盛之病，可用温阳化气、散寒利湿的方法治疗。厚苔可退，新苔可生。若病重垂危之人，苔厚而呈灰黄滞黯，舌质枯者，为阴阳两竭，正气大衰，虽能免强进食，此五脏的功能也已虚弱，而胃气后竭也。或因过服大补人参温补之剂，致使虚阳结于胸中，余热虚阳上炎，也可见到这种苔象。

无根之苔，卫分表证也可见到者，为病始初。有根者为病邪内结，病情较重，但还要根据苔质的厚薄松实来辨证病之虚实，此亦属于正气虚竭的范畴。

舌苔是由舌上丝状乳头末梢角化树分化而成，也是由于脾胃中焦生发之气熏蒸而致，说明舌苔的生长是有根蒂的，和脾胃之气的关系非常密切，舌上生苔，舌是苔的根，而脾胃之气才是舌和苔的源本。无根之苔则是脾胃气虚，苔虽有根但无源，无源根自萎，苔无由所生，舌面呈洁净光滑状，见到此象，则说明脾、胃、肝、肾之气阴不能上潮于舌，属于正气虚竭的范畴。

第七节　六经人常态与舌象

中医早在《黄帝内经》时期就已认识并记载了区别人性心理活动的多种形式。也是最早提出人类具有气质类型学说的。如在《内经·灵枢》中就依据人的秉性，也就是先天所具备的阴阳偏胜与偏衰，将人的秉性依据六经理论划分为太阳、少阳、阳明、太阴、少阴、阴阳平和6种类型。并分别论述了6种类型人体秉性的体态、性格、言行举止和易患之疾患，以及其辨证治疗的法则。

在《灵枢·阴阳二十五人》中就已经指出，"岐伯曰：'先立五行，金、木、水、火、土，别其五色，异其五形之人。而二十五人俱也。'又曰：'天地之间，六合之内，不离于五，人亦应之。而阴阳之人不与焉。其态又不合于众者五，余已知之矣。金形之人，比于上商……，木形之人，比于上角……，水形之人，比于上羽……，火形之人，比于上徵……，土形之人，比于上宫……'"人的气质分类主要是依据人体的生理形态、体格状况，将人体分为金型、木型、水型、火型、土型5种类型，并论述了每种类型人格的肤色、体态、性格与秉性，以及对春夏长夏秋冬时令气候与季节的适应能力等。因此，古代医家圣贤者依据阴阳五行学说与人类实际生活中认真观察，所总结出来的人类气质分型的辨证法，是朴素且客观存在的。后来这一学说也得到了古希腊哲学家希波克拉底，德国的康德、克雷奇默尔、冯特等人的研究与认可，至今仍在研究探索之中。

如在《灵枢·本神论》中曰："两精相搏谓之神，随神往来者谓之魂，并精而出入者谓之魄。所以任物者谓之心，心有所忆谓之意，意之所存谓之志，因志而存变谓之思，因思而远慕谓之虑，因虑而处物谓之智。"此条文即是说：两精相互结合而形成生命的活力，叫作神；伴随着神气的往来存在精神活动，叫作魂；依傍着精气的出入流动而产生的神气功能，叫作魄；之所以能够使用人主动地去认知客观事物的主观意识，叫作心；心里面所有的记忆并进一步的形成欲念的过程，叫作意；而意念已经存留于心而又决心去贯彻的过程，叫作志；而为了使现志向而反复地考虑应该做些什么的过程，叫作思；因思考问题而预见后果如何的过程，叫作虑；因深思远谋而做出选择来巧妙处理整个事物的过程，叫作智。在《素问·阴阳应象大论篇》中又曰："人有五脏，化五气，以生喜怒悲忧恐。"此处已经明确地论述了人类由于遗传基因的差异，每个个体都会表现出不同的人格气质，包括外在的形具、气质、意志、记忆、思维与智力、情绪与喜好等不同的心理学概念。

首先，中医肯定了两精相搏谓之神的心理活动，就是肝、心、脑、脾、肺、肾等诸多有机脏腑功能活动的最高表现。如《素问·本病论篇》中曰："心为君主之官，神明出焉。神失守位，即神游上丹田，神既失守，神光不聚。"在《素问·脉要精微论篇》中曰："头者，精明之府，头倾视深，精神将守矣。"同时还指出："脑为髓海，诸阳之会。"此足以说明心、脑在主宰人类的心理活动中具有决定性的地位。但中医学更强调各脏腑生理功能对人体心理活动的影响。如在《灵枢·本神》中指出："肝藏血，血舍魂，肝气虚则恐，实则怒。脾藏营，营舍意，脾气虚则四肢不用，五脏不安；实则腹胀，经溲不利。心藏脉，脉舍神，心气虚则悲，实则笑不休。肺藏气，气舍魄，肺气虚则鼻塞不利，少气；实则喘喝，胸盈仰息。肾藏精，精舍志，肾气虚则厥，实则胀。"此条文只是单一地论述了五脏各自所主的心理神志功能，喜、怒、忧、思、悲、恐、惊外在的七情表现，但是这些心脑活动的传递皆要依赖于精、气、血、津液物质基础，再通过经络的传递来完成。故在《灵枢·邪气藏府病形》中曰："十二经脉，三百六十五络，其血气皆上于面而走空窍，其精阳气上走于目而为睛，其别气走于耳而为听，其宗气上出于鼻而臭，其浊气出于胃，走唇舌而为味。其气之津液皆上熏于面，而皮又厚，其肉坚，故天气甚寒不能胜之也。"此也是中医独特的整体统一观，论述并揭示了十二经脉与三百六十五脉络运化五脏六腑之营阴气血皆上注于面部的五官七窍，发挥正常的生理功能与不畏风寒六淫之气的生理机制。

近几年来，医学心理学者们在进行人的六经人气质、七情精神因素与患病率流行病学调查中发现，三阳气质阳刚之人，舌质多赤，或赤绛，舌苔多厚黄且干燥。此类型人易患高血压、动脉硬化症、冠状动脉性心脏病、偏头痛、糖尿病等心血管、内分泌与代谢系统方面的疾病。这与阳刚性格之人群的性情多情绪不稳，急躁、易激动、多动怒，喜嗜烟酒与辛辣，好胜心极强等有密切关系；三阴气质阴柔之人，其舌质多淡白或淡胖，舌苔多白、薄白、白厚多湿多腻，或白腐。此类型人遇事优柔寡断、焦虑、忧愁，易患失眠症、抑郁症、强迫症，以及多患支气管哮喘、急慢性胃炎、十二指肠溃疡、结肠炎、神经性皮炎等疾患。这与阴柔之人的性情多愁善感、焦虑、情绪压抑、性格抑郁有密切关系；阴阳和平之人，即可出现三阳阳刚气质之人易患的疾患，又可发生三阴气质阴柔之人易患的疾患。望、闻、问、切，四诊之首谓之望，望之意义可谓博大精深，其中就包含有望气质、望气色、望神态、望容貌、望情志与性格等等诸多因素进行综合辨证。

中医气质与体质学说，源于中医理论为主导，研究人类不同体气质、体质特征，体质类型的生理与病理特点，并分析对疾病的反应变化状况、病变的性质与病情发展的趋向，从而指导医者如何因人而异做好预防疾病、治疗疾病与养生保健。

由于人体各异的个体秉性，也是指一个人所持久具有的综合心理特征或基本的精神面貌，正如西方"医学之父"希波克拉底的气质学说——四体液学说一样，中医也有着独特的阴阳五态学说。在《灵枢·通天》中曰："有太阴之人，少阴之人，太阳之人，少阳之人，阴阳和平之人，凡五人者，其态不同，其筋骨气血各不等。"以及木形之人，火型之人，土型之人，金形之人，水形之人的心理、生理、病理特征与治疗禁忌等内容。其在典籍中对5种类型人的体态、动作习惯、生理和病理特点、气质与性格等心理特点也都作了详尽地论述。如在《伤寒论》中所提到的"酒客""淋家""疮家""衄家""亡血家"等。

中医六经理论是基于人体体质划分为六经，是对于六经与疾病辨证相对而言的。三阳性体质的人正气充盛，抗病力较强；三阴性体质的人正气较弱，抗病力较差。所以说三阳经体质的人在感受到外邪发病后，多为实证、热证、表证，多易从热而生化，变化为实热证；而三阴经体质的人在感受到外邪发病后，多为寒证、虚证、里证，多易从寒而生化，变化为虚寒证或寒实证。仅就发热症而言，三阳体质外感发热多为实热、高热证；三阴体质外感发热多为虚热、低热证。人之体质。禀赋于先天，成于后天，而人又秉承于五行，各有偏盛。

中医对气质与个体学说的最大论述特点是具有综合性辨证，即各种气质与个体对于一定的形态、生理和病理特点、临床表现和治疗原则，都具有明显的临床实用性。如近代名医张锡纯在《医学衷中参西录》中就明确提到"外感之著人，恒视人体之禀赋为转移，有如时气之流行，受病者或同室同时，而其病之偏凉偏热，或迥有不同。盖人脏腑素有积热者，外感触动之则其热益甚；其素有积寒者，外感触动之则其寒益甚也。"此是说按体质辨病的机理，复感受同一病邪者，热性体质太阳人者，其病热重；寒性体质太阴人者，其病热轻。目前，已有提出六经论人的正常生理与病理舌象辨证论治的理论，现将以六经论人体体质与舌象的分类辨证分述于下。

（一）太阳人常态

太阳人：太阳人肺盛，则阳中阳盛，之所谓之太阳。太阳人阳气偏盛，元气充盛，抗病力强，面色润泽，精力充沛，体态匀称，言语清亮，纳善眠佳，二便正常，性格刚毅，进取，勇敢，激情，肝火旺盛，举止躁动不宁，精神活动多表现为兴奋型，不隐藏自己的心愿，易燥易怒，舌质淡红苔薄白，脉象洪大或弦缓而有力。故曰：气血充盛脏腑健和者为太阳人，病多热证。

太阳人病者：一为外感多热证；二为七情易化热。多为实热或虚热。临床多见感冒发热，恶汗，头痛，眩晕，身痛，无汗或有汗，咳嗽，口多干苦，咽干，牙红肿热痛，干呕，口舌多生疮，或糜烂舌质淡红苔薄白，脉象洪大或弦缓而有力。

（二）阳明人常态

阳明人，阳明人腠理肺胃热偏盛，则阳中阳盛之阳明。面赤体壮，声高气粗，易烦易躁，眠可纳善，汗多，口干喜饮，消谷善饥，大便硬结，小便少黄，舌质红，舌苔微黄，或白中挟黄，脉象洪数有力。故曰：胃阳素盛，津液偏欠者为阳明人。

阳明人病者：有太阳阳明病，有少阳阳明病和正阳明病之分。

一阳为明；二阳为合明，则阳气过盛，过则为亢，亢则为害。外感发病，高热，口渴，大汗，脉象洪大，消谷善饥，神昏谵语，舌质红，舌苔微黄，或白中挟黄或腻，脉象洪数有力。

（三）少阳人常态

少阳人：少阳人胆盛，则阳中之有阳，之所谓少阳。元气稍逊，抵抗力稍差，面色微黄，口苦咽干，目眩，易烦，或胸胁胀闷，纳少眠可，小便色黄，大便或结或稀，舌质的边尖略红，舌苔薄白或微黄腻，脉象弦或紧。故曰：少阳胆火偏盛三焦枢机不利。

少阳人病者：口苦，咽干，胸胁苦满，寒热往来，眼睛昏花，或目眩，食欲减退，心烦，呕吐，恶心，黄疸，疟疾，舌质的边尖略红，舌苔薄白或微黄腻，脉象弦或紧。少阳人，肝胆气质旺盛，易化热上炎，脾肾气虚，下虚上热之象，脾肾水湿代谢障碍，二便排泄功能降低，湿盛营血之外，腠理之内，湿性下注，体虚而胖。

（四）太阴人常态

太阴人：太阴人脾盛，则阴中阴盛之所谓之太阴。阴盛阳虚，脾阳不足，偏于湿盛，不耐寒湿，受邪易发病，病多从寒化、湿化、虚化辨证。

太阴人，面色微黄，纳少眠可，或头重如裹，身倦乏力。口淡无味，小便清长，大便溏稀，气味重多汗腥时而腹满，口唇厚舌质淡，或湿，或滑，舌苔白腻或厚白多湿，舌质淡晦或淡灰青，脉象濡细。故曰：脾阳不足不耐寒湿者为太阴人。

太阴人病者：元阳之盛不如三阳，或太阴少阴合阴，合阴之病，一在脾，一在肾，重在扶脾肾之阳，脾阳不足则失运化，肾阳虚则水湿瘀阻浮肿，中阳虚则腹冷腹泻，恶寒怕冷多汗，或虚汗淋漓，胸膈证胸胀满，肺气肿或气胸，胸腹痛，肉虚乏力下陷，怔忡证，哮喘，虚寒遗精，舌苔白腻或厚白多湿，舌质淡晦或淡灰青，脉象濡细多为沉脉。合阴之病，重在扶脾肾之阳。太阴人中焦脾胃旺盛，消长生化代谢过之，耗伤正气，气不化湿，气化代谢降低，湿聚腠理四肢，太阴人运动量低下，能量消耗代谢降低，热量消耗少，湿聚腠理化热，易患上高血压、糖尿病、动脉硬件症、心脏病、中风等心血管类疾病。

（五）少阴人常态

少阴人：少阴人肾盛，则阴中阴盛之气谓之少阴。面色㿠白，口唇色淡、恶风寒，喜食温热之品，神疲欲寐，气短懒言，腰膝酸软，四肢乏力，素体身冷，手脚不温，纳差口淡，小便清白而长，尿后余沥而淋，或遗尿，或入夜尿多，或阳痿，早泄，或便溏，舌质淡胖有齿印，舌苔薄白而滑，脉象微细或迟。故曰：气血不足心肾阳虚者为少有人。少阴人中焦脾胃功能容易出现紊乱，体质多虚胖，四肢手脚多冰凉，脾肾代谢功能降低，湿寒积聚于少腹，少腹冰凉，二便排泄功能降低，从而导致体内多湿，湿郁肥胖的结果。

少阴人病者：少阴人多内向与沉静，发病多为寒证或虚寒证，或病易寒化，易病痰饮，肿胀，泄泻，阳痿，肌肉浮软，手足不温，元阳之盛次之太阴，或太阴少阴合阴，合阴之病，一在心，一在肾，重在扶脾肾之阳，疑难杂证，病多难医。

（六）厥阴人常态

厥阴人：厥阴人肝盛，则阴中阴盛之气谓之少阴。面色暗黄，两颧部色红，口唇色红，烦躁眠少而纳差，头目眩晕，耳鸣，目干涩，或盗汗，或五心烦热，口干舌燥不欲饮，小便赤短，大便秘结，舌质红，舌苔少黄而干，脉象细弦或数。

厥阴人病者：厥阴之人风木之气之常态，过旺或郁闭。过旺则阴阳失衡，肝肾气上升不足，郁闭于下，内脏寒湿偏盛，上焦胸闷气闷，内风暴闭。元阳次之少阴，或少阴厥阴合阴。肝与心包易病，口唇略青，面颊无华，体瘦鼻窄，阴损者多之。

总之，人体的体质因禀赋不同而有千差万别，临症察舌质、舌苔，可随人体体质的差异而呈现不同的变化，这种体质差异不同而呈现的舌质与舌苔则为各自体质的正常生理舌象，不能说明机体发病与作为舌象诊断，更不可作为辨证施治的依据。为了更好结合体质及早期发病进行辨证施治，也要注意人体体质与舌象的生理差异。在常态下，阴阳、虚实、寒热、燥湿的属性及其自我调节控制能力及对外界环境的适应能力，卫外力及自和力则是体质强弱的实质，阴阳、虚实、寒热、燥湿是体质的个体属性，辨证分析阴阳的偏盛则是体质差别的主要因素。故曰：肝肾阴虚相火偏亢者为厥阴人。

　　樊某某，男，52岁，春夏之交，反复外感3月有余，用药多家，有益气者，有发汗者，有益气发汗者，中西药并治，仍感恶风寒，头面恶风，后背发凉酸困不舒，仍流清涕，其舌质淡灰微胖，舌苔白薄而腻多湿，脉象小浮迟缓。问其素体生活起居，素有头痛，腰部冷痛绵绵，喜热饮，脾胃忌寒凉，四肢不温，周身恶寒，思睡困倦。《灵枢·寒热病》中曰："阳气盛则慎目，阴气盛则瞑目。"是说阳气不振，嗜睡困倦，但欲寐。实属阴性太阴少阴人体质也，依据其病史与用药分析，乃投以麻黄附子细辛汤加味：生麻黄12g、熟附片18g、细辛9g、防风12g、羌活12g、白术9g，3剂施治后二诊：患者自述身体恢复，精神状况比从前大好，遂去防风、羌活、白术，再服两剂后三诊：诸症除。

第八节　染舌苔

　　染舌苔：又称为假苔。是指舌苔被饮食物、色素、药品、烟酒，以及其他口服深色蔬菜、饮料食品的颜色所染色而呈现的一种舌苔。

　　一、食用橄榄后则苔色染成鲜红或红苔挟黑斑；食用槟榔后，舌苔舌质会染成红色。

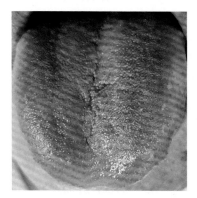
图2-1　染舌苔：系由口嚼槟榔染成的舌苔，又称为"槟榔舌"

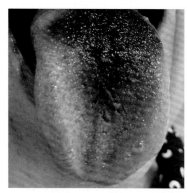
图2-2　染舌苔：含化蓝莓糖果染成的舌苔

二、食用菠菜或韭菜之类则舌易苔染呈墨绿。

三、服用中药丹砂制成的丸散，苔色可染呈褐红色。

四、过食烟、酒、刺激性食物后，苔色可染茶褐色或黑褐色。

五、食用牛奶、豆浆等易使舌苔变白或呈现白苔厚腻状。

六、食用乳制品或花生、瓜子、豆类、核桃、杏仁等含脂类食品，在短时间内其舌苔表面附有白色或白黄色的染苔，类似腐苔。

七、食用蛋黄类、有色糖果、橘子、枇杷等副食品；或服用维生素B1、核黄素片、黄连粉、呋喃唑酮等药物后苔色都易染色呈现黄色。

八、过食辛辣及过热食品舌质呈现红色。

九、过食生冷食品舌质呈现淡灰色或青紫色。

这类由一时性的食用物质、药物或其他因素所染呈现的苔色，与其病理无明显关系，临床望诊察舌时应注意问诊，引以注意，慎勿误诊。

附：　　　　　表2-1　　　　舌苔变化主病症简表

苔质分类	临床表现	主病证
舌苔有根	薄苔平铺于舌面 舌中心部苔质较厚	正常舌象
苔质无根	舌面中心部苔质较厚 四边洁净无苔	脾肾阳虚 或误服寒凉药伤阳 误服辛热药伤阴所致
全苔	苔质较厚 铺满全舌	寒湿 痰结 湿热 瘀滞
苔质偏外	舌面的前半部有苔 或薄 或厚 后半部少苔或无苔	太阳证或少阳证
苔质偏内	舌面的后半部有苔 或薄 或厚 前半部少苔或无苔	中焦脾胃积滞或素有痰饮证
苔质偏左	舌面左侧苔质偏厚而滑	脏结证
苔质偏右	舌面右侧苔质偏厚而滑	少阳证或腑证
苔质薄	苔质薄 似有似无	外感表证初起或气阴两虚证
苔质厚	苔质较厚 平铺于舌面	湿痰结滞 湿热郁滞
苔质润	苔质薄而滋润	正常舌象
	苔质水湿溱溱 口不渴	湿证 寒湿证 虚寒证

苔质分类	临床表现	主病证
苔质燥	苔质干燥无津 口渴	实热证 虚热证 阴虚证
	苔质干燥无津 口不渴	气阴两虚 或阳气虚 不能气化津液上润所致
苔质滑	水湿溱溱 扪之湿唾液多 苔质表面呈透明状	湿证 寒证寒湿证 寒痰证 阳虚证
苔质涩	津液大伤 苔质干涩口中 无味 似有麻木感觉	主热证 实热证 虚热证 温热证
苔质腐	苔质如同豆腐渣样粗糙颗 粒大 平铺于舌面上	脾肾阴虚 中焦腐化 浊气混 合蒸腾所致 脏腑内痈多见
苔质腻	舌面中心部苔质较厚 两边 较薄 质地细密 黏液重	痰饮 食积湿浊 顽痰

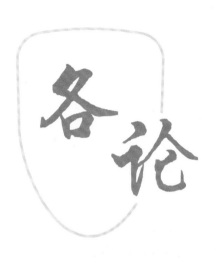

各论

第三章
舌苔与分类辨证

　　正常人的舌象正如清代傅松元所著的《舌苔统志》中所说的：
"舌色淡红，平人之候……红者心之气，淡者胃之气。"在清代梁玉
瑜传，陶宝廉录的《舌鉴辨证·红舌总论》中亦曰："全舌淡红，不
浅不深者，平人也。"指出了人体正常者的舌象，但是在生活中，
并不像书中所说的那样，也会由于先天禀赋的不同，个体的体质差
异，生活地域及自然气候的变化影响，在舌象上也会有所不同。有
紧有尖，有松有软，亦有齿印者，还有过湿或过干燥者，此也在此
之类，不言病变之舌象。实乃身体的亚健康状态，只是还没有达到
一定质与量的高质极限，故此通称为无病的正常舌象。

　　舌苔是由胃气上蒸所致。因五脏所养皆禀气于胃，故五脏六
腑的阴阳虚实盛衰，皆可依胃气的正常与否而使舌象发生不同的变
化，以此来察舌辨证。

　　舌为心之苗，苔是由胃气上蒸于舌与心气相结而生为正常的
薄苔。因外感或内伤所致的脏腑失和会在舌象上出现不同的变化。
症见苔白者，为外感风寒表证；舌苔黄者，为病邪入里化热；见灰
黑苔者，病在肾；苔白转黄而又黑者，表示病热渐重；苔色由黑而
黄，或由黄转白者，则表示邪退病热渐轻。

　　临证用药，当辨证为要。用药当或用药不当，应从舌象的变化
上观察病势寒热的顺逆。

　　舌者心之外候，色应淡红润泽为无病也，若初感温热舌质内外
红深，则为有热。舌质外红内紫，则为热甚。舌苔滑白，则为表
寒，或内有寒湿。其胎渐厚，则邪传少阳经也。表热者宜辛凉汗
之，表寒者宜辛温汗之。在少阳者为胸中有寒，丹田有热也，小柴
胡汤太阳、少阳两解之。胸中，指表也、浅也；丹田，指里也、深
也。非直指胸中丹田，谓半里之热未成，半表之寒犹在。故舌白一
证，有寒有热也。若其胎滑厚与阴证脉象同见，乃是脏虚寒结，以
理中汤加枳实温而开之。若其胎干薄与阳证脉同见，乃是气虚液
竭，以白虎汤加人参清而解之。若白胎渐变黄色，此邪已去表入

里，其热尚浅，表不罢者，宜三黄石膏汤；已入里者，用凉膈散。若舌苔焦干黑色，或芒刺裂纹，此为里热已深，宜栀子金花汤。兼满痛者，宜大承气汤。红，火色也；黑，水色也。与三阳证见，为热极反兼胜已之化，清之下之，尚可治也。若与三阴证见，则为水来克火，百无一生。治者以生姜擦之，其黑色稍退，急用附子理中，四逆辈救之可生。

西医学对舌象的研究认为：舌是正常舌黏膜的肌肉组织结构，是由骨骼肌构成的器官，在口腔的底部，表面有黏膜，上面布满黏液，里面的肌肉排列成3种不同的方向，所以舌体能够灵活运动。

舌肌是由多层扁平上皮细胞及纤维化结缔组织构成的。舌肌群表面的筋膜黏膜组织特别粗糙，分布在舌背面前2/3的尖边部位，上面遍布有不同种类的乳头状的小突起，称为舌乳头，即是舌背面黏膜向外均匀突起所形成的乳头状突起物。每个乳头表面都以固有膜的结缔组织为轴心，外层覆以扁平上皮细胞。也是指舌体背面黏膜上有许多淡红色的小突起物。舌背面后1/3的黏膜部位乳头极少，比较光滑，但有极丰富的淋巴组织，又称为舌扁桃体。舌黏膜乳头因部位差异，按其形状可以分为丝状乳头、菌状乳头、叶状乳头和轮廓乳头4种类型。丝状乳头的数量最多，叶状乳头已趋于退化，菌状乳头和轮廓乳头的数量虽少，但其乳头上面满布味蕾存在，舌乳头虽由黏膜组成，但其内部有丰富的神经末梢，主司味觉。

（1）丝状乳头：一般多分布在舌面前2/3的中部，数量最多，呈细长圆锥形，上皮浅层细胞角化后均匀地分布于舌尖和舌背部。丝状乳头有轻微持续生长的能力，增殖缓慢，但在病理状态下，丝状乳头向上生长很快，使苔质增厚。显微放大仔细察看增殖向上的丝状乳头的排列犹如毛刷状。

（2）菌状乳头：多分布在舌面的两边和舌尖部，乳头肥大呈球形，多分布于丝状乳头之间，数量少，呈蘑菇状，颜色鲜红，其浅层多为上皮细胞轻度角化，上皮内有丰富的味蕾及神经细胞。

（3）叶状乳头：呈长圆形，是由若干个横行的叶片形黏膜皱襞形成，分布在舌面后1/3处和舌根两侧边的边缘上。小儿的叶状乳头较清楚。

（4）轮廓乳头：其乳头较大，在其周围布有味觉沟环绕，上皮不角化，在沟的内侧面的上皮细胞中，分布有丰富的上皮味蕾神经细胞。多分布在舌面后1/3的舌根部位，中心部向两侧边呈人字形的排列。

在这4种乳头中，受生理变化的影响，丝状乳头是舌苔变化的组织基础。

正常人的舌苔薄白润泽，舌尖部分布的舌苔不甚明显，多分布在舌面的中部和后部，舌的两边也甚少，多分布在舌面的中心部和舌面的后半部。西医学认为舌苔是因丝状乳头末梢分化成的角化完全或角化不全的角化树，在其间的空隙纹理中填塞有脱落的乳头角化的上皮，还有唾液、细菌及其代谢物、食物的碎屑、渗出的白细胞等，这些微量的物质构成了正常生理状况下的舌苔，随舌体运动摩擦呈相对的动态平衡之中。舌苔的厚薄与其苔质色泽的改变，都是因为舌面乳头受疾病影响而发生变化的结果。腑证以苔质厚薄及苔色变化而辨证分类，以病邪在卫分、气分，或者病邪在太阳、少阳、阳明三阳经辨证为主。舌苔辨证的意义有以下4点。

（1）苔质的厚薄为辨证病邪的表证、里证与病势的轻重提供了重要依据；而苔质的色泽又为辨证病证的寒热性质及表证、里证与病势轻重提供了鉴别诊断依据。

（2）苔质的厚薄及色泽变化还可以作为辨证胃气存亡的诊断依据。

（3）苔质可作为辨证病邪的轻重、病位的浅深，病邪的寒热性质和疾病的转归提供诊断依据。如苔薄白者主表证、受邪较轻、病位较浅；黄苔者主表证入里、病位较深、主热病等。

（4）苔质的润泽状况，可作为辨证体内阴阳与津液盛衰存亡的指标。苔质润滑者津液尚存，或主阳气不足，则病寒；苔质干燥者，阴津伤，主病热。辨苔质，查体征，辨证求因。现将常见舌苔的分类辨证施治分述于后。

第一节　白苔与分类辨证施治

一、白苔薄润

【*索源一*】近代曹炳章在《辨舌指南》中指出："凡舌苔白润而薄，
　　　　邪在卫分，可汗，开肺即是开太阳，如麻黄羌活之类。"

按语　本条文指出尚无其他体征，单见舌苔薄白而润者，均为
　　　　正常舌象。然外感风寒表证，邪初入卫分，舌苔亦可
　　　　见白薄而润，同时可见有恶寒发热，肢体酸痛，头项强

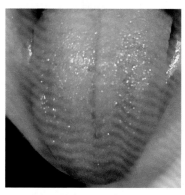

图 3-1　舌前部苔白薄、舌根部稍厚些，舌象湿润重

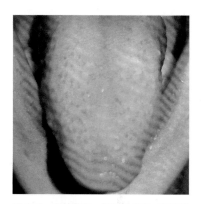

图 3-2　舌苔薄白，舌质红尖赤，舌态瘦长，舌象欠润

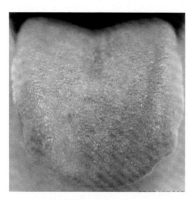

图 3-3　苔白薄，舌质淡红，舌象欠润

痛，无汗或有汗，脉象浮紧等症状，此可用发汗解表，宣肺散风寒的麻黄汤或九味羌活汤治疗。

【索源二】邱骏声在《国医舌诊学》中指出："苔之薄而白者，风寒湿之轻邪也。"

按语 本条文指出轻微感受风寒湿三邪，病之初期，舌象可见薄白苔而润。

【索源三】近代曹炳章在《辨舌指南》中指出："舌无苔而润，或微白薄者，风寒也。外症必恶寒发热。"

按语 本条文指出临症见舌苔微白薄者，为风寒表证，但表证者，外必有恶寒发热的症状。

【索源四】明代胡广在《性理大全书》中指出："盖秋燥之气，初客于表，头微痛，畏寒咳嗽，无汗鼻塞，舌苔白薄者，宜用苦温平燥法治之。若热渴有汗，咽喉作痛，是燥之凉气，已化为火，宜本法内除去苏、荆、桂、芍，加元参、麦冬、牛蒡、象贝治之。如咳嗽胸痛，痰中兼血，是肺络被燥火所动，宜用金水相生法去元参、五味，加西洋参、旱莲草治之。如诸证一无，唯腹作胀，大便不行，此燥结盘踞于里，宜用松柏通幽法治之。总而言之，燥气侵表，病在乎表，入里，病在肠胃，其余肝燥、肾燥、血枯虚燥，皆属内伤之病也，兹不立论。"

按语 本条文是说六气之中，秋燥主气伤金，至秋分至立冬。燥属次寒，悉属热，大相径庭，犹如盛夏之暑热，秋燥令气行，人体肺金应之，初感秋燥，舌苔薄白，当宗凉燥拟法辛温解毒、清肺润肺辨证施治。而肝肾阴虚化燥、血虚化燥均属内伤，此不言论。

医案举例

医案1：李某某，女，32岁，1992年8月6日初诊。近几天来患者出现头痛，微恶风寒，鼻流清涕，鼻塞，舌苔薄白而润（图3-4），脉浮。辨证属初外感风寒所致，治宜疏风解表，方药用川芎茶调散加减。方药：川芎12g、薄荷9g、荆芥9g、防风9g、羌活9g、藁本9g、细辛3g、甘草6g，另加绿茶一小撮为引。服药3剂后二诊，头痛除，恶寒解，遂去白芷、细辛、加苍耳子6g、辛夷6g，遂嘱继续用药3剂，诸症愈。

　　凡外感风寒之邪，易从太阳头部始病，金代李东垣曰："凡头痛者，以风药治之。"故以疏风止痛的川芎茶调散加减用药而获良效。

医案2： 赵某某，女，45岁。患者自述咽中似有异物阻隔，吞咽不利或不下咽，颈部粗僵转侧不利，甚者胸闷气窒，舌苔白润或白滑多湿，脉象弦滑（图3-5）。遂投以《金匮要略》中的半夏厚朴汤加减治之。方药：半夏9g、茯苓12g、紫苏叶6g、鲜生姜6g、葛根9g、黄药子9g、凤凰衣3g，用药3剂后二诊，诸恙悉退，又用原方加柿蒂9g，续服3剂，以资疗效。

医案3： 何某某，男，47岁。患者自述入春以来，时有感冒，自觉周身酸痛不适，关节胀痛，头痛剧烈，腰痛为苦，鼻塞，小便短少而尿痛，舌苔薄白润或滑（图3-6），脉象浮紧。辨证为外感风、寒、湿三邪所致。遂投以九味羌活丸服药两剂后二诊，病者告谓，汗出、周身酸痛除，遂又在原方中加入黄芪15g、白术9g，再续服两剂而告愈。

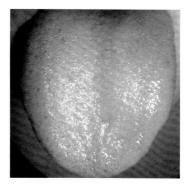

图 3-4　舌苔薄白而润

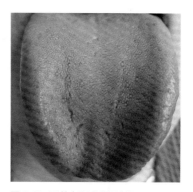

图 3-5　舌苔白润或白滑多湿

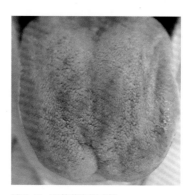

图 3-6　舌苔薄白润或滑

二、白苔薄欠润

【索源一】清代石寿棠在《医原·温热辨舌心法》中指出："温病初起，舌苔白而少津者，宜杏仁，桔梗，牛蒡之类，辛润以解搏束；桑叶，蒌皮之类，轻清以解燥热；佐栀皮，连翘之微苦，微燥。"

按语 本条文指出外感温病的初期，温热之邪在表，出现轻微的肺热、咳嗽、身困无力等症状，此时舌苔白而少津欠润，宜用疏散风热、解表、解热毒的辛凉解表药配伍治疗。

【索源二】清代石寿棠在《医原·温热辨舌心法》中指出："舌白不燥，或黄白相兼，或灰白不渴，此湿热郁而未达，或素多痰饮，虽中脘痞痛，也不可攻，宜用开化，如杏、蔻、枳、桔、陈皮、茯苓、通草之类。"

按语 本条文指出症见舌苔白而不燥，又不口渴者，是少津欠润。可因湿热之邪内郁，也可因素体阳虚，或气虚，寒湿病饮所致。临证虽然有中脘痞痛的症状，也不可用攻下药治疗，可用芳香、理气、化湿的方药治之。

【索源三】清代吴鞠通在《温病条辨》中指出："头痛恶寒，身重疼痛，舌白不渴，脉弦细而濡，面色淡黄，胸闷不饥，午后身热，状若阴虚，病难速已，名曰湿温。汗之则神昏耳聋，甚则目瞑不欲言；下则洞泄；润之则病深不解。长夏深秋冬日同法，三仁汤主之。"

按语 本条文指出，湿温初起，临证可见头痛怕冷，身体沉重而疼痛，舌苔薄白，口不渴，脉弦细而濡。察面色淡黄，胸闷不饥，午后身体发热，其症状类似阴虚证，这种病称为湿温病。这种病病程长，缠绵难愈。治疗时不可用汗解，若汗之，则会引起神昏，两耳听觉不灵，重者还会出现闭目不睁，不想语言；这种病也不可用泻下法，若用泻下法后易引起泻痢不止，更不可应用养阴滋润药，若用后可引起滋腻助湿邪，湿温滞留难解，病势缠绵，经久不愈。这种湿温证不论在长夏、深秋，或是在冬季，都可以用疏利气机，上下分消湿热的三仁汤治疗。清代医家吴鞠通在《温病条辨》中指出了用药治疗湿温的三戒：一戒不可见其头痛恶寒，就以为是伤寒而汗之，汗之则伤心阳，出现神昏耳聋，甚则出现目瞑不欲言；二戒不可见其中满不饥，就以为是寒湿停滞不下，下之则伤中焦脾胃，湿邪乘势而下注，则为洞泄；三戒不可见其午后身热，就以为是阴虚而用柔性之药而润之，湿为胶滞性阴邪，再加之阴药性柔养阴清热

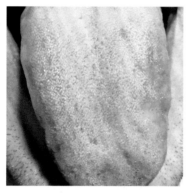

图 3-7　舌两边溃疡，左舌边溃烂起白色水疱

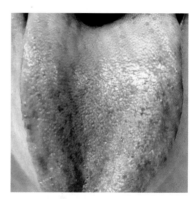

图 3-8　舌苔薄白、舌两边有小点状剥脱、显露小红点状舌质，舌质红、边尖部有小突出状红点，舌象薄干欠润

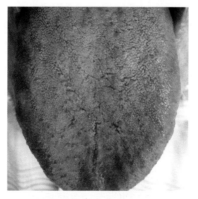

图 3-9　舌苔薄白，舌质赤嫩，舌态有轻度不规则小裂纹，舌象薄干欠润

而滋腻，两阴相合，则更有锢结不解之势。故投以宣畅气机，清热利湿之剂施治。清代医家柳宝诒在《温热逢源》中曰："治湿热两感之病，必先通利气机，俾气水两畅，则湿从水化，热从气化，庶几湿热无所凝结。"湿热治肺，千古不易。故本方剂有开上、畅中、渗透下之功效。开上焦之肺气，盖肺主一身之气，气化则湿亦化矣。

【索源四】清代薛生曰在《湿热病篇》中指出："湿热证，初起发热，汗出胸痞，口渴舌白，湿伏中焦，宜藿梗、蔻仁、杏仁、枳壳、桔梗、郁金、苍术、厚朴、草果、半夏、干菖蒲、佩兰叶、六一散等味。"

按语 本条文指出外感湿热，邪在上焦，湿伏中焦，郁遏而生热，则症见汗出，胸痞，口渴，舌苔白而少津欠润，可用宣发上焦之气，燥渗中焦之湿的方法治疗。用理气、宽胸、宣肺、芳香、化湿的方药六一散治疗。有道是：湿热之邪表里分，湿从外邪受束身，口不作渴身重痛，白滑胸痞头胀疼，湿从内生踞太阴，舌苔黄腻渴不饮，肌肉隐黄中脘闷，宣肺利湿从溲去，加减用药辨证因。

【索源五】清代医家章虚谷在《医门棒喝》中指出："津液出于舌下少阴经之廉泉穴，故凡少阴受邪，津液不升则口渴也。然胸痞舌白，当加厚朴、半夏，或干姜、恐参术太壅气也。"

按语 本条文指出口内津液是由舌下少阴经脉的廉泉穴所主。凡少阴受邪，温而化热，不仅会出现少阴经脉的各种病理症状，还可出现口渴少津。如若症见舌苔白而胸痞者，可在辨证治疗的方药中加入厚朴、半夏、干姜等理气、燥湿、化痰的药物，不可妄用人参、白术之类，以恐其壅气郁遏化湿之弊。

【索源六】清代雷丰在《时病论》中指出："六气之中，燥金主气，自秋分而至立冬。盖秋燥之气，初客于表，头微痛，畏寒咳嗽，无汗鼻塞，舌苔白薄者，宜用苦温平燥法治之。若热渴有汗，咽喉作痛，是燥之凉气已化为火。宜本法内除去苏、荆、桂、芍，加玄参、牛蒡、象贝治之。如咳嗽胸痛，痰中兼血，是肺络被燥火所劫。宜用金水相生法去玄参、五味加西洋参、旱莲草治之。如诸证一无，唯腹作胀，大便不行，此燥结盘踞于里。宜用松柏通幽法[①]治之。总之，燥气侵表，病在于肺；入里，病在胃肠；其余肝燥，肾燥，血虚枯燥，皆属内伤之病也。"

按语　上述《时病论》所述用歌括曰：秋燥秋分至立冬，燥金主气肺应从。初客于表畏寒咳，无汗鼻塞头微痛。舌苔薄白无热渴，苦温平燥法可遵。倘热有汗渴咽痛，燥气凉气化火成。本法去苏荆桂芍，加麦牛蒡贝玄参。咳嗽胸痛痰带血，肺络被劫嗽伤阴。金水相生去玄味，加入旱莲西洋参。诸证一无唯腹胀，燥结盘里便不行。治宜松柏通幽法，肾肝血燥内伤论。

医案举例

医案1： 关某某，女，21岁，自述发病3个月以来，面额及两上肢皮肤先后出现红疹瘙痒，吃鱼虾后更甚。多家医院皮肤科诊断为过敏性皮炎，均用过抗过敏性的药物氯化钙、葡萄糖酸钙、苯海拉明等抗过敏药，用后症状有所减轻，而后又复发未能控制。初诊见其面额与背部及两臀部起有粟米样的丘疹，瘙痒欣红，皮肤灼

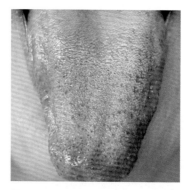

图3-10　舌苔薄白或淡黄少津、舌质红

热，抓破后则外渗淌黄水，口干渴，小便赤热，大便秘结，舌苔薄白或淡黄少津、舌质红（图3-10），脉象弦紧细或数。辨证为风疹

---

① 松柏通幽法：是对秋燥伤及肺金的一种治疗方法。系指用仿五仁丸之方药，专用于治疗燥结盘踞于里，腹胀便秘，大便闭结之法。药用松、柏、葵、麻、瓜蒌等，皆属滑利润肠之品，较硝、黄之推荡更为稳妥；桔梗、瓜蒌、薤白，均为开上润下之药；更佐以大腹皮宽肠，蜂蜜润燥滑肠通便结。组方药物：松子、柏子仁、冬葵子、火麻仁、桔梗、瓜蒌壳、薤白、大腹皮，加蜂蜜冲服。

湿热毒邪浸淫于营血。当以凉血的消风散祛风燥湿，凉血解毒施治。方药：荆芥6g、防风6g、当归9g、玄参12g、苦参12g、炒苍术9g、蝉蜕12g、胡麻仁9g、白芷12g、炒牛蒡子12g、生知母9g、煅石膏30g、白鲜皮12g、木通15g、地肤子15g、生甘草12g。溃疡处另用黄柏极细粉外撒；连服3剂后症状大减，加服清宁丸，又继续服药两剂痊愈。

医案2： 谭某某，女，38岁，自述两个月前因感冒发热服药后，热退3天后又开始发热，且胸腹胀满，胃脘堵闷，食欲不振，舌苔薄白欠润（图3-11），口苦耳鸣，时有恶心，二便正常，月经正常，脉象右弦滑。辨证为伤寒少阳证，投以和解少阳的小柴胡汤去半夏、人参、大枣，加枳壳10g，瓜蒌30g，川黄连5g，桔梗6g，服5

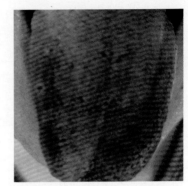

图3-11　舌苔薄白欠润

剂后二诊：病症去大半，上方去枳壳，再加陈皮10g，生麦芽10g，再进两剂后诸症痊愈。

医案3： 陈某某，男，28岁，患者自述近两天来大便日泄泻4、5次，泄前腹部辘轳作响而痛，痛则急上厕所，矢气多，溏便中掺有杂泡沫，舌苔薄白欠润，舌质淡红，脉象细弦。辨证属痛泄证，遂投以和肝健脾的痛泻要方，方药：白术12g、白芍9g、陈皮6g、防风3g。水煎液，日3次，餐前服药。3剂后二诊，诸症减轻，又续服两剂后，诸症痊愈，嘱以食疗调养之。

三、白苔薄干

源鉴

【索源一】清代叶天士在《温热论》中指出："舌白而薄者，外感风寒也，当疏散之。若白薄而干者，肺津伤也，加麦冬、花露、芦根汁等轻清之品，为上者上之也。"

按语　本条文指出临证见舌苔白色而薄，主外感风寒表证也，当疏散发表之。若是见舌苔色白薄而干者，是风寒之邪入太阴，化热灼阴，肺津伤也，当在解表散寒的方药中加入养阴轻清之品，益上焦太阴之津，又解风寒入肺化热伤津之弊。

【索源二】清代王孟英在《温热经纬》中指出："风温证，身热畏风，头痛咳嗽，口渴，脉浮数，舌苔白者，邪在表也。当用薄荷、前胡、杏仁、桔梗、桑叶、川贝之属，凉解表邪。"

按语　本条文指出外感风温证初期，也可见到舌苔薄白而干，风温之邪，最易伤津，故口渴、咳嗽、脉浮数，当用辛凉解表的药物治疗。

【索源三】清代吴鞠通在《温病条辨·上焦篇》中指出："头痛微恶寒，面赤烦渴，舌白脉濡而数者，虽在冬月，犹为太阴伏暑也。"

按语　本条文指出太阴伏暑证，临证出现头痛微恶寒、面赤、烦渴、舌苔薄白而干，脉象濡数等症，为太阴里热又外感暑湿之邪所致。若在冬季临证见此者，仍可按太阴伏暑证辨证施治。

【索源四】清代吴鞠通在《温病条辨·上焦篇》中指出："太阴伏暑，舌白口渴，无汗者，银翘散去牛蒡、元参，加杏仁、滑石主之。"

按语　本条文指出太阴伏暑气分表实证，临床可见口渴，舌苔薄白而干等症，无汗者，当用辛凉解表的银翘散，减去牛蒡子、元参等滋腻之品，添加杏仁、滑石，以清宣暑湿之邪而利肺。

【索源五】清代吴鞠通在《温病条辨·上焦篇》中指出："但热不寒，或微寒多热，舌干口渴，此乃阴气先伤，阳气独发，名曰瘅间疟，五汁饮主之。"在《温病条辨·下焦篇》中曰："温病愈后，或一月至一年，面微赤，脉数，暮热，常思饮不欲食者，五汁饮主之……病后肌肤枯燥，小便溺管痛，或微燥咳，或不思食，皆胃阴虚也，与益胃五汁辈。"

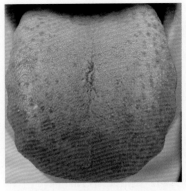

图 3-12 舌苔白薄干欠润、舌苔四边呈小圆点状剥脱、舌质有突出的小红点，舌态胖厚大、两边有齿印痕

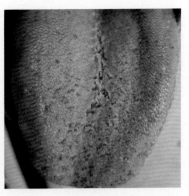

图 3-13 舌苔薄白、舌中略燥，舌质赤红，舌态右边有齿印痕

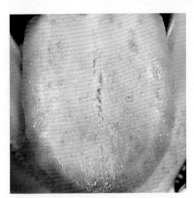

图 3-14 舌苔薄白欠润、根部微显黄，舌质淡红、尖部有红色瘀斑，舌中轴中心有小纵向裂纹，舌边有齿印痕

按语 本条文指出瘅疟证，是因患者素体过食甘美肥厚滋腻之品，脾湿内郁化热，脾热之气上溢，谓之脾气上溢于口而口中甘甜。胃气大伤，气虚发热，耗阴伤津，口中味甜，阴气不足，阳气独发所致。《圣济总录》中曰："夫食入于阴，长气于阳，肥甘之过，令人内热而中满，则阳气盛矣。故单阳为瘅也。其证口甘，久而弗治，转为消渴，以热气上溢于故也。"日本医家森立之在《素问考注》中曰："脾好燥而恶湿，令脾伤于肥甘，而内

热熏灼,故名曰脾瘅。"临证可见身发热而不发冷,或发热重微怕冷,舌苔薄白而干燥,口渴等症。当以救胃阴,养胃气治之,方药用五汁饮。

【索源六】清代吴鞠通在《温病条辨·上焦篇》中指出:"舌白渴饮,咳嗽频仍,寒从背起,伏暑所致,名曰肺疟,杏仁汤主之。"

按语 本条文指出肺疟是由于外感暑湿之邪,寒从背起,暑湿之邪伏于肺所致。临证可见舌苔薄白而干,口渴欲饮,咳嗽频繁,从背部发冷开始。其治疗当透解暑邪,清宣肺气,用杏仁汤治疗。

【索源七】清代吴鞠通在《温病条辨·中焦篇》中指出:"湿甚为热,疟邪痞结心下,舌白口渴,烦躁自利。初身痛,继则心下亦痛,泻心汤主之。"

按语 本条文指出疟证是由湿盛郁滞化热,病邪结于心下所致。临证可见舌苔薄白而干,口渴,烦躁,大便泄泻,继而会出现心下痛等症状,方用泻心汤治疗。

【索源八】清代石寿棠在《医原·湿热辨舌心法》中指出:"初病舌苔白燥而薄,或黄燥而薄,为胃肾阴亏。其神不昏者,宜鲜生地,元参,麦冬等味以救阴;银花,知母,芦根,竹叶等味以化邪,尤须用辛润以透达,若神即昏者,加以开闭,如普济丹,清上丸,迟则内闭,外脱,不治。"

按语 本条文指出外感瘟疫时气初期,阴津有伤,但神志不昏者,可用益阴生津解毒之品治之,若见神昏症状出现,急以开其闭,迟者,则会因瘟疫时邪传变快,形成内闭外脱之证就不好治了。

【索源九】清代吴坤安在《察舌辨证歌》中指出:"白而薄润风寒重,温散何妨液不干,燥薄白苔津已少,只宜凉解肺家寒。"

按语 本条文指出外感风寒重者,其舌苔白薄而过以湿润,此可用辛温解表之剂治疗,若见舌苔干燥少津,说明风寒之邪已入里化热,津有所伤,则可用辛凉解表的方药治疗。

舌苔薄白而干，证因有五：一是外感风热初期，病邪在卫分肌表，汗出而津伤；二是素体阴虚者，又外感温热之邪，卫分之证同样可见；三是温病后期，气虚而津伤，苔质薄白而干，属病势转愈之象；四是温病后期，体质气阴两伤，又外感暑湿之邪；五是素体阴虚，又外感湿温之邪。此5种皆可症见苔质薄白而干，当可结合体征、脉象、辨证治疗。

医案举例

医案1：黄某某，女，29岁。患原发性闭经，双乳房发育不佳，子宫后倾细长如拇指大，雌激素水平低下，应用黄体酮治疗效果差。

症见胸闷腹胀，面色萎黄，痤疮多，口干渴多饮，手足心热，烦躁，寐而不实，腰痛便秘，肺象沉涩。舌苔薄白，舌质暗红，舌尖部有紫色瘀斑，舌下静脉紫粗。

辨证属肾阴不足，肝气郁滞。治以理气疏肝，益肾养阴。方药：柴胡12g、赤芍9g、白芍9g、泽兰9g、益母草9g、怀牛膝9g、生蒲黄9g、茜草12g、红花6g、丹皮6g、首乌藤6g、苏木6g、当归尾9g、女贞子12g、覆盆子9g、乌贼骨9g，水煎，温服。另加用益母膏和大黄蟅虫丸。

用药6剂后，月经已潮，但量少色暗，又继上方药加刘寄奴9g、王不留行9g、路路通9g、仙灵脾9g，调理服药30剂后而妊娠。

医案2：孟某某，女，40岁，患者素体阴虚，时值深秋天凉，感冒后咳嗽，自觉畏寒肢凉，鼻塞头痛，干咳痰少，黏腻不易咯出，唇干口渴，咽喉干燥，喜饮热水，舌苔薄白而干、舌质红（图3-15），脉象沉细。辨证属凉燥伤肺。投以苦温甘凉的杏苏散加海浮石12g、海哈壳12g、枇杷叶12g，服药7剂后二诊，咳痰

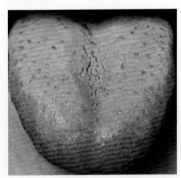

图3-15　舌苔薄白而干、舌质红

爽，咳嗽大减，鼻塞除，再加入贝母10g、天花粉15g，续服5剂后随诊，诸症痊愈，又以百合冰糖粥调养之。

四、白苔厚腻

源鉴

【索源一】清代梁玉瑜传，陶保廉撰录的《舌鉴辨正》中指出："白厚粉湿滑腻苔，刮稍净，而又积如面粉发水形者，里寒湿滞也。

按语　本条文指出临证见到白苔厚粉湿滑腻者，用竹片刮之稍净，后又积如面粉发水而腻，为脾胃有寒湿阻滞也，主里证。表证者，也可见到这种苔质，是里有寒湿之邪滞于中焦而外又感受寒湿之邪所致。有指出用草果以醒脾阳，振脾阳而运化水湿，津液四布，水湿之邪而下走，则停聚中焦脾胃，泛溢于上的白厚腻滑苔亦随之而化所致，治宜温阳健脾，芳香化湿之剂，方药用温脾汤。

临床需要注意的是：凡因寒饮郁滞，水饮湿浊之邪浊气上逆于舌所出现的舌苔白而厚腻，临症也多见于支气管炎、支气管哮喘、肺气肿、肺心病、风湿性心脏病、心力衰竭的患者也多出现此类舌象，当可辨证施治。

【索源二】近代曹炳章在《辨舌指南》中引马良伯曰："舌苔厚腻如积粉者，为粉色舌苔，旧说并以为白苔，其实粉之与白苔，一寒一热，殆水火之不同道。温病、热病、瘟疫、时行，并外感秽恶不正之气，内蓄伏寒伏热之势，邪热弥漫，三焦充满，每见此舌，治宜清凉泄热。粉白干燥者，则急需宜大黄黄连泻心汤等，甚或硝黄下之，切忌拘执旧说，视为白苔，则大误矣。"

按语　本条文是说白色积粉苔，也称为粉白苔，其状如白粉堆积舌面。此症多为痰湿之舌象，多见于湿温病。因外感湿瘟疫邪，时行瘟疫，直入少阳阳明二经，合明为病，邪陷中焦脾胃肝胆，秽浊湿邪内阻，热毒内盛弥漫三焦，郁遏膜原，则形成白色厚腻舌苔如积粉。粉白苔主热不主寒，此是与白苔主寒之鉴别不同点。此为湿瘟病在传变过程中湿滞气分或湿重于热所致。

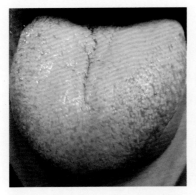

图3-16 满布全舌，似腐状，舌质色青紫，舌态中有纵向裂沟

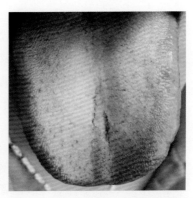

图3-17 舌根甚四边薄、微显黄、舌中有纵向小裂沟，舌质赤尖甚、舌边有散在小红点

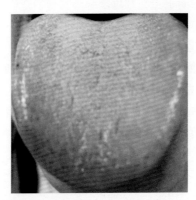

图3-18 苔腻显灰，舌质淡青，边尖部甚

【索源三】近代邱骏声在《国医舌诊学》中指出："白而厚腻黏浊者，痰饮湿浊之伏里也。"

按语　本条文指出舌苔白厚而腻黏浊者，一般可见于肺、脾、肾三脏阳虚证；肺虚生痰，脾虚生湿，肾虚生饮，均为阳气虚损，气不化湿所致，治宜温肾健脾，化痰利湿。

医案举例

医案1： 刘某某，男，9岁，小学生，1987年12月22日初诊，自述发热，怕冷，头痛半月余，近一周来，颈背部有强直感，不能仰卧和转侧，卧则头痛而哭，烦躁不安，口渴而多饮，小便频数而量少，脐下少腹胀满疼痛，拒按，不思饮食，面色萎黄，无汗，舌苔白厚而滑，脉象浮滑。

辨证为太阳蓄水证，治以解表化气行水，方用五苓散加减。方药：白术5g、防风5g、泽泻9g、桂枝4g、茯苓20g、葛根20g、滑石15g，水煎服药两剂后。

二诊：小便每日5次，尿量较多，口微渴而少饮，小腹部仍有胀满，舌苔白厚而润，再投白术6g、防风6g、茯苓20g、薏苡仁20g、泽泻9g、桂枝5g、滑石25g、葛根25g，服药两剂后。

三诊：小便量多，小腹部胀满已除，按之不痛，食欲正常，舌苔薄白而润，脉象微滑，随上方去防风后再服药两剂后。

四诊：诸症除，后改为四君子汤加陈皮9g、淮山药12g、薏苡仁12g，温中健脾利湿，以善其后。

医案2： 郑某某，男，49岁，1984年7月25日初诊，自述便秘反复10余年，每临厕时则腹痛不堪。

症见大便秘结，5、6日不行1次，胸腹胀满，不思饮食，口淡无味，身困乏力，舌苔白而厚腻（图3-19），脉象濡数，辨证为湿盛困脾土，胃肠湿阻，运化失司所致。

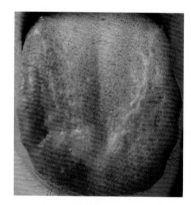

图3-19　舌苔白而厚腻

当宜燥湿健脾为治。方药：炒枳壳12g、陈皮6g、姜半夏9g、川厚朴9g、茯苓9g、炒苍术9g、炒决明子9g、焦薏苡仁12g、苏叶9g、藿香梗9g，水煎服3剂后，大便时通，饮食改善，腹胀缓，苔脉如前，效不易方，守原方再进3剂后，思饮食，口味和，大便调顺，胸闷腹胀等症已除，白厚滑苔已去，脉象濡。原方去炒苍术，加炒白术9g、干姜6g，服药5剂后再诊，诸症皆除。

医案3：祁某某，男，38岁。门诊，主诉近一周来头痛沉重，时正值长夏暑湿，发热不解，午后尤甚，口干不欲饮水，胸闷不畅，小便黄短，舌苔白腻、舌质尖边赤（图3-20），脉象沉滑而数。体温39℃，辨证属暑湿遏阻弥漫三焦证。当以清利暑湿、宣化中焦的三仁汤加减治之。

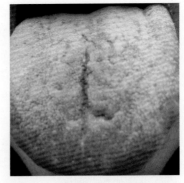

图3-20　舌苔白腻、舌质尖边赤

方药：生薏苡仁30g、苦杏仁12g（打碎）、白蔻6g（打碎）、滑石24g、法半夏9g、淡竹叶9g、川厚朴5g、鲜茅草根30g、白通草6g，水煎服药两剂后，体温37.2℃，又续用药5剂后随访，脉静身和，诸症和解。

五、白苔黏腻

【索源一】清代江涵暾在《笔花医镜》中指出："假如津液如常，口不燥渴，虽或发热，尚属表证。若舌苔粗白，渐厚而腻，是寒邪入胃，挟浊饮而欲化火也，此时已辨滋味矣，宜用半夏、藿香。"

按语　本条文指出苔质厚腻，乃寒邪入胃，中焦脾胃阳虚，或阳气阻滞，津失输布，津聚则湿，湿从中生，寒湿相结，挟浊饮郁遏而生热，浊气随热而上逆于口而舌苔厚腻所致。此时舌质为厚腻苔质所敷，五味不辨，当用温中回阳助津四布上输于肺，芳香醒脾理气、化湿利浊散饮的药物治疗。

【索源二】清代吴鞠通在《温病条辨·上焦篇》中指出："太阴温病，口渴甚者，雪梨浆沃之。吐白沫黏滞不快者，五汁饮沃之。"

按语　本条文指出太阴温病，症见口渴严重者，是温邪久羁中焦太阴脾胃。此时，病邪虽还在上焦手太阴肺，但阴分的津液就已受到温邪之亏耗，可用甘凉的雪梨浆汁濡润之，以滋养肺津。若出现口吐白沫，黏滞不快，又见苔白而黏腻者，是上焦热邪又入中焦，胃热灼津所致，当用甘寒养阴清热的五汁饮治疗。

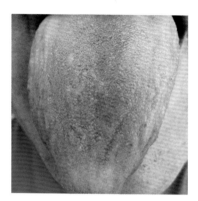

图 3-21　苔白细腻，舌质淡红

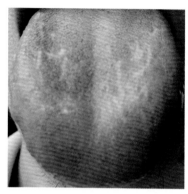

图 3-22　苔白黏腻，舌质赤绛或绛紫，舌态胖肿厚大、边有齿印痕

【索源三】清代吴鞠通在《温病条辨·上焦篇》中指出："暑温寒热，舌白不渴，吐血者，名曰暑瘵，为难治。清络饮加杏仁薏仁滑石汤主之。"

按语　本条文指出夏日感受暑温之邪，出现发热恶寒，太阴气分的暑温证。暑必挟湿，湿滞气分，故临症可见苔色白而黏腻，口不渴；暑热性燥，易伤肺津，热烁肺络而吐血，此证为暑瘵。因太阴津伤，燥伤肺络而出血，暑又挟湿，暑湿相结，杂病难医，名为暑瘵。用清热解暑利湿而碍虚，补太阴之阴虚又助暑湿之邪，故用清络饮加杏仁薏仁滑石汤，以清肺络之热，解暑而利湿。

【索源四】清代吴鞠通在《温病条辨·中焦篇》中指出："风暑寒湿，杂感混淆，气不主宣，咳嗽头胀，不饥舌白，肢体若废，杏仁薏苡汤主之。"

按语　本条文指出外感风暑，又伤雨湿寒邪，杂感相合，寒湿伤卫，卫气腠理阻滞，气滞而不宣畅，肺气失宣，肃降失常，则出现咳嗽胸闷，清阳不升，寒冷湿阻遏则头目闷胀；湿阻中焦，运化阻滞则不饥，寒湿浊气相结于舌则苔色白而黏腻；寒湿之邪，阻遏经络，则肢体沉困如废，此证可用宣肺理气利湿的杏仁薏苡汤治疗。

【索源五】清代吴鞠通在《温病条辨·中焦篇》中指出："舌白脘闷，寒起四末，渴喜热饮，湿蕴之故，名曰湿疟，厚朴草果汤主之。"

按语 本条文指出湿疟病，病初，先从四肢末梢感觉寒冷开始，这是湿郁脾阳，少阳肝胆，寒冷热湿三邪，弥漫中焦，肝胆脾胃热甚，口渴而喜热饮，寒湿盛者苔色白而黏腻，证因寒湿之邪蕴结化热所致，可用温通宣降的厚朴草果汤治疗。

【索源六】清代吴鞠通在《温病条辨·下焦篇》中指出："噤口痢，呕恶不饥，积少痛缓，形衰脉弦，舌白不渴，加味参苓白术散主之。"

按语 本条文指出噤口痢，亦称为疫痢，或湿热痢，临症可见呕恶不饥，饮食不进，食入即吐，或呕不欲食，下痢频繁，胸脘痞闷，肌肉消瘦，或舌苔黄腻，舌质或赤绛，积少痛缓，形衰脉弦，苔色白而口渴，是因正气已伤，脾胃虚弱，中气不降反而湿浊上逆或口不渴，肝气横逆所致。可用健脾利湿的加味参苓白术散治疗。

【索源七】清代薛生白在《湿热病篇》中指出："湿热证，始恶寒，后但热不寒，汗出胸痞，舌白，口渴不引饮。"

按语 本条文指出湿热证，发病初期，临证先有恶寒，而后但热不寒，湿郁而胸痞，湿热郁蒸而汗出，汗出伤津而口渴，内有湿热郁蒸，故不欲引饮，舌苔色白而黏腻等症。

【索源八】清代薛生白在《湿热病篇》中指出："湿热证，身冷脉细，汗泄胸痞，口渴舌白，湿中少阴之阳，宜人参、白术、附子、茯苓、益智等味。"

按语 本条文是指湿热证的辨证及治法与方药。辨证是以少阴阳虚为本，故湿邪中少阴之阳，阳虚湿滞则化热，湿热内阻为标。临症可见身冷、脉细、汗泄，为阳气虚衰有亡阳之势。言身冷脉细，则四肢厥逆意在其中，口渴一为阴津汗泄，一为阳气虚而津液不能布化上溢于口所致。寒湿内阻则见舌苔白胸痞，当以温肾健脾，温阳利湿法治疗，故用人参、附子、益智仁、力挽亡阳而固本；白术、茯苓以健脾运化内阻之湿邪而治其标。

【索源九】清代薛生白在《湿热病篇》中指出："湿热证，舌遍体白，口渴，湿滞阳明，宜用辛开，如厚朴、草果、半夏、干菖蒲等味。"

按语　本条文指出湿热证，可以见到舌体满布白色苔质，黏腻又觉口渴，是湿滞阳明，郁而生热伤阴，湿热郁蒸所致。当应用芳香理气开郁化滞的治法，又可燥解中焦之湿，可选用厚朴、草果、半夏、干菖蒲等治疗。

【索源十】清代章虚谷在《医门棒喝》中指出："津液出于舌下少阴经之廉泉穴，故凡少阴受邪，津液不升则渴也。然胸痞舌白，当加厚朴、半夏，或干姜，恐参、术太壅气也。渴者湿遏阳气不化津液以上升，非热也。"

按语　本条文详细指出了口内津液的化生是出于舌下少阴经的廉泉穴，故凡少阴受邪，是指少阴经脉受邪；津液不升是因湿遏阳气不能布化津液而升清则出现口渴，并非内热所致也。胸膈痞满出现白苔舌，当加厚朴、半夏、干姜理气化湿，升清之剂以治其本，而不得用人参、白术、恐其有壅气阻遏升清之弊。

【索源十一】清代王孟英在《温热经纬》中指出："此湿热病之类证，乃寒湿也，故伤人之阳气，或湿热证治不如法，但与清热，失于化湿，亦有此变。但口渴而兼身冷脉细，汗泄舌白诸证者，固属阴证，宜温，还须察其二便，如溲赤且短，便热极臭者，仍是湿热蕴伏之阳证，虽露虚寒之假象，不可轻投温补也。章氏所云湿遏阳气不化津液之渴，又为太阴证而非少阴证矣。"

按语　本条文指出湿热证的变证，是寒湿也。辨证属阴，治宜温中、散寒、化湿。同时也指出还须察问大小二便，以辨寒热之真假，如果小便赤短，大便热臭者、则是湿热蕴伏太阴或阳明的阳证，虽有虚寒之象外露，切不可轻投温补之剂。清代医家章虚谷所说的湿遏阳气不化津液而出现的口渴，是太阴证的湿热蕴伏而不是少阴证辨证矣。

【索源十二】清代王孟英在《温热经纬》中指出："白为寒，非大温，其湿不去是也。然苔虽白而干燥，口中自觉黏腻，则湿渐化热，仅可用厚朴、槟榔等苦辛微温之品。"

按语 本条文指出色白为寒，寒者生湿，不用温热药治疗，其寒湿不去也。证见舌苔色白而干燥，口中又黏腻者，则是寒已生湿，湿郁化热，湿热郁蒸，胃家湿浊之气相结所致，此可用性味苦辛微温的厚朴，槟榔等药治疗。

医案举例

医案1：杨某某，男，6岁，1983年7月21日初诊。自述发热7天，呕吐，不思饮食，症见患儿面红，腹痛，时有呕吐；指纹色紫，直射气关，舌苔白腻，舌质红，或浮罩干黄苔，肥刺满布于舌。辨证属暑温夹湿之证，初起邪在上焦。

治宜芳香化湿、宣化上焦暑温之邪，兼清热利湿。方药：苏叶6g、苏根6g、佩兰叶6g、草蔻1g、豆豉6g、炒山栀6g、半夏6g、木香3g、黄芩3g、茅根15g、芦根15g，水煎服药2剂后，体温降至正常，又续服药4剂，热退而诸证痊愈。

医案2：梁某，男，45岁，反复咳喘10余年，每年秋季发作，始用三子养亲汤加味后略有好转。诊时症见喘促，张口抬肩，入夜加剧，不能平卧，口唇暗紫，面色灰暗。胸闷，咳嗽，咯白色稠黏液性痰涎，心悸，气短，汗出，肢冷，腰酸，形瘦神疲，舌质淡白间有暗紫，舌苔色白而厚腻（图3-23），脉象沉细。

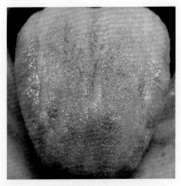

图3-23　舌苔色白而厚腻

辨证属痰浊壅肺，肺失肃降，素有下元虚寒，肾不纳气所致。用苏子降气汤加味治疗。方药：苏子10g、法半夏10g、前胡9g、川朴6g、陈皮6g、肉桂3g、当归9g、炙甘草6g、沉香6g（后下）、补骨脂12g，水煎用药3剂后。

二诊：自述药后病去大半，守原方用药再进12剂后，心情平和精神爽，随访半年后未复发。

医案3： 陈某某，男，24岁，暑夏时节，自述受凉感寒后，恶寒，发热，头痛，继而出现腹泻，大便日下5次，呈水样便，伴有腹胀，腹痛，欲呕吐，舌苔薄白而黏腻（图3-24），尿及大便常规无异常，辨证属外感风寒，内伤湿滞证。投以藿香正气散，水煎服药。两剂后二诊，腹泻完全停止，仅还有腹胀，又续服两剂后，诸证除，纳食正常。

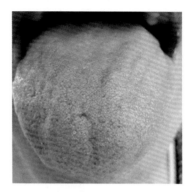

图3-24 舌苔薄白而黏腻

六、白苔厚干燥

源鉴

【**索源一**】清代吴鞠通在《温病条辨·中焦篇》中指出："吸收秽湿，三焦分布，热蒸头胀，身痛呕逆，小便不通，神识昏迷，舌白，渴不多饮。先宜芳香通神利窍，安宫牛黄丸；继用淡渗分消浊湿，茯苓皮汤。"

按语 本条文指出湿秽之气从口鼻入后，湿秽之邪气可布及上、中、下三焦，由于湿热相蒸，患者可出现身热头胀，身痛，反胃，呕吐，胸腹胀满，不欲饮食，小便不畅利，舌苔色白而干厚，口虽渴又不多饮，外感瘟疠湿秽浊气重者可引起神志意识昏迷等临床症状。这是因为湿秽之邪郁困表里、经络、脏腑，三焦所致。这种证候的出现易发生内闭外脱。所以可先用芳香利窍醒神的安

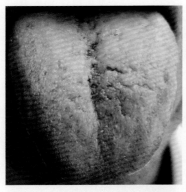

图3-25 舌苔白厚淡黄、舌中纵向有裂沟纹、沟左侧有分支沟、舌面凹凸不均，舌质紫绛

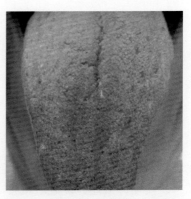

图3-26 苔白干燥、根部稍厚，舌质淡红、尖部赤，舌中部有纵向裂沟纹

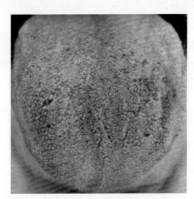

图3-27 苔白干燥、根厚、呈粉见黄灰色、有花剥状，舌质绛，舌边有微齿印痕

宫牛黄丸清热宣窍而护神明；但因安宫牛黄丸没有利湿的作用，所以在神志清醒之后，可再用淡渗为主的茯苓皮汤上下分消瘟疬湿浊秽气之邪。

【索源二】清代吴鞠通在《温病条辨·中焦篇》中指出："湿郁三焦，脘闷，便溏，身痛，舌白，脉象模糊，二加减正气散主之。"

按语　本条文指出湿邪郁滞于上、中、下三焦，临证出现上焦胸膈烦满，中焦胃脘部烦闷，下焦大便溏薄，湿困腠理与经络，肢体疼痛，是由湿浊之邪滞留中焦与足阳明经络所致。胃气湿浊热郁上逆则苔质色白而厚，切脉迟数，或浮沉，或模糊不清，可用二加减正气散芳香化浊、祛湿热而利小便。

【索源三】清代叶天士在《温热论》中指出："舌苔白厚而干燥者，此胃燥气伤也，滋润药中加甘草，令甘能津还之意。"

按语　本条文指出外感风寒之邪、邪在肺卫腠理，病犯在中焦，化热伤阴，胃燥气伤，脾不化中焦之湿，湿重热轻，湿浊上泛，临症可见苔色白厚腻，偏热者津伤而干燥，故在用养胃阴的滋润药中再加甘草，起到养阴生津，甘守津还，又清中焦虚热，起到益胃阴养胃气的作用。

【索源四】清代石寿棠在《医原·温热辨舌心法》中指出："白燥而厚者，调胃承气汤下之，佐以清润养阴，如鲜生地，玄参，梨汁，芦根之类。"

按语　本条文指出外感温热病邪由卫分入气分证的初期，临症见舌苔白厚而干燥少津者，为卫分热重，身热汗出而津伤的阳明气分实热证，其主要特点是无痞满，无腹胀燥结。所以当用甘温之剂补益胃气，再加养阴生津清润之药，起到益胃阴，养胃气，清胃热的作用。

【索源五】东汉张仲景在《伤寒论·辨阳明病脉证并治法》中指出："阳明病，胁下硬满，不大便而呕，舌上白苔者，可与小柴胡汤。上焦得通，津液得下，胃气因和，身濈然汗出而解。"

按语　本条文指出阳明病，但见胁下硬满，不大便而呕，舌上白苔者，其证为胃气不和的少阳证，是因伤寒之邪，郁滞少阳，阻遏阳明气机升降失调，津液不能输布，三焦不通，当用和解少阳证的小柴胡汤治疗，以和解三焦气机，降胃气，布津液，使邪从汗解，从中和解，上下诸症自消。

【索源六】近代曹炳章在《辨舌指南》中指出："如苔白而厚或兼干是邪已到气分，只宜解肌清热，如葛根防风连翘蝉蜕薄荷之类，不可用辛温猛汗也。"

按语　本条文指出临证见舌苔色白而厚，或少津干燥者，表明表邪已入气分化热伤津，或邪在卫分，多汗而津伤所致。此只可用疏风解表、解肌清热的辛凉解表剂治疗，切不可用辛温发汗解表之剂，以免更伤其津。

【索源七】近代曹炳章在《辨舌指南》中指出："若舌厚白不滑，无津而燥，是实热也。若舌苔白厚而干燥者，此胃燥气伤也，而浊结不能化，当先养津，而后降浊。若苔薄而干者，肺津伤也，必用轻清之品，方能达肺。如麦冬芦根汁之类，若初病舌即干，是津气素竭也，急当养正，备佐透邪。"

按语 本条文指出实热证可见到舌苔厚白干燥无津，这是胃家燥热气盛，气阴两伤，且实热与浊结不化所致。此证应当先养其阴津补益正气，而后才可施降浊清热法。同时又指出外感风热病初期，可以见到舌苔薄白而干，这是肺津已伤，可用轻宣解表、益阴生津养肺之品治疗。还有一种是素体气阴两虚的体质，病初即可见舌苔干燥少津或无津，此必审证切脉，四诊合参辨证，治宜扶正祛邪，两者互兼。

【索源八】近代曹炳章在《辨舌指南》中指出："舌苔白而燥刺者，温邪也，外症初必微寒，继即发热不已，此邪在手太阴肺经，宜凉散之。"

按语 本条文指出临证见舌苔色白而干燥起刺者，证属温热之邪所凑，初期必有微寒，很快就会出现发热不已，此温热之邪在太阴肺经，当用辛凉解表、解毒之品凉散治疗。

【索源九】近代曹炳章在《辨舌指南》中指出："舌苔燥如白砂者，此温邪过重，宜急下之。白燥而厚者，调胃承气汤下之。"

按语 本条文指出温热之邪已入气分，阳明实热者，临证也可见到舌苔色白少津干燥，犹如白砂铺面一样，可用清润养阴的润下法治疗。方用调胃承气汤加清热养阴之品。

【索源十】清代叶天士在《温热论》中指出："若舌上苔如碱者，胃中宿滞挟浊秽郁伏，当急急开泄，否则闭结中焦，不能从膜原达出矣。"

按语 本条文指出外感湿浊之邪伏郁中焦，胃中宿食结滞。临证可见舌苔色白如碱粉而干燥者，此湿浊化热，容易闭结中焦，蒙蔽心阳而出现神识昏迷等症状，治当急给以开窍泻积、理气化滞、降秽之剂，以开闭结之证。

【索源十一】清代章虚谷在《医门棒喝》中指出："苔白而厚，本是浊邪，干燥伤津，则浊结不能化，故当先养津而后降浊也。肺位至高，肺津伤，必用轻清之品，方能达肺，若气味厚重而下走，则反无涉矣，故曰上者舌干，再用苦辛甘凉从里而透于外，则胃气化而津液输布，舌即变润，自能作汗，而热邪亦可随汗而解，若初病舌即干，其津气素竭也，急当养正，略佐透邪。"

按语 本条经文指出苔质色白而厚，本是秽浊之邪郁而化热伤津所致的舌苔干燥，当以先养阴津而后清热结降秽浊之邪治疗，若肺阴津伤，一定要用质轻清凉生津之品治疗，若用气重味厚的质重清凉之品，其作用走下，达不到入肺养阴的作用。因此上面说到的舌苔白厚而干，当用轻清生津之品从里而透发热邪于肌表，佐苦降开化之品散结降浊于里，结散浊降胃气化，津液输布，舌苔自会变润，内热即可随汗而外解。若是病初见到舌质干而无津，是其素体气阴两虚，治当益气养阴扶正，略佐轻清透邪外解。

医案举例

医案1： 杨某某，男，38岁，感冒10余天，四肢关节红肿疼痛，素有风湿性心脏病史，症见潮热心烦，胸闷口干，舌苔白厚（图3-28），脉象浮滑，辨证为素体寒湿，又感风寒，当以解表除风化湿治疗，可用麻杏苡甘汤或桂枝芍药知母汤化裁治之。方药：桂枝10g、炒白芍10g、知母10g、杏仁10g、秦艽10g、粉丹

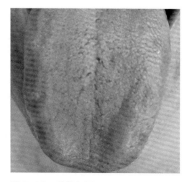

图3-28　舌苔白厚

皮12g、炒桑枝15g、薏苡仁15g、苍术9g、甘草6g。水煎服4剂后二诊，潮热，肢肿，诸证皆除；后遂减去知母、苍术，又续服3剂，以资疗效。

医案2：曹某某，男，46岁，胃次全切手术后，由于输血浆而发生过敏性休克，抢救治疗7天后，患者恶寒喜暖，身体盖一棉被仍觉发冷，精神倦怠，目闭，口渴，喜热饮，无汗，口唇与舌上满布疱疹，口腔上腭及两颊生白色鹅口疮，舌苔白厚少津，脉象细弱而迟缓；血压仍然不稳定，须用升压药物进行维持，在每500ml的液体中加入8支多巴胺及2支间羟胺，滴速控制在25滴/分，才能基本维持血压稳定在90~100/60~70mmHg。白细胞计数很高在66.90×10^9/L左右。

辨证：患者阳明胃病久之，术后阴伤，病入又少阴，心肾两虚，虚火上炎所至。当以温肾助阳，引火归元，佐以溢阴清心，益阴回阳。方药用麻黄附子细辛汤加味施治。方药：生麻黄5g、制附子3g、细辛3g、生地12g、熟地12g、肉桂3g、川黄连6g、连翘12g、桑螵蛸12g、西洋参12g、覆盆子12g、生白芍12g、木通6g。

患者服药3剂后，精神状况好转，升压药即刻减少一半用量，每1000ml液体中仅用2支多巴胺，1支间羟胺，滴速控制在15滴/分。服药6剂后，血压恢复正常，口舌生疮渐好，舌苔由厚渐薄，舌润津复；又续3剂，以资疗效，病愈。

七、白苔而滑

源鉴

【索源一】隋代巢元方在《诸病源候论·伤寒病诸候·伤寒结胸候》中指出："结胸者，谓热毒结聚于心胸也。此由病发于阳，而早下之，热气乘虚，而痞结不散也……若[1]阳脉浮，关上细沉紧，而饮食如故，时时下利[2]者，名为脏结。脏结病，舌上白胎滑[3]，为难治。不往来寒热，其人反静，舌上胎滑者，不可攻之。"

---

① 若：作"而"讲。

② 时时下利：作"时小便利"讲。

③ 胎滑：作舌苔上滑润讲。

按语　本条文指出结胸一证，系指热毒之邪结聚于心胸之间，本病的形成是由于伤寒病邪气结在表、在卫，表未解而又过早的使用了攻下法，致使热邪乘虚内陷与痰湿相搏，痞结于心胸不散所致。如果出现心下痞满，寸部脉浮，关上脉细而沉紧，而饮食正常，时而或经常性大便下利者，称为脏结证。脏结者症见舌苔白滑，此为阳虚寒结，病较难治。若患者不往来寒热，反而安静，舌上胎滑者，为阴寒内盛，此不可用攻下法治之。若再攻下，表邪内陷，正气不支，则会出现寒厥虚脱之证。

【*索源二*】金代成无己在《伤寒明理论》中指出："伤寒三四日已后，舌上有膜，白滑如胎，甚者或燥，或涩，或黄，或黑，是数者，热气浅深之谓也。邪气在表者，舌上即无胎，及邪气传里，津液结搏，则舌上生胎也。"

按语　本条文指出外感伤寒3、4日后，舌苔本应薄白而滑。若苔见或燥，或涩，或色黄，或色黑，脉象数者，为热邪渐深。因伤寒太阳受之，脉若静者，为不传；颇欲吐，又烦躁，脉象数急者，为传阳明或少阳之经病矣；若外感寒邪，在表或在半表半里未化热者，寒与湿相结而客于胸，舌苔皆会出现白而滑也。

【*索源三*】元代杜清碧在《敖氏伤寒金镜录》中指出："舌见白苔滑者，邪初入里也。丹田有热，胸中有寒，乃少阳半表半里之证也。"

按语　本条文指出外感病邪初期，可见到舌苔色白而滑。若出现脐下少腹部发热，而胸中有寒的症状，则属于少阳半表半里之证。可用小柴胡汤加味治疗。

【*索源四*】清代吴鞠通在《温病条辨·中焦篇》中指出："足太阴寒湿，四肢乍冷，自利，目黄，舌白滑，甚则灰，神倦不语，邪阻脾窍，舌蹇语重，四苓加木瓜草果厚朴汤主之。"

按语　本条文指出足太阴寒湿证，临症出现四肢时有发冷，大便溏利，眼巩膜出现黄色，舌苔色白而滑，此因寒湿困于肝脾，肝气瘀滞，脾气不疏，脾阳不能温及四肢，气虚下陷所致；足太阴阳虚寒湿重者，舌苔苔质可由白转黄而滑。湿困上焦与中焦，心阳失温，胸痹闷痛，则会出现神倦懒言，寒湿重者，邪阻心脾二脉，继而出现舌体转动不灵，语声迟重。此可用四苓加木瓜草果厚朴汤治疗。

【索源五】清代吴鞠通在《温病条辨·中焦篇》中指出："足太阴寒湿，舌白滑，甚则灰，脉迟，不食，不寐，大便窒塞，浊阴凝聚，阳伤腹痛，痛甚则肢逆，椒附白通汤主之。"

按语　本条文指出足太阴寒湿证，舌象可见到苔色白而滑，重者可见到灰苔。中阳被寒湿所困，心阳失温，可见脉迟；湿阻中焦，胃气不宣，则出现不饥不欲食；脾气不

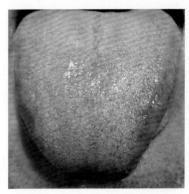

图 3-29　白滑苔满布均匀，舌质赤绛、尖边部绛紫，舌态两边有齿印痕

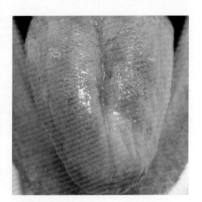

图 3-30　苔白薄滑、舌根部苔呈花剥状，舌质淡红、凹凸不平，舌尖左侧有 1cm 白色黏膜炎性斑，舌态中部有纵沟，沟内湿盛

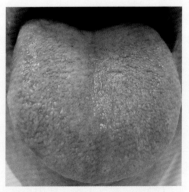

图 3-31　苔白滑湿润，舌质赤紫显青，舌态胖肿厚大

升，胃气不降，则卧不安夜不寐，大便滞塞不畅；寒湿浊阴凝聚，阻遏中阳，结滞而腹痛，重者可见四肢厥冷，寒湿阻滞脾脉，语重又舌謇，见此证可用温通三焦的椒附白通汤治疗。

【索源六】清代吴鞠通在《温病条辨·中焦篇》中指出："湿热，上焦未清，里虚内陷，神识如蒙，舌滑，脉缓，人参泻心汤加白芍主之。"

按语　本条文指出外感湿热病邪初期，病在上焦卫分尚未得到及时的治疗，或因里虚，病邪乘虚内陷直犯上中二焦，且中阳素虚，湿热内扰，则会因湿而身困，因热而胸闷心烦，神识昏沉，苔色白而滑，脉缓，此可用扶正祛邪的人参泻心汤加白芍治疗。

【索源七】清代吴鞠通在《温病条辨·中焦篇》中指出："秽湿着里，邪阻气分，舌白滑，脉右缓，四加减正气散主之。"

按语　本条文指出外感秽湿之邪，阻滞气分，症见舌苔白而滑，说明湿邪郁滞，尚未化热，又表明体内没有伏热，是由湿阻脾阳所致。脉象右缓，为心阳失温，阳气失布，可用芳香健脾理气，温化湿邪的四加减正气散治疗。

【索源八】清代吴鞠通在《温病条辨·下焦篇》中指出："饮退得寐，舌滑，食不进者，半夏桂枝汤主之。"

按语　本条文是指温病愈后，其痰饮症状逐渐消退，睡眠得以安宁，但见舌苔白滑，此是身体康复出现的正常舌象，然而欲食又不进者，是因为中焦脾胃阳气不振所致，可投以半夏桂枝汤施治。

【索源九】清代吴鞠通在《温病条辨·下焦篇》中指出："湿久不治，伏足少阴，舌白身痛，足跗浮肿，鹿附汤主之。"

按语　本条文指出湿邪停滞在体内的时间过久，没能得到及时治疗，以致湿邪循经入及上中下三焦，伏藏在足少阴肾经，邪之所凑，其气必虚，原本肾阳素虚，湿邪下注，更损及肾阳，以致中阳失温，脾阳虚生寒湿，脾气不输，寒湿不得运化，肺脾肾三阳俱虚，则出现舌苔白滑，周身肌肉酸痛，足背浮肿。此可用温阳补肾的鹿附汤治疗。

【索源十】清代吴鞠通在《温病条辨·下焦篇》中指出："秋湿内伏,冬寒外加,脉紧无汗,恶寒身痛,喘咳稀痰,胸满,舌白滑,恶水不欲饮,甚则倚息不得卧,腹中微胀,小青龙汤主之。脉数有汗,小青龙去麻辛主之。大汗出者,倍桂枝,减干姜,加麻黄根。"

按语　本条文指出秋季感受了湿邪,伏藏于体内,入冬又感受了寒邪而发病,临证会出现无汗、怕冷、全身肌肉疼痛、气喘咳嗽、痰涎稀薄、胸部满闷、舌苔色白而滑。湿邪郁滞,故恶水不欲饮;寒湿证严重的患者,只能靠坐而不能平卧,腹中有胀满的感觉,脉象紧者。可用小青龙汤治疗。若脉象数而身有汗,可用小青龙汤去麻黄、细辛治疗。若患者大汗淋漓,可在原方中去麻黄、细辛、干姜,加倍桂枝的用量,再加麻黄根治疗。

【索源十一】清代吴鞠通在《温病条辨·下焦篇》中指出:"暴感寒湿成疝,寒热往来,脉弦反数,舌白滑,或无苔,不渴,当脐痛,或胁下痛,椒桂汤主之。"

按语　本条文指出暴感寒湿之邪有两种解释,一是指突然外感寒邪,一为素体肝气郁结,暴怒而外感寒湿之邪。临证可见寒热往来,脉弦而数,舌苔色白而滑,或者无苔,口不渴,以致成为疝症。还可见到脐痛,或胁下痛等症,此可用椒桂汤治疗。

【索源十二】清代梁玉瑜传,陶保廉撰录的《舌鉴辨正》中指出:"伤寒。邪在少阳经者。白苔而滑者。病在肌肉。邪在半表半里。必往来寒热。宜小柴胡汤和解之。若里证见此舌。及寒结脾胃也。理中汤温之。"

按语　本条文指出伤寒五六日后,邪入少阳经,临症出现往来寒热、胸胁苦满、心烦喜呕、不欲饮食,舌苔色白而滑者,说明患者素体虚弱,抗病功能不足,又外感伤寒,邪气直入少阳而发病,当以解表和里的小柴胡汤和解治疗;患者体质素虚,若虚寒内盛时,固脾胃之气当为本,当以温中和营补脾胃,胃虚者,以加味理中汤治之。

附

倪松亭治湿总则

治湿之道非止一端，如湿在皮肤者，宜用麻、桂二术之属以表其汗，亦有羌防白芷之风药以胜之者，譬如清风荐爽，湿气自消也。水湿积于肠胃，肚腹肿胀者，宜用遂戟芫牵之属以攻其下，譬如水满沟渠，非导之不去也。寒湿在于肌肉筋骨之间，拘挛作痛或麻木不仁者，宜用姜附丁桂之属以温其经，譬如太阳中天，则湿自干也。湿气在脏腑之内，肌肤之外，微而不甚者，宜用苍术朴夏之属以健脾燥湿，譬如些微之湿，以灰土掺之，则湿自燥也。湿气在于小肠膀胱，或肿或渴，或小便不通，宜用二苓车泽之属以渗利之，譬如水溢沟浍，非疏通其道不达也。均按其病因而分治之。歌括曰：治湿之道非一式，细察其因辨证治。皮湿桂麻二术汗，或羌防芷以胜之。湿积胃肠腹肿胀，遂戟芫牵攻下施。寒湿肌肉筋骨犯，拘挛作痛麻不知，姜附丁桂温经用，太阳中天湿自除。内湿脏腑外肌肤，微而不重朴二术。湿在膀胱尿涩渴，或肿二苓车泽适。

总之，舌苔色白而滑，是指舌苔如水浸过之舌象。其形成机理有六：一为太阴脾胃阳虚寒湿证；二为太阴脾胃气虚证，又外感寒湿之邪初期；三为秽湿之邪阻遏于太阴脾胃气分；四为少阴肝肾阳虚寒湿证；五为外感寒湿之邪在卫分；六为伤寒少阳半表半里证。其他如风寒湿三气杂至、湿痰证、寒痰证、虚寒证、表证、风寒证，也可见到白滑舌苔，临证鉴别，辨证施治。

医案举例

医案1：孙某某，女，19岁。于1971年9月21日初诊，患风湿性心脏病，胸闷微痛，动则气喘，心悸头昏，怯寒肢冷，血压80/50mmHg，口淡不欲食，苔白微黄而润滑，胃脘及左胁下痞闷，按之微痛，脉象沉而细弱。随投以四逆汤（制附子18g先煎、干姜12g、炙甘草9g）合理中汤（人参9g、干姜9g、白术12g、炙甘草6g）加味，方药：熟附子9g、桂枝9g、陈皮9g、炮干姜4.5g、炙甘草4.5g、党参15g、焦白术15g，用药两剂后。

二诊：胸闷大减，血压升至110/90mmkg，体征明显改善，但仍有胃脘痞痛，不思饮食。再投香砂六君子汤加味，方药：广木香9g、砂仁9g、党参15g、白术15g、云茯苓15g、法半夏15g、谷芽15g、麦芽15g、陈皮15g、炙甘草4.5g，另用参茸黑锡丹一瓶。服用上方药6剂后。

三诊：胃脘痞痛缓解、食欲改善，随用白茅根30g、云茯苓30g、谷芽30g、麦芽30g、生苡仁15g、赤小豆15g、北沙参15g、党参15g、柏子15g、六神曲9g。再3剂而调理善后，病情告愈。

医案2： 陈某某，男，24岁。主诉爱凉，外感寒邪，恶寒发热，头痛，继而出现腹泻，日大便4次，便稀甚者水样，且伴有腹胀、腹痛、欲吐。查体：体温37.9℃，舌苔白滑（图3-32），尿与大便常规正常。遂用藿香正气散治之。方药：藿香10g、大腹皮10g、白术10g、陈皮10g、厚朴10g、桔梗6g、苏叶10g、云苓10g、白芷10g、甘草10g。用

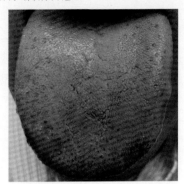

图3-32　舌苔白滑

药两剂后二诊：自述汗出身凉的同时，腹泻腹痛皆除；又按原方药再续二剂后，诸证除、饮食正常。

医案3： 王某某，男，12岁。患儿自述近几天多饮多尿，尿比重1.007，诊断为尿崩症。精神面色正常，舌质淡，舌苔白滑，像刷有一层薄薄不均的糊糊似的。辨证为水饮寒湿内结，津液输布阻滞，渴欲饮水，且饮之又不解渴。乃与五苓散治之，白术12g、茯苓9g、泽泻6g、桂枝6g、猪苓6g，水煎用药两剂后，口已不渴，尿量减少，少饮，再与原方药中加入温阳制乌附片、芡实之药，再续两剂，痊愈。

医案4： 王某某，女，32岁。主诉曾患有急性风湿病已两月有余，面貌浮肿，口渴身热，体力不支，容易疲劳，恶风寒，双肘膝关节肿痛，下肢沉重，胫部有浮肿，尿蛋白（+++），红白细胞（++），西医用抗生素、维生素B1、阿司匹林等药物后，疼痛症状虽有减

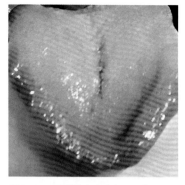

图 3-33　舌质淡白有齿印、舌苔白滑

轻，但汗多且汗出不止，恶风寒重，舌质淡白有齿印、舌苔白滑（图3-33），脉象浮缓。辨证属腠理卫阳虚，风湿流注所致。治宜益气固表、除湿蠲痹。投以防己黄芪汤加减治之。防己12g、白术10g、黄芪15g、甘草3g、生姜3片、大枣1枚为引，加制乌附片12g、防风12g、桂枝12g、茯苓12g、川芎12g、酒白芍12g、炒薏苡仁15g、木瓜15g。服药5剂后二诊，汗出恶风缓，关节疼轻，尿蛋白（++），红白细胞（-），症状明显减轻，效不更方，遂又续上方服药7剂后，疼痛除，尿蛋白（-），红白细胞（-），诸病愈，营卫和，风与湿得以汗解。

八、白色积粉苔

源鉴

【索源一】明代吴又可在《温疫论》中指出："温疫初起，感之轻者，舌上白苔亦薄，热亦不甚而无数脉。感之重者，舌上苔如积粉，满布无隙。"

按语　本条文指出外感瘟疫初期，初得之2、3日，感受轻者热势不重，又无数脉，舌象可见白色苔，若感之重者，身热重，脉象数，苔色白如积粉一样，则为瘟疫秽浊所致。

【索源二】清代石寿棠在《医原·温热辨舌心法》中指出："舌苔燥如白砂者，此温邪过重，宜速下之，佐以甘凉救液。"

按语　本条文指出外感温邪过重，高热阴津大伤，可以见到舌苔干燥犹如白砂样，可用清下的方法治疗，佐以甘寒生津之品补阴救液。

【索源三】清代吴坤安在《察舌辨证歌·白苔类分别诊断法》中指出："白而疏如米粉铺红。伤热、伤暑初传之候也。"又指出："白如粟米成颗粒，此热邪在气分也。"

【索源四】清代吴坤安在《察舌辨证歌》中指出："白如豆腐渣堆
舌，此热症误燥，腐浊积滞胃中，欲作下症也。如中心开
裂，则为虚极反似实症之候，当补气，须以脉诊分别之。"

按语　本条文吴氏在白苔类分别诊断法中指出当外感热邪，或
在外伤暑邪的初期，临症时可见到白色粉质样舌苔，
但热邪初入气分证也可见到。同时也指出若把温病、热
病，误诊为燥证，而用滋阴生津之品，则滋腻与湿热互
结而腐浊之气积滞于胃中，形成当用下法的症候。若见
到苔质中心部裂开者为阴虚证。此也容易误诊为热证，
当以补气养阴、醒脾而助运化。临床还要结合脉诊、体
征，辨证治疗。

【索源五】清代叶天士在《外感温热篇》中指出："若舌上苔如碱
者，胃中宿滞挟浊秽郁伏，当急急开泄，否则闭结中焦，
不能从膜原达出矣。"

按语　本条文指出临症若见到舌苔如白碱样者，是胃肠中有积
滞挟秽浊之气，当急用开泄法治之。否则积滞挟秽浊郁
伏、膜原达开难解。

【索源六】清代马良伯在《医悟》中指出："舌厚腻如积粉者，
为粉色舌苔。温病热病，瘟疫时行，并外感秽恶不正之
气，内蓄伏寒伏热之势，邪热弥漫，三焦充满，每见此
舌，治宜清凉泻热。粉白干燥者，则急宜大黄黄连泻心
汤等，甚或硝黄下之，切忌拘执旧说，视为白苔，则大
误矣。"

按语　本条文指出外感温病，热病，时令瘟疫流行，或外感秽
恶不正之气，内有伏寒或伏热，邪热传变快、弥漫三
焦而为急性热病。一般可见积粉状的厚腻苔质，称此为
粉色舌苔，治以清凉解毒泻热之品。临证若见到舌苔粉
白而干燥者，可用大黄黄连泻心汤治疗。实热重有积滞
者，可加芒硝、大黄以泻之。

【索源七】清代叶天士在《温热论》中指出："时疫初起，舌上白
苔如积粉者，达原饮解之。"

按语　本条文指出感受了四时疫疬之气初期，舌象可见积粉样

的白色苔质，可用达原饮治疗。

【索源八】清代梁玉瑜传，陶保廉撰录的《舌鉴辨正》中指出："邪毒既盛，苔如积粉满布，此时未敢遽下，而苔色不变，口渴饮冷者，服三消饮。"

按语 本条文指出外感瘟疫毒邪热重时，临证若见到积粉样的白色苔质，此不可骤然用下法治疗。若其苔色不变，

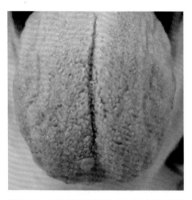

图 3-34 白苔苔覆盖全舌、舌尖部呈燥刺状、舌质略见淡红色、舌尖部散在有白色突起的小水泡、中轴右有一绿豆大水泡，舌中轴纵向裂沟深约 2～4mm、裂沟从舌尖几尽到舌根部占约 5 分之四长，全舌如洒有白粉状（辨证：脾肾虚寒，脾胃寒湿证）

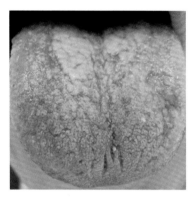

图 3-35 舌苔粉白、中根部厚，舌质绛紫，舌态散有不规则裂纹、凹凸不平、舌厚胀大干燥

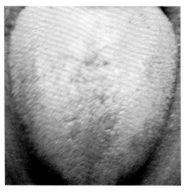

图 3-36 苔白似粉满布舌、边部如粉刺、尖部剥脱、中根部厚，舌质绛紫、舌态似桃形

口干渴欲饮冷者，脾胃湿热，腑实未盛，可用三消饮施治。

【索源九】近代曹炳章在《辨舌指南》中指出："苔白厚粉湿滑腻，刮稍净，而又积如面粉发水形者、里寒湿滞也，用草果以醒脾阳。"

按语　本条文指出中阳虚的寒湿证，可以见到白色积粉样的苔质，但有滑腻感，稍稍刮净，其苔质又积，此证可用温中阳祛寒化湿及芳香醒脾的方药治疗。

总之，舌苔色白，苔质如积粉，刮之又复生，疏松而细腻。一为长夏伤暑，伏暑于内，又外感凉邪所发，或者是胃有宿食积滞，又外感寒湿伤中，卫分闭阻，开泄失调所致。中焦脾胃阳虚，寒湿内生，也可见到白色粉质样的苔质，其性滑腻。此苔更多见于感受了时令瘟疫之邪，阻遏中焦运化，邪热化火弥漫于三焦，其苔质粉白而干。清代叶香岩在《外感温热篇》中指出舌苔白滑如积粉，且舌尖边紫绛者，皆由秽浊之邪内阻，外感热邪未解，又遏伏在膜原所致，多见于温热证与湿热疫证。且瘟疫秽浊之邪传变快，易于化热而伤津，时邪初犯膜原，当用解表达原；若热毒炽盛、津伤口渴热重者，当用解表、透解、开泄、清里、醒脾、和胃、化湿、解毒的三消饮施治。

医案举例

杨某某，男，25岁，大学生，1995年3月29日初诊，自述从1993年6月初，发现双手从手指到肘关节部位的皮肤逐渐变灰，慢慢变黑，半年后有反胃，欲呕不出，腹胀，伴有口角流涎，一年来双手不自主抖动，手指不能伸直，不能持物和书写，因学习成绩下降，言语含糊不清，生活出现障碍而休学。据其父母说，家族内曾出现有同样病史。

检查：双眼角膜有K-F氏环，面具脸，"O"形腿，四肢肌胀力呈铅管状增高，联合运动消失，血清铜氧化酶0.01（单位光密度，以下同），给予巯基丙醇治疗后，因腹痛、呕吐、不能进食而停止服用，西医诊断本病为肝豆状核变性所致，均为常染色体稳性遗传性疾病，系铜盐沉积于豆状核，肝、肾、角膜及皮肤，发生代谢性障碍所致。

其发病与出现症状的早晚及体内的重金属代谢快慢有很大关系。临床症状的早期表现为双上肢自手指端的皮肤慢慢由浅色加深，肢端不温，四肢发凉，肢体出现震颤为进行性加剧，手指关节肌肉强直，构音语言出现困难，精神症状加重，继而出现肝区疼痛，肝硬化和角膜色素环，视力下降等。中医辨证认为本病责在五脏，重在心肝脾肾，肝主筋，心肝主神志，脾肾主代谢与运化，以肝为主的震颤、强直等风象为本病的主要症状。临证见神呆，舌苔白如积粉、舌质边尖紫红（图3-37），呕恶，流涎，脐周疼痛，不思饮食，脉象滑。

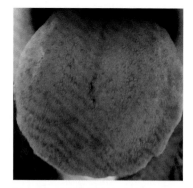

图 3-37 舌苔白如积粉、舌质边尖紫红

治宜芳香化湿，理气疏肝，健脾和胃。方药：清半夏15g、陈皮10g、茯苓10g、川厚朴10g、佩兰10g、藿香10g、砂仁6g、蔻仁6g、炙甘草3g、生姜3片。每日1剂，水煎服7剂。

二诊：苔白如积粉已化，舌质边尖紫红色转为淡红，呕恶减轻，食欲好转，面有笑容，脐周疼痛基本消失，原方再进7剂，另加服天麻丸4粒，每日3次。

三诊：肌张力减低至基本正常，手指可以伸直，舌质色正常，舌苔薄白，言语转清，血清铜氧化酶0.015，继续服药，处方：炒白术10g、泽泻10g、桂枝10g、白芍10g、枳壳10g、木瓜10g、茯苓12g、砂仁6g、白蔻仁6g、炙甘草6g。水煎，服药7剂后，又服用鸡血藤4片，香砂六君子丸30粒，1日各3次。1995年10月追访已基本恢复正常，并已经上学。在行中药治疗期间及治疗以后，嘱咐应避免食用含铜量较高的食物，如蚕豆、豌豆、玉米、坚果类、蕈类、乌贼、牡蛎、河蚌、螺、蟹、虾、动物的肝脏和血液等。食具勿用铜制品，以减少铜的吸收。虫类搜风定痉药如全蝎、蜈蚣、僵蚕、地龙等，因含铜量高，用后也可加重病情，不可不慎。

九、白霉舌苔

【索源一】清代石寿棠在《医原·温热辨舌心法》中指出："若舌
与满口生白衣为霉苔，或生糜点，谓之口糜，因其人胃阴
虚，中无砥柱，湿热用事，混合熏蒸，证属难治，酌用导
赤、犀角、地黄之类服之。"

按语 本条文指出的胃阴虚而证见舌苔白霉状，口舌糜烂，多
因素体阴虚而阳气旺盛，膀胱水湿之邪泛溢。脾经湿
热而郁滞，久郁则生热毒，湿热之邪阻遏于胃口，胃阴
虚，虚火上炎致使满口舌糜烂。在《素问·气厥论篇》
中指出："膀胱移热于小肠，鬲肠不便，上为口糜。"湿
热交蒸，上注于口腔则口舌糜烂，下注于小肠则小便赤
热痛，证属难治。当治宜清热利湿，可用导赤散，或加
犀角、地黄等清热解毒，养阴利湿之品治疗。

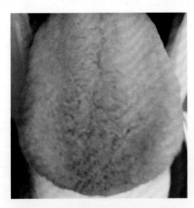

图 3-38 舌苔覆盖全舌、似生白霉菌毛、舌前部薄白、舌根后部苔厚略显黄色、有不规则裂纹，舌质前部与边部有散在的红色突起小红点，舌态舌尖部宽大略圆、呈倒扇形，舌象灰白霉状、舌干有不规则小的浅状裂纹（辨证：素体气阴两虚、脾肾阳虚不化、三焦脏腑湿滞）

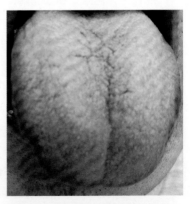

图 3-39 苔白如霉、中有裂纹，舌质紫，舌态胖厚大、舌中有纵沟

【索源二】清代余师愚在《疫疹一得·疫证条辨篇》中指出："初
病周身如冰，色如蒙垢，满口如霜，头痛如劈，饮热恶

冷，六脉沉细，此阳极似阴，毒之隐伏者也。重清内热，使毒热外透，身忽大热，脉转洪数，烦躁谵妄，大渴思冰，证虽枭恶，尚可为力，宜本方增石膏、丹皮、犀、连、加黄柏。若遇庸手，妄投桂附，药不终剂，死如服毒。"

按语　本条文指出外感暑热疫毒之邪，病初患者周身如冰，其舌苔如白霜布满口，头痛剧烈，喜热饮而恶冷，六脉沉细，此为疫毒之邪隐伏于内，阳极似阴证，当须详细辨证。此可用清解内热使毒邪外透，内外分解法治疗。疫毒之邪传变快，其症状可由原来的周身如冰很快转为身大热，脉象转为洪数，临证可见烦躁、谵语、口大渴、思冷饮，为病情较重，可以用清瘟败毒饮加减治疗。若遇见技术不高明庸医，辨证不明，见其身冷即认为寒证而误诊，又妄投温热的桂附之品，则会引起更为严重的治疗后果。

【索源三】近代曹炳章在《辨舌指南》中指出："舌与满口生白衣如霉苔，或生糜点者，胃体腐败也，多死。"

按语　本条文指出症见舌苔如同白霉一样满布口腔与舌，舌苔表面可见有糜点样的小孔，属正虚邪实、胃体腐败之候，是由湿毒之邪久滞蕴热熏蒸而成，病情严重，预后多有不良。当急以甘淡养胃之品治疗，醒脾而健胃。唯有口气秽重者，汤水难咽，或者擦拭去霉苔后，又始而复生者，当以温阳淡渗燥湿之品治疗。若用下法利湿而小便仍不通者，为气化已绝，当用温肾助阳化气之品治疗。

　　总之，霉者必腐也，腐而生霉，腐在里，而霉在表，霉之物为白色。舌苔白霉是指舌面遍生白衣，如白色霉变，状如细碎饮粒。霉点可先见于舌根部，而后满舌，甚者遍及满口，多因外感湿温、温毒、伏暑、时疫之邪，传变快，表证未解，胃热重，津液蒸腾，浊气上逆所致。

　　可急用清解热毒的方药治疗。再用甘淡养胃之品而善其后。

扁平苔藓

扁平苔藓是慢性口腔黏膜疾病的一种，不仅出现在舌面，而且在口腔颊部的黏膜、牙龈和口唇也可受累。原发性损害呈帽钉头大小不等的圆形或角形的丘疹，其表面扁平光滑发亮且稍有隆起。当仔细观察时，丘疹的中央有一轻度的凹陷（脐窝），在其开口处能见到一小的角质栓。用放大镜可发现在丘疹的表面有灰白色的小点或线纹形如网状，往往尖锐的丘疹也可见到，通常是毛囊性的。在丘疹的中央可剥离出角质栓，角质栓脱落后便留下一凹陷状的脐窝，发红且丘疹较硬，并显示有丝状突起，尖锐的丘疹可簇集成片。在缺乏典型的网状花边样的白色损害时，诊断就比较困难。这种糜烂性的损害会因体质差异与肌体的免疫障碍发生比较频繁，特别是在舌的背面及其侧面，该处发生糜烂损害非常疼痛，根据其发病、皮疹的形态与排列特点，临床常将其分为：急性广泛性扁平苔藓、慢性局限性扁平苔藓、肥厚性扁平苔藓、线状性扁平苔藓、环状形扁平苔藓、萎缩钝头性扁平苔藓、钝头性扁平苔藓、大疱性扁平苔藓、红斑性扁平苔藓、念珠状红苔藓等多种，其临床诊断只能靠组织学检查来确定。

目前扁平苔藓的治疗仍然是对症处理。而大部分治疗是靠皮质类固醇激素和安定剂，最有效的是皮质类固醇。如果其损害面积不太大或不太多，可给予在损害部位内注射，如果其损害太多、太大，则可给予40~80mg的曲安西龙缩丙酮内注射（除了不用避孕药的正在行经的妇女之外），如无反应或反应不大，则可在5~10天后重复应用。其后可重复注射20~60mg，不能超过每4周1次。假若缓解持续的时间较长，则每4周后注射1次。若经过系统性类固醇治疗无效，特别是对口腔内黏膜损害者，采用损害内注射则是强有力的指征，口服泼尼松应尽可能地避免。

口腔扁平苔藓，也称为口疮白斑，本病病变是以口腔内腮黏膜及舌部黏膜为主体，是一种慢性而又顽固性的疾病。病因辨证为素体禀赋气阴两虚，又感受湿毒，阴虚内热而生火，湿热毒三气杂至于心肝脾五脏，虚火挟湿毒循经上炎所致，在舌面及颊部可出现白色苔藓样口疮。治宜养阴清热解毒祛火，佐以补气扶正，提高肌体免疫。

医案举例

医案1： 金某某，女，27岁，患者口腔腮内有白色扁平苔藓，舌体呈肥大状变形，上覆盖白色苔，外院诊断为扁平苔藓（图3-40），屡治无效。临床表现为舌体增厚肥大、舌两边有齿印痕活动不利、饮食困难、言语不清、脉细微数、舌质红嫩。辨证属肾阴不足，心火独亢。久病者壮火可以食气，故在壮水制火剂中添加益气养阴清热之品而扶

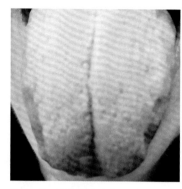

图3-40 舌体呈肥大状变形，上覆盖白色苔，为扁平苔藓

正，又病情顽固者为毒，还应稍加清热解毒之药。

处方：黄芪30g、党参12g、川黄连6g、枸杞子12g、麦冬12g、知母9g、龟板12g、丹皮9g、土茯苓30g、凤尾草15g、灯芯草6g。用药7天后二诊，白苔逐渐减少、肿胀减轻。效不更方，继续用药治疗10余日，口腔及舌部黏膜白斑消退，舌肿渐消，言语清，口舌灵。

医案2： 宋某某，女，56岁，夏日伏暑，突患泄泻，日夜10余次，发热，腹部隐痛，神识不清，呕恶不食，舌苔白霉或白腻而厚（图3-41），脉象细数。辨证为暑湿所伤，当以清暑利湿的香薷散加味治之。方药：藿香6g、厚朴6g、扁豆9g、大腹皮9g、砂仁3g、陈皮3g、香薷3g、川连3g。水煎服3剂后二诊，神

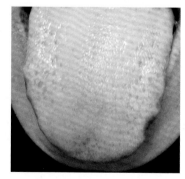

图3-41 舌苔白霉或白腻而厚

识清，泄泻除，诸症愈，嘱善食调理养胃。

十、白腐舌苔

【索源一】清代刘恒瑞在《察舌辨证新法·厚腐之胎无寒症辨》
中指出："厚腐之苔无寒症，胃阳上蒸，浊气上达，故苔
腐厚，忌用温燥宣化之剂，尤忌发表，此宜清降导下。
或中有直槽，气虚不能运化之故，宜补气，不得因苔色
尚白，而温表之、宣燥之。犯之必变灰暗，切宜猛省。"

按语 本条文指出厚腐之苔无寒证，是因为素体体质阳性，
又胃热上蒸，脾虚湿浊之气随气热上达所致。湿热浊
邪郁滞中焦，临证见苔质腐厚者，不可用温燥宣化之
剂，更不可用解表之剂，只可用清热、降浊、利湿的
清下法治疗。若见苔质厚腐，舌中间有直槽裂凹者，
是气虚所致，宜补气扶正，不可因为苔色而白就用温
散解表，宣化燥湿，否则易引起误诊误治而变病。

【索源二】清代刘恒瑞在《察舌辨证新法·厚腐与厚腻不同辨证篇》
中指出："厚腐与厚腻不同，腐者如腐渣，如腐筋如豆腐
堆铺者，其边厚为阳有余，能鼓动胃中腐化浊气上升，故
有此象。若厚腻则中心稍厚，其边则薄，无毛孔，无颗
粒，如以光滑之物，刮一过者，此为厚腻，为阳气被阴邪
所抑，必有湿浊、痰饮、食积、瘀血、顽痰为病，治宜宣
化。一为阳气有余，一为阳气被抑，差之毫里，失之千里。"

按语 本条文是指厚腐苔与厚腻苔的鉴别与诊断。厚腐苔质是
形容舌苔如同豆腐渣，舌边苔厚者为阳气有余，因胃家
湿热浊气上升所致。厚腻苔是舌苔的中心部位稍厚，舌
边苔稍薄，此为阳气被阴邪郁滞阻遏所致，临床可有湿
浊、痰饮、食积、瘀血、顽痰等常见病也可见到此苔。
此宜宣化湿浊阴邪，通阳理气散结之剂治疗。

【索源三】清代吴坤安在《察舌辨证歌》中指出："白而厚如豆腐
脑铺舌，痰热证也。"

【索源四】清代吴坤安在《察舌辨证歌》中指出："白如豆腐筋堆舌，
谓白苔厚而有孔，如豆腐煮熟有孔者曰筋，谓有二三条白

者，余当红色，或圆或长，看见舌质。此胃热痰滞，腐浊积聚，误燥，当下不下之候。过此不下，则无下证可见矣。"

按语 以上两条文指出白色苔质如同豆腐煮熟一样湿厚而腻，临证辨证为痰热积滞或腐浊积聚中焦所致。若误诊为燥，必误治而出现变证。

【索源五】清代吴鞠通在《温病条辨·中焦篇》中指出："阳明寒湿，舌白腐，肛坠痛，便不爽，不喜食，附子理中汤去甘草加广皮厚朴汤主之。"

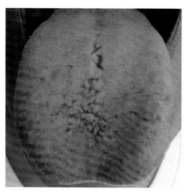

图3-42 舌面前半部白苔薄、后半部白苔厚望约3mm、中部舌苔干燥呈菊花状裂纹，舌质淡红（辨证：中上二焦湿热热甚、中下二焦寒冷湿内盛、肝肾气虚、虚热湿蒸而生腐）

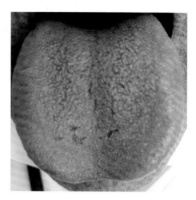

图3-43 舌苔白腐、覆盖全舌、舌边细腻、舌中粗糙、舌中有梅花状点状剥脱，舌质淡白、舌态圆润，舌象灰白腐状（辨证：脾肾阳虚、脏腑虚寒）

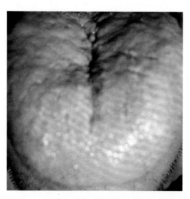

图3-44 苔白厚如霉、尖边薄、根部苔微黄，舌质赤，舌态中有深3mm纵裂沟

按语 本条文指出阳明寒湿证由中焦脾胃阳虚所致者，临症可见苔白色犹如腐乳一样黏腻，食欲差，大便不爽，且肛门坠痛等症。可以用温中祛寒、理气化湿宽肠的加味附子理中汤治疗。

【索源六】清代吴鞠通在《温病条辨·下焦篇》中指出："浊湿久留，下注于肛，气闭，肛门坠痛，胃不喜食，舌苔腐白，术附汤主之。"

按语 本条文指出湿浊之邪久滞于中焦脾胃，使脾胃阳气受损，湿浊之邪随气下注于大肠，气闭腑道不通者，则少腹坠胀，肛门也坠胀疼痛，胃气不疏，纳减而不欲食。此证是由脾肾阳虚，寒湿停滞而引起的少腹气结证，故用温中散寒，芳香开结，燥湿化浊的术附汤治疗。

总之，舌苔白腐，是指舌质色白如同熟豆腐乳一样，较厚而无光泽，凸凹不平，苔质疏松，颗粒比较大，舌面中心较厚，有散在的小孔。刮之易去，形如豆腐渣堆积。一般多主素体气血两亏，内脏虚寒或虚热，多为中焦脾胃阳气有余，蒸发胃中腐浊之气上逆所致；但素体气热有余，或阳气郁遏的真热假虚证，阳明寒湿证者均可见之。肺痈者舌苔白腐，胃痈者舌苔多黄腐，肝痈者舌苔多灰腐，凡临证见之，多为虚实交错，病情较重，杂证施治，要以养胃益气固本为宗旨。

医案举例

苏某某，女，38岁，自述在月经期不慎冲凉水浴，夜间突然发寒战，继而沉沉入睡，人事不省，手足厥逆，即刻针刺人中穴、十宣穴放血，挤出的血色紫暗，能呼疼痛，并一度苏醒，但不久又呼呼入睡，症见舌苔白腐，舌质紫赤（图3-45），脉象沉弦或紧。辨证为肝肾阳气大虚，阴寒至盛，气血凝滞所致。

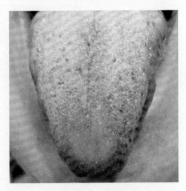

图3-45 舌苔白腐，舌质紫赤

急给予温经散寒、回阳救逆的四逆汤治之。方药：炮附子12g、北干姜12g、炙甘草12g，水煎服，日四次，温灌服，以取重剂缓服，药力相继，回振元阳，温里散阴寒，犹如春临大地、冰雪自溶。若采取一剂顿服，恐营血之脉"暴出"之变，也犹如突然烈日当空，冰雪骤溶，又致泛滥成灾。用药一剂后，四肢转温，脉象复，清醒如初。

十一、白屑舌苔

源鉴

【索源一】隋代巢元方在《诸病源候论·小儿杂病诸候·鹅口候》中指出："小儿口里所起白屑，乃至舌上成疮，如鹅口里，世谓之鹅口。"

按语　巢氏指出小儿口腔里起白屑，逐渐发展成舌上生疮，犹如鹅口，故又命为鹅口、雪口、鹅口白疮。此病多见于新生儿泄泻、营养不良或麻疹等病后，体质虚弱、免疫功能低下所出现的口腔常见疾病之一。

【索源二】明代陈实功在《外科正宗》中指出："鹅口疮，皆心脾二经胎热上攻，致满口皆生白斑雪片，甚则咽间叠叠肿起，致难乳哺，多生啼叫。"

按语　本条文陈氏指出婴幼儿患鹅口疮一证，皆因孕胎其母心脾二经积热上攻所致。临证可见心脾积热与食滞化湿相结，满口皆生白斑状雪片，严重者咽喉部呈重重堆积状，肿痛或赤烂，引起小儿吮乳困难，啼哭烦躁。脾经郁热者宜清泻，可用清胃散；因久热伤及胃阴，阴虚胃热者宜滋阴养胃，可用益胃汤；口舌溃烂者可用吹口散、冰硼散，或锡类散涂撒在患处，可同时用连翘、银花、莲荷、桔梗、甘草，煎汤服之或作漱口治之。

【索源三】清代吴谦等人在《医宗金鉴·幼科杂病心法要诀·初生门鹅口证》中指出："鹅口白屑满舌口，心脾蕴热本胎原，清热泻脾搽保命，少迟糜烂治难痊。"

按语　鹅口者，如鹅的口一样，满口舌苔生白屑状。本条文指出小儿症见鹅口者，是指在胎中受其母过于饮食辛辣热毒之气，蕴热伏于心、脾二经，出生后遂发生在小儿的舌苔及满口白屑样的病变。可搽擦保命散，日敷2、3次，至白屑退去后自安。若因治疗不及时，必然而会出现口舌糜烂，吮乳困难，治疗也较难。

【索源四】清代梁玉瑜传，陶保廉撰录的《舌鉴辨正》中指出："伤寒，传至阳明经，则有白屑满舌，虽证有烦躁，如脉浮者，犹当汗之。"

按语 本条文指出外感伤寒未解，内传阳明经入气分者，临证舌象可见白屑满布舌苔，证状虽已出现烦躁，但其脉象仍浮紧者，还可用汗解的方法辨证治疗。

附

口腔霉菌病

口腔霉菌病是指在口腔黏膜的浅部或深部被真菌——念珠菌属感染后所出现的口腔黏膜病症，此属于皮肤黏膜性疾病，在临床上由于抗生素和免疫抑制剂的广泛应用，发生菌群失调或免疫力降低，而使内脏、皮肤和黏膜被真菌感染率增加而感染者日益增多，口腔黏膜念珠菌病的发生率也在相应的增高。但也是内脏膜原疾病循经于口腔黏膜与舌质表面的一种表现。本病主要是由念珠菌属，且主要是指白色念珠菌继发于口腔、上腭和舌体黏膜所引起的继发感染性疾病，中医称为鹅口疮。口腔念珠菌病是真菌念珠菌，而真念珠菌属于隐球菌科的念珠菌、高里念珠菌、假热带念珠菌，其中白色念珠菌则是其主要的病原性菌。口腔念珠菌病按其主要的病变部位又可分为念珠菌口炎、念珠菌唇炎、念珠菌口角炎和慢性黏膜皮肤念珠菌病。与白色念珠菌感染有关的口腔疾病还有扁平苔藓、毛舌和正中鞭形舌炎。临床常见的有以下白色念珠菌病和隐球菌病两种。

（一）白色念珠菌病

白色念珠菌是人体的一种正常的酵母菌，其流行率将近2%左右，它是引起机体免疫抑制患者食管与口腔等黏膜部位感染最常见的病原体。常使得口腔与食管黏膜充血发炎，上附着白斑，白色念珠菌对口腔黏膜上皮有着较强的黏附性。伴有鹅口疮的患者还可咽下一些白斑样分泌物。若进行活检或行内镜检查并未发现其明显的侵袭性病变。艾滋病（AIDS）或糖尿病患者并发的口腔黏膜白色念珠菌感染，则提示发生口腔舌体与食管感染的敏感性近88%，特异性为81%。白色念珠菌可以在整个口腔及上消化道食管内生长，尤其是在食管下端，此常见于人类免疫缺陷病毒感染者。但是这些患者血液中的中性粒细胞常常是正常的，细菌很少能够侵入固有层以下，其淋巴细胞计数越低，其感染发病的发生率就越高。

念珠菌病是由念珠菌属的白色念珠菌、近平滑念珠菌、克柔念珠菌、热带念珠菌、星形念珠菌及高里念珠菌等引发的口腔霉菌性疾病。具有真假菌丝及孢子等结构，无子囊孢子，存在于自然界及正常人的口腔、胃肠道、阴道及皮肤黏膜上。随着年龄和性别的不同，念珠菌在正常人体的分布也有所不同。大多是在全身或局部抵抗免疫力低下时发病，其传染途径可分为内源性和外源性。其全身感染多与大量长时间的应用了抗生素、糖皮质激素、免疫抑制剂后，使机体的抵抗力减弱而引起的，也可因医源性的污染而发生感染。

念珠菌病的临床表现多种多样，根据感染的部位不同，又可归纳为皮肤黏膜念珠菌病和深部念珠菌病两种。

临床最常见的是口腔黏膜念珠菌病，系念珠菌病发生在口腔、外阴阴道、包皮龟头黏膜部位的念珠菌性黏膜病变。本病是以急性假膜性念珠菌病（又称为鹅口疮、雪口病）最为常见的一种表现。多累及婴幼儿、老人及免疫功能低下者（尤其是艾滋病患者）。新生儿可以通过母亲的产道而被感染。在出生后2～8日内发生，一般起病急，进展变化快，很快会在口腔内的颊部黏膜、上颚、咽喉部、齿龈、舌黏膜、软腭等部位出现凝乳块状的白色如雪状柔软的小斑点或斑片，如帽针头大小，不久即相互融合为白色或蓝白色丝状的斑片，紧密的附着于黏膜的表面，不易剥除。此为假膜，若用力剥离假膜后，会暴露出糜烂性的潮红色的基底黏膜与肌肉组织。

老年人尤其是镶有义齿者，更易发生慢性增生性口腔念珠菌病。临床表现为增生性的白斑。念珠菌病性口角炎常与鹅口疮或其他类型的念珠菌病同时发生，表现为口角潮红、皲裂。

本病辨证为脾胃湿热，又外感湿毒之邪，皮肤黏膜的综合免疫力下降所致。当以除湿化热解毒治之。

其推荐的治疗方案为真菌类白色念珠菌感染者，可推荐用清胃散或清热泻脾散。局部治疗可用冰硼散或锡类散。

内服西药治疗可用于大面积和深部皮肤黏膜念珠菌病感染者。可单剂用氟康唑100～150mg或50mg口服，日1次，疗程14天；替代治疗药物可用伊曲康唑200mg口服，日1次，疗程14天。局部治疗或肠道感染念珠菌者可首选用制霉菌素口服，可有效治疗口内白色念珠菌感染。也可在确诊或治疗口腔与食管感染之前开始应用。局部治疗效果较差者，还可给予克霉素片10mg，一天5次，疗程14天。如还是无效者，可给予全身用药，用氟康唑或伊曲康唑。呼吸系统及其他脏器念珠菌者可以静脉点滴氟康唑200～400mg/d；也可以用两性霉素B、与5-氟胞嘧啶联合应用有协同作用。

外用药物治疗多用于治疗皮肤黏膜的浅部感染。口腔念珠菌病可外用1%甲紫溶液或制霉菌素溶液（10万U/ml）；也可用1%～3%的克霉唑液含漱口。中草药可用板蓝根30g、黄芩15g、金银花18g、连翘18g、白芷15g、栀子18g、玄参15g。水煎液口服，或含漱连用10天为1疗程。

慢性的皮肤黏膜念珠菌病的治疗周期可根据病情用药2～3个月或更长的时间。

综合有病毒感染者，可加用更昔洛韦治疗，口服100mg，每天2次。

临床上由于白色念珠菌感染的口腔黏膜溃疡也称为"鹅口疮"，任何年龄组均可以发病，特别是患有慢性消耗性疾病的患者。另外在较长时间里应用抗生素后，也会发生"鹅口疮"。白色念珠菌通常是舌体表面正常菌丛中的一部分，但是在应用了抗生素或长期的应用了糖皮质激素治疗后，就会发生口腔内菌群的紊乱而发生念珠菌感染，令患者烦恼。尤其是老年人在代谢紊乱及自身免疫功能低下的患者中发生"鹅口疮"的频率较高。其应用制霉菌素对症治疗通常有效。制霉菌素片剂每片10万单位，放在口腔内慢慢溶解，每日

3~4次，通常需1~2周时间就可以控制局部溃疡发展或可治愈；也可用其液体含漱。

通常可见在红斑性的舌黏膜上出现带有白色易剥落的假性黏膜。口腔白色念珠菌病其独特的临床类型一般包括：托牙性口疮、念珠菌性舌炎、念珠菌性黏膜白斑病、慢性黏膜皮肤念珠菌病和口角唇炎或传染性口角炎。黏膜刮出物可培养出各型念珠菌，但最常见的为白色念珠菌。其治疗Mackie 和Leopoldo Montes报告局部可用二性霉素B治疗获得成功。Mackie报告也用过铁剂和叶酸。Montes用200mg二性霉素B片剂含化，每日3~4次，用药两周。用制霉菌素片或悬液贴敷在损害处，每日3~4次，也有很好的辅助治疗作用。

（二）隐球菌病

舌部常受累为全身性的隐球菌病继发性的表现。其口腔内黏膜的损害可与白色念球菌病易相混淆，应注意鉴别诊断。临床发病多见于不正常的危险人群如下：通常多用口式呼吸，或服用了脱水的药物或抗胆碱能的药物而导致唾液减少的患者；昏迷不能进食的和第Ⅻ脑神经受损后舌不能充分运动的患者；口腔炎性渗出或咽喉部炎症或过用抗生素都可以破坏口腔内的正常菌丛，而导致真菌的过度生长所致。在后者，特别是对于吸烟的患者、慢性萎缩型者，其舌乳头会发生萎缩；慢性肥厚型者，黏膜多呈报导头状增生，舌背病损严重者，表现为丝状报导头增殖，舌苔会变灰黑、呈现黑苔多毛状，又称为毛舌。可同时伴有并发舌炎、唇炎、阴囊炎或外阴炎症状，临床注意多问诊，以明确诊断。严重的并发症，可蔓延到咽喉、消化道，并发真菌性败血症心内膜炎、脑膜炎等严重并发症。

1. 局部抗真菌药物治疗

（1）小儿可选用小苏打溶液（2%~4%碳酸氢钠溶液），是预防和治疗婴幼儿鹅口疮常用的药物。可在哺乳前用苏打水溶液后洗涤口腔，利于分解和消除产酸的残留凝乳块或糖类，让口腔成为碱性环境，以阻止口腔黏膜被真菌白色念珠菌的生长与繁殖。

（2）还可选用龙胆紫溶液抑制念珠真菌的生长。

（3）可以选用0.2%的氯己定溶液或者用1%的氯己定凝胶，行局部涂布、冲洗或含漱，也可与制霉菌素配伍制成软膏或霜剂，或者加入适量的消炎药剂，与小苏打溶液交替洗漱，也可消除白色念珠真菌，以及协助同它的致病菌革兰阴性菌。

（4）咪康唑，具有抗革兰氏阳性细菌的作用，其粉散剂用于口腔黏膜、舌炎及口角炎，都有很好的治疗效果。

2．抗真菌药物治疗

（1）制霉菌素，多用于治疗皮肤、黏膜及消化道白色念珠菌感染的溃疡。通过破坏细胞膜释放出钾，从而引起细胞内糖原的分解而失去其活性。可外用，也可口服。副作用较小，疗程为7～10日，偶尔可以引起恶心、食欲减退或腹泻。

（2）克霉唑，为抗真菌剂，其毒性较大，口服后吸收迅速，4～5小时。即可在血液中达到最高浓度，并能很快地进入黏膜和唾液之中。长期使用，可能会影响到肝功能，引起白细胞减少。其副作用主要为肠道反应。

（3）酮康唑，能够抑制真菌细胞膜中的DNA（脱氧核糖核酸，是分子结构复杂的有机化合物，作为染色体的一个成分存在于细胞核内，其功能为储藏遗传信息）和RNA（核糖核酸，存在于生物细胞以及部分病毒、类病毒中的遗传信息载体），疗效快，可与其他的抗真菌药联合应用效果好。对于皮肤、口腔和消化道真菌感染也有明显的治疗效果。

十二、白苔干硬

源鉴

【索源一】清代梁玉瑜传，陶保廉撰录的《舌鉴辨正》中指出："白苔燥裂舌，乃因误服温补，灼伤真阴所致。非伤寒过汗所致也。无黄黑色者。真阴将枯竭。舌上无津。苔已干燥。故不能变显他色。脏腑有逼坏处。故舌形罅裂也。治宜大承气汤急下以救真阴。"

按语 白苔燥裂者，主暴热伤津，急性温热病所致，治宜生津泻热解毒，临床多见于外感热病和急性传染性瘟疫热病之舌象；若暑热伤及气阴，内又夹湿浊者，治宜清暑益气芳香化湿。本条文指出由于误诊而误服了温补之剂。更加灼伤了体内的真阴，致使白色苔质出现

图解舌诊临证实录

干裂纹，说明真阴欲将枯竭、阴津大伤，故不会变生黄黑苔及其他色苔。若脏腑内热重，舌质也会因阴津大伤而干裂。此证可采用急下存阴的大承气汤治疗。

【索源二】清代吴坤安在《察舌辨证歌》中指出："白如旱烟灰色，不问润燥，皆热证误燥之变苔也。"

【索源三】清对代吴坤安在《察舌辨证歌》中指出："白如银锭底，谓有孔如银锭底式，此热症误补误燥，津液已伤，无气欲陷，邪将深入之候也。"

【索源四】清代吴坤安在《察舌辨证歌》中指出："白如糙石糙手，此燥伤胃汁，不能润舌，肾气不能上达之候。也有清气被抑不能生津者，当以脉诊分别断之。"

按语　以上3条文吴氏指出白苔干硬粗糙，多因临证把热证用苦寒下之误诊误治、转为燥证所致，使元气内陷大伤，病邪随之滞深之证候也。同时还要鉴别燥伤中焦胃阴，肾气真阴枯竭与清气被气结郁滞阻遏、不能升清、濡养心肺、滋润舌苔，两种疾病的鉴别点，此应再结合脉诊与问切，分别辨证施治。

　　总之，白苔干硬而糙裂，如同风过之后的盐碱土质，质地板硬，望之似砂石，颗粒粗细不均，凸凹不平，满布纵横裂纹。其病因有三：一为素体脾肾气阴两虚，燥伤胃阴，真阴不能随肾气上布气化；二为素体气虚发热，中焦胃气郁遏，脾失运化水谷津微，虚中有滞；三为热证又误补或苦寒泻热伤津化燥从治，变生此苔。临证要切脉四诊合参，辨证论治方为上医。

　　西医学研究认为，舌苔干硬是丝状乳头得不到津液的濡润而逐渐萎缩，致使乳头末梢的角化树完全角质化，形成深浅不同裂纹，呈现纵向裂纹较深的白色干痂样舌苔。

医案举例

医案1：刘某某，男，57岁，患者自述患重感冒愈后一周来，每日间汗出不止，夜间睡醒时，全身冷汗淋漓，衬衣全湿。饮食无味，全身乏力，面色无华，精神不振，言语低微，皮肤湿润而凉，舌苔白干或厚、舌质赤，脉象弦而无力。辨证为肝脾肾三阴虚，脾肾气虚，卫阳不固所致。治宜益气固表止汗、健脾除湿的牡蛎散加味白术15g、茯苓12g、陈皮12g、薏苡仁20g、浮小麦30g、龙骨30g、砂仁6g、甘草3g治之。水煎服药3剂后二诊，汗出大减，夜汗已止，再予原方药续服5剂而善后。

近代临床多用本方药预防与治疗慢性支气管炎、肺气肿、肺结核、支气管哮喘、百日咳等属于久咳肺虚、卫阳不固、心阳不潜、气阴两虚证者。亦可用于大病后，或手术后，或产后，大病或温后期身体虚弱，自主神经功能紊乱等病症。

医案2：张某某，男，48岁，初诊自述水气凌心则心悸，积于胁下则隐痛，冒于上膈则胸中胀，干呕短气，舌苔白而干硬，或燥裂（图3-46），脉象弦，辨证属于水饮壅滞于胸胁所致的痰饮证。投以攻下逐水的十枣汤主治。方药，芫花1.5g、甘遂1.5g、大戟1.5g、大枣10枚。上药研细末，分作两服。先用黑枣10枚煎烂后去滓，入末，调匀和服。

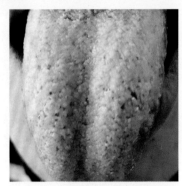

图3-46　舌苔白而干硬，或燥裂

近代临床多用本方药预防与治疗渗出性胸膜炎、结核性胸膜炎、肝硬化、慢性肾炎所致的胸水、腹水或全身水肿，以及晚期血吸虫病所致的腹水等属于水饮内停的里实证。

医案3：徐某某，女，51岁，主诉近月余，性格急躁，遇事胸闷心烦，时有头痛，经常夫妻吵嘴，夜不得眠，昼有自汗，夜有盗汗，身困周身乏力，腰酸膝软，已闭经1年。大便时秘，小便赤热，舌苔白干燥裂欠润，舌质赤（图3-47），脉象弦细。证为更年期综合征。投以疏肝解郁、养血和营的逍遥散加味施治：柴

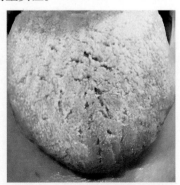

图3-47　舌苔白干燥裂欠润、舌质赤

胡18g、当归15g、白术15g、茯苓18g、生栀子15g、木香9g、醋炙香附子12g、薄荷12g、丹皮12g、大枣9枚、麦冬15g、百合15g、煅龙骨15g、浮小麦15g、炙甘草12g，服药5剂后二诊，心烦大减，夜得眠，盗汗止，效佳。续原方药再进7剂后三诊，精神状况改善，心情愉悦，诸症除。

十三、白苔燥刺

源鉴

【索源一】近代曹炳章在《辨舌指南》中指出："舌苔白而燥刺者，温邪也，外症初必微寒，继即发热不已，此邪在手太阴肺

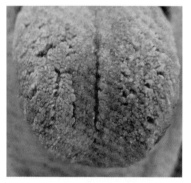

图3-48 干裂，苔白干燥生刺，舌质淡或淡红，舌态胖胀、表面有散在裂沟或裂孔、舌中有纵向裂沟

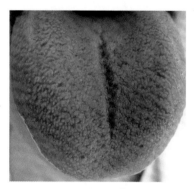

图3-49 苔白干燥生刺、根部苔黄，舌质赤绛，舌态胖大、中有3～5mm纵向裂沟

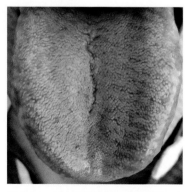

图3-50 苔白干燥生刺，舌质赤嫩、边光无苔，舌态两边有齿痕

经，宜凉散之。"

按语 本条文曹氏指出舌苔色白而生燥刺者，是温邪在手太阴肺经也。温邪者，一指外感温热之邪，发病急，传变快，外感病初恶寒时间短，继而发热不已，肺家热；二指素体内有伏热，又感温热之邪，发热急，热势重，津伤所致也。皆当以辛凉解毒，解表发散发汗之重剂治疗。

【索源二】 清代吴坤安在《察舌辨证歌》中指出："燥薄白苔津已少，只宜凉解肺家安。"

按语 本条文吴氏指出临证见白苔津少薄而燥者，为外感温邪入肺卫上焦，化热伤津肺家虚热，或中焦脾胃气阴两虚、土不生金所致，肺为娇脏，喜润恶燥，多在秋燥伤肺伤津，当以辛凉解热清肺润燥的方药为治。

医案举例

丁某某，女，61岁，2004年7月14日初诊。自述时有头目眩晕，颈部胀，颜面部麻木已2月有余，腰膝酸软，口干微渴，性格急躁，怒则症状加重，舌苔白黄相兼生燥刺（图3-51），脉象弦而细。辨证为肝肾阴虚、肝阳上亢所致的内风眩晕证，治宜平肝潜阳息风，方药用天麻钩藤饮加减：天麻15g、钩藤20g、石决明20g、川牛膝15g、杜仲15g、

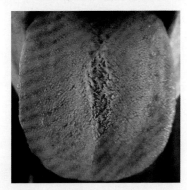

图 3-51　舌苔白黄相兼生燥刺

桑寄生10g、夜交藤10g、益母草9g、茯神15g、黄芩6g、僵蚕20g、甘草9g。水煎服药7剂后二诊，症状大减，遂以原方再服10剂以善其后。再诊痊愈。

小结

近代曹炳章在《辨舌指南》中指出："如平人无病常苔，宜舌

地淡红，舌苔微白隐红，须要红润内充，白苔不厚，或略厚有底，然皆干湿得中，斯为无病之苔，乃大藏金内之象也。"曹氏指出无病者的舌象包括有舌苔、舌质、舌态三者合一。舌苔白薄润泽，舌质淡红或红，舌态圆润，是五脏六腑大藏内藏调和之象，五脏六腑之大主。

临床所见的平常人的舌苔多为白苔，此仅是一种表象，并非正常舌苔，方有苔质态三者合一辨证者方为正常与否。

白苔一般主表证、湿证、寒证，主病在卫分、太阳、上焦属肺。舌苔薄白而润者只为身体正常者生理性白苔。外感风寒初病者，寒邪阻遏，肺气不宣，津气聚而生湿，故舌苔薄白而润或滑，且素体少阴、太阴、厥阴人阴性体质者多有之；若素体太阳、少阳、阳明人外感风寒冷者，则舌象自有鉴别；若素体太阳、少阳、阳明人外感风热者，舌苔薄白而欠润、热邪伤津者则苔白干或白燥；若素体少阴、太阴、厥阴人阴性体质者外感风寒初病者，其舌象自有鉴别。若素体少阴、太阴、厥阴人阴性体质又外感寒湿者，湿邪遏滞，津不宣化，其舌苔即薄白而滑或润多湿；若素体太阳、少阳、阳明人外感湿温、湿热者，舌苔即白厚而黏腻；若素体太阳、少阳、阳明人外感秋燥者，舌苔薄白而干燥或焦糙；若素体少阴、太阴、厥阴人阴性体质者外感暑温者，舌苔薄白或厚而黏腻；外感伏暑者，舌苔白厚而少津，或脾胃湿浊化热伤津。正常人的舌苔一般均为薄白而润，故在外感风寒表证初期时，还要结合阴阳体质与体征进行四诊辨证。故在《舌鉴辨证》中指出："白舌为寒，表证有之，而虚者、热者、实者也有之。"如何辨证，临床据证总结概括有5种。

（一）外感风寒型

系指外感风寒，实现之初，舌苔白润、白滑、白腻，或白厚滑、白厚腻之分。依邪之所凑，其气必虚之理，当辨阴阳体质之差异，素体太阳、少阳、阳明体质与素体少阴、太阴、厥阴体质，外感风寒，其舌苔、舌质自有鉴别。此即是说同是外感风寒外因，由于内因体质六经人差异，舌苔表象自有不同，此之医者当综合辨证，但医家临证辨体质六经人者甚少，虽曰皆辛温解表施治，其表证难已。何也？只辨外因，不辨六经阴阳体质，同施方药，其证难愈也。

（二）外感风热型

系指外感风热，病之初，舌苔有白薄欠润、白干、白燥，或白厚干之分。依邪之所凑，其气必虚之理，再辨阴阳体质之差异，以上在外感风寒型中已经论述，但素体太阳、少阳、阳明体质又外感风热者，除舌苔津液润燥之辨外，再辨舌质，苔质合辨，再施方药，药到病除，奇效可比。

（三）外感寒湿型

寒者主冬令之气，寒凝滞阳则湿聚，阴胜则寒，苔白或白滑，舌质淡；寒湿相结则困阻脾阳，畏寒肢冷，舌苔白润多湿滑，或苔色白灰或滑；寒痰者舌苔白滑多湿，肺脾寒湿内盛者，痰多咳喘，且舌苔白滑舌态胀胖；寒湿证者当辨外因更辨六经体质内因也。方可投药中病，病则愈。

（四）外感湿热型

长夏多湿，夏秋燥热，此时外感湿热，必有内伤。素体太阳、少阳、阳明体质感受湿热者，热证偏盛；素体少阴、太阴、厥阴体质感受湿热者，湿证偏盛，偏重有别。热盛者苔多白干或厚欠润、湿盛者苔白厚多湿或多润或白腻。辨识有别，差之毫厘，投药不济或是无益。

（五）素体脏腑内热型

素体六经阳性体质，太阳、少阳、阳明体质之人，外感表热证者，白苔欠润且干，或白厚如粉，或白苔干硬或燥干生刺。此也提示内因与外因的辨证关系，相同质者则病势相乘病势从速，不同质者则病势虽缓亦会变增，上医者当明，方可辨证识因，药到病除。

西医学研究认为：白苔的形成是由生理性薄白苔逐渐增厚而又不脱落所形成的。它的厚度可高达1cm，正常者仅有1.5mm，且分布均匀，能全部的遮盖舌质表面。薄白苔犹如一层白纱蒙在舌面上，近似毛玻璃样。其病理机制是舌乳头上皮发生变化，尤以丝状乳头的变化对白苔的形成起着主要影响。是因透明的角质层存留在乳头之嵴，遮盖了毛细血管的红色。而角化质层在口腔内唾液水分浸润后呈现白色。在正常情况下，由于口腔的咀嚼与吞咽动作，唾液与饮食物的冲洗，加至舌的机械性摩擦，可以使丝状乳头间的填积物质及角化的上皮脱落减少。使舌苔仅表现为薄白的一层。另外，由于患病，不欲饮食，饮食量减少，或因发热伤津，使唾液的分泌减少，舌的机械摩擦也降低，丝状乳头的增殖与角化都减少，此时也可见到白色舌苔。

附：　　　　　　　表3-1　　　　　白苔主病治简表

分类	主病候	治法	方药
薄白而润	风寒表证 恶寒发热 头项强痛 无汗肢体酸痛 脉浮紧	辛温解表 发汗平喘	麻黄汤（麻黄 桂枝 炒杏仁 炙甘草）
薄白欠润	风热表证 发热口渴 微恶风寒 咳嗽少汗 脉浮数	辛凉解表 消热解毒	银翘散（银花 连翘 桔梗 荆芥 淡豆豉 薄荷 牛蒡子 苇根 竹叶 甘草）
薄白而滑	外感寒湿证 头痛头重 腰脊重痛 恶寒微热 脉细濡	发汗解表 升阳祛湿	羌活胜湿汤（羌活 独活 藁本 防风 川芎 蔓荆子 炙甘草）
厚白黏腻	湿温证 恶寒身重 胸闷不饥 午后身热 脉弦细	芳香逐湿 宣透和解	藿香正气汤（藿香 白芷 陈皮 厚朴 桔梗 赤苓 白术 苏叶 姜半夏 大腹皮 甘草）
薄白干燥	秋燥证 头痛身热 恶寒无汗 心烦口渴 鼻咽干燥 脉细涩	辛凉甘润	桑菊饮（桑叶 菊花 连翘 杏仁 薄荷 桔梗 苇根 甘草）
薄白黏腻	暑温证 恶热多汗 心烦喘渴 脉数或洪 头痛发热	辛凉泄热 甘寒救津	白虎加人参汤（生石膏 知母 人参 生甘草 粳米）
厚白少津	伏暑证 恶寒身热 无汗 口渴 头身疼痛 肢体倦怠 脘闷 恶心 脉弦数	轻宣解表	新加香薷饮（香薷 银花 鲜扁豆花 银花 厚朴 连翘）

第二节　黄苔与分类辨证施治

【索源一】元代杜清碧在《伤寒金镜录》中指出："舌见尖白根黄，其表症未罢，须宜解表，然后方可攻之。"

按语　本条文杜氏指出外感伤寒表证初起，可见舌苔的根部由白转黄，舌象表现为舌尖部苔白而舌根部苔渐黄，表明表证未解并有入里之势。表证未解者首当解表；邪已由表入里者，方可攻之；若邪在半表半里，当用表里双解之法。

【索源二】明代李梃在《医学入门》中指出："热深入胃，则苔黄。"

按语　苔黄者，主里证，主热证。热邪入胃腑者，临证可见阳明热证，舌苔必为黄色。

【索源三】清代刘恒瑞在《察舌辨证新法·黄苔类总论》指出："黄色有深浅老嫩之殊，其形似也有燥润滑涩之异。有正黄色者，有老黄色者，有黄如炒枳壳色者，有黄黑相间如锅焦黄色者，有嫩黄色者，有牙黄色者，有如裱心纸兼灰青色者，有黄如粟米染着者，有黄如虎斑纹者，有黄如黄蜡敷舌上者，有水黄苔如鸡子黄白相兼染成者，有黄腐苔如豆渣炒黄堆舌者，此皆黄色之类，而症候之殊详于后。"

按语　本条文刘氏指出了黄色苔的12种临床表现的察舌要点，对于舌象与症候的辨证分别讨论。

【索源四】清代吴坤安在《伤寒指掌》中指出："白苔主表，黄苔主里，太阳主表，阳明主里，故黄苔专主阳明里证。辨证之法，但看舌苔带一分白，病也带一分表，必纯黄无白，邪方离表入里。"

按语　本条文吴氏指出临证白苔主太阳表证，黄苔专主阳明里证。在辨证时，舌苔带有白色，表明病邪尚在太阳之表，或可辨邪在半表半里的少阳证，若见舌苔纯黄无白，则可辨邪已由表入里矣。

【索源五】清代张登在《伤寒舌鉴》中指出："黄苔者，里证也。伤寒初病无此苔，邪传少阳也无此舌。直至阳明腑实，胃中火盛，火乘土位，故有此苔，当分轻重泻之。初则微黄，次则深黄，苔尚滑，甚则干黄，焦黄也。"

按语 本条文张氏也指出舌见黄苔主里证。太阳伤寒表证，以及伤寒之邪传入少阳，也很少见到黄苔，直到伤寒之邪内入阳明，胃中火盛，出现阳明腑实证时，方可见到黄苔；热轻则微黄而干，热重则深黄干燥或深黄而腻。舌象的润燥也随热势的轻重深浅而表现出苔滑、苔干黄或苔焦黄也，此当分其轻重而用清泻之法治之。

【索源六】清代梁玉瑜传，陶保廉撰录的《舌鉴辨证》中指出："黄苔舌，表里实热证有之，表里虚寒证则无……黄苔见于全舌，为脏腑俱热，见于某经，即某经之热，表里症均如此辨，乃不易之理也。"

按语 本条文指出黄苔舌，表里实热证皆有之。表实热证者，一是素体内热，又外感风热或风温所致，传变快，发热重，故曰表证者也有之。表里虚寒证则无黄舌苔矣。若是全舌苔见黄者，则为五脏六腑俱热证，肝胆热盛行也。

【索源七】清代杨云峰在《临证验舌法》中指出："舌见黄色，脾胃病也，不拘所见何症，但看黄而坚敛苍老者，脾胃两经邪气盛也。"

按语 本条文杨氏指出临证舌见黄苔，主中焦脾胃病也，若见黄苔坚敛苍老者，则主脾胃两经之证热邪气盛也。气盛热盛，阳明胃肠实热，阴津大伤所致。

【索源八】清代刘恒瑞在《察舌辨证新法·黄苔类分别诊断法》中指出："正黄色，为胃土正色，为温病始传之候。其为湿温，温热，当以脉之滑涩，有力无力，分别用药。

老黄色，为胃中阳气旺盛之候。若厚腐堆起，此胃中饮食消化腐浊之气上达之后，为湿温化热之始，为温热传入中焦阳明之候。

黄如炒枳壳色，为胃阳盛极，阳亢阴虚之候。胃气欲伤，胃汁干槁，故苔黄色如枳壳炒过状，以其干枯不润泽也。

黄黑相间，如锅焦黄色，摸之棘手，看之不泽，为胃中津液焦灼，口燥舌干之候；然也有阳气为阴邪所阻，不能上蒸而化为津液者。当以脉诊分别断之，脉涩有力鼓指者，火灼津也；脉滑无力鼓指，只有往来而无起伏者，痰饮瘀血阻抑阳气，不能化生津液也。

嫩黄色，由白而变为黄，为嫩黄色。此为用药当胃阳初醒之候，吉兆也。为饮食消化腐浊初升也。

牙黄色，胃中腐浊之气始升也。牙黄无孔，谓之腻苔，中焦有痰也。

黄如粟米染着，颗粒分明，此为胃阳太旺，胃热之候。黄如虎斑纹，气血两燔之候。

黄如蜡敷舌上，湿温痰滞之候，故苔无孔而腻。

水黄苔，如鸡子黄白相间染成，此黄而润滑之苔，为痰饮停积，是湿温症候，或为温热证而有水饮者，或热入胃阴，误服燥药，而变生此苔式者，宜以证脉分别断之。

黄腐苔，如豆渣炒黄堆舌，下症也。如中有直裂，气虚也，不可下，当补气，以气不足以运气也。"

按语　本条文刘氏指出了临床黄苔的12种舌象诊断鉴别，并指出了其产生的病机和辨证治疗方法。

【索源九】清代叶天士在《外感温热篇》中指出："舌黄或浊，须要有地之黄，若光滑者，乃无形湿热中有虚象，大忌前法。其脐以上为大腹，或满或胀或痛，此必邪已入里矣，表证必无，或十只存一。亦要验之于舌，或黄甚，或如沉香色，或如灰黄色，或老黄色，或中有断纹，皆当下之，如小承气汤，用槟榔、青皮、枳实、玄明粉、生首乌等。若未见此等舌，不宜用此等法，恐其中有湿聚太阴为满，或寒湿错杂为痛，或气雍为胀，又当以别法治之。"

按语　本条文叶氏指出舌苔见黄，若光滑者，为虚中挟湿，郁而化热所致，不可用下法。若舌见黄苔，又腹满腹胀，为邪已入里，一般表证不多见，有者也是十只存一。若苔见老黄，或中有裂纹者，为热重，当用下法加理气化湿之品。未出现这种舌象者，不可用下法，恐其伤及太阴脾虚，出现湿郁不化，聚而为满，或者寒湿错杂，虚实而为气雍胀满，此当以其他的方法治之。

【索源十】清代俞根初在《通俗伤寒论》中指出："微黄而薄，邪浅中虚；黄而糙涩，邪已入腑，浅黄薄腻，胃热尚微；深黄厚腻，胃热大甚；老黄焦黄，或夹灰黑，或起芒刺，胃热已极；黄滑痰火；黄腻湿热；黄而垢腻，湿热食滞；黄起黑点，温毒夹秽；黄厚不燥，舌色青紫，多夹冷酒，或夹冷食；黄而晦黯，多夹痰饮，或夹寒瘀。"

按语　本条文俞氏简要地介绍了14种黄苔舌象的临床表现及其产生的病理机制，以供临床医师辨证诊断。

【索源十一】近代曹炳章在《辨舌指南》中指出："苔黄而腻，为痰热，湿热；黄腻而垢，为湿痰初结，府气不利及食滞；滑厚而腻，为热未盛，结未定，宜清下。"

按语　本条文曹氏指出了黄苔的3种舌象及所主病证及治疗方法。

【索源十二】近代邱骏声在《国医舌诊学》中指出："苔之黄者，胃热也；黄厚而燥刺，或边黄中黑者，肠胃燥屎也；黄厚黏腻者，湿热内伏也；黄而干者，胃液伤也。老黄焦裂者，热甚也；老黄甚而黑者，火极似水也，宜急治；黄而燥刺，中黑通尖，或利臭水者，肠胃腐败也。"

按语　舌苔黄，一是胃热炽盛之象，热邪由表入里化热；二是热邪直入阳明中焦；三是时疫温邪直入气分，导致脏腑阴伤，胃阴大伤所致苔黄。主阳明腑实，脏腑三焦阳明实热证。

一、舌苔淡黄

源鉴

【索源一】原江苏省中医学校温病学教研组在《温病学新编》中指出："表症不解，渐传入里，舌苔也由白而逐渐转黄。"

按语　表证不解，其因有三。一为表证未治，二为虽治不解，三为误治入里，邪入少阳或中焦，致使病邪由表入里，内热渐盛，胃气上逆，舌苔由白而逐渐转黄也。似近代称的胃肠型感冒。

【索源二】元代敖氏在《伤寒金竟录·微黄舌》中指出："舌见微黄色者,初病即得之,发谵语,此由失汗,表邪入里也。必用汗下兼行,以双解散加解毒汤两解主之。双解散加解毒汤方:防风,川芎,当归,芍药,大黄,麻黄,连翘,芒硝,石膏,黄芩,桔梗,滑石,甘草,荆芥,白术,山栀。"

按语　本条文指出舌苔见微黄,病初即得之,一为素体内热,阳性体质,又外感伤寒,寒闭内热;二为外感温热疫毒之邪所致。瘟疫之邪,传遍快,直入阳明厥阴,出现谵

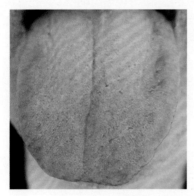

图3-52　舌苔淡、中后部淡黄、舌两边无苔,舌质赤,舌态胖、舌中有纵和,中浅裂沟

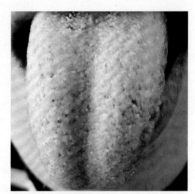

图3-53　舌苔燥糙干涩、苔色淡黄,舌质赤绛、舌象白糙干(辨证:胃肠实热、腑气不通,心肝实热津伤、气滞血瘀)

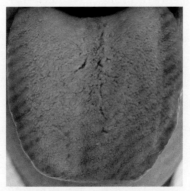

图3-54　苔淡黄,舌质赤、两边无苔,舌面中有纵向轻度裂纹沟

语者。当用重剂汗解而未用汗解者，而致表邪未解入里化热所致。此可用汗法和下法两解之法治之。用双解散加解毒汤主之。

【索源三】清代吴鞠通在《温病条辨·上焦篇》中指出："太阴病，得之二、三日，舌微黄，寸脉盛，心烦懊憹，起卧不安，欲呕不得呕，无中焦症，栀子豉汤主之。"

按语 本条文所指邪在肺卫的太阴病，发病在2、3日内，当见舌苔薄白而微黄，症见寸部的脉象有力，心中烦闷，坐卧不安，想呕吐又吐不出来，但又没有中焦胸腹满闷，自汗烦渴等症，是温热病邪由卫分欲入里的表现。可用栀子豉汤，以宣透胸膈之热邪。

【索源四】元代杜清碧在《伤寒金镜录·黄舌苔》中指出："舌见尖白根黄，其表证未罢，须宜解表，然后方可攻之。如大便秘者，用凉膈散加硝黄（芒硝、大黄）泡服。小便涩者，五苓散加木通合益元散加姜汁少许，以白滚汤不拘时调服。"

【索源五】《素问·刺热篇》中指出："肺热病者，先淅然厥起毫毛，恶风寒，舌上黄，身热。热争则喘咳，痛走膺背，不得太息，头痛不堪，汗出而寒。"

按语 本条文指出风温犯肺所致的热病者，会出现怕冷，汗毛竖直，皮肤粟起，舌上苔黄，身热加重等症状。若热邪上逆，则出现气喘咳嗽，疼痛走窜放射到胸膺背部，则不能用力做深呼吸，头痛利害，汗出卫气肌肤疏而怕冷等症状。

【索源六】清代叶天士在《温热论》中指出："风温证，身热咳嗽，自汗口渴，烦闷脉数，舌苔微黄者，热在肺胃也。当用川贝、牛蒡子、桑皮、连翘、橘皮、竹叶之属，凉泄里热。"

按语 本条文指出外感风温证，热邪内入肺胃，临症可见身热咳嗽、自汗口渴、烦闷而脉数、舌苔见微黄者，当用清宣肺胃，凉泄里热的川贝、牛蒡子等辛凉解毒之品治疗。

【索源七】清代章虚谷在《伤寒论本旨》中指出："凡现黄苔浮薄色淡者，其热在肺，尚未入胃。"

按语 本条文章氏指出临证若见舌苔浮薄而色呈淡黄者，其外感风热之邪尚在肺卫腠理，尚未入胃入里，故以色淡黄苔为辨风热在表，发热轻。

【索源八】清代江涵暾在《笔花医镜》中指出："若脾热者，舌中苔黄而薄，宜黄芩；其舌中苔厚而黄者，胃微热也，用石斛、知母、花粉、麦冬之类。"

按语 本条文江氏指出舌苔中部色黄而薄者，为脾热，若见舌中苔厚而黄者，为胃家热也，当用益胃阴清胃热之品主之。

总之，舌苔淡黄，主外感温热病邪由表尚未完全入里，或正气内盛邪气较弱，即是由肺卫逐渐入传气分腠理化热而表现的一种早期舌象，表示病势仍在发展之中，一般主热证、湿热证、食积停滞内伤，或脾胃虚弱而出现的消化不良等症。热在肺者，其舌苔淡黄而薄；热在胃者，其舌苔淡黄而较厚；热重者，苔黄而干；热轻者，苔微黄而润。

医案举例

医案1：吴某某，女，29岁，1977年9月，经西医诊断为"结核性渗出型胸膜炎右侧大量胸水"。病者憎壮热，咳嗽剧烈，胁痛，胸满息促，气短盗汗，舌苔薄黄（图3-55），脉象滑数。体温39℃，血沉88mm/h，超声波、X线检查均提示右侧胸腔有大量胸水，诊断为悬饮病，用四消丸泻水逐饮，后改用银翘散加减解表清肺止咳，体温渐退。半个月后体温恢复正常，胸水消退较快。

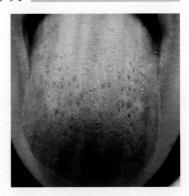

图3-55　舌苔薄黄

治疗42天，经超声波、X线复查，均提示胸水全部吸收，两个月后血沉正常，追访到今，情况一直良好。

医案2：左某某，女，18岁，1978年6月19日，西医诊断为"结核性渗出型胸膜炎"而入院，患者发热咳嗽，胸闷气促，左胸疼痛一周余，舌苔黄（图3-56），脉滑，体温39℃，血沉68mm/h，超声波、X线检查提示左侧胸腔大量积液。

诊断为悬饮病，用四消丸泻水逐饮，大蒜注射液2ml肌注，日2次，另加服西药吲哚美辛25mg，每日3次，第二天体温恢复正常，第16天胸水全部吸收，血沉降至正常，住院23天出院，随访良好。

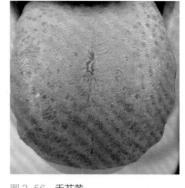

图 3-56　舌苔黄

医案3： 陈某，男，17岁，于1976年12月26日以右下腹剧痛，小便不利而入院，经X线腹部平片诊断为先天性输尿管狭窄，肾积水。治疗3周后，未见明显好转，承主治医师同意，服中药治疗观察。

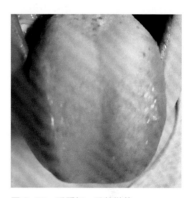

图 3-57　舌质红、舌苔微黄

诊见右下腹部隐痛，腰痛明显，站立困难，小便频急，淋滴不畅，24小时总尿量不及300ml，面及下肢轻度浮肿，精神萎靡，唇红，舌质红、舌苔微黄（图3-57），脉细弦略数。

辨证为溺癃，属膀胱气滞，约而不通，水道不行；气滞则血瘀阻络，故腰腹痛甚；小便不利，水无去路，溢于肌肤，而为肿胀；气滞血郁，久则化热伤阴，故唇舌红而脉数。

治宜利膀胱湿热，佐理气化瘀之剂，猪苓汤加减主之，方药：猪苓10g、阿胶10g、滑石15g、川楝子15g、茯苓15g、琥珀6g、木通6g，用药两剂后二诊，小便尿量较前增多一倍，腰痛减轻，有恶心感，随与上方药中加砂仁5g、竹茹10g、瞿麦15g、冬葵子15g，用药3剂后三诊：小便畅通，除感觉腰部轻微疼痛外，其他均无不适，上方酌去通利之品，添加补肾益气之药而善后。方药：茯苓15g、枸杞子10g、猪苓15g、滑石15g、川楝子15g、生地15g、淮山药15g、黄芪15g、冬葵子15g、琥珀6g、砂仁5g，用药5剂后，诸证皆除。出院在家又继续用原方服药5剂，5年来随访，未见复发。

医案4：杨某某，男，42岁，时值阳明伏暑，勤劳操作，忍饥耐热，故暑邪内伏。至岁暮天寒，乃一发而不可遏，时小除夕，风寒严冬大雪，病起方3日，床无帏帐，病者袒胸而卧，大渴，恶热气粗，遍身汗如雨淋，舌苔薄、淡黄无苔垢，舌质赤，脉象洪大而数。此证即为仲景《伤寒论》之阳明热证也。病在经而不在腑，邪在气而不在营；其人素体阳气偏盛，但在风冷严寒之时，又见大热大汗之症，此乃邪气向外而欲自解也。遂投以竹叶石膏汤加减治之，以解阳明经气分之暑邪证也。方药：生石膏30g、生甘草3g、天花粉9g、麦门冬9g、知母9g、大竹叶9g、香粳米9g，水煎、餐前服药。3剂后即热退身凉。随去石膏、大竹叶，再进2剂后，善食稀弱调养而愈。

二、舌苔黄腻

【索源一】清代石寿堂在《医原·温热辨舌心法》中指出："舌苔黄腻，明系气分湿热熏蒸，法宜辛苦开化，乃不用开化，而用大剂凉药，亦足逼令邪气深伏，邪伏则胃气不得上升，舌苔因之也伏，转成舌绛无苔矣。"

按语 本条文石氏指出舌苔黄腻，多主气分湿热郁滞熏蒸所致，当用辛苦开化之剂治疗。但不用开化之品，反用大剂甘凉之剂，误治足以逼湿热不解，反而深伏于内，胃气被阻遏而不升，舌苔无生化之源，伏而不生，故呈现舌质色绛而无苔矣。

【索源二】清代江涵暾在《笔花医镜》中指出："迨厚腻而转黄色，邪已化火也，用半夏、黄芩。"

按语 本条文指出待舌苔由厚腻转为黄色时，表明伤寒之邪已由表入里化热，此单用解表之剂力所不及，当用半夏、黄芩、桔梗和解之品，以解半表半里之邪热。

【索源三】清代雷丰在《时病论》中指出："又有伤于湿于里者，

因于喜欢饮茶酒，多食瓜果，其湿从内而生，踞于脾脏，证见肌肉隐黄，脘中不畅，舌苔黄腻。口渴不欲饮水，身体倦怠，微热汗少，小便短赤，脉沉而缓者，此言湿气伤于里也。李时珍曰：凡风药可以胜湿，利小便可以引湿，为治表里湿邪之则也。丰师其法，治表湿宜辛散太阳法减去桂、豉，加之苍、朴，俾其在表之湿，从微汗而解也。治里湿宜通利州都法，俾其在里之湿，从小便而去也。伤湿之证，务宜分表里而治之，斯为确当。"

按语 本条文是说湿从里而生者源于脾，脾阳虚，寒湿内生，微热口渴，舌苔黄腻，治里湿者用温中通利州都之法，化湿利湿从小便而解是为确当。

【索源四】清代雷丰在《时病论》中指出："伤湿有表里之分，伤于表者，因于居湿涉水，雨露沾衣，其湿从外而受，束于肌壳。症见头胀而痛，胸闷，苔白滑，不渴，身重而痛，发热体酸，小便清长，脉浮缓或濡，此皆湿伤于表之症也。治以辛散太阳法去桂枝、豆豉，加苍朴，俾其在表之湿，从微汗而解也。伤于里者，由于多食瓜果茶酒冷饮之物，其湿从内而生，踞于脾脏。症见肌肉隐黄，脘闷不畅，舌苔黄腻，口渴不欲饮水，身体倦怠，微热汗少，小便短赤，脉沉而缓者，此皆湿伤于里之见症也。治以通利州都之法，俾其在里之湿，从小便而出也。"

按语 上述清代雷丰在《时病论》中，用歌括曰：
伤湿之症表里分，表湿涉水雨露浸，湿从外受束躯壳，
白滑胸痞头胀痛，口不作渴身重痛，
发热身疲溺长清，浮缓濡小湿伤表，辛散太阳去桂枝，
加苍厚朴微汗解，风以胜湿仿时珍[①]。
里湿饮冷过瓜果，湿从内生踞太阴。舌苔黄腻湿不饮，
肌肉隐黄中脘闷，微热汗少溺短赤，
身肢倦怠脉缓沉，通利州都从溲去，加减之法各本因。

---

① 风以胜湿仿时珍：明代李时珍指出"凡风药可以胜湿，利小便可以引湿。此为治里湿邪之大法也"。治湿之道非指一端，如湿在皮肤者，宜用麻、桂二术之属以表其汗，亦有羌防白芷之风药以胜之者。

倪松亭治湿总则

治湿之道非止一端，如湿在皮肤者，宜用麻、桂二术之属以表其汗，亦有羌防白芷之风药以胜之者，譬如清风荐爽，湿气自消也。水湿积于肠胃，肚腹肿胀者，宜用遂戟芫牵之属以攻其下，譬如水满沟渠，非导之不去也。寒湿在于肌肉筋骨之间，拘挛作痛或麻木不仁者，宜用姜附丁桂之属以温其经，譬如太阳中天，则湿自干也。湿气在脏腑之内，肌肤之外，微而不甚者，宜用苍术朴夏之属以健脾燥湿，譬如些微之湿，以灰土掺之，则湿自燥也。湿气在于小肠膀胱，或肿或渴，或小便不通，宜用二苓车泽之属以渗利之，譬如水溢沟浍，非疏通其道不达也。均按其病因而分治之。歌括曰：治湿之道非一式，细察其因辨证治。皮湿桂麻二术汗，或羌防芷以胜之。湿积胃肠腹肿胀，遂戟芫牵攻下施。寒湿肌肉筋骨犯，拘挛作痛麻不知，姜附丁桂温经用，太阳中天湿自除。内湿脏腑外肌肤，微而不重朴二术。湿在膀胱尿涩渴，或肿二苓车泽适。

【索源五】清代吴鞠通在《温病条辨·中焦篇》中指出："秽湿着里，舌黄脘闷，气机不宣，久则酿热，三加减正气散主之。"

按语 本条文指出症见舌苔黄腻，脘部满闷，是因秽湿湿浊之邪留滞在里，湿滞气分，气机不得宣畅，时间一久，必郁而化热，当以宣化气机利湿的三加减正气散治疗。

【索源六】清代叶天士在《温热论》中指出："风温证，身热咳嗽，口渴下利，苔黄谵语，胸痞，脉数，此温邪由肺胃下注大肠，当用黄芩，桔梗，煨葛根，豆卷，甘草，橘皮之属，以升泄温邪。"

按语 本条文叶氏指出风温症，临症出现胸痞，口渴，舌苔黄而黏腻；重者出现谵语，脉数，是温邪由肺卫入胃又下注大肠所致。肠热下迫而出现的下利，属无形邪热，挟湿但无结滞，故虽下利热臭，但腹不硬满疼痛，肠热而下利，自当清热而利自止。用煨葛根、豆卷、桔梗，

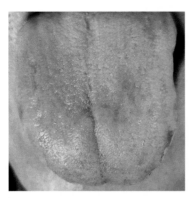

图 3-58 舌质赤绛，舌态厚胀胖，两边有齿印痕与瘀斑（辨证：五脏气滞湿郁，胃肠六腑湿热郁阻，脏腑气滞不和）

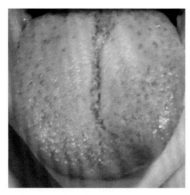

图 3-59 舌中苔黄厚腻、尖边无苔，舌质尖边赤，舌尖部有散在花剥状小圆点与多发突起状的小水疱

皆为升提之品，与本症不适，理当禁用。但葛根，桔梗虽然为升提开泄之品，并不是柴胡、升麻的直达上升，所以柴胡、升麻，可治疗气虚下陷诸证。而用葛根、豆卷、桔梗，以取其升清表里两解之功。另外，本证还有邪热壅肺的咳嗽，用桔梗、黄芩，可开肺泄热，使肺中邪热向外宣泄。李东垣说："葛根其气轻清，鼓舞胃气上升，以生津液，又解肌热，为治疗中焦脾胃虚泻之圣药。"由此可知，葛根用于治疗下利，主要是鼓舞胃气上行，而不是升其下陷之气，况且葛根又煨用，可以减其发汗之力，助温阳升发清阳之气，又专入阳明之里，与黄芩、黄连配伍应用，可治疗肠热下利之症。

【索源七】清代薛生白在《湿热病篇》中指出："湿热证，壮热口渴，舌黄或焦红，发痉，神昏谵语或笑，邪灼心包，营血已耗，宜犀角，羚羊角，连翘，玄参，钩藤，银花露，鲜菖蒲，至宝丹等味。"

按语　本条文指出湿热之邪易留恋气分，化热化燥，出现壮热口渴。若舌苔见黄而黏腻，以及湿热之邪由气分入营分出现的邪陷心包等症状，则当用泄热救阴，清热息风的治疗方法。

【索源八】清代刘恒瑞在《察舌辨证新法》中指出："黄如蜡敷舌上，湿温痰滞之候，故苔无孔而腻。"

按语　本条文刘氏指出临证若见黄苔如蜡敷在舌上，腻而无孔，则是湿温痰滞证状的表现。

【索源九】清代石寿棠在《医原·温热辨舌心法》中指出："如饮热并重，舌苔黄腻，宜辛苦通降，佐以淡渗，如小陷胸汤，半夏泻心汤去参、甘、大枣，以姜汁炒黄连代干姜，加通草、茯苓，蒌皮、薤白等味，黄芩滑石汤，黄连温胆汤，均可选用。邪传心包，神昏谵语，如舌苔黄腻，仍属气分湿热内蒙包络，宜半夏泻心，小陷胸等汤，或用杏仁，白芥子，姜汁炒川连，盐水炒木通，连翘，滑石，淡竹叶，芦根，蒌皮之类，辛润以通之，咸苦以降之，清淡以泄之，凉膈散也可间用，宁志丸，普济丹也效。"

【索源十】清代石寿堂在《医原·温热辨舌心法》中指出："舌苔黄腻，明系气分湿热熏蒸，法宜辛苦开化，乃不用开化，而用大剂凉药，亦足逼令邪气深伏，邪伏则胃气不得上升，舌苔因之也伏，转成舌绛无苔矣。"

按语　本条文石氏指出舌苔黄腻，多主气分湿热郁滞熏蒸所致，当用辛苦开化之剂治疗。但不用开化之品，反用大剂甘凉之剂，误治足以逼湿热不解，反而深伏于内，胃气被阻遏，胃气不降，脾气不升，舌苔无生化之源，伏而不生，故呈现舌质色绛而苔黄厚腻矣。

　　总之，舌苔见黄色，质性黏腻，犹如鸡蛋黄调粉涂罩于舌面上。令患者张口时，可以见到舌体离开上腭有黏液丝。舌苔黄腻，系指邪入阳少阳，肝胆湿热；或邪热入中焦脾胃，邪结湿郁，脾湿盛，胆汁疏泄阻滞，气随胃气上逆则舌苔染黄，脾湿盛则口中黏腻，肺气失降，则痰涎湿浊雍盛。同时出现湿性黏腻，口渴不欲饮，或口不渴，肝胃不和，口气重浊。一般多见于湿热郁滞于中焦，脾胃气机不宣，肝气不疏，或湿痰化热之候。当用芳香化湿清热理气之药主之。

医案举例

医案1：刘某某，男，20岁，1975年7月18日入院。病史：右侧腰部阵发性疼痛，伴发作性血尿两个半月。初期感觉右侧腰腹部疼痛，放射至腹股沟部，坠胀不适，尿频，尿急，血尿。发作时疼痛剧烈，大汗淋漓，服解痉药或注射止痛针后可缓解，但经常发作。

检查：一般情况良好，心肺无异常，右下腹压痛，右肾区叩击痛。肝脾未触及。化验尿常规为红细胞（++），蛋白（+），X线腹部平片见右侧输尿管中段有黄豆大结石阴影，脉弦紧数，舌苔黄腻（图3-60），诊断为右侧输卵管结石。中医称谓石淋、血淋。辨证为湿热蕴结下焦。治则为清热利湿，活血化瘀，通淋排石。方药：金钱草30g、栀子12g、鸡内金15g、冬葵子12g、石苇15g、车前子15g、木通10g、青皮15g、大黄6g（后下）、甘草6g、白茅根15g共11味。

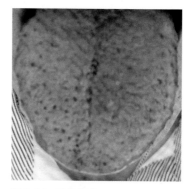

图3-60　舌苔黄腻

患者于8月12日行中西医结合"排石总攻疗法"，服药一剂，早晚两服。8月13日下午4时，突感尿道剧痛，大汗淋漓，小便中断时，随即排除棕色带刺状椭圆形的结石一块，约1.1×0.6cm，以后疼痛逐渐缓解，又经X线腹部平片，未见有结石影像，于8月25日治愈出院。

医案2：钮某某，男，36岁，1975年4月23日入院。病史：右腰部发作疼痛，伴有间断性血尿10个月。

检查：一般情况正常，心、肺、肝、脾，未见异常，右侧腰部有叩击痛，脉弦数有力，舌质红、苔黄而腻（图3-61）。化

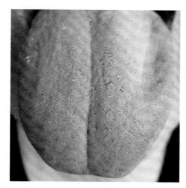

图3-61　舌质红、苔黄而腻

验：尿常规，红细胞（＋），X线腹部平片，右肾有结石状阴影。诊断：右肾结石。中医诊断为石淋或血淋。辨证：湿热蕴结下焦，郁久结聚成石。治则：清热利湿，活血化瘀，通淋排石。方药：金钱草30g、栀子12g、鸡内金15g、冬葵子15g、木通10g、青皮15g、桃仁10g、瞿麦15g、滑石15g、大黄6g（后下）、甘草梢6g共11味。

入院后每日服上方一剂，5月31日突感下腹部剧痛，肉眼血尿，随之排除草莓色结石一块，0.9×0.6cm。症状缓解，X线拍片复查，结石影像消失，患者于6月5日痊愈出院。

医案3：张某某，男，59岁，工人，于1978年8月12日就诊。经某医院诊断为"眼、口腔、生殖器三联综合征"。症见口腔上腭颊部糜烂，尿道灼痛难忍。舌苔黄而厚腻（图3-62），脉滑数，中医称为"狐惑病"。多为湿热毒邪蕴结于上焦，熏蒸于咽喉，下走二阴而发病的。用清热利湿解毒法治疗。方药：甘草9g、黄连5g、赤小豆30g、黄柏9g、胆草9g、大黄10g、土茯苓30g、车前子10g、草果5g、木通5g。用药10剂后，诸证皆愈。

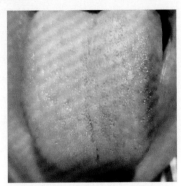

图 3-62　舌苔黄而厚腻

医案4：张某某，男，52岁，症见面目一身俱黄，不欲饮食，时有反胃或恶心呕吐，舌苔黄厚腻、舌质赤（图3-63），腹部胀满，身困乏力，大便色白，小便黄赤，尿道热痛，脉象沉涩，按之弦数。辨证属湿热蕴郁肝胆所致。投以茵陈蒿汤加味施治，方药：茵陈蒿25g、栀子15g、柴胡12g、佩兰（后下）12g、藿香12g、马尾连12g、黄

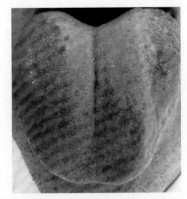

图 3-63　舌苔黄厚腻、舌质赤

芩10g、丹参10g、赤芍10g、枳壳15g、川楝子10g、槟榔10g、大腹皮10g、大黄6g，水煎，日3次，餐前温服。用药3剂后二诊：诸症大减，遂续原方药再进3剂后三诊，后去大黄、大腹皮、槟榔，加半夏12g，再续服用药3剂后，四诊：自述诸症皆除，再以茵陈12g、柴胡9g、白芍9g、栀子9g、山楂12g、大枣6枚，再续3剂，舒肝养胃，以资疗效。

医案5： 蔡某某，女，45岁，患者自述近半月来神倦乏力，稍站过久即腰背酸软，平素多赤带，量多见黏稠，色黄见绿，气臭，舌苔黄厚腻，舌质或青或紫，小便黄赤，尿热，大便时溏或便秘。治宜清化湿热，投以易黄汤加味治疗。方药：川黄柏（盐炒）9g、芡实15g、补骨脂12g、巴戟天12g、车前子6g、白术（麸炒）12g、山药12g、苍术6g、白果仁7个、焦山栀子6g、炒金银花12g、生甘草5g。服药4剂后二诊：赤带转白，量亦减；再续原方药5剂后，诸症皆除，病愈。

三、舌苔黄燥

源鉴

【索源一】清代吴鞠通在《温病条辨·中焦篇》中指出："阳明温病，无汗，或但头汗出，身无汗，渴欲饮水，腹满，舌燥黄，小便不利者，必发黄，茵陈蒿汤主之。"

按语　本条文指出阳明温病，无汗，口渴，欲饮水者，必内热炽盛，耗津伤液，舌苔黄而干燥，小便赤短不畅，腹部胀满，这是湿热之邪郁结于阳明而出现里实证，是腑气不通，湿热不解的表现。在这种情况下，还会出现黄疸，可用茵陈蒿汤治疗，以清利湿热而退黄。

【索源二】清代吴鞠通在《温病条辨·中焦篇》中指出："阳明暑温，湿气已化，热结独存，口燥咽干，渴欲饮水，面目俱赤，舌燥黄，脉沉实者，小承气汤各等分下之。"

按语　本条文指出患者素体阴虚燥热，又外感阳明暑温证。暑温挟湿，湿从热化，临床可见一派热象体征，出现口燥咽干，口渴喜饮，面部和眼睛都发红充血，苔色黄而干燥，舌质赤，脉象沉实，可用小承气汤治疗。

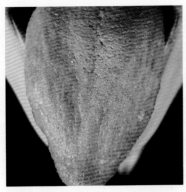
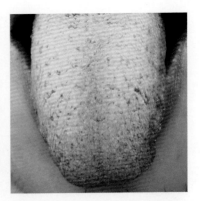

图3-64　舌苔黄燥根甚，舌质绛舌尖赤，舌态瘦长（辨证：胃肠六腑湿热热甚，心肝五脏实热阴津耗伤）

图3-65　苔黄干燥，舌质赤绛，舌态瘦长，舌象黄燥

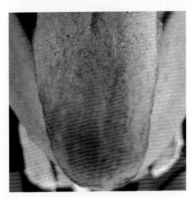

图3-66　苔黄燥、舌前尖部无苔，舌质赤绛，舌态瘦长干瘦

【索源三】清代吴鞠通在《温病条辨·中焦篇》中指出："温病，三焦俱急，大热大渴，舌燥，脉不浮而躁甚，苔色金黄，痰涎壅盛，不可单行承气者，承气合小陷胸汤主之。"

按语　本条文指出温病发展到三焦邪热炽盛期，临证出现高热烦躁，口大渴，舌苔金黄色而干燥，胸部烦闷，痰涎壅盛者。不可单一用承气汤治疗，应该辨证选用清泻阳明、肃降肺热的方法治疗。

【索源四】汉代张仲景在《金匮要略·腹满寒疝宿食病脉症治》中指出："病者腹满，按之不痛为虚，痛者为实，可下之。

舌黄未下者，下之黄自去。"

按语　本条文主要讨论了舌苔见黄色的虚实辨证施治。若见舌苔黄色而腹满者，按之不痛为虚证，按之痛者为实证；两者都可以用泻下的方法治疗，所不同的是腹满虚证者可以用润下法，腹满实证者可用峻下法，或是用清热攻下的方法治疗；腹满虚证还可以用攻补兼施的方法。这四种下法均可适用于舌苔见黄而又没有用过泻下药的腹满、腹胀证，下后其黄色舌苔会慢慢退去。

【索源五】清代吴坤安在《伤寒指掌》中指出："若潮热自汗，不恶寒，反恶热，六七日不大便，腹胀满，绕脐痛，烦躁谵语，喘冒不得卧，腹中转矢气，或自利纯清水，咽燥口渴，舌苔燥黄起刺，脉沉实滑数者，阳明实热里证，地道不通，燥矢为患也，其脉沉实滑数，心下痛满坚硬及脐腹者，大承气汤急下之。如大便不甚坚燥，腹满硬痛不甚者，小承气汤微和之，如大便燥硬而证未剧，心下不甚胀满者，谓胃承气汤，润燥以和之，若恶寒未罢，腹未坚满，屎未燥硬，脉弱不实，均不可用承气。"

按语　本条文是说外感伤寒，表证不解，直传阳明胃肠中焦，热伤胃肠之阴，肠燥又6、7日不大便者，胃肠腑气阴伤，胃肠津亏燥热所致；脾阴大伤，则口唇焦躁，舌苔焦黄起刺，又腹胀满，绕脐腹作痛，矢热互结，地道不通则肺气不降，肠燥便结，喘卧不得安，则心肺虚热，热扰神明，烦躁谵语者，大承气汤下之；若胃肠腑燥，大便不实，腹满不甚者，小承气汤和之；若腹中矢气重，自利清水者，地道通，阳明腑热烦躁者，用调胃承气汤缓泻之，以收清热益胃养阴之效。

【索源六】明代吴崑在《黄帝内经素问吴注·刺热篇》中指出："肺热病者，先淅然厥起毫毛，恶风寒，舌上黄，身热。热争则喘咳，痛走胸膺背，不得太息，头痛不堪，汗出而寒。"

按语　本条文指出肺热病者，因风热中之，则临症会出现恶风寒起毫毛，又肺脉起于中焦，循胃口，肺热循经入胃，胃为燥土，热燥相合，肾热升舌苔见黄少津而显土色。肺合皮毛故身热。肺为热忧而为喘咳。肺气失其治节，故出现胸背引痛，不得太息。肺为太阴主降下之令，浊邪不降而冒于上，故头痛不堪。肺为热乘，逼津真液外泄，故汗出而寒。

【索源七】清代吴鞠通在《温病条辨·上焦篇》中指出："太阴温病，脉浮洪，舌黄，渴甚，大汗，面赤，恶热者，辛凉重剂白虎汤主之。"

按语　本条文吴氏指出温病邪在太阴肺经的病证。脉象见浮洪者主表证。应指有力为肺热甚，津伤而口渴，肺、胃邪热炽盛者，舌苔见黄而干燥、面赤、汗出又恶热者，当用辛凉重剂白虎汤以退热保津。也可用人参白虎汤治之。

【索源八】清代吴鞠通在《温病条辨·中焦篇》中指出："面目俱赤，语声重浊，呼吸俱粗，大便闭，小便涩，舌苔老黄，甚则黑有芒刺，但恶热，不恶寒，日晡益甚者，传至中焦，阳明温病也。脉浮洪燥者，白虎汤主之；脉沉数有力，甚则脉体反小而实者，大承气汤主之。暑温、湿温、温疟，不在此例。"

按语　本条文吴氏指出凡温热病邪传入中焦，出现面目俱赤，说话语声重浊，呼吸气粗，大便闭结，小便涩滞不畅又色黄，口干渴，舌苔老黄色，严重者可见苔色黄褐干燥起刺，患者恶热不恶寒，午后发热较重，此为中焦阳明温病辨证。如果脉象出现浮洪，表明邪热尚在阳明经，而属气分证，脉见浮者不可下，所以用白虎汤清解阳明气分以退烦热；如果脉见搏沉，数而有力应指者，或脉象不显洪大反见小实而有力，则说明邪热已入阳明而出现阳明腑实证，此时，已非白虎所能及，所以要用大承气汤清下治疗。此条文又说明邪热传入阳明，由于脉象的不同，邪热有在经与在腑之别，则应当辨证选用清法或清下的不同治法。

【索源九】清代吴鞠通在《温病条辨·中焦篇》中指出："阳明温病，汗多谵语，舌苔老黄而干者，宜小承气汤。"

按语 本条文指出临症见汗多，谵语，舌苔老黄而干燥者，为阳明腑实证，可用小承气汤轻泻阳明腑实，使热结便秘除，腑气通顺，神昏，谵语等实热症候也随之而解。

【索源十】清代吴鞠通在《温病条辨·中焦篇》中指出："阳明温病，下后脉静，身不热，舌上津回，十数日不大便，可与益胃增液辈，断不可用与承气也。下后舌苔未尽退，口微渴，面微赤，脉微数，身微热，日浅者亦与增液辈；日深舌微干者，属下焦复脉法也，勿轻与承气，轻与者，肺燥而咳，脾滑而泻，热反不除，渴反甚也，百日死。"

按语 本条文指出用下法治疗阳明温病之后，脉转平静，身热已退，舌上的津液复生而润泽。但因阴津耗伤而肠燥便秘者，可用益胃汤或增液汤等方药，切不可更用承气汤攻下治疗。如果用下法后，黄苔又未完全消退，反则出现口渴、面红、脉数、身热、病程短的可用增液汤；病程长而津少舌干口渴者，可用复脉汤治疗。大病后体质已虚、阴精已伤，如果仍用承气汤攻下，则会更加伤阴耗液，还会出现肺阴伤而燥咳，胃热反口渴。攻下治疗既伤阴又伤脾，以致引起脾气大伤，脾气虚失统摄还会导致滑泻，热不仅不除，口干渴及发热的症状反而日益加重，病情则更加难治。

【索源十一】清代吴鞠通在《温病条辨·中焦篇》中指出："阳明温病，下后微热，舌苔不退者，薄荷末拭之。"

按语 本条文指出用下法治疗阳明温病后，仍有轻微低热者，察其黄色苔垢未退的，说明病情比较轻微，可以用薄荷叶为末直接在舌上轻轻擦拭进行治疗。

【索源十二】清代吴鞠通在《温病条辨·下焦篇》中指出："风温、温热、温疫、温毒、冬温、邪在阳明久羁，或已下，或未下，身热面赤，口干舌燥，甚则齿黑唇裂，脉沉实者，仍可下之。脉虚大，手足心热于手足背者，加减复脉汤主之。"

按语 本条文指出温热疫毒之邪在阳明久羁不去，已经用过下法或者未用过下法的治疗方法。如果临床症状仍然可以见到高热面红、口干大渴、舌苔色黄而干燥的重症者，还可见到牙齿发黑，口唇燥裂，脉象沉实有力者，说明阳明实热证仍然存在，还是可以用急下存阴的方法治疗。但要注意的是滋阴养液，防止阴竭阳脱出现。倘若脉象虚大而无力，手足心热严重者，则是热邪过度耗伤阴液的表现，应当用滋阴养液又清虚热的加减复脉汤治疗。

【索源十三】清代梁玉瑜传，陶保谦撰录的《舌鉴辨正》中指出："黄干舌，全舌干黄，脏腑均大热，有病皆属里证，不论伤寒杂病，见此舌即为实热。"

按语 本条文指出临证不论伤寒或杂病，凡见舌苔黄而干燥，皆属里证，主脏腑热证，并强调指出凡见此种舌象均为实热证。

总之，舌苔黄燥，或舌中心部的舌苔较厚，舌两边的苔质较薄，少津者，主实证，主热证。热甚者，苔色深黄，燥而生刺，还可见到舌苔中部裂纹，犹如旱地干裂，犹如龟之纹状。若热甚伤津，大渴引饮者，为阳明经证；若舌苔燥裂起刺，腹满而硬痛，大便秘结，口渴欲冷饮者，为阳明腑实证。若见黄燥苔者，病主热入气分，病在阳明，气分热重而伤津化燥所致，此当细辨。

西医学研究认为舌苔黄燥可由胃火旺盛，消化不良，胃肠道产生吲哚类及硫化氢等气体代谢产物释放臭氧所致；或是由幽门螺杆菌（H_p）感染所致胃酸过多，并含有尿毒素而舌苔黄染，口气重浊有氨气味；消化道黏膜溃疡，功能性消化不良，慢性胃炎，浅表性胃炎，胃溃疡，糜烂性胃炎急慢性胆囊炎，肝气郁滞，肝胃不和也可见舌苔黄燥，口气重浊。临症当四诊合参，详细辨证。

医案举例

医案1：黄某，女，23岁，未婚，糖厂职工。平时好食煎炒食物，时而鼻出血，面色较苍白，食欲尚可，大便隔日1次，干硬，月经正常，睡眠一般，多梦，经五官科检查，未发现异常。舌质干红、苔黄稍粗糙，脉象弦滑略数。本证为阳明热盛而迫血上行所致，随拟调胃承气汤合白虎汤加减，方药：大黄15g、甘草10g、芒硝10g、知母10g、生石膏30g、生地30g、玄参20g、白芍20g。服药3剂后二诊：药后解大便3次，鼻出血减，精神稍佳，舌红苔微黄，脉数。照上方继服3剂三诊：鼻血已止，口干，舌红苔稍干，仍有梦，脉象数。于上方药中加淮山药20g、麦冬20g，又用药3剂后，四诊，诸证皆除，又拟方5剂以善其后。方药：大黄10g、甘草10g、玄参20g、生地20g、沙参20g、麦冬20g、白芍20g、淮山药20g、生石膏30g。以善其后。

医案2： 何某某，女，66岁，右上腹部反复疼痛40余年，复发10天，伴有畏寒、高热、呕吐。

诊断为慢性胆囊炎急性发作，确诊为胆石症。近两日，高烧不退，腹痛加重，硬满拒按，乍寒乍热，口苦呕逆，大便秘结，舌苔黄厚粗糙，少津，脉滑数。根据《灵枢·四时气》指出："邪在胆，逆在胃。胆液泄则口苦，胃气逆则呕苦，故曰呕胆。"以脏腑辨证为胆热胃实证，宜清胆泻胃。以六经辨证为少阳郁热在里兼阳明之大柴胡汤证，清胆泻胃，投大柴胡汤合金铃子散，一剂热退痛减大便通，呕吐口苦止，继以清胆和胃调理善后，旬日痊愈。

医案3： 邓某某，男，49岁，自述曾因肝硬化疾病，多次住院。因家事闹心气怒半月有余，肝区疼痛加重，嗜烟饮酒，不欲饮食，餐后腹胀，反胃泛酸，两胁疼痛加重，胸腹胀满，面色暗灰，舌苔黄厚腻，舌质紫有瘀斑，脉象弦紧。触及肝区胁下两指处压痛，肝功能检测单：谷丙转氨酶（ALT）110U/L，谷草转氨酶（AST）100U/L，麝絮（++），浊度15单位，高田氏（+）。辨证属气血瘀滞，症瘕积聚。遂以行气理气，活血化瘀施治。方药用金铃子散加味：金铃子15g、延胡索15g、桃仁1g、川芎12g、赤芍12g、郁金12g、炒枳壳12g、炙鳖甲15g、炙龟板15g、槟榔12g。并嘱咐其禁酒，禁烟，少厚腻饮食，用药5剂后二诊：自述胁痛渐缓，腹胀减轻，继续按原方药服7剂后三诊：腹痛大减，胃不泛酸，食欲改善，遂去槟榔、枳壳、金铃子、桃仁，加板蓝根30g、鳖甲30g、龟板30g，继续服药20剂后，随访，诸症除，肝功能复查，其指标均有所下降。并嘱其坚持饮食调治：水鱼一条，处理净备用；用赤芍12g、郁金12g、炒枳壳12g、板蓝根30g、虎杖20g，煎药3次，共取药汁1800ml，把水鱼放入药汁中，大火烧沸后，用文火慢炖至汤汁1000ml时，取汁分3次服用，水鱼一块食用。3个月后复查肝功能，各项指标均下降。诸症好转。

医案4：席某某，女，32岁，农民，1984年3月14日初诊。患者性情急躁，诊前10余日与其夫吵闹后，突然精神失常、善哭、四肢麻木、时而抽搐、两目直视、彻夜不眠，服镇静剂后，虽能安静入睡3～4小时，但易惊醒，每当言谈往事，自觉有气从项背部上冲于头而引起项强，转动不

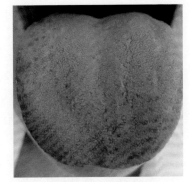

图3-67　舌质红赤、苔黄燥

灵，小便黄，大便3～4日一行，舌质红赤、苔黄燥（图3-67），脉弦滑数。辨证为气郁痰火，肝胆不宁，心神被扰而致督脉，阳维脉为病。治宜泻肝清火，安神定志，通调督脉及阳维脉之气。

取穴：八脉交会穴后溪、申脉一组穴为主穴，配内关、太冲、丰隆、天枢等穴先后选用。针用泻法，留针30分钟，每日针1次，经半月治疗，诸证除，精神恢复正常。

医案5：袁某，女，23岁，患者怀孕8月，1个月前自觉腹中胎儿不动，经妇产科检查诊断为胎死腹中。症见：口干饮冷，胸腹胀满，手足心热，夜间尤甚，舌质黯红，舌苔老黄起芒刺（图3-68），大便4日未行，小溲短赤，左手脉沉而滑数，右手脉沉实有力。辨证为热邪伤胎，血热

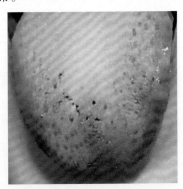

图3-68　舌苔老黄起芒刺

成瘀，热瘀内结，子死腹中，属阳明里热腑实证，六腑以通为用。治宜攻里散结，荡实热，兼破瘀血。急投桃仁承气汤1剂，并针刺足太阳膀胱经之昆仑穴，以增强泻下堕胎之功。

方药：生大黄15g、芒硝15g、桃仁15g、瞿麦10g、枳实（炒）

10g、牛膝15g、桂枝5g、土鳖虫5g。水煎服1剂，并针刺昆仑穴两次后，次日上午8时许，患者腹泻3次，曾泻下燥屎数枚，至9时许，患者有腰痛及少腹下坠感，10时后即产下已死男胎儿一具。随嘱其静卧调神，以清淡之食饵保养胃气，一周后病愈。

医案6： 戴某某，男，45岁，患者中脘痈疽证。诊其中腹部有一肿毒，时有隐隐作痛，无红肿，无焮热。舌苔黄厚而腻、舌质赤（图3-69），自己服用消炎药及贴用拔毒膏，效果不佳。医者认为此证确属中脘痈疽无疑，应速内服益气解毒散结托里消散之药，令疮头回转出腠理向外，方是吉兆。若以内破，再不得

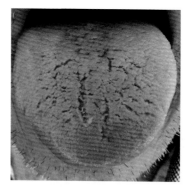

图 3-69　舌苔黄厚而腻、舌质赤

其治法，恐有烂胃腐肠之忧，悔之晚矣。遂投以清热解毒，活血止痛，消肿溃坚的仙方活命饮加减治之。方药：当归12g、金银花6g、连翘10g、皂角刺6g、白芷10g、乳香10g、没药6g、陈皮10g、天花粉10g、川贝母10g、防风10g、党参10g、炮姜6g、茯苓12g、粉葛根6g、甘草10g。水煎服药7剂后二诊，按之变软，脓已熟也，经卫生消毒后，刺破，赤白脓流出，上撒以红升丹，再服用气血双补之剂7贴，方获痊愈。

医案7： 冯某某，女，44岁，患者自述感冒半月有余，发热不退，体温持续38～38.5℃。恶寒无汗，口渴，项强，舌苔薄黄而干燥，脉象浮数。虽经输液但热尚不退。辨证为伤寒之邪留滞于太阳经、表证不解之候。虽为表证，得病日较长，寒已化热，并有伤津之象。随用葛根汤加味治疗，方药：葛根30g、麻黄10g、桂枝12g、白芍15g、黄芩12g、天花粉15g、生甘草12g、生长姜5片、大枣五枚。日服1剂，餐前热服。3日后复诊：汗出热退，诸症除，未再发热。此方有栝蒌桂枝汤之义。再加黄芩以清泻肺热，似有千金阳旦汤之义。两剂则愈。但热退后不欲食，乃以调理脾胃而愈。

四、舌苔黄滑

【索源一】清代吴鞠通在《温病条辨·中焦篇》中指出："暑温蔓
延三焦，舌滑微黄，邪在气分者，三石汤主之。"

按语　本条文指出外感暑温热邪，蔓延到上、中、下三焦的时
候，会出现不同的临床症状，倘若见到舌苔滑而微黄，
是邪热仍滞留在三焦气分，可用三石汤治疗。三石汤的
主要作用是清宣肺气，肺主一身之气，一身之气能得到
宣化，则暑热挟湿之邪也会随之而解了。

【索源二】清代吴鞠通在《温病条辨·中焦篇》中指出："脉洪滑，
面赤身热，头晕，不恶寒，但恶热，舌上黄，滑苔，渴欲
凉饮，饮不解渴，得水则呕，按之胸下痛，小便短，大便
闭者，阳明暑温，水结在胸也。小陷胸汤加枳实汤主之。"

按语　本条文指出当患者出现脉象洪滑，身体发热，面部发
红，头晕，不怕冷，但怕热，舌苔色黄而滑，口干渴想
喝冷饮，冷饮后不但口渴不解，反而发生呕吐，同时可
见胸部的下方有压痛，小便短少，大便闭结，此为中焦
阳明暑温停水与邪结在胸胁的证候。根据已出现的临床
症状分析，出现不恶寒，但恶热，脉象洪滑，面赤身
热，这说明病已不在上焦。又如饮水则呕，按之胸下
痛，则是中焦阳明暑温兼水结在胸的证候。其热甚者必
口渴欲饮冷，湿郁中焦而水不下行，所以喝了水反而会
上逆呕吐，胃热腑气不降而肠燥便秘。此外，舌苔见黄
而滑，脉象洪滑。这是湿热的明显见证，所以当用和胃
降逆法的小陷胸汤加枳实汤治疗，以引水湿下行。

【索源三】清代吴鞠通在《温病条辨·中焦篇》中指出："脉缓身
痛，舌淡黄而滑，渴不多饮，或竟不渴，汗出热解，继而
复热。内不能运水谷之湿，外又感时令之湿，发表攻里，
两不可施。误认伤寒，必转坏证。徒清热则湿不退，徒祛
湿则热愈炽。黄芩滑石汤主之。"

按语　本条文指出临症见舌苔淡黄而滑，口虽渴但饮水不

多，或者还可见到口不大渴。这是在汗出之后，一时热解，不久又继而复发热者，此为湿温病。这主要是由于患者素体有水谷之湿气停聚于内，湿阻中焦脾胃而不能运化水谷之津，又外感夏暑时令之湿温之邪所致。对此若误认为是伤寒证，而用发表或攻里的方法进行治疗都为误治；发汗者会伤及阳气而酿成痉证，攻里者无热结会反伤脾胃成为洞泄证。湿温病者，有湿、有热、有湿热互结者，单用清热则湿不去，单用祛湿则发热重，不可偏执一法，要统筹兼顾，可用湿热两解的黄芩滑石汤治疗。

【索源四】清代叶天士在《温热论》中指出："黄苔不甚厚而滑者，热未伤津，犹可清热透表，若虽薄而干者，邪虽去而津受伤也，苦重之药当禁，宜甘寒轻剂可也。"

按语 本条文叶氏指出苔色见黄不厚而又滑润的，为湿热之邪由表入里、由卫转入气分证。外感热轻者，津液尚未受伤，可用清热透邪法从表治疗，冀其从表而解；二曰虽然热邪已渐从卫表而解，若是胃中津液已伤者，也不可妄投苦寒之剂清热而下，当用甘寒之剂濡养阴津、兼以清热。

【索源五】清代吴鞠通在《温病条辨·中焦篇》中指出："阳明温病，干呕口苦而渴，尚未可下者，黄连黄芩汤主之；不渴而舌滑者，属湿温。"

按语 本条文吴氏指出阳明温病，出现干呕而又吐不出饮食物，口有苦味而又渴者，是中焦胃家热邪郁结，胃阴有伤，气机升降失常，肝胃不和，胃气上逆所造成的。尚未可下者，是指在没有出现舌苔黄燥，高热汗出，便闭，烦躁等症状的，为无形实热郁结于阳明的腑燥证。在用下法治疗之前，可以选用清热降逆的黄连黄芩汤治疗。倘若见到舌苔黄滑，口不觉渴的症状，为胃肠燥热脾家湿阻，当辨证为中焦湿温病，可以用清利湿温的方药施治。

医案举例

医案1： 张某某，男，50岁。症见面目黄染，不欲饮食，泛胃恶心，时有胸胁痞痞，舌苔黄滑或黄腻，小便黄赤，大便色白，脉沉细或弦数。辨证属于湿热蕴邪郁滞少阳，肝胆湿热郁滞，胃肠阻滞所至致。方用加味茵陈蒿汤主治。方药：茵陈12g、山栀子10g、大黄6g（后下）、佩兰12g（后下）、藿香10g（后下）、马尾连12g、黄芩10g、丹参10g、赤芍10g、川楝子10g、槟榔10g、大腹皮10g。水煎，日3服。用药7剂后二诊：诸症明显减轻，随又续原方药加减用药3剂，以资疗效。

医案2： 刘某某，男，22岁。患者自述半个多月的时间以来，身体沉困，四肢乏力，微发热怕风寒，浑身关节酸痛，汗出不畅，精神不振，体温38.5℃；自己认为是感冒，自己买药，服用退热解表之剂无效，遂出现身体发热，多日不退，继而出现胸脘痞满，偶有反胃，不轴饮食，口中黏腻，食入即胀，面色逐渐染黄，尿色如浓茶水样。肝功能检测：黄疸指数20单位，谷丙转氨酶600U/L。诊断为急性黄疸型肝炎，口中黏腻，舌苔黄滑或黄腻，舌质赤，脉象滑数，中医辨证为肝胆湿热证黄疸。证属阳黄，当用栀子柏皮汤合茵陈五苓散加减施治。方药：茵陈20g、栀子15g、五味子18g、垂盆草12g、龙胆草9g、郁金9g、黄柏9g、泽泻9g、猪苓12g、茯苓12g、生麦芽15g、枳壳12g、厚朴12g、鳖甲（醋炙）18g、甘草6g。上方药随症服药15剂后，面身黄疸色消退，肝功能复查恢复正常。遂在原方药中再作辨证加减，关注舒肝健脾和胃之品，又调理半月，身体康复。肝胆湿热证早期，里无结滞，湿热内郁，虽热重于湿，实属阳黄肝胆湿热证，辨证施用茵陈五苓散加味用药治疗，以增强清热利湿之效，故日药少，而力到病除。后再用茵陈15g、栀子12g、白芍12g、太子参12g、山楂15g、五味子15g、炙甘草15g，服药5剂而善后。

医案3： 朱某某，男，58岁。患者素体健康，且因偶感风寒，发病3日来，咳嗽，且痰中带血，大便秘结不畅，小便癃闭，舌苔黄厚腻或黄滑（图3-70），脉象

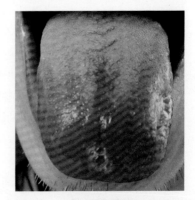

图3-70　舌苔黄厚腻或黄滑

洪数。辨证为膀胱瘀热所致。治以清热利湿。方药用八正散合五苓散加减主之。方药：当归10g、白芍10g、炒栀子10g、赤茯苓10g、竹叶10g、瞿麦10g、扁蓄10g、白茅根15g、川大黄3g、贝母10g、滑石10g、木通6g、车前子10g（另包）、甘草梢6g、灯芯草一小摄为引。水煎药两剂后大便通，小便利，寒热除，诸证均安。

医案4： 陈某某，男，45岁。自述突然发现自己面目发黄，倦怠嗜卧，胸满腹胀，四肢酸痛，午后发热，食欲不振，口渴，小便示浊，舌苔黄滑或黄腻，舌质赤。遂用清热利湿，解毒化浊的甘露消毒丹加减用药治之。方药：茵陈24g、滑石24g、黄芩9g、石菖蒲6g、川贝母9g、木通9g、藿香9g、射干9g、连翘9g、白蔻仁9g、薄荷6g。水煎服4剂后二诊：诸症渐缓，继用胃苓汤加绵茵陈15g，续服5剂，诸症痊愈矣。

医案5： 张某某，男，39岁。患者自述近半月时间以来，身困乏力，胸满腹胀，倦怠嗜睡，面目渐黄染，不欲饮食，时欲呕吐，虽口渴不欲饮，午后发热，小便赤短，舌苔黄滑或黄腻。舌质绛，辨证属湿热郁遏中焦所致。遂投以加味连朴饮治之。方药：制厚朴6g、姜制川黄连、石菖蒲、姜半夏各3g、炒香豉9g、焦栀子9g、茵陈18g。水煎服3剂后二诊：诸证减轻，逐去郁金、石菖蒲，加茯苓12g、泽泻12g，续服3剂，以善其后。

医案6： 朱某某，男，66岁。患者素体尚健，自述近3日来偶感风寒，咳嗽，痰中带血丝，少腹急满，小便癃闭，或尿频、尿急，难受不堪，大便不畅，舌苔黄滑或厚腻，舌质赤，脉象洪数。辨证为肝肾下焦积热、下移膀胱所致。投以清热利湿的八正散合五苓散加减治之。方药：当归10g、白芍10g、炒栀子10g、赤茯苓10g、竹叶10g、瞿麦10g、蓄蓄10g、白茅根15g、川大黄3g、贝母10g、滑石10g、木通6g、车前子（另包）10g、生甘草梢6g、灯芯一撮，水煎服药5剂后二诊：小便通利，腹满除，咳痰止，诸症除。

小结

清代傅松元在《舌苔统志》中曰："淡红舌满布黄苔，为湿阻中州，滑者寒冷湿，腻者湿热。"又曰："如白苔两傍黄色，嫩者主寒湿，老者主温热。"故曰临床凡见黄苔者，主热证、实热证、虚热证、湿热证、寒湿化热证不同变化，苔色主表，苔主六腑，此证多与胆腑郁阻、胆气不舒；肝气郁阻、肝火旺盛、腑气不降、五脏气郁上逆所致。辨证求因有3种类型。

1. 表证入里型

外感表证又分外感表热证与外感表寒证两类。外感表热者：上焦太阳受之，顺传中焦，似胃肠型感冒，表热证舌苔中部由白略显色黄，苔质欠润，根部苔白而润。苔质颗粒分明，凡见此苔，以示病之初，或入中焦，或入阳明，热邪传势快，速以辛凉汗解，误之里传、热势盛伤阴则苔黄干或燥。

外感表寒者：太阳上焦受之，表寒所凑腠理闭，热气内陷，胃肠腑气不通，苔色黄而苔质润或腻，速以辛温解表汗之。误之则苔黄润或腻。舌质皆显红赤。

2. 六腑胃热型

素体舌苔黄者，主六腑胃肠不和证，多主素体少阳体质或阳明体质。素体内热气盛，胃肠腑气热重，胆气上逆至苔色黄，或黄干或黄燥，或黄腻或黄厚，皆由脏腑气机变化所致，口气与二便色与质亦可辨之。

3. 脏腑不调湿热型

系指素体阳性体质人，且有热盛与湿盛之别，热盛者：舌苔多黄干或黄涩，或黄燥，或焦黄，或黄糙，多津少欠润；湿盛者：舌苔多黄润，或黄滑，或黄腻，或黄腐；且苔质多厚，口气与二便色与质亦可辨之。

近代邱骏声在《国医舌诊学》中曰："苔之黄者，胃热也；黄厚而燥刺，或边黄中黑者，肠胃燥屎也；黄厚黏腻者，湿热内伏也；黄而干者，胃液伤也；老黄焦裂者，热甚也；老黄甚而黑者，火极似水也；宜急治；黄而燥刺，中黑通尖，或利臭水者，肠胃腐败败也。"以上所言实热与湿热所显黄苔之鉴。在杂病中也多与食滞与痰湿密切相关。当综合辨证施治。

西医学研究认为身体其他皆正常，仅舌苔淡黄者多与病理病机变化无关。多与生活饮食之中染有黄色的烟草、咖啡、饮料与药物有关。而病理性黄苔是由于丝状乳头增生，角化增剧，舌体微血管扩张及口腔菌体代谢增加所致。凡外感或内伤，均能导致脾胃运化功能障碍、饮食停滞、出现消化不良等症状。胃内的秽浊之气及少量的内容物上泛回流入口腔，当饮食物在胃内正常发酵时所产生的浊气多是二氧化碳，或是由于含硫蛋白质经胃液的消化分解产生硫化氢气体，硫化氢气体呈淡黄色，从而可使苔色染黄。浊气重者，黄苔逐渐增厚。黄苔的渗出细胞较白苔多，尤以中性粒细胞与淋巴细胞升高更为明显，黄苔中有消化系统症状者，其舌苔的渗出细胞也较多，由此说明黄苔中有消化系统症状者所占的比例较大，所以说消化系统功能紊乱是形成黄苔的主要因素之一。另外，肝胆系统的疾病也很容易见到苔色黄染，黄疸一证就是肝胆系统疾病损害严重要和舌苔黄燥或黄腻是最典型的症状之一。血液内和组织内的胆红素含量增加，也会黄染软腭、巩膜和皮肤，其苔色可从浅柠檬黄逐渐变化为绿黄或焦黄。病重者，其苔色可变成暗绿黄色，同时还会出现胃肠道症状，病情比较严重，如腹部膨胀，压痛，恶心，呕吐，便秘，舌苔少津而干燥等。综上所述，黄苔的形成与外感温邪发热，炎症感染所导致的自主神经系统功能紊乱，代谢失调和消化系统功能紊乱，黄疸及舌苔局部细胞代谢障碍，口腔腺体分泌异常等因素有关。

舌苔黄燥可由胃火旺盛，或消化性不良，胃肠道产生吲哚类及硫化氢等气体代谢产物释放臭氧上逆染及舌苔所致；或是由幽门螺杆菌（H_p）感染所致胃酸过多，并含有尿毒素而舌苔黄染，口气重浊有氨气味；消化道黏膜溃疡、功能性消化不良、慢性胃炎、浅表性胃炎、胃溃疡、糜烂性胃炎、急慢性胆囊炎、胰腺炎等病所致；肝气郁滞，肝胃不和也可见舌苔黄燥，口气重浊，小溲赤热，大便秘结。

苔色黄腻者，往往出现口臭或味觉迟钝症状较重。一般可见口腔、咽喉、呼吸道疾病，酸中毒、尿毒症、急性胃炎和慢性胃炎等疾病也可见到苔黄而腻。重者也会见到黄苔裂纹，这是由于高热及炎症与舌体上皮细胞增殖代谢旺盛，形成肿胀或部分舌苔脱落，当食物碎屑与脱落的上皮细胞滞腻在舌苔的裂纹中发生腐败时，还会出现口臭。这种堆积的腐质苔可以阻碍舌体味蕾的神经感受器接触食物，便会引起口淡无味或味觉的异常，从而影响到正常的食欲。

综合上述，黄苔与身体发热、感染性炎症、胃肠消化功能障碍、肝胆与呼吸系统疾病都有着密切的关系。在《新医学》杂志中杨氏认为：临床上所见的多种急性传染性疾病，如流脑、乙脑、伤寒、白喉、钩端螺旋体病的极盛期；重症肺炎、重症肝炎、肠道感染、盆腔炎、急性肾盂肾炎和葡萄球菌及链球菌所致的败血症；以及脑血管意外、急性胰腺炎、阑尾炎、肠梗塞阻、宫外孕破裂、多种胃溃疡病所致的急性穿孔的中期或晚期、腹膜炎、急性胆囊炎、胆石症、胆道蛔虫病、尿道结石合并感染等疾病，均可出现不同的随机个体黄苔舌象。因为感染致身体发热，而导致自主神经系统的功能紊乱、代谢失调和消化系统功能改变以及舌苔局部细胞的代谢变化障碍及口腔内腺体的分泌异常都有着密切的关系。在1975年9月《河南防治病毒性肝炎资料汇编》中报告原河南医学院等单位对正常人和肝病等患者进行舌苔研究报告：通过舌苔细菌培养及细菌定量、舌面温度及酸碱度、用舌苔显微镜及病理活检等观察，初步认为舌苔的形成是口腔正常菌族中某些细菌在疾病条件下优势增殖的结果，舌苔的颜色与优势菌群的颜色也密切相关。

附：　　　　　　表3-2　　　　黄苔主病治简表

分类	主病候	治法	方药
舌苔淡黄	外感风热或湿温 自汗口渴 身热咳嗽 胸腹满闷 脉浮数	宣湿解表	藿朴夏苓汤（藿香 半夏 赤苓 杏仁 薏仁 猪苓 泽泻 厚朴 白蔻仁 淡豆豉）
舌苔黄腻	湿热证 胸部痞闷 身热咳嗽 痰浊壅盛 口渴不欲饮 脉弦数	化痰清热利湿	三加减正气散（藿香 广皮 厚朴 杏仁 滑石 茯苓皮）
舌苔黄燥	实热里证或阳明温病 渴欲冷饮 身热汗出 胸腹满闷 脉象浮洪	清泻实热	承气合小陷胸汤（生大黄 厚朴 枳实 括蒌 黄连 半夏）
舌苔黄滑	湿温证或黄疸 口渴不多饮 身热面赤 胸部烦闷 脉象濡缓	清热利湿	黄芩滑石汤（黄芩 滑石 通草 猪苓 白蔻仁 茯苓皮 大腹皮）

第三节　灰苔与分类辨证施治

源鉴

【索源一】清代梁玉瑜传，陶保廉撰录的《舌鉴辨正》中指出："灰见舌色，有实热证，无虚寒证。"

【索源二】清代林之翰在《四诊抉微·舌鉴》中指出："灰色舌，有阴阳之异，若直中阴经者，则即时舌便灰黑而无积胎，若热传三阴，必四五日表证罢，而胎变灰黑也，有在根、在尖、在中者，有浑舌俱灰黑者，大抵传经热证，则有灰黑干胎，皆当攻下泄热。若直中三阴之灰黑无胎者，即当温经散寒。又有蓄血证，其人如狂，或瞑目谵语；亦有不狂不语，不知人事，面黑舌灰者，当分轻重以攻其血，切勿误与冷水，引饮败血入心，而致不救也。"

【索源三】清代林之翰在《四诊抉微·察舌部》中指出："灰色即黑苔之轻者也，与黑同治，兼有表者，双解散；下利者，解毒汤；内实者，承气汤。但少阴寒症，也见灰色，见在一二日者，无苔而冷滑是也。四逆汤主之，下利者理中汤。"

【索源四】清代陆廷珍在《六因条辨·伤暑条辨》中指出："伤暑热不解，脘闷呕恶便泻，舌白罩灰，此胃阳不足，湿浊阻遏，宜用生姜、半夏、厚朴、通草、六一散，通阳泻浊，热甚者，加黄芩、黄连，苦寒清热也。"

按语　本条文是说长夏外感暑热不解，实则暑热多挟湿，伤及中焦阳明，湿性黏腻，如雾蒙阻遏胃气，伤及胃阳，脾阳不升，胃阴不降，浊气上逆，舌苔犹如阴霾雾罩，舌苔色灰，当用温中阳散寒化湿，开胃气助运化利湿的中药，以温通中阳、开雾霾散寒利湿解之；热甚者，重用苦寒直折热势。

【索源五】近代曹炳章在《辨舌指南·辨舌之颜色》中指出："灰色苔者，即黑苔之轻也。加以青黄和入黑中，则为灰色也。当与黑苔同治。"

按语　本条文是说舌苔见灰则是黑苔之色渐也，均主里证，有寒热之分，而在施治上与黑相同。

一、舌苔灰腻

【索源一】清代吴鞠通在《温病条辨·中焦篇》中指出："暑温伏暑，三焦均受，舌灰白，胸痞闷，潮热呕恶，烦渴自利，汗出溺短者，杏仁滑石汤主之。"

按语　本条文指出感受了暑温或伏暑之邪，犯三焦而病。临症可见灰色舌苔，舌苔灰者主里证，苔白而又主表证，舌苔灰白为表里兼证。又见胸痞，自利呕恶，为湿邪内

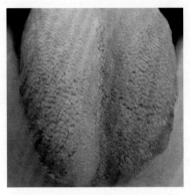

图 3-71　舌苔灰，舌质赤绛，舌态中部呈纵向浅裂沟

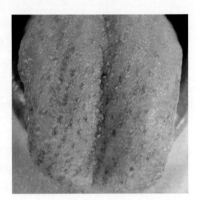

图 3-72　舌质赤绛、舌面散布突起的小红点，舌态胖厚、舌中呈纵向浅裂沟

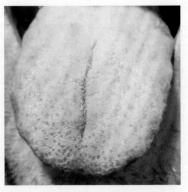

图 3-73　苔灰干燥，舌质赤绛，舌态干瘪、两边有齿印痕、舌中部门有浅裂沟、舌尖部有白色小点状水疱

困，气机阻滞；潮热烦渴，汗出溺短，为湿热内蒸所致，可用宣肺清热利湿的杏仁滑石汤治疗。

【索源二】清代吴鞠通在《温病条辨·中焦篇》中指出："杏仁滑石汤。杏仁三钱，滑石三钱，黄芩二钱，橘红一钱五分，黄连一钱，郁金二钱，通草一钱，厚朴二钱，半夏三钱。上药以水八杯，煮取三杯，分三次温服。"

【索源三】清代吴鞠通在《温病条辨·中焦篇》中指出："湿聚热蒸，蕴于经络，寒战热炽，骨骱烦疼，舌色灰滞，面目萎黄，病名湿痹，宣痹汤主之。"

按语　本条文指出临症见寒战又热炽，为湿热之邪蕴蒸于经络所致，骨骱疼痛者，为之痹证。症见舌苔色灰而滞腻，面目萎黄者，为内湿郁聚而生热，证属湿痹，当用宣通经络清利湿热的宣痹汤治疗。

医案举例

万某，男，26岁，未婚，1982年7月4日初诊，患病已四载，终日幽居，独语不休，其声低沉，时而若有异性狎之者，羞怯畏缩，语声急粗而謇，然闻人语则噤若寒蝉，且惊惧懔懔，乃至跃于梁上，或窜于床下，惶惶然似有避之不及之势。症见蓬首垢面，肌肤晦滞而粗糙无泽，目光呆滞而神情疑虑，舌质紫黯色，舌苔灰色而厚腻微干，脉沉涩。辨证属卑慄。此乃痰瘀内阻，滞碍神机而致。予以《济生方》导痰汤化裁治疗：枳实15g、胆星9g、制半夏9g、茯苓12g、炙远志15g、石菖蒲15g、海浮石30g、郁金18g、桃仁12g、红花12g、䗪虫9g、水蛭12g、酸枣仁15g、甘草10g、琥珀6g（研末，分两次冲服）。水煎。

服药20剂后二诊，诸证略减，又继续服药25剂后三诊：症象大减，独语已失，劝之已敢出屋，稍事走动，仍然卑怯惧人，神识欠清。于上方略减涤痰化瘀之药量，加龙齿，磁石以镇心安神，再加入麝香0.2g（首煎1次吞服），以期开窍慧神，而使心神安宁，又用药20剂后，神清志定，卑怯惧人之状尽除，后又以四物汤加半夏、茯苓、远志、枣仁、龙齿、磁石等制丸，嘱其继续用药5个月以巩固疗效。于1985年10月随访至今，精神状况一直良好。

本证在一些古籍医学中记载多以虚证论之，如明代王肯堂的《证治准绳》中记载："卑慄之病，以心血不足耳。"但一般不尽其然，据其语声低沉，惊避迅猛而有力，脉象沉涩，舌质紫黯，舌苔色灰而厚腻略干等症象观察之，多系痰瘀互结，阻碍神机所致，故以导痰汤化裁，涤痰化瘀，畅达神机，以获神效。

二、舌苔灰黄

源鉴

【索源一】清代吴鞠通在《温病条辨·中焦篇》中指出："滞下红白，舌色灰黄，渴不多饮，小溲不利，滑石藿香汤主之。"

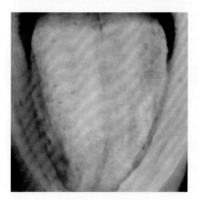

图 3-74　舌质赤绛，舌态厚长

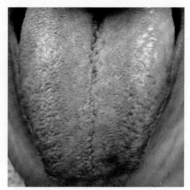

图 3-75　苔灰黄滑腻，舌质绛紫，舌态厚长、中有纵向裂沟、两边向上卷翘

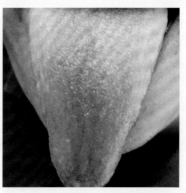

图 3-76　苔灰黄腻，舌质赤绛、尖甚，舌态瘦长

按语 本条文指出暑湿内伏，三焦气机阻滞，临症出现红白痢疾，苔色灰而见黄，口渴又不想多喝水，小便不利等症状者，当为湿浊秽滞肠胃，当以辛淡宣化渗湿、芳香利窍的滑石藿香汤治疗。

【索源二】清代吴鞠通在《温病条辨·下焦篇》中指出："暑邪深入厥阴，舌灰，消渴，心下板实，呕恶吐蛔，寒热，下利血水，甚至声音不出，上下格拒者，椒梅汤主之。"

按语 本条文指出外感暑邪，深陷厥阴，出现口干渴，大量饮水的上消证。舌苔灰色见黄而干燥无津，若又出现心下胃脘部坚硬板实证，恶心呕吐，或者见到吐出蛔虫，身恶寒而发热，下利的大便呈血水样的红色。病情严重者还可见声音嘶哑，甚或不能发出声音。此乃上焦下焦格柜而不通，正气大虚，邪气炽盛者，当以酸苦泄热的椒梅汤疏通三焦，逐其热而开其闭。

【索源三】清代林之翰在《四诊抉微·舌鉴》中指出："灰色见于中央，而消渴，气上冲心，饥不欲食，食即吐蛔者，此热传厥阴之候，乌梅丸主之。"

【索源四】清代林之翰在《四诊抉微·舌鉴》中指出："舌根灰色而中红尖黄，乃肠胃燥热之证，若大渴谵语，五六日不大便，转屎气者下之，如温病热病，恶寒脉浮者，凉膈双解选用。"

【索源五】清代林之翰在《四诊抉微·舌鉴》中指出："舌灰色而根黄，乃热传厥阴，而胃中复有停滞也。伤寒六七日，不利，便发热，而利，汗出不止者死，正气脱也。"

按语 本条文指出外感湿热毒邪，热陷直犯厥阴，又挟阳明腑实，大小便不利则发热，汗出不止者为厥阴脱证也。当以清热解毒，敛汗固脱施治。

医案举例

贾某某，女，48岁，自述发病5天来，初起恶寒身热，继而两颊部发热肿胀，状若鸡卵大小，色红且光亮，发热，按之疼痛，吃饭与张口说话困难。西医检查诊断为腮腺炎，曾用青霉素、链霉素治疗效不佳，转中医治疗。时令春初，自述半月来，头痛，发热，微恶风寒，体温38.5℃，两腮部红肿硬痛，口苦而渴，咽喉疼痛，全身肌肉酸痛，舌质赤，苔黄腻或灰，小便赤短，大便干，脉象浮数。辨证为时感瘟疫热毒之邪，热毒内侵结于少阳，发为痄腮。遂投以清解热毒疏风解表的普济消毒饮治之。方药：牛蒡子10g、连翘10g、桔梗6g、僵蚕5g、薄荷（后下）6g、柴胡3g、黄连2g、黄芩3g、玄参6g、炮穿山甲3g、板蓝根10g、橘红6g、马勃（另包下）3g、甘草3g。水煎服药3剂，并用仙人掌，将其外皮去掉后，捣烂，加入冰片0.3g，青黛3g，食醋少许，调匀后外敷局部，1天换药1次。并嘱全家人服用板蓝根冲剂5天。二诊：自述病状明显减轻，热势渐退，两颊部红肿消退，小便清利，大便通，吃饭与语言均可，遂又按原方药续服3剂后三诊：症状大减，去僵蚕、黄芩、穿山甲、马勃，再续3剂，随访，诸证除，病愈。

三、舌苔灰滑

源鉴

【索源一】清代吴鞠通在《温病条辨·中焦篇》中指出："足太阴寒湿，舌灰滑，中焦滞痞，草果茵陈汤主之。面目俱黄，四肢常厥者，茵陈四逆汤主之。"

按语 本条文是指太阴阳虚寒湿证，证见苔色灰滑，中焦脘腹胀满者，可用温通开窍的草果茵陈汤治疗。若证见面色及眼巩膜都已经发黄，不思饮食，胁肋脘腹胀满，还经常出现四肢末梢厥冷冰凉者，可用茵陈四逆汤温阳祛寒化湿回厥治疗。阳虚者寒湿内滞，非草果茵陈汤所能胜之。

【索源二】清代吴鞠通在《温病条辨·中焦篇》中指出："足太阴寒湿，舌白滑，甚则灰，脉迟，不食，不寐，大便窒塞，浊阴凝聚，阳伤腹痛，痛甚则肢逆，椒附白通汤主之。"

按语 本条文指出足太阴寒湿证，症见舌苔由白灰转变为灰滑，此为寒湿之苔；心阳为寒湿所困，脉象来去俱迟，胃阳阻遏则不欲食；湿聚中焦、脾阳运化阻滞；

阻遏阳气者，心阳不达则不寐，脾与大肠的阳气失其条达，则大便阻塞不通，寒湿内困，气不宣散，郁滞而腹痛，肝脉瘀滞、四肢厥冷，可用温通三焦阳气，又可祛三阴浊邪的椒附白通汤治疗。

【索源三】清代林之翰的《四诊抉微·舌鉴》中指出："淡淡灰色，中间有滑胎四五点，如墨汁，此热邪传里，而有宿食未化也。大柴胡汤。"

【索源四】清代吴坤安在《伤寒指掌·察舌辨症法》中指出："舌苔灰黑而滑者，此寒水侮土，太阴中寒证也……治宜理中汤主之。如杂证而现黑滑苔者，必是湿饮伤脾，宜温中和脾逐饮治之。"

按语 本条文是说舌苔灰而湿润者，是为痰饮内停在肺肾，寒湿内阻在中焦脾胃。若见舌苔灰而干者，为热炽耗伤三阴证，一为外感温热病，二为阴虚火旺证，或内伤杂证。大凡邪热传里，时疫，郁积，蓄血证等，均可见到灰苔舌。灰苔干燥者，主阳明腑实证，阴液已伤，若腑实证在，或苦寒攻下；若无腑实证候，而脉细数者，当以甘寒救阴；若灰苔黏腻，主痰湿内阻，治宜温中燥湿，或芳香化湿；若苔滑润者，兼有吐利脉象细者，为脾肾阳虚寒湿内盛，治当温阳祛寒。

医案举例

牟某某，女，32岁，自述休息痢反复3年余，精神不振，嗜卧倦怠，腹中块垒时有疼痛，痢下兼有干粪粒，时作时休，发无规律，舌苔灰滑，舌质青灰，脉象弦迟。辨证属脾肾阳虚而有寒积也。宋代许叔微在《普济本事方》中指出："治痼冷在肠胃间，连年腹痛泄泻，休作无时，服诸药不效，宜先取去，然后调治易瘥，不可畏虚以养病。"遂投以温补脾阳，攻下冷积的温脾汤加味治之。方药：参须9g、熟附子9g、炒干姜6g、甘草6g、当归（酒炙）6g、大黄（酒炙）9g、川厚朴9g、枳实（清炒）9g、元明粉6g。上药共为细末，炼蜜为丸。每日服3次，每次服1丸，用砂仁汤送下。

四、舌苔灰黑

【索源一】清代林之翰在《四诊抉微·舌鉴》中指出："上邪胜水，而见舌灰黑纹裂，凉膈调胃，皆可下之，十中可救二三，下后渴不止，热不退者，不治。"

按语 本条文指出外感温热，热极伤阴，舌色见灰或黑又纹裂者，可急用凉膈散清热解毒；调胃承气汤清热泻下通便法治之。若下后内热不退，口渴不止者，病情为重，当辨证用滋阴清热法施治。

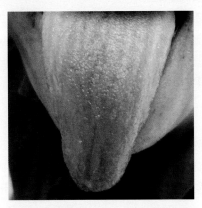

图3-77 苔灰或灰黑薄腻，舌质赤绛、尖甚，舌态瘦长呈尖状

【索源二】清代林之翰在《四诊抉微·舌鉴》中指出："舌见灰黑色重晕，此瘟病热毒传三阴也。毒传内一次，舌即灰晕一层，毒盛故有重晕。最危之候，急宜凉膈双解，解毒承气下之，一晕尚轻，二晕为重，三晕必死。亦有横纹二三层者，与此重晕不殊，灰黑舌中，又有干刺，而见咽干口燥喘满，乃邪热结于少阴，当下之，然必待其转矢气者，方可下，若下之早，令人小便难。"

按语 本条文指出临症见舌质灰黑，为瘟疫毒热之邪内传太阴、少阴、厥阴三阴也。灰黑舌见有干刺，且咽喉干燥，喘满者，为邪热内传少阴之证。当用清下法治之。若下之较早，则会出现小便赤短证。

医案举例

高某某，男，42岁，1988年初诊：自诉10年前曾患过胆囊炎。近月余右上腹部持续性疼痛，连及胁肋、后背及右肩，口苦，喜嗜酒肉厚腻，时有干呕，双目微黄，口气重，大便秘，溲赤热，舌苔灰褐黏腻、舌质赤（图3-78），脉象弦数。辨证属肝胆气郁湿阻，肝胃不和，肝气不舒所致。治当清肝利胆，理气舒肝。方药用黄连解毒汤加味

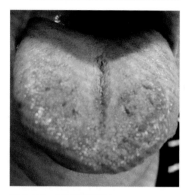

图3-78　舌苔灰褐黏腻

施治，并嘱改变生活习惯，禁忌酒肉厚腻，多宜清淡素食或水果。方药：柴胡15g、白芍9g、枳壳12g、茵陈15g、广木香6g、玄参12g、连翘9g、陈皮12g、大黄6g（后下）、黄连9g、黄柏6g、黄芩6g、栀子6g。服药3剂后二诊：高氏表示已经按医生说的改变了生活习惯，坚持下去，大便日解2次，腹痛减轻。遂在原方药上去大黄、广木香、连翘，续服用药3剂后三诊：胁肋腹痛痞满及后背痛皆无，口味开，口气无，自述很好，遂用柴胡12g、枳壳9g、黄连3g、黄柏3g、黄芩3g、茵陈9g。再进5剂后四诊：诸症皆除，精神清爽。

【索源三】清代林之翰在《四诊抉微·舌鉴》中指出："已经汗解，而见舌尖灰黑，有宿食未消，或又伤饮食，邪热复之故，调胃承气汤下之。"

按语　本条文指出太阳伤寒证，经汗未解，舌尖灰黑，又伤饮食，与邪热结滞于胃而腹胀便秘，当用调胃承气汤治之。

【索源四】清代林之翰在《四诊抉微·舌鉴》中指出："舌尖灰黑，有刺而干，是得病后犹如饮食之故。虽证见耳聋胁痛，发热口苦，不得用小柴胡，必用大柴胡，或调胃承气加消导

药，方可取效。"

按语 本条文指出临症见舌质尖灰黑，有刺而干，又见有发热口苦，胁痛，耳聋等少阳证，不用小柴胡，且用大柴胡或调胃承气汤。此既可和解少阳半表半里之邪，又可通泻阳明里热之结。

医案举例

王某某，男，53岁，于1981年7月21日初诊。患者持续呃逆9天，经针灸治后只能停止1小时左右，大便已数日不解，舌苔厚，中灰黄，脉象弦数。此乃实热内盛之候，故用承气汤泄热通腑，合芍药甘草汤解痉缓急。方药：生大黄9g、芒硝9g、甘草9g、枳实9g、白芍30g。服药4剂后，呃逆即停止，实热解，大便通，诸症愈。

小结

西医学研究认为舌苔呈现灰色，犹如草木灰一样，病主里证主寒湿与虚寒证、主阳虚证。是由黄苔随病情逐渐加重而传变来的。常见于素体阳虚阴盛，又外感伤寒失治；或温病迁延日久、水湿不得温化；或中焦虚寒所致。清者不升，浊者不降，湿聚热遏，浊气上递，而苔色呈灰。热中挟湿，湿热结滞者，苔色灰而黏腻；三阴阳虚，寒湿内盛者，苔色灰滑；素体阳虚，又伤寒失治，寒湿化热，则苔色灰而见黄；太阴阳虚，宿食未消，又外感瘟病热毒之邪，迁延日久，可见到苔色灰而发黑，甚者生刺而裂纹，口干渴，热重，遇此可用下法，解毒而清内热；下后又生复热，口渴仍不止者，则愈后不良，所以现苔质灰色，又主危重之证。

灰色苔质的形成一般与霉菌中产生棕色色素的链丝菌、黑色菌种、念珠菌、曲霉菌、酵母菌及产硫化氢较多的菌种（硫化物呈灰黑色）有关外，长期应用广谱抗生素引起药物的拮抗，体内菌群失调，导致细菌的耐药性增强；加至体液的酸碱度发生改变，以及临床上常见的消化系统疾病、脱水，酸中毒等病证，都可见到灰色苔质。从机体的生理到病理变化全面解释灰色苔质的形成，还需要进一步研究。

附：　　　表3-3　　　灰苔主病治简表

分类	主病候	治别	方药
舌苔灰腻	暑温证 伏暑证 胸部痞闷 潮热呕恶 烦渴自利 汗出溺短 脉象洪大	清热宣肺利湿	杏仁滑石汤（杏仁 滑石 黄芩 橘红 黄连 郁金 能草 厚朴 半夏）
舌苔灰滑	太阳寒湿证 脘腹胀满 面色俱黄 精神疲倦 小便不利 肢冷 脉象弦滑	温阳宣化利湿	草果茵陈汤（草果 茵陈 猪苓 厚朴 广皮 泽泻 茯苓皮 大腹皮）
舌苔灰黄	暑湿症 胸痞干呕 心烦溲赤 口渴不多饮 红白痢疾 脉象濡缓	清利湿热	滑石藿香汤（飞滑石 白通草 猪苓 茯苓皮 藿香梗 厚朴 白蔻仁 广皮）
舌苔灰黑	外感温病 中焦上焦实 热证 高热头痛 胸膈烦热 烦躁口渴 面赤唇焦 咽喉肿痛 脉紧数	清热泻火解毒	凉膈散（大黄 朴硝 连翘 栀子仁 黄芩 甘草 薄荷叶 竹叶）

第四节　黑苔与分类辨证施治

源鉴

【索源一】元代杜清碧在《敖氏伤寒金镜录》中指出："舌见黑苔，水克火明矣，患此者，百无一治。"

【索源二】元代杜清碧在《敖氏伤寒金镜录》中指出："若见舌苔如黑漆之光者，十无一生。"

【索源三】元代杜清碧在《敖氏伤寒金镜录·黄心舌》指出："舌有黄心色者，必初白苔而变黄色也。皆表而传里，热已入胃，宜急下之，若下迟必变黑色为恶症，宜用调胃承气汤下之。"

【索源四】明代张介宾在《景岳全书》中指出："黑色连地而灰黯无神，死无疑矣。若舌心焦黑，而质地红活，则未必皆死。"

【索源五】清代张登在《伤寒舌鉴》中指出："伤寒五、七日，舌见黑苔，最为危候。表症皆无此舌，如两感一、二日间见之，必死。若白胎上中心渐黑者，是伤寒邪热传里之候。红舌上渐渐黑者，乃瘟疫传变，坏死将至也。"

【索源六】清代梁玉瑜传，陶保廉撰录的《舌鉴辨正》中指出："凡舌苔见黑色，病必不轻，寒热虚实各证皆有之，均属里证，无表证也。"

按语　本条文是说黑苔主里病，主热极，主寒盛。

【索源七】清代汪宏在《望诊遵经》中指出："两感一二日。舌见黑胎者。死证也。黑色连地而黯无神者。败证也。"

【索源八】清代汪宏在《望诊遵经》中指出："胎黄黑，症见不足者，元气大亏也。"

【索源九】清代汪宏在《望诊遵经》中指出："两感一、二日，舌苔中黑边白者，不治之症也。胎白而舌根俱黑，汗后脉躁者，死证也。"

【索源十】元代杜清碧在《敖氏伤寒金镜录》中指出："如舌之黑而紫，黑而湿润，黑而滑濡滑，黑而柔软，皆寒证也；黑而肿，黑而焦，黑而干涩，黑而卷缩，黑而坚硬，黑而芒刺，黑而拆裂，皆热证也。"

【索源十一】元代杜清碧在《敖氏伤寒金镜录》中指出："舌见红色，内有黑形如小舌者，乃邪热结于里也。君火炽盛反兼水化，宜凉膈散、大柴胡汤下之。"

【索源十二】清代周学海在《形色外诊简摩》中指出："黑苔者，少阴肾色也。若五、六日后，热传少阴，火乘水位，亢极之火，不为水衰，反兼水化，如水过炭黑是也。"

【索源十三】清代陆廷珍在《六因第辨·伤暑条辨》中指出："伤暑日多，舌黄焦黑，大便闭结，少脐硬痛，转矢气者，此有燥屎也，宜用小承气汤加元明粉、鲜石斛、元参心、鲜菖蒲、生首乌等味，化内结而保胃津也。"

按语　本条文是说外感暑热多日不解，出现舌苔焦黄或黑者，肺家热胃肠燥甚腑证也，当用小承气加益阴生津解毒之剂。一化内结通便泻热，二则滋养肺胃之阴保胃液，肺清肠润便解暑热自消。

图解舌诊临证实录

一、黑苔滑腻

源鉴

【索源一】清代傅松元在《舌苔统志》中指出："黑色本主寒水，滑润者，寒水之性也。"

按语　黑色主肾，肾主水，寒水而又黑苔滑润者，肾虚也，肾气虚者水湿盛，肾阳虚者乃五脏气虚，气不化湿，则寒湿内盛，当辨凡五脏寒湿内盛者，舌苔黑而滑润或滑腻。

【索源二】清代汪宏在《望诊遵经》中指出："苔如黑软润而滑者，水克火，寒症也。"

按语　临症见舌苔色黑，质软润而滑者，为寒证也，皆五脏阳虚寒湿内盛也。

【索源三】清代汪宏在《望诊遵经》中指出："舌苔中黑，边白而滑，恶寒脉弱者，表里虚寒也。"

按语　临症见舌苔中心部色黑，两边色白而滑者，又恶寒而脉弱，是表虚里寒证也。

【索源四】清代叶香岩在《外感温热篇》中指出："若舌黑而滑者，水来克火，为阴证，当温之。"

按语　本条文叶氏指出凡见舌苔色黑而滑者，为阴证、寒证、当用温阳祛寒的方法治疗。

【索源五】清代王孟英在《温热经纬》中指出："凡虚寒证，虽见黑苔，其舌必润而不紫赤，识此最为秘诀。虚寒证出现的黑苔，一般黑中带灰而滑润，还伴有肢冷，便溏寒不渴，脉微等证，治宣温经回阳，佐以调补气血。"

按语　本条文王氏指出凡虚寒证见到黑苔，其舌质色不会呈现紫红而有润滑感。同时指出虚寒证见到的黑苔，一般黑苔中显灰而滑润，还兼有肢冷畏寒、口不渴、大便溏、脉微无力等证，治宜温经回阳，佐以调补气血。

【索源六】清代王孟英在《温热经纬》中指出："若湿温初期，苔色黑而润滑，临床又见发热胸闷，渴喜热饮，又无其他重证者，是胸膈内有伏痰，可于凉散药中佐以辛温或辛滑开泄之品，伏痰化，黑苔自除。"

【索源七】清代林之翰在《四诊抉微·察舌部五法篇》中指出："至
于舌上青黑，以手摸之，无芒刺而津润者，此直中寒证
也，急投干姜，附子，误以为热，必危殆矣。是舌黑者，
又不可概以热论也。"

按语 本条文林氏指出临证见舌上青黑者，不可概以热病所
致。若脾肾阳虚，或三阴寒实证，也可见到黑苔。可用
手扪之，津润而无芒刺，则为三阴寒湿证，当以温阳祛
寒的干姜、附子治疗。若单见芒刺不见湿润、误诊为热
证而治之，必令误治而变危证也。

【索源八】清代吴坤安在《察舌辨证歌》中指出："黑滑太阴寒
水侮[①]，腹痛吐利理中宜，文兼黏腻形浮胖，伏饮凝痰开
逐之。"

按语 本条文指出舌苔黑滑，为太阴之寒证。又称为寒水侮
土，为理中证也。若兼有黏腻浮肿者，是湿痰寒饮伏于
太阴之证。当用温里化湿和脾利湿之法治之，如二陈、
厚朴、姜汁，合五苓之类，开之逐之，痰饮自去也。

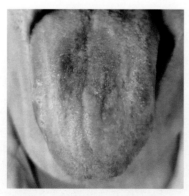

图3-79 黑苔滑腻，舌中根甚，尖边苔
白薄，舌质尖边青绛肿胀，显有齿印（辨
证：胃肠六腑寒湿，肝心五脏气郁证）

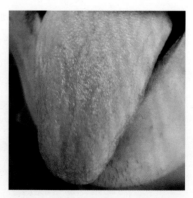

图3-80 舌苔黑灰滑腻，舌质赤紫、舌
尖甚，舌态瘦

---

① 侮：系指舌苔黑滑者，多属阳虚寒湿，肾水之色上泛之候，可选用理中汤治之。
若恐其药力不足者，可重用温肾回阳散寒之药，如附子、肉桂、补骨脂、仙灵脾之类。

【索源九】清代吴坤安在《察舌辨证歌》中指出："舌见边黄中黑腻，热蒸脾湿痞难禁，吐呕便秘因酒伤，开泄中焦有泻心。"

按语 本条文指出胃热蒸脾挟湿者则舌苔见黄，舌苔中部常黑腻，又见有中焦痞满呕吐，小便不利，嗜酒之人多有此症。可用泻心汤、以开泄中焦。

医案举例

医案1：孟某某，男，42岁，自述近10余天来，身体自觉发热，心急烦躁，时有汗不解，脘腹痞满，隐隐作痛，时有神昏谵语，神志不清，时有痉厥，口干渴，舌苔黄、中心灰黑厚腻（图3-81），脉象沉实而滑。辨证为太阳证未解，内入阳明腑热证，当急下存阴，投以大承气汤一剂后，日大便畅行3次，热退神志清，痉厥止。后以粳米百合大枣

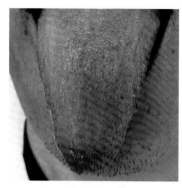

图3-81 舌苔黄、中心灰黑厚腻

熬粥缓缓调养，3日后知饥善食，遂施方药：沙参12g、石斛9g、麦冬9g、细生地9g、百合12g、玉竹9g、枸杞子6g、大枣6枚、冰糖3g，水煎服，再进3剂，随访诸症而愈。

医案2：蒋某某，女，62岁，严冬之时，肾阳虚恶寒肢冷，不能御寒，又外感风寒，寒入骨髓，头痛，腰痛，身体发热，恶寒甚剧，虽厚衣重被，其寒仍不解，舌苔黑润或滑腻、舌质灰暗（图3-82），脉象沉细而紧。此古人名为肾伤寒证。《伤寒论》曰："热在皮肤寒在骨髓。"投以温下散寒的麻黄附子细辛汤服药两剂后二诊：汗出至足，恶寒除，诸症愈；又减其量续服调理1剂。

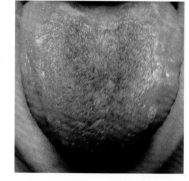

图3-82 舌苔黑润或滑腻，舌质灰暗

二、黑苔干燥

【索源一】清代傅松元在《舌苔统志》中指出："黑色本主寒水，滑润者，寒水之性也。其不滑润而燥者，主热，为寒极生热，性之变也。火性热而其色赤，理之常也，其火热之为病，多见于胎黑者，何也？盖热极反见胜已之化也。犹薪之得火则赤，火过而为炭黑者是也。"

按语 此条文是说舌苔滑润滑者，为肾阳虚，五脏虚寒，寒湿之邪上泛于舌苔所致。但是所见舌苔反黑者所产生的机理与辨证，寒极化热，寒热互结，焚薪化黑，舌苔黑者是也。

【索源二】清代汪宏在《望诊遵经》中指出："胎黄中有小黑点，腹满嗌干者，邪传太阴也；黑晕两条而中灰色，口燥舌干者，邪传少阴也。"

【索源三】清代汪宏在《望诊遵经》中指出："舌中胎黑而干者，邪传少阴，热甚津枯也。"

按语 以上两条文汪氏指出临症见舌苔黄中有小黑点，腹满而口咽干燥者，热邪传太阴也；若苔黑而干，或中灰舌干者，热在少阴，热甚津伤所致。

【索源四】清代吴鞠通在《温病条辨·中焦篇》中指出："下后数日，热不退，或退不尽，口燥咽干，舌苔干黑，或金黄色，脉沉而有力者，护胃承气汤微和之；脉沉而弱者，增液汤主之。"

按语 本条文吴氏指出温病用下法后的数日，身热仍然不退，并出现口燥咽干，舌苔干燥而黑，或者金黄色，脉象沉而有力。这是温邪过早用下法后阴液被伤，邪气未尽，复聚于阳明的缘故。此可用护胃承气汤既泄余热，又护胃阴和胃调治；如果脉象沉而弱者，表明阳明已无热结，只有阴液的耗伤，就应该用养阴退热的增液汤治疗。

【索源五】清代余师愚在《疫疹一得·疫证条辨》中指出："杂证

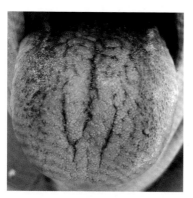

图 3-83 黑苔呈纵条状、根甚，舌质赤，舌态面有浅裂纹呈黑苔纹

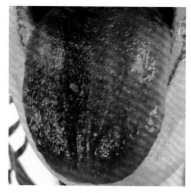

图 3-84 黑苔干燥，右侧重，根部花剥，舌质赤绛（辨证：胃所六腑湿热，肝胆气郁，脾胃实热证）

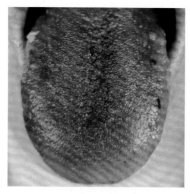

图 3-85 苔黑干燥，舌质赤，舌态尖边肿胀厚（辨证：胃肠六腑实热，心肝五脏气滞血瘀）

　　有津液枯涸，水不上升，咽而思饮，不及半杯，而此则思冰饮水，百杯不足。缘火毒熬煎于内，非冰水不足以救其燥，非石膏不足以制其焰，庸工犹戒生冷，病家奉为至言，即温水亦不敢与，以致唇焦舌黑，宜本方增石膏加花粉。"

按语　本条文指出杂病阴液亏损者，症见口干舌燥，渴饮，但饮必不多，暑热时疫，热盛伤津，自当渴欲引饮，而且多喜凉饮。由于饮水有助于清热生津止渴，所以疫热伤津之候非但不宜禁止，而且应告诫患者以饮为宜。若热毒内陷、阴液枯竭、出现唇焦、舌苔黑而干燥者，宜本方就是说用清瘟败毒饮增加石膏和天花粉，以清热解毒、止渴生津、除燥热。

【索源六】清代余师愚在《疫疹一得·疫疹条辨》中指出："疫证初起，苔如腻粉，此火极水化。倘若误诊为寒，妄投温燥，其病反剧，其苔愈厚，津液愈耗，水不上济，二火煎耗，变白为黑，其坚如铁，其厚如甲，敲之戛戛有声，言语不清，非舌卷也，治之得法，其甲整脱，宜本方增石膏，玄参，连，知，翘，加花粉，黄柏。"

按语 本条文余氏指出外感时疫温病初期，症见舌苔如腻粉，若误诊为伤寒，又误用温燥之药，其病必反而加剧。温燥之药助热而伤阴，阴精耗伤，舌苔黑色，厚如甲，坚如铁，转动困难而致言语不清，不是因舌卷所致者。本方仍是指用清瘟败毒饮治疗。另加天花粉、黄柏，并增加石膏、玄参、犀角、连翘、知母、黄连的用量。

【索源七】清代叶天士在《外感温热篇》中指出："舌黑而干者，津枯火炽，急泻南补此。若燥而中心厚者，土燥水竭，急以咸苦下之。"

按语 本条文所指在温病过程中的黑苔变化，大多系阴亏火盛所致，其舌苔多黑而干燥，这是下焦肾阴枯竭，上焦心火亢盛的表现。治疗应用滋肾救阴，清心泻火之剂。此外，阳明腑实，由于热邪内盛而下劫肾水，亦可出现黑苔，其特点是在舌的中心部位有较厚的黑苔，其胃肠腑实热重，治疗当以攻下为急、有急下存阴之意。

【索源八】清代石寿棠在《医原·温热辨舌心法》中指出："黑为肾色，苔黑燥而厚，此胃肠邪结，伤及肾阴，宜大承气汤咸苦下之。黑燥而不厚，调胃承气汤微利之，或增液承气汤润下之。"

【索源九】清代梁玉瑜传，陶保廉撰录的《舌鉴辨正》中指出："舌苔中心黑厚而干，为热盛津枯之候，急用生脉散，合黄连解毒汤以解之，此名中痞舌。"

按语　中痞者为病证名，是指中焦闭塞不通所致的痞证。《华氏中藏经·辨三痞证并方第四十六》中指出："中痞者，肠满，四肢倦，行立艰难，食已呕吐，冒昧，减食或渴者是也。"本条文指出临症见舌苔中心黑厚而干，为热盛伤津所致。见此舌象者可急投生脉散治疗，或用黄连解毒汤治疗。临症也把这种舌象称为中痞舌。

医案举例

谢某某，男，55岁，因外感风寒，发烧8天，少尿3天，于1981年12月29日初诊。

检查：颜面潮红，球结膜充血，皮肤及黏膜可见有出血点，腹部胀满，有压痛及反跳痛，双肾区有叩击痛，小便每日量约150~200ml，血红蛋白（HGB）110g/L，白细胞（WBC）23.60×10^9/L，中性（N）81%，淋巴（L）19%，血小板（PLT）6.0×10^9/L，尿蛋白（++++），尿素氮76mg。给予利尿，支持疗法等症治疗后，症状仍无明显好转，血压上升至154/96mmHg。症见面目发红，躁扰不宁，入夜谵语不休，肚腹膨胀，腹痛拒按，腰痛，大便秘结，小便短少，呕恶频频，口渴思饮，舌苔焦黑无津，舌质红绛干敛，脉象沉弦细数。

此属邪热入营，腑实内结，津液枯竭之证，投以养阴清营，攻下燥结之法。方药：生地30g、玄参30g、麦冬15g、知母15g、黄柏10g、黄连6g、连翘15g、竹叶10g、大黄30g（后下）、芒硝30g（冲服）。服药3日，大便5次，腹胀腹痛减轻，诸证明显好转，继以上方药化裁连进3剂后，尿量达400ml以上，诸证痊愈，随又以益气养阴药调理而善后。

总之，苔黑而干燥，一般常见于温病，或湿温病的后期，湿热化燥，燥入营血，伤津耗液；也可因误诊瘟疫证为伤寒，又妄投温燥之剂大伤其阴，致使热邪内陷三阴又三焦，阴精大伤，下焦肝肾气阴两虚，上不济于少阴，故而出现阳不伏阴，心火旺盛，脏腑燥热，苔黑而干燥的舌象。

三、黑苔焦躁起刺

【索源一】 清代吴鞠通在《温病条辨·中焦篇》中指出:"面目俱
赤,语声重浊,呼吸俱粗,大便闭,小便涩,舌苔老黄,
甚则黑有芒刺,但恶热,不恶寒,日晡益甚者,传至中
焦,阳明温病也。脉浮洪躁甚者,白虎汤主之;脉沉数有
力,甚则脉体反小而实者,大承气汤主之。"

按语 本条文是指凡温病,包括风温、温热、瘟疫、温毒、冬
温等证。临床出现颜面潮红,眼白发红,说话语声重
浊,呼吸气粗,大便闭结,小便不畅利,舌苔呈老黄
色,严重的可见苔色黑糙而起芒刺,患者自觉身恶热,
不恶寒,每天到傍晚的时候病情加重。若病邪传至中焦
脾胃,则为阳明温病也。由于热邪传入阳明,而阳明经
的经脉多循行围绕在面部,所以出现面目俱赤,肺热灼
津,清肃失常,故语声重浊,呼吸气粗;同时可见口大
渴,汗大出的阳明热证,胃肠燥实,大便闭结,热迫小
肠,小便涩少。胃中浊热上蒸,舌苔老黄色;病情重
者,舌苔则转为黑燥苔或起细刺。温邪已入中焦阳明,
故身觉恶热不恶寒,这些都是阳明气分证的特征。如果

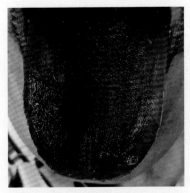

图 3-86　黑苔焦躁根厚,舌质赤(辨证:
肝脾五脏实热,胃肠六腑湿热)

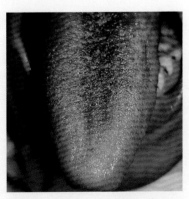

图 3-87　舌质赤绛,舌态瘦长,舌尖肿
厚(辨证:心肝脾五脏实热阴用力,气滞
血瘀,胃肠六腑湿热热甚)

脉象浮洪躁甚，说明邪热尚在阳明之经，"脉浮者不可下"，故用清解阳明退烦热的白虎汤治疗。如果脉象沉数有力，重者出现脉象不洪大反而见小而实者，此说明温邪完全在里、热，在阳明之腑。非用攻下法的大承气汤治疗。

【索源二】清代林之翰在《四诊抉微·察舌部五法篇》中指出："见舌上黑刺裂破，及津液枯涸而干燥者，邪热已极，病势危甚，乃肾水克心火也，急大下之，十可一生。"

按语 本条文指出舌上苔黑起刺生裂溃破者，是因温热之邪内陷少阴，阴津大伤的病危之证。热重者当用清热解毒；热重而又腑实，烦满，便结者，当峻下热结法。若热重并阴伤者，当用清热生津滋阴之剂以救治。

【索源三】清代江涵暾在《笔花医镜》中指出："若热甚失治，则变黑色，胃火甚也，用石膏、半夏。或黑而燥裂，则去半夏，而纯用石膏，知母，麦冬，花粉之属以润之，至厚苔渐退，而舌底红色者，火灼水亏也，用鲜生地，麦冬，石斛以养之，此表邪之传里者也。"

【索源四】清代江涵暾在《笔花医镜》中指出："若舌中苔厚而黑燥者，胃大热也，必用石膏，知母；如连牙床，唇，口俱黑，则胃将蒸烂矣，非石膏三四两，生大黄一两，加金汁水，鲜生地汁，天冬，麦冬汁，银花露，大剂投之，不能救也，此唯时疫发斑，及伤寒证中多有之。"

按语 以上两条江氏指出临证见舌苔黑或厚者，是胃火炽盛也。清热泻火至厚苔渐薄，见舌质色红者，为阴液已伤，可用养阴清热之剂养之。如果苔黑，连及牙床、唇、口俱黑者，是阳明胃腑大热大伤，这种舌象唯有感受时疫温病，热在三焦才可见到，伤寒证阳明热盛也可见到。用药治疗要急投以重剂清热泻火、清热益阴生津之品，非此不救也。

【索源五】清代薛生白在《湿热病篇》中指出："湿热证，发痉撮空，神昏笑妄，舌苔干黄起刺，或转黑色，大便不通者，热邪闭结胃腑，宜用承气汤下之。"

按语 湿热证出现发痉撮空，不是实证则是虚证，必有脱绝之虞。若神明缭乱，舌苔起黄刺干涩，胃热极盛，湿火转为燥热，胃津告竭，承气下热除燥而存阴益胃肠，大便闭而不通，则为热邪内结阳明胃肠腑实，非承气不解。本条文指出阳明湿热证，胃肠腑实肠燥便秘的临床表现与施治用药。临症可见发痉撮空，神识昏乱，笑狂乱语，舌苔由黄干而起燥刺，或转黑起刺，大便秘结不通者，为热邪闭结于胃腑，胃肠燥热阴伤，且出现伤津动风之痉候，可用大承气汤攻下治疗。

【索源六】清代汪宏在《望诊遵经》中指出："由白而黄，由黄而黑，甚至焦黑，或生芒刺，此邪气传里，由浅入深之证也。"

【索源七】清代汪宏在《望诊遵经》中指出："满舌黑苔而生大刺，干燥底红者，实生芒刺者，结热甚也。"

按语 上两条文汪氏指出温病初期舌苔见白色，热入气分则苔转色黄。若因温热之邪内陷营血分、阴液大伤者，舌象可见焦黑色，且苔燥而生芒刺。这种舌象的变化为病邪由浅入深之候。若见舌质赤红、舌象干燥无津或生芒刺，为胃肠热结、里证实热盛矣也。

【索源八】清代梁玉瑜传，陶保廉撰录的《舌鉴辨正》中指出："凡舌苔见黑色，病必不轻，寒热虚实各证皆有之，均属里证，无表证也，在伤寒病寒邪传里化火，则舌苔变黑，自舌中黑起延及根尖者多，自根尖起黑者少。热甚则芒刺干焦镑裂，其初必由白苔变黄，由黄变黑，甚至刮之不脱，湿之不润者，热极伤阴也……宜用苦寒以泻阳，急下以救真阴。在杂病中见黑苔，皆因实热传里也。亦唯速泻炽火，毋使枯竭。若虚寒而舌黑者，则必湿滑无苔，多津，口不苦，唇不燥，无朱点，无芒刺，无镑裂，刮之明净，如水浸猪腰，有淡淡之形，是脏腑极寒之舌也。宜用十全辛温救补汤。也有真寒假热证而见黑舌者，其舌必全黑而不分经，且必由淡白之时，忽然转黑，其初无变黄之一境，约略望之，似有焦黑芒刺干裂之状，然刮之必净，湿之必润，环唇皆白而不红、焦……外假热而里极寒也。患此假证之人，必烦乱昏沉，六脉必迟弱无力，宜甘温救补汤。更有肾水亏而舌黑者，颇似寒舌之光亮无苔，又似热舌之焦干无津，宜六味地黄汤加减即投。"

【索源九】清代梁玉瑜传，陶保廉撰录的《舌鉴辨正》中指出："满舌黑胎，干燥而生大刺，揉之触手而响，掘开刺底，红色者，心神尚在，虽火过极，下之可生。有肥盛多湿热人，感冒发热，痞胀闷乱，一见此舌，可急用大陷胸丸，攻下后，以小陷胸汤调理。"

按语 本条文指出临证见满舌黑胎、胎燥而生芒刺，用手触之坚硬作响，见其苔下舌质赤红者，燥热之极。当用下法治疗可救之。若见体胖又多湿热之人，外感而发热、邪入中焦、胸痞胀闷而烦乱，舌象为舌苔燥黑、舌质赤红者。可急投大陷胸丸逐热泻实之后，再续用小陷胸汤清热化痰，宽胸散结调理治疗。

【索源十】清代梁玉瑜传，陶保廉撰录的《舌鉴辨正》中指出："黄胎久而变黑，实热亢极之候，又未经服，肆意饮食，而见脉伏，目闭口开，独语谵妄，医遇此证，必掘开舌苔，视辨底红者，可用大承气汤下之。"

按语 本条文指出症见舌苔由黄转为黑色，从舌苔见为实热亢极之候，又肆意饮食，致使中焦胃肠实热结滞，虽切脉为伏，目闭口开，但见有独语谵妄者，又见舌质赤红，证属阳明胃肠腑实，可用大承气汤治疗。

【索源十一】清代吴坤安在《察舌辨证歌》中指出："黄厚方知邪入里，黑兼燥刺热弥深，屡清不解知何故，火燥津亡急救阴。"

按语 本条文指出舌苔黑燥而苔质厚，为阳明胃腑实热，但腹无痞满硬痛，非承气证，只宜清解。若清之不应则肠燥津液竭，是肠中有燥矢，与热邪固结，胃土过热过燥，肾水不支脾阴，肺阴失布，肠失润燥而便结，或胃肠腑阴液大伤，宜急用滋阴清热之剂，清润肺胃的大甘露饮、小甘露饮，急救胃阴，阴液充溢，阳明之热邪自解，二便自通。

医案举例

谢某某，男，30岁，初患湿温。前医曾用三仁汤、藿朴夏苓汤，或桂苓甘露饮，用药二十余日无效。初诊时：症见潮热，谵语发狂，目睁面赤，口气熏人，大便下血，小腹坚满拒按，舌苔干黑燥裂，脉象沉实。《伤寒论》中指出："热结膀胱，其人如狂……但少腹急结者，乃可攻之。"同时又指出："阳明病，下血谵语者，此为热入血室。"辨证为外感太阳病不解，热结膀胱，湿温化燥，下焦蓄血证。

遂投以桃核承气汤去桂枝加丹皮，水煎，服1剂后，频频矢气，知药已中病，犹有燥屎内结，乃于原方中加枳实、厚朴，再服1剂后，果下干结坚硬粪块10余枚，自此热退神清。但随之又大便稀黑如泥、颇健忘、口燥不欲饮，东汉张仲景在《伤寒论》中又指出："阳明证，人喜忘者，必有蓄血……"乃诊断为热郁血分，瘀血未尽，给予清热凉血祛瘀之剂，服后而病愈。

附

黑毛舌苔

黑毛舌苔，是见舌头表面像涂了油墨似的长了一层绒毯样的黑毛，并齐刷刷的向舌根部倒伏着。甚者可有3～4mm长。临床发病多见于不正常的危险人群如下：高烧后伤阴脱水者；通常多用张口式呼吸者；喜嗜烟酒过之者；或服用了脱水的药物或抗胆碱能的药物而导致唾液腺体分泌减少口干的患者；过量饮酒者；或昏迷不能进食的和第Ⅻ脑神经受损

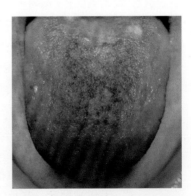

图3-88 苔黑灰润滑泽、根部苔厚生毛，舌质青紫，舌象黑毛混浊湿润

后舌体不能充分运动的患者；口腔炎性渗出或咽喉部炎症的患者；或滥用与过用抗生素的患者；长期为保持口腔清洁应用漱口剂，口

腔内的环境发生改变的患者，都可以破坏口腔内的正常菌丛，而导致真菌的过度生长所致。对于吸烟嗜酒的患者，影响和延缓丝状乳头的角化脱落，使其呈毛发样的不断生长，短则2~3mm，长者可大于4mm，称之为"毛舌"，而"毛舌"能染成黑色者，主要是与滥用抗生素，引起口腔内正常菌群失调，而霉菌过度的生长，尤其是根霉菌的大量繁殖，其孢子所产生的黑色素便可将"毛舌"染黑，变成"黑毛舌苔"，舌苔由黄变黑，或由灰苔变黑苔呈现黑毛状舌苔。

黑毛舌苔是指舌苔犹如黑色的绒毛一样，通常发生在舌背部轮廓乳头区的前面。该处呈黑褐色、蓝黑色或综黑色斑块。通常是由几毫米，甚至长达2cm交织的丝状乳头过度伸长所致，自抗生素问世以来才颇为常见。其特点是舌前2/3的丝状乳头呈良性增生，愈近中央部位其颜色愈深。本病的病程缓慢，可长达数年，亦有很快自然消失者，但易复发。本病无明显自觉症状，若黑毛苔乳头刺激到软腭时可引起恶心不适，口臭味重明显。

黑毛舌苔一般认为是舌背丝状乳头过度生长的一种黏膜病变，病因目前未明。也可由于服用叶绿素、抗生素含片，或用含有过硼酸钠或着色物质的水经常漱口而引起。口服或注射抗生素同样可致病；蔬菜中的着色物质也可引舌苔染黑。目前研究分析是因血液中血红蛋白和来自蛋白质碎片或烟草的分解物所产生的某些硫和氨的化合物之间的化学反应所引起的。组织病理学报告显示在黏膜上皮的覆盖物内有延长的成层的细丝，是来源于异常的乳头，由角层增厚和角化不全的细胞构成这种毛样舌苔的突变所致。

本病尚无特殊的防治方法，首先要指出排除局部诱因如吸烟、抗生素和氧化剂药物的应用。可用15%足叶草脂在等量的丙酮和酒精溶液中作局部涂用，每日3次外用，然后再迅速用净水冲洗之。还可请口腔科医师洗刷或修剪过长的丝状乳头的角化部分，用15%品红或0.5%甲紫外涂。也有报告用40%尿素水溶液，用牙刷刷洗，待几分钟后用净水漱口冲洗去的黑毛舌苔而获得成功。

还可用中药，乌梅9g、黄柏9g、文蛤（研碎）克、川椒4.5g、细辛2.4g、五味子3g，加水煮沸凉温后，用干净的纱布蘸取药液，1日5次，擦洗舌面，其黑毛苔可逐渐变软，变短，消失痊愈。

小结

黑苔，一般多见于温病热毒炽盛，或温热病迁延日久；也可见于伤寒阳明腑实证，里热燥实，应下失下，而使热毒亢盛所致。多由黄苔、灰苔、随病情加重而舌苔的色泽逐渐加深呈现黑色苔质。临床见到的黑苔，主里证、重证、危证。黑为肾色，又为水色，故寒极证见黑苔者，为肾阴绝竭之真色。若热证见黑苔，则是火极水竭之象，因此又可以说黑苔是寒极之证和实热证发展到极端的表现。

黑苔的分布一般在舌面人字形的界沟附近的黑色较深，舌的边尖部位苔色渐浅，舌根部的苔色最深。苔色灰黑而滑腻的，多见于湿温病或寒湿内伏；苔黑而干燥，多见于温病后期，久病阴伤，肾阴耗竭；苔焦黑干燥起刺者，多见于温热病的热毒炽盛期，阳明腑实的里热燥实证也可见到。

西医学对黑苔的研究认为，黑苔的形成主要是黑色的丝状乳头样的物质增殖呈毛发状改变所致。黑苔的丝状乳头长短不齐，均向上突起，形成簇状倒立，像刺猬毛状，其尖部色黑而底部色浅灰。所以一般又称"黑毛苔"。初起时，如同灰黑色的绒毯，密布于舌面上，舌面中心部的苔质较厚，令患者张口便可见到，患者自觉有干腻、恶心的感觉。

西医学对黑苔的研究多局限于局部苔质的病理化解释，但从机体整体的病理变化情况来全面的解释黑色舌苔的病因及其发生机制还尚嫌不足。今后的研究探讨可从多方面进行，局部研究报告对整体病理变化而出现的黑色舌苔发生的机理要结合起来，则会更有利于揭示黑色苔质变化的实质。

附:　　　　　表3-4　　　　黑苔主病治简表

分类	主病候	治法	方药
黑苔滑腻	湿温病 发热胸闷 渴不欲饮 湿热痰饮	清热 芳香化湿	清气化痰丸（黄芩 枳实 瓜蒌 胆星 陈皮 半夏 杏仁 茯苓）
	虚寒证 寒饮痰湿 便溏不渴 肢冷脉微	温中燥湿	理中化痰丸（党参 白术 干姜 半夏 茯苓 炙甘草）
黑苔干燥	温病后期 肾阴亏虚 或久病阴阳俱虚者 渴饮干呕 大热烦躁 脉沉细数	清热凉血 养阴解毒	清宫汤（玄参 莲子心 连翘心 竹叶卷心 连心麦冬）
黑苔 宣燥起刺	温病热毒炽盛 或阳明腑实 燥结便秘 语声重浊 呼吸俱粗 但恶热不恶寒 脉洪大	泻热 解毒养阴	大承气汤（大黄 厚朴 芒硝 枳实）

第四章

舌质与分类辨证

源流

【索源一】清代汪宏在《望诊遵经》中指出："舌者心之官。色者心之华。心生血而属火。色赤而主舌。是赤者。舌之正色也。故察舌色之变。可知病症之殊也。舌有赤白青黑之色。可分脏腑寒热。色有浅深明暗之辨。可判虚实死生。"

按语　本条文汪氏指出舌为心之苗窍，舌质色红为舌质的本色，以常衡变，故察舌质颜色的变化，便可辨脏证病症之虚实寒热。

【索源二】清代傅松元在《舌苔统志》中指出："舌为心之苗，其色当红，红娇艳；其色当泽，泽非光滑；其象当毛，毛无芒刺；必得淡红上有薄白之胎气，才是无邪之舌。"

【索源三】清代傅松元在《舌苔统志》中指出："舌色淡红，平人之常候……红者心之气，淡者胃之气。"

按语　舌为心之官，心主血脉而色赤，心气循经脉而络通于舌，而胃中甘淡的中气则经脾脉主升上营润于舌，故正常人舌质的颜色表现为淡红。

【索源四】清代徐大椿在《舌鉴总论》中指出："舌乃心苗，心属火，其色赤，心居肺内，肺属金，其色白，故当舌质淡红，乃火藏金内之象也。"

按语　本条文徐氏指出心主舌，按五行则心属火，故舌色主赤，但心又居两肺之里，按五行则肺属金而色白，所以说心、肺为脏，赤白相合，故舌质为淡红色，是火藏金，赤藏白之象。

【索源五】近代曹炳章在《辨舌指南》中指出："凡舌质坚敛苍老，不论苔色黄白灰黑，病多守实；舌质浮肿娇嫩，不拘黄色灰黄白，病多属虚。"

按语　本条文是说从舌质的颜色、舌质的胖瘦与舌质的老嫩形态来辨证病证之虚实。

【索源六】《中医舌诊》中指出："由于正常人血液充足，阳气和畅，阳气鼓动血液在体内正常的运行，所以舌质的颜色表现出淡红而活泼润泽。只有极少数的人，由于生理与体质的差异，舌质的颜色略有偏红、偏淡的不同，这是由于禀赋各殊，不为病征。"

按语 本条文指出了素体生理与体质的差异对于疾病的发生、性质、演变和治疗都有着重大的影响。判断体质与素质的偏盛偏衰则有利于辨证施治。了解患者个体素质的差异，可更好地分析致病因素的属性，以达到准确地辨证。

西医学研究认为：舌质者，为舌之本，是指舌苔下面的肌肉组织。察看舌质，主要是看舌质颜色与色泽方面的变化。舌为肌肉组织的肌性器官，舌黏膜下的肌层中分布着十分丰富的微血管和神经。微血管及肌肉组织透过半透明的舌黏膜上皮，由于口腔内唾液腺体的分泌，而使舌体成为正常的淡红色而又润泽的舌质。

观察舌质可辨五脏之虚实，脏腑的功能失调及某些实质性病变都可以通过经络及神经系统，影响到血液的微循环及血液成分方面的变化，便很快可以影响到舌体肌层内的微循环，使舌质的色泽发生不同的病理变化，所以说望舌质对脏腑辨证，特别是对五脏的辨证及分析病情轻重程度都有很重要的临床意义，再结合整个体征及其他检查的客观依据，从而为疾病辨证诊断及治疗提供更加充足的理论根据。

第一节 舌质淡白与分类辨证施治

一、舌质淡白湿润

源鉴

【索源一】清代傅松元在《舌苔统志》中指出："枯白色，即熟白舌也。白舌无气者为枯，乃其脏腑之气血，不荣舌上也。其舌枯白者，必连龈，唇皆无血色。枯白之舌，半死半生。"

按语 本条文指出见舌质枯者为气虚，血虚者色白，阴虚者无津，中医系指气血两虚，血虚为重，枯白舌质，半死半生，疑难之证。

西医学认为是因人体外周血红细胞容量减少，血红蛋白浓度降低，血红蛋白低等由多种原因所致的贫血，在望诊，望面目、望口唇、望舌质中，舌质枯白色是医者最先直观表现出的症状。再看眼睑部的颜色与问诊等综合分析，即可作出舌质淡白湿润的只是症状，究其病因可作气血两虚的辨证，但进一步辨之，无气者为枯，无血者为白，当五脏气血两虚之辨，而再细分脏腑之偏，方药施治。

【索源二】清代傅松元在《舌苔统志》中指出："淡白舌，淡白者，病后之常舌也。较平人舌色略淡，比枯白之舌色略红润也。须分其舌本之厚薄大小。其舌色之淡者，中脏虚也，故淡白舌为脏气虚寒，治宜温补。"

【索源三】清代傅松元在《舌苔统志》中指出："舌色淡白者，中焦气滞，脾胃不宣，必食少体倦，阳虚之病也。"

按语 以上两条文指出舌质淡白湿润，是主中焦气虚又主运化阻滞的舌象。舌质淡白、体倦懒言、四肢乏力者是气虚为重的舌象。责之中焦脾胃，当以温补脾胃、温中阳、化寒湿治之。

【索源四】清代汪宏在《望诊遵经》中指出："舌白无苔而明淡，外证热者，胃虚也；舌白唇白者，或流血过多，或脾胃有病；舌白吐血者，脾蒸也。"

按语 本条文指出出血过多，或因胃虚脾气虚热所致的出血证，均可以见到舌质淡白湿润透明，为气血两虚、气不化湿、湿郁上泛所致。

【索源五】清代石寿棠在《医原·温热辨舌心法》中指出："或淡而无色，如猪腰样者，此谓肝肾阴枯极而舌无神气者也，急宜加减炙甘草汤加沙参、玉竹、鸡子黄、生龟板等类、甘平濡润以救之。"

【索源六】《中医舌诊》中指出："淡白舌的成因，由于虚寒。所谓虚，指血量减少，或血色降低，因为血虚则舌色相应浅淡，乃势所必然；所谓寒，指阳气不足。阳气衰微，即血量（血容量）不减也不能使气血充盈于上（气虚矣），舌质也见淡白。通常二者同时并存，即以既虚且寒的为多见。"

【索源七】《中医舌诊》中指出："另有淡白湿润舌，为脾阳衰弱所致。因为脾阳不振，则土不制水，即脾不能正常控制人体的水分，使体内水湿增多，因而使舌上相应的显得更多的水分。同时脾脏不仅有制水的功能，还有消化食物和运输的作用，为此，脾阳不振，在另一方面便形成了营养不良，以致血虚而舌白。"

【索源八】清代梁玉瑜传，陶保廉撰录的《舌鉴辨证》中指出："淡白透明舌，不论老幼见舌，即是虚寒，宜补中益气汤加姜、桂、附、此为虚寒舌之本色。"

【索源九】清代吴鞠通在《温病条辨·上焦篇》中指出："暑温寒热，舌白不渴，吐血者，名曰暑瘵，为难治，清络饮加杏仁、薏仁、滑石汤主之。"

按语 本条文是指暑温寒热伤于表证的临症舌象。舌白不渴，湿又伤于里也；又吐血，是表里气血俱病。此证用清法则伤虚，用补法则又恐助邪，较难治，故以清络饮清血络之中热，加杏仁利气，薏苡仁、滑石、利在里之湿，共奏邪退气宁血止之效。

【索源十】清代吴鞠通在《温病条辨·上焦篇》中指出："寒湿伤阳，形寒脉缓，舌淡或白滑，不渴，经络拘束，桂枝姜附汤主之。"

【索源十一】清代吴鞠通在《温病条辨·下焦篇》中指出："温病愈后，面色萎黄，舌淡，不欲饮水，脉迟而弦，不食者，小建中汤主之。"

按语 本条文指出温病治愈后，症见患者面色萎黄，舌质色淡，不想喝水，脉象迟弦，口中无味，又不欲食，这是病后气血两虚，重在脾胃气虚，生化气血无力的缘故。气为血之帅，血为气之母，补血先补气。故以小建中汤

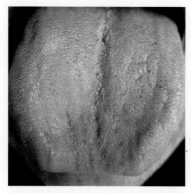

图 4-1　少苔或无苔，舌态中部有纵向裂沟，舌边呈四边菱形状

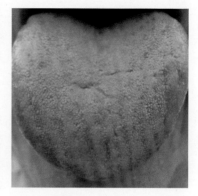

图 4-2　舌质淡，舌苔薄或无，舌面有浅裂沟纹，舌象润泽

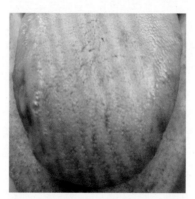

图 4-3　舌质淡白，舌苔薄白湿，舌态厚润、舌两边有齿印痕

温中补虚，以振中焦阳气。中阳充健，欲进食，后天充而气血化生，以此振扶病后之虚。

【索源十二】清代吴鞠通在《温病条辨·下焦篇》中指出："湿久不治，伏足少阴，舌白身痛，足跗浮肿，鹿附汤主之。"

按语　本条文指出体内湿邪偏盛，没能得到及时的治疗，病情发展流注到下焦，伏藏在足少阴肾经脉与足厥阴肝经脉，从而又损伤肾阳，以致火不生土，水不养土，脾阳不升，寒湿内生，湿邪下注所致。故临症见足背浮肿，身体沉困疼痛，此可用补肾壮阳的鹿附汤治疗。

【索源十三】清代吴鞠通在《温病条辨·下焦篇》中指出:"少阴三疟,久而不愈,形寒嗜卧,舌淡脉微,发时不渴,气血两虚,扶阳汤主之。"

按语 本条文指出少阴之疟,邪气已深,其病本来缠绵,难以好转;此又系三日疟,又系积重难返,则更难速已了。久而不愈者,气血日渐耗伤,出现形寒嗜卧,为少阴本证,舌质色淡而脉象又微,是气血两虚阳微之象,发作时,少阴营阴受虚热内蒸,故口不渴。此证当以补气壮阳法治疗,可用扶阳汤。

医案举例

医案1: 王某某,女,34岁,因眼面部水肿,于1980年4月6日就诊,检查:尿蛋白(+++)。管形(++),血压160/110mmHg。

诊断为慢性肾小球肾炎,症见眼睑部及下肢浮肿,按之可呈凹陷状,小便不利,舌质淡嫩、舌边有瘀点、舌苔白薄而润(图4-4),脉沉。中医辨证属肾气虚,水停血瘀。

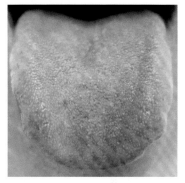

图4-4 舌质淡嫩、舌边有瘀点、舌苔白薄而润

治宜渗湿利水,活血化瘀。

方药用黄芪补中汤加减:黄芪 30g、云苓24g、山药24g、党参24g、石韦20g、益母草30g、牛膝10g、车前子24g(另包),水煎服药10剂后复查,尿蛋白(-),管形(-)。血压120/80mmHg,水肿已消退,小便畅。又继续用补脾肾之剂以巩固疗效,服药20余剂后而痊愈,随访至今未复发。

医案2: 张某某,女,22岁,因雨中受凉,腹部冷,隐隐作痛,出现行经愆期,每每经行时,自觉小腹有胀坠之感。继而便出经血,色泽暗红,便后则腹胀缓解。然两天之后,又腹痛而便血,少气无力,夜间不寐,头昏,不想饮食,四肢末梢欠温,小便清长,面色淡白,口唇淡润,爪甲淡白,舌质色淡,润而无苔,脉象左右皆沉细无力。

辨证属心脾两虚，病在中焦太阴，为虚寒证。治以益气补土，温固脾阳。方药：黄芪30g、党参（米炒）30g、炒白术15g、炮干姜（炒黑）15g、炙甘草12g、当归20g、桂圆肉20g、杭芍12g、桂枝6g、饴糖20g（炖化）、大枣5枚。水煎服3剂后，便血止，大便正常，饮食胃口好转，诸症减轻。随又守原方添加炒枣仁15g、白芍15g，收敛心气，养心而安神，水煎服3剂后，月经调顺，诸症渐除。随访3年，经前便血病未见复发。

医案3：楚某某，男，47岁，1980年5月3日来诊，患肝硬化7年，5次住院，病久药杂，每因"肝硬化"即用龟板，鳖甲，咸寒软坚，查转氨酶高，即加五味子、太子参，降酶；尿黄，用茵陈蒿、板蓝根、利胆退黄；贫血乏力，投以参、芪、归、地，滋补养血。仍然腹胀便溏，两足浮肿不愈。所进饮食，强调"三高一低（高脂肪，高蛋白，高糖，低盐）"，鸡蛋、牛奶、糖、水果、无所不有。两日前，因饮食不慎，食道静脉出血，经抢救血止。症见其面色晦黄，身体羸瘦，腹胀肢肿，四肢不温，便溏不止，气息难续，舌质白滑无苔（图4-5），六脉俱沉。此为五脏真元衰惫。李东恒曰："真气又名元气，非胃气不能滋之。"急予理中汤合参苓白术散治疗。

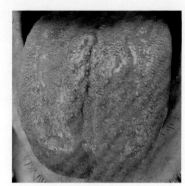

图4-5 舌质白滑无苔

方药：党参15g、白术12g、干姜8g、茯苓15g、炒扁豆15g、陈皮7g、炒山药30g、莲子肉15g、砂仁9g、薏苡仁15g、炙甘草6g、干姜6g。水煎服药5剂后，便溏泻减少，不更方又继续服药20剂后，腹胀除，便泻止，胃气大开。随加用薯蓣丸调治两月，以资疗效。

医案4：刘某某，男，28岁，自述发病已有3个月了，3个月前，参加足球比赛，大汗淋漓，口渴难忍，朋友几人大喝冷饮，直至汗静身凉，胃脘胀满，身有冷意，起身回家，晚餐后休息。后半夜脘腹胀痛，肠鸣肚痛，呕吐后，饮温开水暖胃则缓，一夜未眠。次日自觉口干舌燥，渴欲饮冷，入口即吐。心口下有胀满，平时口内酸水增多，胃脘部有响水声，时有肠鸣声脘腹隐隐作痛，时欲呕吐，无汗，恶风寒，喜暖，身体困倦，四肢沉困，四肢发凉，小便短少，大便溏稀，察舌质色淡，舌苔白厚腻、润泽水滑（图4-6），脉象迟缓而细弦，辨证为中寒水饮寒湿之证，当以春泽汤加减施治。处方药：党参9g、

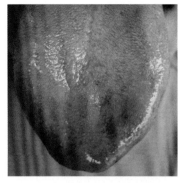

图4-6　舌苔白厚腻、润泽水滑

桂枝12g、干姜9g、茯苓9g、炒白术9g、半夏9g、小茴香3g、代赭石12g、厚朴6g、猪苓6g、泽泻9g、生姜片为引，5剂后二诊：呕吐即止，口味开，热食益胃，不得多食，腹痛肠鸣渐缓，大便成型，随减小茴香、代赭石、猪苓，再进7剂后三诊：诸症大减，食欲开，胃脘舒服，呕吐止，二便正常，原方再去泽泻，再续用药3剂，随访痊愈，嘱饮热食，清淡养胃，忌暴饮冷食。

二、舌质淡白干燥

源鉴

【索源一】清代吴鞠通在《温病条辨·上焦篇》中指出："太阴伏暑[①]，舌白口渴，无汗者，银翘散去牛蒡，元参加杏仁，滑石主之。"

按语　本条文指出太阴伏暑证，症见舌白，口渴，没有汗出的。这是邪在太阴气分的湿热表实证，可用辛凉解表的银翘散治之。因伏暑无汗而兼湿，故去牛蒡子之滑泄，元参之滋阴，随加滑石粉以淡渗利湿，杏仁利肺气，又宣通肺气而宣化脾湿之邪。

【索源二】清代吴鞠通在《温病条辨·上焦篇》中指出："太阴

① 太阴伏暑：系指伏暑之邪在太阴气分的表实证也。

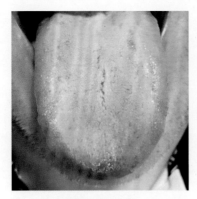

图 4-7 舌苔薄白干

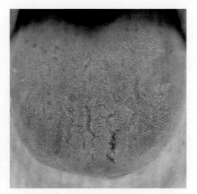

图 4-8 舌质淡白，苔白薄干、有散在圆点状剥脱点，舌态右边有齿印痕、舌面前部有浅裂沟

伏暑[①]，舌白，口渴，有汗，或大汗不止者，银翘散去牛蒡子，元参，荆芥穗，加杏仁，石膏，黄芩主之。脉洪大，渴甚汗多者，仍用白虎法[②]；脉虚大而芤者，仍用人参白虎法[③]。"

按语 本条文指出太阴伏暑证，症见舌白、口渴、有汗或汗出不止。是邪热在太阴气分的表虚证，症见舌白，说明太阴表证存在，内有湿邪，故仍用银翘散，但要去牛蒡子、元参、荆芥穗等发汗及滋阴的药物；加入清热化湿的石膏、黄芩。若气分邪热炽盛，出现阳明气分四大证者，可用辛凉重剂的白虎汤清热为主治。若阴津已伤，热邪尤甚，气阴两虚者，可用人参白虎益气养阴生津的治疗方法。

【索源三】清代吴鞠通在《温病条辨·上焦篇》中指出："头痛恶寒，身重疼痛，舌白不渴，脉弦细而濡，面色淡黄，胸闷不饥，午后身热，状若阴虚，病难速已，名曰湿温。汗之则神昏耳聋、甚则目瞑不欲言，下之则洞泄，润之则病深

---

① 太阴伏暑：系指伏暑之邪在太阴气分的表虚证。

② 白虎法：即指清热生津的治疗方法。

③ 人参白虎法：即是指用益气养阴生津的治法，通常用人参白虎汤辨证加减施治。

不解，长夏深秋日同法，三仁汤主之。"

按语 本条文指出临症见头痛恶寒，身重而疼痛，脉象弦濡，有似伤寒，则非伤寒；舌白而不渴，面色淡黄，则非伤暑之偏于火者。湿邪郁闭清阳之道则胸闷不饥，湿为阴邪、又滞留阴分，故与阴虚证如同午后而身热。若医者不知其为湿温，反而以伤寒而用汗法解之，汗之则伤心阳而神昏，严重者蒙蔽清窍则目瞑而不言语。见其临症而用下法，误下则伤阴，又会损及脾阳，脾气内转下陷而出现洞泄；用润法又助湿邪，则会出现病深锢结而不解。此当以三仁汤轻开上焦肺气、湿邪随肺气宣化而病解。

【索源四】原北京中医学院在《中医舌诊》中指出："舌上津液不足，甚至没有津液，都属于少津的范围。总是由于阳气虚损不能生化津液，或者不能敷布津液所造成。津液的来源，是由水谷精微经过阳气的温煦而化生，复经过阳气的运行得而散发到全身各个组织中去。若是中、上焦脾和肺脏的阳气虚弱，则脾阳不能生津，肺气无以布津，反应于舌上，必然是色淡白而津液缺少。"

医案举例

陶某某，女，35岁，1985年9月18日门诊，主诉：一个月以来发现左下肢麻木，继则软弱无力，迈步时足尖下垂，时有拖地拖拉之势。查体：左下肢肌张力低下，膝反射减弱，抬腿不能自主。舌质色淡、舌苔薄白欠润（图4-9），脉象细弱。辨证属气血不足，劳力过度，经筋失养所致。

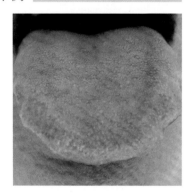

图4-9 舌质色淡、舌苔薄白欠润

治疗取穴：阳陵泉，阴市（均左），针用补法，留针半小时，行针时，患者有酸、麻、胀、重之感觉，有向脚趾放射现象，嘱其抬腿时，即可抬高15cm。后又针刺3次，针法同上，电针1次，加强与巩固，刺激治疗，病即痊愈。

小结

舌质淡白一般主里证、主虚证、主寒证、主病在太阴或少阴。舌质淡白多以素体气虚、血虚，或气血两虚所引起。气虚者，舌质淡白而多湿润；血虚者，舌质淡白少津而干燥；气血两虚者，其舌质枯白而无津。

西医学研究认为，各种原因所引起的体内贫血及营养不良则是引起舌质淡白的主要原因。临床可见于贫血性疾病，如晚期血吸虫病、肠道寄生钩虫病、慢性肾炎，以及各种慢性出血性疾病和肾上腺皮质功能衰退性疾病。这些疾病，均伴有贫血及营养不良的发生。此外，舌质淡白也可见于席汉氏病、黏液性水肿等。这类患者机体内的内分泌紊乱、蛋白代谢失常、新陈代谢偏低、畏寒而身冷、末梢血管收缩、出现微循环障碍、血流较为缓慢、舌肌内微血管的充盈度降低，由于气血两虚，血红蛋白红细胞降低，心气虚，血液循环障碍，舌质也会呈现淡白色。

附: 表4-1   舌质淡白主病治简表

分类	主病候	治法	方药
舌淡白	虚寒证 素体脾胃阳虚 呕吐腹痛 自利不渴 脉虚细无力	温中祛寒 补气健脾	桂附理中汤 （附子 肉桂 党参 白术 干姜 炙甘草）
舌淡白	血虚证 久病气血两虚 或阳虚失血 腹满不食 月经不调 脉细迟	益气 滋阴养血	炙甘草汤（桂枝 大枣 阿胶 人参 生地 麻仁 麦冬 炙甘草 生姜）
舌淡白 而湿润	湿温病后期 脾胃气虚 腹中隐痛 喜得温按 面色无华 脉迟而弦	温中补虚	小建中汤（饴糖 桂枝 白芍 炙甘草 生姜 大枣）
	少阴伏寒证 身痛而沉困 足跗浮肿 脉细而濡	温补肾阳 醒脾利湿	鹿附汤（鹿茸 附子 草果 菟丝子 茯苓）

分类	主病候	治法	方药
舌淡白而干燥	太阴伏暑气分表实证 无汗口渴 脉虚大	发表 清热解毒	银翘散（银花 连翘 桔梗 薄荷 竹叶 荆芥 淡豆豉 牛蒡子 甘草 苇根）
	久病湿温证 气分暑温挟湿 头痛身热 面色萎黄 胸闷不饥 午后身热 脉濡	清热利湿	三仁汤（生薏苡仁 白蔻仁 杏仁 通草 半夏 飞滑石 竹叶）

第二节 舌质红与分类辨证施治

源鉴

【索源一】元代杜清碧在《敖氏伤寒金镜录》中指出："将瘟舌，舌见红色，热蓄于内也。"

【索源二】清代张登在《伤寒舌鉴》中指出："夫红舌者，伏热内蓄于心胃，自里而达于表也。"

【索源三】清代汪宏在《望诊遵经》中指出："推而论之。如赤为热。赤之浅者，虚热也。赤之深者，实热也。"

【索源四】清代傅松元在《舌苔统志》中指出："舌本之正红者，为脏腑已受温热之气而致也。"

【索源五】清代汪宏在《望诊遵经》中指出："舌赤而鲜艳者，病在血分也。"

【索源六】清代吴鞠通在《温病条辨·下焦篇》中指出："口渴舌干，微热微咳，人参乌梅汤主之。"

按语 本条文指出外感温病，邪在肺卫腠理，低热咳嗽，胃肠湿热下痢者，用人参乌梅汤敛阴涩肠止痢施治。

【索源七】清代梁玉瑜传，陶保廉撰录的《舌鉴辨正》中指出："色深红者，气血热证；红者，脏腑俱热也。"

【索源八】清代梁玉瑜传，陶保廉撰录的《舌鉴辨正》中指出："全舌无苔，色浅红者，气血虚也；色深红者，气血热也；

色赤红者，脏腑俱热也……色鲜红无苔、无点、无津、无液、阴虚火炎也；色灼红无苔，无点而胶干者，阴虚水涸也。"

【索源九】清代梁玉瑜传，陶保廉撰录的《舌鉴辨正》中指出："表里虚实热证皆有红舌，赤红为脏腑俱热，紫红瘀红为脏腑热极，多见于时疫，或误服温补，鲜红无苔无津为阴虚火炎，舌灼红无燥干者为阴虚水涸。"

按语　本条文指出八纲辨证中的表、里、虚、实、热证中皆可以见到红色舌质。脏腑俱热者，舌质赤红。大凡时疫温病，误服温补之剂，助热耗伤阴津、脏腑热极者，舌质也可见紫红或瘀红色。无苔无津，另舌质鲜红者为素体阴虚火旺阳亢体质又外感温热之邪，致使阴虚液竭，质红而燥干。

【索源十】《中医舌诊》指出："舌色大部分颜色浅淡，有部分为鲜红色，按其部位不同，分为：红在舌中为脾胃之火；红在舌尖、边部为心肝之火。但淡白挟红，常以虚火为多。"

一、舌质淡红

源鉴

【索源一】清代叶天士在《温热论》中指出："舌淡红无色者，或干而色不荣者，当是胃津伤而气无化液也，当用炙甘草汤，不可用凉药。"

按语　本条文叶氏指出临症见舌质淡红或无色者，或者干燥而色不荣润，是气血亏虚，胃阴大伤而不能生化津液所致。临症切不可见其少津干燥，便认为是热盛伤津，而误给予寒凉之剂。气血两虚所致的舌质淡红或无色，可用滋阴养血、补气而化液法治疗，方用炙甘草汤。

【索源二】清代章虚谷在《医门棒喝》中指出："淡红无色，心脾气血素虚也，更加干而色不荣，胃中津气亦亡也，故不可用苦寒药，炙甘草汤养气血以通经脉，其邪自可渐却矣。"

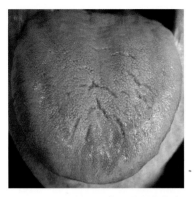

图4-10　舌质淡红，无苔、舌根部苔黄腻，舌态有"人"字裂纹，舌象干燥

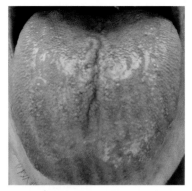

图4-11　舌质淡红湿润光滑，舌态厚大、舌中有纵向裂沟

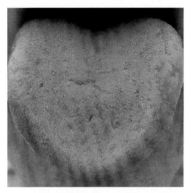

图4-12　苔薄或无苔、质嫩、舌面有散在小裂沟纹、舌象欠润

按语　本条文章氏指出临症见心脾气血素虚者，舌质淡红或无色，舌干而色不荣润者，胃阴虚也，故不可用苦寒泻热之剂，当用益气养阴通经脉的炙甘草汤治疗，其诸证皆除。

【索源三】清代吴鞠通在《温病条辨·下焦篇》中指出："久痢伤阴，口渴舌干，微热微咳，人参乌梅汤主之。"

按语　本条文吴氏指出久痢后阴液大伤，临床出现口渴，舌质色淡红，干燥少津，还有低热及轻微的咳嗽等证，是由于久痢伤及胃肠之阴，中焦脾胃气阴两虚，虚热伤及肺阴则燥咳，肺主皮毛则身困烦热，若无外感之邪，应当用扶正养阴、固本敛肺止咳的方药治疗，可用人参乌梅汤施治。

<hr>
医案举例
<hr>

医案1： 王某某，男，16岁，系慢性肾炎患者，又外感风热两日，症见发热，咳嗽，咽痒，肢体酸疼，微汗恶风，舌质红，舌苔黄欠润。辨证为外感风热表证，表热未解，尚未入里。治宜解表疏散风热，除风安神解痉。方药：荆芥10g、防风10g、蝉衣10g、黄芩10g、羌活10g、川芎10g、钩藤10g、银花20g、连翘20g、赤芍20g。水煎服药1剂后二诊：汗出热解，咽痒与咳嗽减轻，肢体爽。又续上方服药3剂后三诊：诸证皆除。

医案2： 陈某某，男，60岁，自述患慢性咽炎15年，时常感觉咽喉干燥，隐隐作痛，每遇劳累后症状加重，口腔科检查，咽喉后壁黏膜干燥，萎缩变薄，色苍白发亮，舌质淡红态胖，舌苔薄白，脉象沉细。辨证属元阴元阳衰微，虚阳不守其舍而上炎所致。治以养阴温阳，引火归原。方药：制附片9g、肉桂3g（后下）、山萸肉9g、生地黄12g、茯苓9g、丹皮9g、玄参12g、麦冬12g、乌梅肉3g。服药3剂后，咽喉干痛减轻，又续服4剂。于前方中再加天花粉、西青果各12g，继续服药两个月，咽喉干痛止，咽喉黏膜光亮消失，并转为淡红润泽。

二、舌质赤多黑少

<hr>
源鉴
<hr>

【索源一】隋代巢元方在《诸病源候论·蛊毒病诸候下·解诸毒候》中指出："凡药有大毒，不可入口鼻、耳、目……但被此诸毒药，发动之状，皆似劳黄，头项强直，背痛而欲寒，四肢酸洒，毛悴色枯，肌肉缠急，神情不乐。又欲似瘴病，或振寒如疟，或壮热似时行，或吐或利，多苦头痛。又言人齿色黑，舌色赤多黑少，并著药之候也。"

按语 本条文指出凡是具有大毒的药物，不可随意进入人的口鼻、耳、目。一旦被毒性猛烈的药物中毒，就会发生

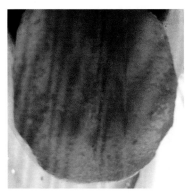 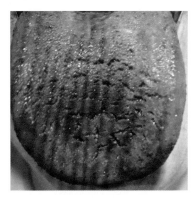

图 4-13　舌质赤或赤绛、舌根黑，少苔无苔，舌态肥厚、舌两边有齿印痕

图 4-14　舌质赤鲜红、两边质嫩，无苔或根部苔薄白黏腻，舌态扁、舌面有不规则横向浅裂沟纹，舌象欠润

如劳黄那样的症状：症见头项强直，背痛恶寒，四肢酸困发冷，毫发枯槁，面色憔悴，全身肌肉强紧难受，表情苦闷不乐，好像是中了疠瘴气病邪一样，身寒战如疟疾，或像得了时疫病，身大热或呕吐，或腹泻，患者多有头痛。且牙齿突然变黑，舌质赤多黑少等。

【索源二】清代章虚谷在《伤寒论本旨·辨舌苔》中指出："凡苔薄舌本赤为营热，或淡而不红者，为心脾气血素虚，此辨本元之虚实，邪气之轻重也。"

按语　舌是肌体唯一一个能够表现在体外动态的器官，舌体内有丰富的微毛细血管，而舌黏膜上皮薄而透明，舌乳头黏膜内的组织又是体内氧化代谢活跃的声所，各种营养代谢与电解质代谢活动的偏盛与偏衰均可以借助微循环在舌本表面迅速地表现出不同的舌象，所以说舌象是反映人体内各种代谢紊乱最好的敏感性指标。故曰舌本赤黑少者是营血系统实热伤阴之证，淡而不红或淡红者，是本元心脾之虚，邪气或轻或重也，这也是正邪表现出来的双重舌象的鉴别诊断。

医案举例

何某某，男，42岁，自述近月余来工作繁忙，全身疲乏无力，心烦失眠，盗汗，自汗，口干唇裂，舌质赤苔或黄或黑，脉象细数。未求医生，自己从医书中选择了参芪益气汤服药后，食欲大减，自汗、盗汗更甚，淋漓如水。后转予诊治：脉象细数，苔黄少津，辨证为劳伤心脾，汗出乏力，精神疲惫，医当益阴敛汗，然以参芪附子益气助火，三焦俱热，大汗淋漓，更伤其阴，误投益气温热之剂所致。随宜固表止汗，滋阴泻热的当归六黄汤加龟板15g、知母12g、牡蛎15g、五味子15g、五倍子15g服药5剂后二诊：盗汗自汗即止，精神状况明显好转，黑苔无苔渐黄质赤降。再续用原方药3剂后三诊：盗汗自汗无，心神自静，睡眠自安，诸症除，遂以当归9g、生地黄12g、五味子12g、甘草6g、大枣6枚，5剂调理善后。

三、舌质鲜红干燥

源鉴

【索源一】东汉张仲景在《金匮要略·痰饮咳嗽病脉症并治》中指出："腹满，口舌干燥，此肠间有水气，已椒苈黄丸主之。"

按语 本条文张氏指出痰饮为病，症见腹部胀满，口干渴，舌质红少津干燥者，是水气停滞在肠间，阳气被阻，津液失布所致。可用前后分消，化滞利水的方法治疗，方用已椒苈黄丸主治。

【索源二】近代曹炳章在《辨舌指南》中指出："舌色鲜红，无苔点，舌底无津，舌面无津者，阴虚火炎也。舌干红，知饥善纳者，水亏阳亢。"

【索源三】清代梁玉瑜传，陶保廉撰录的《舌鉴辨正》中指出："色灼红无苔无点而胶干者，阴虚水涸也……或无津液，而咽干滞涩不等，红光不活，绛舌难言，水涸火炎，阴虚已极也。"

【索源四】清代梁玉瑜传、陶保廉撰录的《舌鉴辨正》中指出："红嫩无津舌，全舌鲜红，柔嫩而无津液，望之似润而实燥涸者，乃阴虚火旺也。"

【索源五】清代薛生白在《湿热病篇》中指出："湿热证，四五日，口大渴，胸闷欲绝，干呕不止，脉细数，舌光如镜，胃液

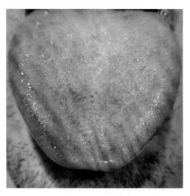

图 4-15 舌质鲜红、尖边甚，舌苔薄白舌前部无、舌中后部薄而少

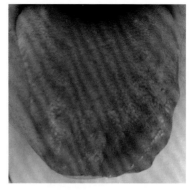

图 4-16 舌质鲜红欠润，苔薄白或无苔，舌态扁大、两边有齿印痕

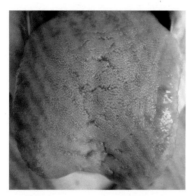

图 4-17 舌质鲜红欠润，苔薄或无苔，舌态扁大、两边质嫩光亮、舌中有不规则的横向小裂沟纹

受劫，胆火上冲，宜西瓜汁，金汁，鲜生地汁，甘蔗汁，磨服郁金，木香，香附，乌药等味。"

按语 本条文薛氏指出湿热证，症见口大渴、舌光如镜，此为湿热热重的表现。症见热盛伤津，津伤而气耗，气阴两虚，舌苔而不生，舌质光亮如镜。又见干呕者，为肝胆之气横逆而上。故用郁金、木香、香附、乌药，疏利肝胆之气，以鲜生地等四鲜汁养益胃阴。

【索源六】清代薛生白在《湿热病篇》中指出："湿热证，经水适来，壮热口渴，谵语神昏，胸腹痛，或舌无苔，脉滑数，

邪陷营分，宜大剂犀角、紫草、茜根、贯众、连翘、鲜菖
蒲、银花露等味。"

按语　本条文薛氏指出了患湿热证，又逢经水适来。症见舌光
无苔，又神昏谵语，则知湿热之邪从气分化为热毒而入
于营血所致。热毒内陷，血热瘀滞，胸腹作痛，以少腹
疼痛为重，舌质深红而干燥，当以大剂清热凉血解毒之
品，以清泻营血之热毒。

【索源七】清代叶天士在《温热论》中指出："若舌无苔，而有如烟
煤隐隐者，不渴肢寒，知挟阴病。如口渴烦热，平时胃燥舌
干也，不可攻也。若燥者，甘寒益胃，若润者，甘温扶中。"

【索源八】清代吴谦等人在《医宗金鉴·伤寒心法要诀》中指出：
"阳证身轻气高热，目睛了了面唇红，热烦口燥舌干渴，
指甲红兮小便同。"

按语　阳证，是指阳热之证也。不论三阴、三阳，凡是见阳证
者，均为阳热有余也。阳者主动，故身轻也。阳气盛，
故气高而喘也。阳主热，故口鼻气热也。阳气窬，故目
睛了了而不眠也。目睛不了了，亦有热极朦胧似不了了
者，然必目赤多眵，非若阴证之不了了而神短无光也。
阳气热，故身热，而唇红，指甲红也。阳热入里，故心
烦，口燥，舌干口渴，小便红也。表实者，三黄石膏汤
发之。里实者，三承气汤下之。表里不实而热盛者，白
虎解毒等清解治疗。

【索源九】清代吴谦等人在《医宗金鉴·幼科杂病心法要诀·痢
疾门热痢证》中指出："痢初实热腹窘痛，下痢无度尿短
红，舌赤唇焦喜饮冷，芍药白头香连灵。"

按语　本条文指出热痢者，皆因湿热凝结于肠胃，以致腹中窘
痛，频频下痢，尿短而色红，舌质鲜红，唇焦口燥，喜
饮冷水，此为里热之证也。病情重者可用当归芍药汤治
疗；病轻者可用白头翁汤主治，或用香连丸治疗。

【索源十】清代吴谦等人在《医宗金鉴·幼科杂病心法要诀·痢疾
门噤口痢证》中指出："火毒冲胃成噤口，脉大身热不能
食，舌赤唇红唯饮冷，参连开噤散功奇。"

按语　噤口痢一证，乃火毒之邪冲胃而成。临症可见脉大而身热，不思饮食，舌赤唇红，唯喜冷饮，可急给以参连开噤散救治。

【索源十一】清代吴鞠通在《温病条辨·上焦篇》中指出："脉虚夜寐不安，烦渴舌赤，时有谵语，目常开不闭，或喜闭不开，暑入手厥阴也。手厥阴暑温，清营汤主之。舌白滑者，不可与也。"

按语　本条文指出邪热入营，热邪灼烁阴津则口渴，阴津大伤内热炽盛者，舌质鲜红无津，阴伤而血虚，心神失养则脉虚，夜寐不安。热灼营分，扰乱神明，故时而有谵语；肝肾气阴两虚则目喜闭，以舌质鲜红为主的厥阴暑温证，当以滋阴清热解毒的清营汤治疗。若见到舌苔色白而滑腻，则是湿热之邪郁滞，病仍在气分，则当用苦温，温化燥湿的药物治疗。不可与滋阴清热解毒的清营汤。

【索源十二】清代吴谦等人在《医宗金鉴·上焦篇》中指出："太阴伏暑，舌赤口渴，无汗者，银翘散加生地、丹皮、赤芍、麦冬主之。"

按语　本条文指出太阴伏暑证，临症可见舌质鲜红而干燥，口渴，又无汗者，此为太阴伏暑实热证，可用加味银翘散治疗。

【索源十三】清代吴谦等人在《医宗金鉴·上焦篇》中指出："太阴伏暑，舌赤、口渴，汗多，加减生脉散主之。"

按语　本条文是承上无汗证而言。太阴伏暑证的汗多，是因邪热在血分，内热逼津汗出的营血气阴两虚证，汗多津伤则口渴甚，营血阴虚则舌质红。证属邪热在血分的表虚证，当用清虚热，滋阴生津凉血的加减生脉散治疗。

医案举例

医案1：张某某，女，4岁，两天来呕吐腹痛，大便呈水泻样。

查体：患儿发育中等，营养一般，有轻度脱水，舌质色红而干，舌苔薄黄，腹痛肠鸣增强，脉沉数。诊断为急性胃肠炎，用针灸一次治愈。治疗方法：患儿取仰卧位，选定中脘、天枢双穴位，足三里双穴位，术者用中指末端，在穴位上适度按压，微加旋转，每穴持续7～10分钟。方法简便、舒适，对儿科功能性的消化性疾病治疗效果较好。

医案2：徐某某，女，37岁。患室性早搏已3年余，每晚静卧，尤其是向左侧卧即发作，有时有二、三联律出现，每当心情激动时发作比较厉害，脉搏80次/分钟，而早搏多达20、30次，并感觉心慌，胸闷微痛，夜寐多梦，咽喉口舌干燥，舌质红少苔（图4-18），大便秘结，无腹满，无浮肿，血压正常。随投以炙甘草汤治之。方药：炙甘草30g、

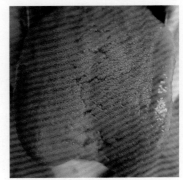

图4-18 舌质红少苔

党参15g、桂枝4.5g、麻仁9g、生地60g、阿胶6g、生姜9g、红枣5枚、白酒2匙，连服10余剂二诊痊愈。

医案3：向某某，男，44岁，农民，因发烧、头痛、腰痛伴恶心呕吐4天，于1982年11月10初诊。

检查：体温39.2℃，两腋下皮肤及口腔黏膜部位可见密集针尖大小的出血点，腹软有压痛，双肾区叩击痛。血红蛋白（HGB）150g/L，红细胞（RBC）4.93×10^{13}/L，白细胞（WBC）4.20×10^9/L，中性（N）61%，淋巴（L）39%，血小板（PLT）3.1×10^9/L，尿蛋白（++++），颗粒管型（++）。

症见身热如焚，头痛似劈，面红目赤，斑疹隐隐，口渴思饮冷，泛泛欲吐，口中秽气喷人，大便秘结，腰痛如杖，腹痛阵阵，舌质红苔黄（图4-19），脉象洪数。辨证属于淫热火毒盛

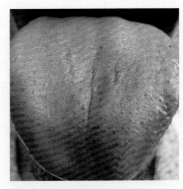

图4-19 舌质红苔黄

于阳明，脏腑同病，气营两燔之证，施以解毒逐秽之法治之。方药：生石膏100g、知母15g、生地20g、麦冬15g、山栀子10g、紫草15g、板蓝根15g、大黄15g、法半夏6g、甘草6g。水煎服两剂后二诊：大便通畅，腹痛缓解。又按上方续服药2剂后三诊：体温正常。后又随症施治，共用药10剂，诸症痊愈。

医案4： 徐某某，女，39岁，自述便秘已月余不解，之前曾血崩，且又月经后期，始得此便秘症，有肺热咳嗽，口不渴，舌质鲜红，苔黄干燥，脉象细濡缓、尺部微涩。辨证为肺肾阴虚，口腔眼角结膜干燥综合征，皮肤干燥以及肠燥便秘证。予以增液润燥的增液汤加味治之。方药：玄参9g、麦冬9g、细生地9g、枇杷叶9g、阿胶9g、肉苁蓉9g、当归9g、瓜蒌15g，水煎服3剂后二诊：咳嗽止，大便通，又上方药减量续服两剂，以资疗效。

附

干燥综合征

　　干燥综合征又称Sjogren综合征，或称为干燥角膜结膜炎。是一种具有眼、口、咽等黏膜部位干燥，常伴有类风湿性关节炎和其他结缔组织病理改变的疾病，伴有免疫功能异常及腮腺有淋巴细胞浸润等。同时，也是一种累及到内外分泌腺体的慢性炎症性自身免疫性疾病。临床上除了唾液腺和泪腺受到损伤其分泌功能下降而出现口干、眼干外，尚有其他的外分泌腺体及腺体外的其他器官受累而出现的多个系统腺体分泌损害的症状。在其血清中检测则有多种自身抗体和免疫球蛋白血清症。本病又分为原发性和继发性两种。

　　临床上将干燥综合征又分为口腔干燥症、眼角结膜干燥症、皮肤干燥症、关节干燥症、泌尿系统干燥症、肺部呼吸干旱燥症、消化系统干燥症、血液系统干燥症等。

　　干燥综合征女性患者发病较多，一般在40岁左右发病。临床明显表现为眼、鼻、咽、口腔、上呼吸道，阴道，因缺乏腺体分泌而干燥，吞咽困难，喜喝汤水助咽。舌乳头萎缩，舌面平滑鲜红，腮腺肿，局部发热。病理检查，提示腮腺淋巴细胞浸润及淋巴小结样结构，腺泡有的萎缩，肌上皮细胞增殖。治疗可以用0.5%甲基纤维素眼药水滴眼，口唇可搽硅霜防止干裂。若出现结缔组织病发生时，可对症治疗。

四、舌质鲜红起刺

源鉴

【索源一】清代叶天士在《温热论》中指出："不拘何色，舌上生芒刺者，皆是上焦热极也，当用青布拭冷薄荷水揩之，即去者轻，旋即生者险矣。"

按语　舌上生芒刺，是由于上焦邪热极盛所致。临床治疗除用内服药物外，局部处理可用消毒过的青布拭冷薄荷水揩之。如揩之即能除去芒刺者，热邪尚未锢结，病情较轻；如揩后芒刺虽暂去而旋即又重新生长者，为热毒极盛，锢结难解，病情较重的表现。

【索源二】清代江涵暾在《笔花医镜》中指出："心热者，舌尖必赤，甚则起芒刺，宜莲芯、麦冬、竹叶卷心；肝热者，舌边赤，或生芒刺，宜柴胡、黑山栀。"

【索源三】近代曹炳章在《辨舌指南》中指出："少阳相火从火也，故红色应胆。少阳以木火为阴，温邪内发，必借少

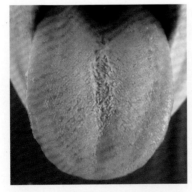

图4-20　舌质鲜红或淡红、舌面中心起刺、呈现3～4mm长凹陷浅沟，舌苔无或薄润，舌态右边缘略显齿印痕、左边有散在的小水泡（辨证：心肝虚热、中焦脾胃湿热）

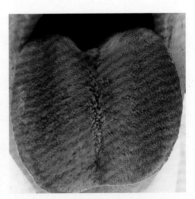

图4-21　舌质鲜红起刺欠润，无苔，舌态扁大、中有纵向裂沟、内起刺

阳为出路，乃同气之应也。如淡红、嫩红、白中带红，是温邪之轻者……如纯红、鲜红起刺，此胆火炽而营分热。"

【索源四】近代盛增秀在《中医湿热病证治》中指出："湿热证，口渴，苔黄起刺，脉弦缓，囊缩舌硬，谵语，昏不识人，两手搐搦，津枯邪滞，宜鲜芦根生首乌鲜稻根等味，若脉有力，大便不通者，大黄亦可加入。胃津劫夺，热邪内据，非润下以泄邪则不能，故仿承气之例，以甘凉易苦寒，正恐胃气受伤胃津不复也。"

按语　本条文是说厥阴心肝湿热证，舌质赤绛舌苔黄燥起刺，囊缩舌硬强者阴竭也，筋脉失荣则两手抽搐，若大便不通者方可入大黄，但仿用承气大黄更易伤阴，当以甘凉取之，是恐苦寒之剂更伤胃家气阴难复。

【索源五】近代曹炳章在《辨舌指南》中指出："舌尖独赤起刺，心火上炎之故。"

【索源六】近代曹炳章在《辨舌指南》中指出："舌边舌赤者，肝热也；甚则起芒刺者，肝热极也。"

医案举例

医案1：张某某，男，5岁，1985年10月18日初诊，一周前患感冒而发热，体温39℃，咳嗽。曾服用麻杏甘石汤加味，高热减轻，但仍咳嗽，午后发热重，体温波动在37.5~38℃左右，随又服用青蒿鳖甲汤加减，疗效不显。症见：舌质红干起刺，指纹色紫，心烦急躁，夜寐不宁。辨证属于冬温初起，邪热在肺卫，又主用寒凉滋腻之品而凝滞气机，湿浊不化，邪热内郁，肺气不宣所致。当以宣散化郁，清热利湿，肃降止咳治疗。方药：豆豉6g、炒山栀子3g、前胡3g、杏仁6g、苏叶6g、藿香6g、蝉蜕3g、钩藤6g、茅根10g、芦根10g、焦山楂6g、神曲6g、麦芽6g、桑叶6g。水煎服两剂后二诊：咳嗽减轻，低热已除。守原方继续用药3剂而养后。

医案2：俞某某，女，31岁，患肺结核3年，伴有肺不张，长期用抗结核治疗，未见效果。经常咯血，午后潮热，咳嗽，痰稠，右胸隐痛，肝区作胀，不思纳谷，大便干结，面浮神疲，形瘦色萎，舌质淡而苔白，舌尖部有红刺，脉象细。辨证属肺脏气阴不足，肝经气火有余，脾胃运化无力。治宜益肺气，健脾胃，佐以肃肺，顺气，清热之法。方药：清炙黄芪9g、炒白术9g、清炙甘草3g、蜜炙杏仁3g、陈皮4.5g、半夏4.5g、蒸白部9g、知母9g、青蒿子4.5g、炙鸡内金3g。水煎服50贴后，低热已平，胃纳转佳，大便正常，面色好转。但微劳后即易引起潮热，气血尚亏。继以滋阴清肺，疏肝和胃之方药再进15剂：南北沙参（各）12g、清炙甘草6g、桑叶9g、桑白皮9g、银柴胡6g、玄参9g、地骨皮9g、蜜炙百合12g、海蛤壳12g、白前薇9g、青蒿9g、淡竹茹6g、玉竹12g、黄精12g。肉苁蓉12g，水煎服半月后停药，症状明显好转，精神状况好，逐渐由半日工作到全日工作。至今随访，诸证痊愈。

本例肺结核，肺不张经久不愈。原发病变在肺部，兼有脾运不健。脾为肺之母，肺为脾之子。肺病日久，累伤脾虚，脾虚运化失司，土不生金则肺金愈虚。故用培土生金之法，此谓虚则补其母，候土旺而金生。先以益肺气，健脾胃为主，故用蜜炙黄芪、白术、甘草、炙鸡内金等益气健脾：辅杏仁、百部、润肺止咳；知母清热泻火，滋肾润燥；青蒿子苦寒而不伤脾胃又退虚热。服药后症情大减，但又气血尚亏，遂用滋阴清热，疏肝和胃之法，以收全功。

五、舌质鲜红裂纹

源鉴

【索源一】元代朱震亨在《丹溪治法心要·消渴》中指出："消渴之证，乃三焦受病也，东垣有法，分上、中、下治。上消者，肺也，多饮水而少食，大小便如常，或云小便清利，其燥在上焦也，治宜保湿润燥；中消者，胃也，渴多饮水，而小便赤黄，宜下至不饮而愈；下消者，肾也，小便浊淋如膏之状，宜养血而肃清，分其清浊而自愈。大法养肺降火生血为主……口干舌干，小便赤数，舌上赤裂，地黄饮子。"

按语 本条文朱氏指出了消渴一证的分型症状和治疗大法。临症若见有口干舌干，口渴多饮，小便赤数，舌质色赤又裂纹者，可服地黄饮子施治。

【索源二】近代曹炳章在《辨舌指南》中指出:"舌色灼红,无苔点,而有裂纹者,阴虚火炎也。"

按语 本条文指出临症见舌质赤红,无苔而有裂纹者,是心肝肾三阴俱虚、虚火上炎所所致。

【索源三】清代汪宏在《望诊遵经》中指出:"舌上赤裂,大渴引饮者,上消之证也。"

按语 本条文指出临症见口大渴,又大渴引饮,舌质鲜红又有干裂纹者,辨证为三消之上消证也。系指糖尿病之上消证。

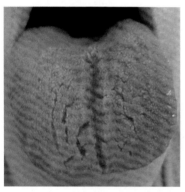

图 4-22 舌苔薄黄,舌态中有从舌尖至根部深 2mm 裂沟、舌边有齿印痕

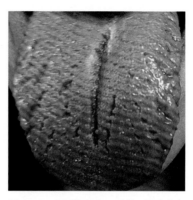

图 4-23 舌质鲜红亮、无苔,舌态中有纵向长 2cm、沟深 2～3mm 裂沟、沟边根部有少量白苔、舌两边有交错不规则的裂沟

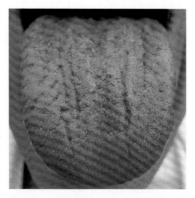

图 4-24 舌质鲜红润泽,根部苔黄,舌态有四条纵向浅裂沟纹

医案1：患者于1981年行回盲部淋巴肉瘤切除术。术后曾于1981年9月至11月腹部放疗一个疗程后，出现中下脘腹部疼痛，腹泻便溏3天，每日3~4次，诊断为"放射性结肠炎"，用中药调理后，症状缓解改善。于1982年1月又行化疗一个疗程后，腹泻反复加重，每日水泻5~6次，并有下脘腹部急痛。

诊时大便稀溏，无脓血便，无里急后重，仅轻微腹痛，有少量黏液，偶见白色黏膜样物随大便排出，腹泻日久，体质消瘦，面色萎黄无华，手足不温，畏寒，舌质尖稍红，苔薄，有裂纹，脉象细弱。辨证属脾肾阳虚。治以温补脾肾为主。方药：炮附子7g、桂枝7g、太子参15g、生黄芪30g、炒白术10g、炒白芍药10g、台乌药10g、茯苓10g、黄连7g、升麻炭3g、杭白芍10g、枸杞子15g、生山楂15g、乌梅10g、儿茶15g、血余炭15g、焦神曲10g。上方随症加减服药月余，诸症好转，大便成形，每日1~2次。又随证加减辨证施药，行气阴两补扶正，调理而善后，效佳。

医案2：康某某，男，51岁。患者素体阴虚，已外感发热半月，体温持续在37.8~38.6℃之间。

证见形体瘦弱，精神倦怠，口干渴，心烦，日晡发热汗出，小便短数，时有谵语，大便一周未行，胸膈满闷，腹胀拒按，舌质红有裂纹、舌苔薄黄少津（图4-25），脉滑而疾。此为伤寒证，郁而化热，阴伤化燥，里热闭结，气机受阻所致。患者高龄体弱，又阴血偏虚，法宜轻通施治，方用小承气汤加味，宣气和下，扶正祛邪。方药：酒川军6g、厚朴6g、炒枳实4.5g、当归9g、火麻仁9g。用药两剂后二诊：解下结粪，腹胀，发热等症遂解。又处方：山药15g、太子参12g、麦门冬12g、生地黄12g、白芍9g、五味子12g，水煎取液后稍加冰糖9g，兑服。服药3剂，以善其后。

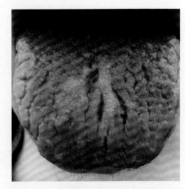

图4-25　舌质红有裂纹、舌苔薄黄少津

医案3: 赵某某,男,57岁,患者于1981年12月23日初诊,主诉10天前患菌痢,住院经治疗后大便化验正常,出院后口渴,脘腹时有作痛,纳呆,腓肠肌抽痛,腿脚挛急,大便不爽,时干时稀,舌质光红裂纹而干燥(图4-26),脉象细数。

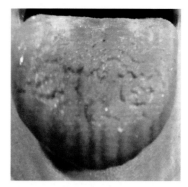

图4-26　舌质光红裂纹而干燥

当以芍药甘草汤加味治疗。方药:芍药30g、甘草9g、党参30g、香附9g、枳壳9g、鲜石斛30g、焦谷芽9g、焦麦芽9g、香连丸9g(分服,开水冲下)。用药4剂后二诊:脘腹痛减,胃纳饮食增加,大便正常,舌苔少生,舌质红裂,脉弦。继续守上方去党参,加枳实9g、当归12g,又进4剂后三诊:腹痛消失,大便干燥,舌碎痛,苔少,舌有裂纹,脉弦。守上方去香连丸,加生首乌30g、火麻仁12g、北沙参12g。继续用药4剂后,患者大便得畅,诸证除,随访1年未复发。

本方所用芍药甘草汤酸甘化阴,用于临床津液不足证为宜。其辨证重在舌苔,常见苔少,或剥,或光,或欠润,或干燥等。脾虚者加用党参、太子参、北沙参等健脾益气之品;气清滞者加佛手片,理气而不伤阴。舌苔剥者,芍药可用30g以上无妨,舌苔薄腻者,一般不超过15g为宜。

六、舌质鲜红有红点

源鉴

【索源一】元代敖氏在《敖氏伤寒金镜录·虫碎舌》中指出:"舌见红色,更有红点如虫蚀之状者,乃热毒炽盛,火在上,水在下,不能相济故也。宜用小承气汤下之。"

按语　本条文指出若热毒炽盛,临症可见舌质鲜红,并有红点状如虫蚀之状。这是水不济火,实热内盛所致。可用小承气汤下之。

【索源二】清代梁玉瑜传,陶保廉撰录的《舌鉴辨正》中指出:"红星舌，全舌纯红，而有深红星（即星点），乃脏腑血分皆热也。中燥火者，中疫毒者，实热人误服补者皆有之。"

按语 本条文指出临症见舌质纯红，上布满深红色的星点，故又为红星舌，此为脏腑血分营热炽盛所致。实热证可见，瘟疫毒热者也可见到。实热之体又误用温热滋补之剂皆有之。

【索源三】清代周学海在《形色外诊简摩·舌质舌苔辨》中指出："其尖上红粒细于粟者，心气挟命门真火而鼓起者也；其正面白色软刺如毫毛者，肺气挟命门真火而生出者也。"

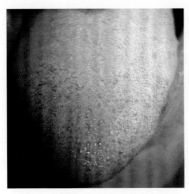

图4-27 舌质尖赤、有弥漫性突起小红点，舌苔白根厚，舌态胖胀厚、边有微齿印痕

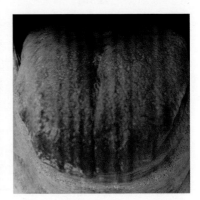

图4-28 舌质鲜红干燥、舌尖部有弥漫性突起的大红点，无苔或苔薄黄，舌态肿胀大、舌面凹凸不平、舌边有齿印痕

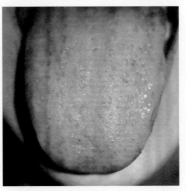

图4-29 舌质鲜红少津、无苔、舌面有散在突起的小红点

按语 本条文周氏指出舌质鲜红，其舌尖部见红星细如粟者，为心热炽盛又挟命门真火上炎所致。若见白色软刺样如毫毛者，为肺气热盛又挟命门真火上炎所致也。

附

大滤泡性溃疡

又称为复发性坏死型黏膜腺周围炎。

大滤泡性溃疡，好发在口唇的内侧，颊黏膜和舌面。本病初期表现为小弹丸样的结节，结节溃破后形成境界边缘清楚的黏膜溃疡面，有较深的穿掘性凹陷的坑，溃疡面疼痛敏感，同时伴有颈淋巴结肿大，或者有发热，一般1、2周后痊愈，有柔软的疤痕，其损害通常为单发，但也可有2~3个，新的发作可能要经过一段较长的时间。在新的文献报道中，大滤泡性溃疡取代了复发性坏死型黏膜腺周围炎的名称。

治疗上目前没有什么办法对本病有所帮助，要注意对食物如巧克力、坚果、调味品和柠檬汁等容易引起变态反应性的食品加以注意，也可系统的试作类固醇激素进行治疗观察。

中医认为本病系由素体上中下三焦与肺脾肾五脏阴血两虚，六腑虚中挟滞湿热与湿毒，虚热循经上炎口舌，致口舌黏膜赤烂，或红肿热痛。施治有二，一是滋阴伏阳，引火下行，引火归元，阳伏于阴则愈；二是滋阴清热利湿解毒法，湿热中焦脾胃，泛及上焦肺，湿毒热毒并发弥漫口舌而发。当医者明之，仅治口舌无益，虽缓而后又发，必从脏腑辨证，从六脏湿清施治，清利湿热毒邪而祛也。

医案举例

秦某某，男，32岁，干部，于1960年4月初诊：视力减退，视物模糊3年，目睛刺痛，头昏额痛，烦躁失眠，口干而苦，胃纳不佳，饥不欲食，大便微溏，诊脉弦细而数，尺候微弱不足，舌尖红边有瘀斑，舌苔白腻。查两目，乌珠混浊，上有云翳，细粒如星点，或如碎米，或如萝卜花，鱼鳞等形状，中间低陷色白，间呈微黄，此为"花翳白陷^①"之眼病也。随投以养阴清热、退翳明目之剂，病情未减。忽悟病在乌珠，为风轮之疾，内与厥阴肝经有关。且其病证寒热错杂，以乌梅丸加减施治。方药：乌梅（去核）12g、党参12g、制附片12g（先煎1小时）、黄连6g、干姜6g、桂枝6g、炒川椒6g、炒黄柏各6g、当归9g、细辛3g。水煎服5剂后，口干苦、烦躁、纳差稍减。因其舌质有瘀斑，复于上方中加入三棱6g、莪术6g、炮穿山甲9g，以活血祛瘀，溃坚破结。用药5剂后二诊：目痛减轻，视物清楚。其他症状也得到改善，细审其双目，乌珠星翳有拨之消散之势。又用原方药5剂后三诊：云翳已经消散，视物清晰。再守本方用药10剂，云翳白陷已不复见。前后共服药25帖，多年痼疾，遂得根除。

七、舌质鲜红有黑点

源鉴

【索源一】元代杜清碧在《伤寒金镜录·中焙舌》中指出："舌见红色，内有黑形如小舌者，乃邪热结于里也。君火炽盛，反兼水化，宜凉膈散，大柴胡汤下之也。"

按语 本条文杜氏指出热邪内结于里半表半里少阳证和阳明经证，二阳合病，舌质可见鲜红，若见有黑点形如小舌者，乃为心火炽盛，反兼寒化于外，此为真热假寒也，可用凉膈散，或用大柴胡汤下之治疗。

【索源二】清代梁玉瑜传，陶保廉撰录的《舌鉴辨正》中指出："生斑舌，全舌纯红而有小黑点者，脏腑皆热也。"

按语 本条文指出舌质鲜红，见有瘀斑，或生有小黑点者，这种舌象主热证，为热极水化，真热假寒也。

---

① 花翳白陷：系指在黑睛生白翳，灰白混浊，四周高起，中间低陷，形如花瓣为主要症状的眼病。其病在乌珠，按五轮分野，内属于肝。本病初期可因外感风热毒邪引起，邪犯肝胆之经，肝经风热，继则热化为，郁于肝胆，进而火热伤阴。分别予以疏风散热，清肝泻火，养阴清热为主治，此为其常法也，但效果不佳。若病久不愈，或治不如法，可阴损及阳，非独阴血不足，阳气亦虚，且久病入络，肝血瘀阻，云翳而生也。此为阴阳错杂之症，有似近代病毒性角膜炎、病毒性角膜溃疡、边缘性角膜溃疡，或蚕食性角膜溃疡眼病。用乌梅丸加活血溃坚之品而获著效，其原因盖在于此。

医案举例

　　陈某某，男，8岁，因爬汽车玩耍，不慎跌地。症见面部外伤，后脑偏右有一肿块，人事不清，大便6天未解，腹部胀硬，小便量少，舌质深红色略瘀暗，脉象微数。拟大承承气汤加入通窍醒神之剂：大黄、桃仁、石菖蒲、泽兰各10g，灌服用药两剂后，大便两解，量多，瘀黑臭秽，精神较前好转，问之能对答。二诊：精神日趋好转，腹部硬胀减轻，能讲话，能伸舌，苔微黄稍干，说话较清楚。随原方又服药3剂后。

　　三诊：已能进食稀粥，仍有身倦无力，下肢见浮肿，舌质红，舌苔干而粗糙，脉弦滑。给予活血化瘀通便法治疗。处方：大黄、泽兰、桃仁、麦冬、赤芍各10g，沙参20g，川红花、川厚朴各5g。用药6剂。

　　四诊：大便每日1次，便干，夜晚睡眠时自觉口干而烦躁，下肢仍浮肿，能起坐；腹部已软，但面色较差，察舌质淡红，苔色淡黄，脉弦而缓。拟益气健胃法治疗。方药：沙参、麦芽各20g，赤芍、川红花各15g，甘草5g，大黄、桃仁、麦冬、泽兰各10g。用药6剂。

　　五诊：药后精神及胃口继续好转，扶杖可以慢步行走，睡眠好，二便正常，病情日趋好转，察舌质淡红，苔淡薄，脉象弦缓。又拟健脾安神之剂以善其后，方药：党参、首乌、沙参各10g，淮山药、麦芽、茯苓各20g，甘草5g、生龙齿30g。用药6剂，以善其后。

八、舌质鲜红有白点

源鉴

【索源一】清代余师愚在《疫疹一得·疫证条辨》中指出："舌上白点如珍珠，乃水化之象，较之紫赤黄黑，古人谓之芒刺者更重，宜本方增石膏、犀、连、玄、翘、加花粉、银花。"

按语　本条文余氏指出临症见舌质鲜红，又出现白点如珍珠者，是疫热火毒之邪上蒸，火极水化之象。此证较之舌紫、赤、黄、黑，燥起芒刺者病重。可用清瘟败毒饮加味治疗。

【索源二】清代吴谦等人在《医宗金鉴·幼科杂病心法要诀·初生门噤口证》中指出："噤口舌上如黍米，吮乳不得啼渐难，清肝龙胆汤极妙，腹硬便秘紫霜丸。吐涎牙紧擦牙效，次用辰砂全蝎煎，病势稍安勿过剂，调和脾胃匀气先。"

按语 本条文指出小儿噤口之证，失治多至不救。其候舌上生疮如黍米状，吮乳不得，啼声渐小，皆因胎热所致也。法当清热疏利，可用清肝泻火的龙胆汤治疗。若见肚腹胀硬、二便不通者，用紫霜丸主之。还有一种是口吐白沫、牙关紧急者，是因胎热内结、复为风邪外袭，可用秘方擦牙散先擦其牙关，再服用辰砂全蝎散。中病即止、不可过服。证退和当调理脾胃，以匀气散治疗。

【索源三】近代曹炳章在《辨舌指南》中指出："舌红而起白星点者，乃心火有邪也。若红舌上起白星点如珍珠者，乃火极水化之象，较之紫赤黄苔上芒刺者更重，瘟疫多见此舌，即宜解毒清泄。"

按语 本条文曹氏指出舌质色红而起白星点者，为心经热邪炽盛，为热极寒化之象，这种舌象多见于时疫瘟毒，可用清热解毒泻火的方药治疗。

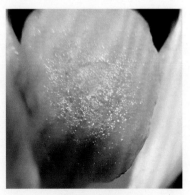

图 4-30　舌质鲜红、尖部有弥漫性突起的小红点，苔薄白或无润泽，舌态胖厚长

　　郭某，男，48岁，一年来，经常感觉咽喉痒痛，腭扁桃体及舌扁桃体，以及咽喉的其他部位干燥、刺痒、干涩、有异物感微痛，病程时间较长，半年有余，经检查可见在扁桃体及其淋巴组织的表面有散在的白色或黄白色的锥尖状突起物，黄白色的斑点，其周围充血，拭之可以脱落，但易再生，比较硬，不易去除，也有自行消失者，主要是咽喉黏膜上皮出现病变，咽喉黏膜呈慢性充血，表现为上细胞过度的增生和角化，诊断为咽喉角化病，临床分为白斑病与乳头状角化病两种。患者间断性用消炎等药治疗未愈。近半年来咽喉部干燥痒痛，异物感加重，口干但不欲饮，遇热则舒，神疲肢冷。伴有烦躁，胸胁闷胀，善太息。经口腔科检查：咽后壁慢性充血，淋巴滤泡增生，舌及扁桃体滤泡之间密布白色棘状赘生物。大如芝麻，质地坚硬，触之不痛，拭之不去，舌质赤绛或暗红，舌苔薄白腻，脉弦数。中医辨证为七情所伤，阴阳两虚，气郁痰结瘀阻于上所致。给予疏肝理气，温阳敛阴，化痰散瘀施治。

　　方药：制乌附片9g、肉桂6g（后下）、干姜6g、山萸肉9g、生地9g、茯苓9g、泽泻9g、丹皮9g、半夏9g、象贝母9g、桃仁9g、陈皮9g。水煎服药7剂后自述咽喉干痒疼痛减轻，但肢冷如故，效不更方，再续3剂。遂将原方中肉桂改为桂枝，加山豆根9g、射干9g、桔梗9g，续服7剂后，咽喉干痒燥痛及梗死均消失，赘生物变薄。按上方去制乌附片，又连续用药两月后，赘生物完全消失。

小结

　　舌质红色，是指比正常的淡红色舌质要深一些，有血红色的感觉。一般多主热证、阳证。为外感温热之邪，或风寒入里化燥，病在三阳，邪在卫、气。病势急传，热重者见舌质红，为实热；病至三阴，邪入营、血，病久耗伤阴津、营、血阴虚见舌质红者，必少津而口干渴，为虚热。根据舌质红色的分布状况，辨病变脏腑之所在，一般舌尖红者为心火有余，主营血有热；舌边质红者为肝胆郁热，症见口苦，舌质红无苔者，主胃阴大伤；舌红口干者为胃津伤。

西医学关于红色舌质研究认为，凡由于细菌性感染所引起的毒血证、脓毒血证、急性传染病、化脓性感染、甲状腺功能亢进、高血压、糖尿病、肺结核及其他基础代谢增高的疾病，手术后体虚津伤失水者，都可以见到红色舌质。当温热之邪入三阳，津血大伤，机体的营养状况发生紊乱，组织可因高热而脱水，血液的黏度继而增高，舌肌乳头上皮细胞逐渐萎缩，且呈角化物状的脱落，丝状乳头逐渐向蕈状乳头转化，或者丝状乳头逐渐萎缩而减少，蕈状乳头的数目增多，又得不到津液的濡润，乳头发生硬化，形成像突刺一样。

又因体内实热，代谢增快，气阴津液两伤，营阴脉络组织脱水，而使血浆的浓度增高，血液黏度增大，血液的流变循环受到影响，舌黏膜下毛细血管微循环降低，出现血性瘀滞，血管壁的韧性也因此发生改变，出现细微的渗血，在舌的黏膜层便可见到小的红色出血点，或者发生溃疡。

营血热毒炽盛，丝状乳头萎缩，蕈状乳头急增，因组织脱水，舌黏膜也会出现萎缩，从而使舌面中心部位的纵、横纹更加明显的再现人字形裂纹，由于部分乳头的融合或者分离也会出现人字形裂纹。

关于舌质干燥的研究解释有三种，一是在副交感神经张力低下时，交感神经的张力出现亢进，口腔里的唾液腺体分泌浆液相对减少，一般在急性热病及久病阴虚的患者中常有这种改变。二是温热之邪上受而发热重，伤津耗液使组织脱水，血容量降低，血液的黏稠度增高，唾液腺体的分泌及其他津液的分泌也相对降低。三是由于热伤营血，营血阴津耗竭，血液脱水，血管的充盈度降低，血液循环的流变力改变，红细胞由于脱水而萎缩，使其携氧能力降低，从而也影响到唾液腺体的分泌。舌体缺乏津液的濡润，患者自觉口渴，检查时可见质红而干燥。

在温病的后期，阴津已伤，阳不附阴，余热未尽，出现的舌质鲜红少津，当以滋阴液，清虚热，增水而行舟，阴津体液得到了恢复，舌质的颜色及津液的润泽便会逐渐得到改善。

分类	主病候	治法	方药
舌质淡红	血虚热证 素体心脾血虚 脾胃阴虚　发热 体倦无力　午后潮热 口渴　脉细数	益气 养血 滋阴	炙甘草汤（炙甘草 生地　桂枝　麦冬 麻仁　阿胶　大枣 生姜　人参）
舌质鲜红 干燥	温病营血实热证 热入营血　高热神昏 烦躁不安　吐衄便血 脉洪数有力	清热凉血 解毒益阴	清营汤（犀角 生地　玄参　竹叶 银花　丹参　连翘 黄连　麦冬）
舌质鲜红 干燥	温病瘥后虚热证 精神萎靡　五心烦热 口干咽燥　脉虚细无力	益气 养阴 补血	集灵膏（人参　生地 天冬　麦冬　熟地 怀牛膝　枸杞子）
	少阴热证 心火独亢　素体阳盛 胸中烦热　小便短赤 口渴　脉细数	清心泻热	导赤散（生地 木通　甘草梢　竹叶）
鲜红起刺	肝胆实热证 胁痛　脘痞吞酸 口苦　嘈杂嗳气 脉弦数	清肝益阴 和解少阳	加减小柴胡汤 （柴胡　黄芩　半夏 莲芯　麦冬　竹叶 黑山栀　甘草）
舌质鲜红 有裂纹	三消证 大渴大饮　能食善饥 体瘦　营血虚热 肺胃阴伤　脉细数	益阴生津 清虚热	甘露饮（生地 知母　麦冬　枣仁 生白芍　炙甘草）
舌质鲜红 有红点	外感温热疫毒 咽痛红肿　甚至糜烂 心悸　神昏 壮热口渴　烦躁 脉洪数	清气泻热 解毒凉膈	清心凉膈散加小承气 汤　清心凉膈散 （连翘　黄芩　山栀 薄荷　石膏　桔梗　甘草） 小承气汤（大黄 厚朴　枳实）

分类	主病候	治法	方药
舌质鲜红有黑点	热毒在上 中二焦 邪传少阳 阳明之里 热甚烦躁 口渴 胸膈烦热 心下痞满 大便不解 脉弦有力	外解热毒 内泻热结	大柴胡汤合凉膈散 大柴胡汤（柴胡 黄芩 白芍 半夏 枳实 大黄 生姜 大枣）
			凉膈散（川大黄 朴硝 甘草 栀子 黄芩 连翘 薄荷叶）
舌质鲜红有白点	外感疫热火毒（实证） 壮热身烦 口渴咽肿 火极水化 脉数有力	清热解毒	清瘟败毒饮 （石膏 知母 甘草 犀角 生地 黄连 丹皮 赤芍 连翘 栀子 桔梗 黄芩 玄参 鲜竹叶）
	外感疫热火毒 热伤肺胃之阴 口渴烦躁 心悸神昏 脉细数	养阴清热	沙参麦冬汤 （沙参 麦冬 玉竹 白扁豆 天花粉 甘草 桑叶）

第三节　舌质绛与分类辨证施治

源流

【索源一】清代傅松元在《舌苔统志》中指出："绛色者，火赤也，
深红也，为湿热之气蒸腾于膻中之候。故绛色者，神必不
清，气必不正，为壮火食气，气乱则神昏是也。"

按语　本条文指出绛色者为深红色，舌质色绛，为外感湿热之
气蒸腾于膻中所出现的舌象。膻中者，《灵枢·海论》
中指出："膻中者，为气之海。"在《灵枢·胀论》中指
出："膻中者，心主之宫城也。"泛指胸中两乳之间的正
中部位乃膻中，临证舌质见绛色者，多为热入营血，内
陷心包。故出现神志不清等症状，是壮火食气，心阴大
伤，血不养心，心气不得安宁则神昏也。

【索源二】清代梁玉瑜传，陶保廉撰录的《舌鉴辨正》中指出："色绛红，无苔无点，光亮如镜……或无津液，而咽干带涩不等，红光不活，绛色难明，水涸火炎，阴虚已极也。"

按语　本条文指出舌质色绛，光亮如镜，无苔，无津液，又唇焦口渴咽干等症，皆为心脾肾三阴虚竭，水涸火炎于上所致。

【索源三】清代章虚谷在《伤寒论本旨》中指出："凡舌生芒刺者，苔必焦黄或黑；无苔者，舌必深绛。"

【索源四】清代章虚谷在《伤寒论本旨》中指出："凡温病初感，发热而微恶寒者，邪在卫分，不恶寒而恶热，小便色黄，已入气分矣；若脉数舌绛，邪入营分；若舌深绛，烦扰不寐，或夜有谵语，已入血分矣。邪在卫分，汗之宜辛平表散，不可用凉，清气热不可寒滞，否则邪不外达而内闭，则病重矣，故虽入营，犹可开达转出气分而解，倘不如此细辨施治，动手便错矣。"

按语　上述两条文指出外感温病，系指外感急性发热性疾病的总称，也称为瘟疫病，其发病急，可直入气分或营血，直传三阴，化燥伤阴，耗气伤血，气分大热，即现大热，大汗，大渴，喜冷饮，面赤心烦，舌质赤绛，舌苔黄燥或生芒刺或燥黑，入营血分者，舌质深绛，舌苔焦黄干燥，脉象洪大实热内盛。营血阴伤，心神不安，神昏谵语。病势虽急，脉舌辨证，邪在卫气，汗解表散，邪入营血，仍可用辛开之品，开腠理以解热毒，忌不可用寒凉滋腻之品，防其邪热内闭营血，耗营伤血，出现营血两燔热厥重症。

【索源五】清代章虚谷在《伤寒论本旨》中指出："热入于营，舌色必绛，风热无湿者舌无苔，或有苔亦薄也。"

【索源六】清代叶天士在《外感温热篇》中指出："舌绛欲伸出口，而抵齿难骤伸者，痰阻舌根，有内风也。"

按语　本条文指出温热之邪入营，临床可见舌质红绛而舌体伸展出口不利，只可伸及抵齿而难于出口者，是热邪亢盛，内有痰浊之邪阻于舌根的脉络，有内风欲动的征兆。

【索源七】清代王孟英在《温热经纬》中指出："凡视温证，必察胸脘，如拒按者，必先开泄……虽舌绛神昏，但胸下拒按，即不可妄投凉润，必参以辛开之品，始有效也。"

按语 该条文王氏指出的温证舌质色绛、胸脘拒按、神昏，是因痰湿内阻、痰热蒙蔽清窍所致。其证虽属热象，但病的根本在于痰浊内闭。故治疗必先以开泄，化痰散结，透热外达则病可解，切不可妄用凉润之剂，反可助湿生痰，痰热内闭加重。

【索源八】清代石寿棠在《医原·温热辨舌心法》中指出："今时习俗，尤误于温病伤阴之说，不知气分热郁灼津之理，每见舌绛，便用大剂阴柔，是浊热已遏上焦气分，又用浊药，两浊相合，逼令邪气深入膏肓，深入骨髓，遂成固结不解之势。"

按语 本条文石氏指出由于医者的认识不同及时俗的差异而误治温病伤阴之说也有之，临证不辨气分大热灼伤津液之理，观其舌质色绛，便投用大剂滋阴味重之品，则更加阻遏气分郁热的清解，使热郁滞于内，浊热之气深入膏肓，深入骨髓，形成固结难解的疾病。

【索源九】近代曹炳章在《辨舌指南》中指出："凡邪热传营，舌色必绛。绛，深红色也。心主营，主血，舌苔绛燥，邪已入营血。"

按语 本条文是说舌质红绛的辨证有虚实证之分。实热证舌质红绛，是热毒已入营血下焦厥阴，营阴大伤的标志，颜色鲜红，舌面起燥刺，或舌面燥裂，其舌苔色多为黄糙或焦黑，其热远比阴虚证更甚，且有口渴引饮，神昏谵语，脉象洪大有力等症状，为实热证，治宜清营解毒，凉血益阴安神镇静之重剂；若见舌质红绛，舌苔无或舌面干而少津，舌面光滑如猪肝状，干瘪枯萎，午后潮热重，虽口渴却不欲饮，脉象细数，示为素体气虚发热，阴液渐伤，气阴两伤者为虚热证，治宜益气养阴气阴两补之重剂。

【索源十】近代曹炳章在《辨舌指南》中指出："舌虽绛而不鲜，干枯而瘘者，肾阴涸也。"

按语　本条文是说舌质干枯而瘘，质绛而不鲜者，舌面光滑如镜，此乃胃阴耗竭，肾阴枯涸，先天后天气阴竭绝之证，舌色犹如猪肝之暗绛，极宜大补脏腑之阴津，以敛耗散之虚阳之气，"存得一分津液，便有一分生机"，当立挽后天脾胃之气阴，有胃气则生，此证预后多有不佳。多见于慢性消耗性疾病，如流行性出血热，乙脑后期，败血症，胆囊炎，细菌性内膜炎，中暑高热阴伤证，也可见于慢性结核性疾病，癌肿，干燥综合征，脱水，手术后气阴两虚证，或其他基础代谢升高性疾病，如甲状腺功能亢进，高血压，糖尿病，肝硬化后期等内热气阴两伤证。

一、舌质绛而干燥

源鉴

【索源一】清代叶天士在《外感温热篇》中指出："再色绛而中心干者，乃心胃火燔，劫烁津液，即黄连，石膏亦可加入。若烦渴烦热，舌心干，四边色红，中心或黄或白者，此非血分也，乃上焦气热烁津，急用凉膈散，散其无形之热，再看其后转变可也，慎勿用血药，以滋腻难散。至舌绛望之若干，手扪之原有津液。此津亏湿热熏蒸，将成浊痰蒙蔽心包也。"

按语　舌质红绛是邪热入营分的辨证。若舌面中心干燥无津者，不仅是心营热盛而伤津，而且也表明胃热火盛耗灼阴津，所以在临床治疗清营透热中必须加入清胃泻火的药物，如石膏、黄连等。如若见舌心干燥，而舌的四边色质为红色，或者舌上有黄、白的苔垢，则表明邪不在营血，为上焦气分热盛，燔灼津液所致，应予凉膈散以散其无形之热。经治疗后，再根据其症状的转化情况而随证施治。不可见其舌质四边发红，便认为邪热已入营而投以营血分的药物，因作用于营分血分的药物，多较腻滞，病在气分而误用之，反能影响气分热邪的清解，恋邪深入。若舌质色绛，望之若干，但手扪之却有津液，则为津液已伤，是湿热之邪熏蒸所致，甚至会酿成痰浊蒙蔽心包的症状发生，此应当急给以清化湿热，涤痰开泄之剂，以开其内闭，防止病情加重。

【索源二】清代王孟英在《温热经纬》中指出："风温证，身大热，口大渴，目赤唇肿，气粗烦躁，舌绛，齿板，痰咳，甚至神昏谵语，下利黄水者，风温热毒，深入阳明营分，最为危候，用犀角、连翘、葛根、玄参、赤芍、丹皮、麦冬、紫草、川贝、人中黄、解毒提斑，间有生者。"

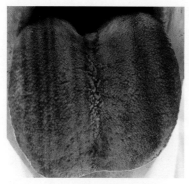

图4-31　舌质绛赤而干燥，苔薄白，舌态扁大、舌面有纵向裂沟

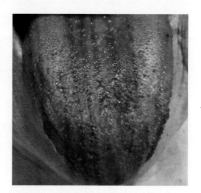

图4-32　舌质绛紫而干燥，无苔，舌态厚胀

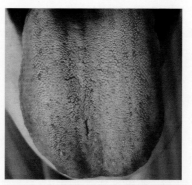

图4-33　舌质色绛干燥，舌态厚胀（辨证：心肝五脏气滞血瘀，胃肠六腑实热证）

按语 本条文指出身大热，口大渴，目赤，唇肿，气粗烦躁，齿板均为阳明气分热盛伤津之症候。舌质呈绛色，肺家痰热咳嗽：风温热毒，深陷阳明入营分，还会出现神昏谵语，下利黄水等危重症候，治宜清营解毒泻热，可用犀角、连翘、丹皮、玄参、紫草清营解毒，麦冬、葛根、赤芍、人中黄滋阴清热，升清止利，用川贝清肺化痰。综合诸证所见，本证实为气营两燔之候，虽邪热已入营分，尚未发斑之兆，每用葛根、升麻透发斑疹，本条文中的"解毒提斑"，用葛根便是其中之意。

【索源三】清代吴坤安在《察舌辨证歌》中指出："暑入心营舌绛红，神呆似寐耳如聋、溺淋汗出原非解，失治邪干心主宫。犀滑翘丹元地觅，银花竹叶石菖同，欲成内闭多昏昧，再入牛黄即奏功。"

按语 本条文指出暑热之邪，上蒙清窍则出现耳聋，不与少阳同例，忌用柴胡，乘于胞络则神昏，宜清心开闭，如犀角、滑石、连翘、丹皮、元参、生地、银花、竹叶、石菖蒲等；昏昧者，再加牛黄。

【索源四】清代吴坤安在《察舌辨证歌》中指出："若见鲜红纯绛色，疫传胞络及营中，清邪解毒银犀妙，葛郁金黄温暑通。"

按语 本条文指出瘟疫一证，治分两途，但看舌苔白而黄、黄而黑者，疫邪自表达里，汗之下之可也。如见舌质鲜红色绛，此疫邪入于营分及包络之间，汗下两禁，唯宜清营解毒，逐秽开闭，如犀角、银花、菖蒲、郁金、西黄、金汁、人中黄之类，与温热暑证，治法相通。

【索源五】清代吴坤安在《察舌辨证歌》中指出："舌绛须知营分热，犀翘丹地解之安，若兼鲜泽纯红色，胞络邪干菖郁攒，素有火痰成内闭，西黄竺贝可加餐。"

按语 本条文指出舌绛为邪热入营分，主营分有热，当用清营凉血、解毒散瘀、泄营透热犀角地黄汤治之，用犀角、

翘、丹、鲜生地以清营透热。若见舌质纯红色泽鲜明
者，为邪热入心包络，内闭神明，则须加广郁金、石菖
蒲等芳香开窍药物以开其闭证，防止热毒之邪入血分，
内陷神明。若兼有火痰，必致痰潮内闭，更当加西黄、
川贝、天竺黄、竹沥之类，以清火豁痰。

【索源六】清代叶天士在《外感温热篇》中指出："若舌绛而干燥
者，火邪劫营，凉血清火为要。"

按语 本条文指出温热之邪入营，症见舌质色绛，舌面干燥无
津者，为营热炽盛，营阴耗伤之证，实热重，治疗当以
大剂清营解毒凉血泻火之剂。

【索源七】清代叶天士在《外感温热篇》中指出："其有舌独中心
绛干者，此胃热心营受灼也，当于清胃方中，加入清心之
品，否则延及于尖，为津干火盛也。舌尖绛独干，此心火
上炎，用导赤散泻其腑。"

按语 本条文指出了舌心干燥色绛与舌尖干燥色绛因部位不
同，其病机和治疗用药也各有不同。症见舌质独中心色
绛而干燥者，因舌之中心属胃，证属胃经实热亢盛，心
营被其耗伤所致。治疗应于清胃泄热的方药中加入清心
营凉血之品。否则，实热盛，舌中心色绛干会进一步扩
展到舌尖部，表明热毒之邪已犯心经，心胃热毒更伤其
阴津。心又主舌尖部，舌尖色绛又干燥无津者，乃是心
火上炎所致。心与小肠又相表里，故心火盛者，可采用
釜底抽薪法治疗，泻小肠以清心火，用导赤散。

【索源八】清代吴鞠通在《温病条辨·上焦篇》中指出："太阴温
病，寸脉大，舌绛而干，法当渴，今反不渴者，热在营中
也。清营汤去黄连主之。"

按语 本条文指出太阴温病，两寸口部位的脉象比关部、尺
部的脉象要洪大一些，这是上焦邪热较重的症象，但
又见舌质色绛，而且干燥无津，此又是温热之邪侵入
营分的表现。温热病由于热重而津伤，应当出现口
渴，但反觉不渴，此为热邪已深伏入营，营分属阴，
反而蒸腾营气上升的缘故。这也是鉴别温病热入营分

的主要临床指征。当用清营汤治疗，以清解营分的实热之邪，但因黄连味苦入心，苦能化燥而助邪，故随去黄连而不用。

【索源九】清代吴鞠通在《温病条辨·中焦篇》指出："暑温蔓延三焦，舌滑微黄，邪气在气分者，三黄汤主之；邪气久留，舌绛苔少，热搏血分者，加味清宫汤主之；神识不清，热闭内窍者，先与紫雪丹，再与清宫汤。"

按语 本条文指出外感暑温之邪蔓延到上、中、下三焦的时候，可以出现不同的临床症状。若见舌苔滑而微黄者，是邪在三焦的气分证，此可用三黄汤治疗。如果暑温邪热在三焦羁留的时间较长，而且舌质色绛又少苔，这是血分热盛的证象，可用加味清宫汤治疗；如果患者出现神志昏迷，这是因为暑热之邪内闭心窍所致，可先用紫雪丹开窍清热，然后再用加味清宫汤以清解血分之余热。

【索源十】清代吴鞠通在《温病条辨·下焦篇》中指出："热邪深入下焦，脉沉数，舌干齿黑，手指但觉蠕动，急防痉厥，二甲复脉汤主之。"

按语 本条文是指患温病7、8日以后，热不解反入深下焦，口中津液涸竭，舌质色绛且干燥无津，牙齿发黑，手指感觉微微掣动，此为阴虚阳无所附，肝风内动，浮阳外越，将要发生痉厥的征兆，临症遇此状，为防止痉厥的发生，可用复脉育阴潜阳的二甲复脉汤治疗。

【索源十一】清代吴鞠通在《温病条辨·下焦篇》中指出："热邪久羁，吸烁真阴，或因误表，或因妄攻，神倦瘛疭，脉气虚弱，舌绛苔少，时时欲脱者，大定风珠主之。"

按语 本条文指出温热之邪滞留在下焦的时间过久，肝肾阴液大伤。如果在治疗的过程中误用表散，或误用攻下的方法，则更加伤津耗液，气阴大伤，出现精神疲倦。四肢及小足筋脉抽掣，脉象虚弱，舌质色绛而苔少干燥，时时表现有虚脱证象者，必须施以大剂滋阴潜阳的大定风珠汤治疗，达到复阴而潜阳，以防止虚脱的危证发生。

【索源十二】清代王孟英在《温热经纬》中指出："热已入营，则舌色绛，胃火烁液，则舌心干，加黄连，石膏于犀角，生地等药中，以清营热而救胃津，即白虎[①]加生地之例也。"

【索源十三】清代吴鞠通在《温病条辨·下焦篇》中指出："干绛而火邪劫营者，晋犀角地黄汤加玄参、花粉、紫草、银花、丹参、莲子心、竹叶之类。"

按语 干绛是指舌质干绛，是说太阴温病，若出现舌绛而干，是指热在营中血中，心肾热毒炽盛，营阴大伤所致。故当以清热解毒并要重用滋心肾之阴安神之剂治之。

医案举例

尤某某，男，30岁，工人，因发烧，身痛，腰痛5天，少尿1天，于1981年11月20日初诊。

检查：酒醉面容，两腋下及口腔上颚可见密集针尖样或抓痕样出血点，颜面浮肿，球结膜高度水肿，或充血，或出血，口干渴，呕恶心烦，未大便5天，腹部有压痛及反跳痛，双肾区叩痛，注射部位有大片瘀斑，血红蛋白（HGB）155g/L，白细胞（WBC）16.20×10⁹/L，中性（N）83%，淋巴（L）17%；弥漫性血管内凝血（DIC）检查：血小板（PLT）4.3×10⁹/L，白陶土部分凝血活酶时间（kptt）60秒，纤维蛋白原定量0.19%，血浆鱼精蛋白副凝试验（3p）（+），纤维蛋白原降解产物（FDP）（-），尿蛋白（+++），尿中红细胞4~6/HP日尿量100ml左右，给予利尿，控制入水量等对症治疗。

症见面目红赤，白睛肿如冻胶，面部浮肿，间或鼻衄，紫斑显露，腰痛如锤击，大腹膨隆，腹绞痛而拒按，辗转不安，大便秘结，小便少，舌质红绛，舌苔黄色而焦，脉弦细而数。

辨证：此为太阴温病邪已入气分，腑实已成，予以通腑祛瘀，凉血滋阴之法。方药用：犀角6g（磨）、生地30g、赤芍20g、丹皮

---

① 白虎：即是指白虎汤。

15g、玄参30g、麦冬15g、红花6g、桃仁10g、茅根30g、大黄30g（后下）、芒硝30g（冲服）、枳实15g，水煎服药两剂后。

二诊：腑气已通，泻下黑色稀便，诸症缓解。第2次弥漫性血管内凝血（DIC）检查：纤维蛋白原定量已达到0.23%，3p（-）。原方药化裁，又用药3剂后，行第3次弥漫性血管内凝血（DIC）检查：血小板（PLT）18.0×10⁹/L，白陶土部分凝血活酶时间（kptt）48秒，纤维蛋白原定量0.32%，血浆鱼精蛋白副凝试验（3P）及纤维蛋白原降解产物（FDP）均为（-）。

三诊：后进入多尿期，遂又以益阴之剂调理而养后，诸症痊愈。

二、舌质绛而鲜明

源鉴

【索源一】清代叶天士在《外感温热篇》中指出："再论其热传营，舌色必绛，绛，深红色也……纯绛鲜明者，包络受病也，宜犀角、鲜生地、连翘、郁金、石菖蒲等，延之数日，或平素心虚有痰，外热一陷，里络就闭，非菖蒲、玉金所能开，须用牛黄丸，至室丹之类以开其闭，恐其昏厥为痉也。"

按语 本条文指出温热之邪入里传至营分、血分、少阴与厥阴受病，或素有湿疾，与温热之邪相结，厥阴包络受

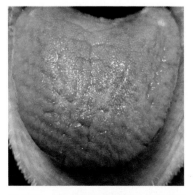
图4-34 舌质绛而润滑鲜明，苔薄或无苔，舌态呈不规则交错的浅裂沟纹、两边质嫩

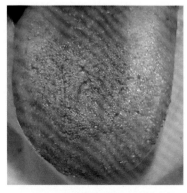
图4-35 舌质绛紫欠润，无苔或薄白苔，舌态胀厚有不规则的浅裂纹

病所表现的舌象及治法和方药，以开闭、救逆、止痉也。

【索源二】近代曹炳章在《辨舌指南》中指出："病后绛舌，如镜光亮，或舌底嗌干而不饮冷者，肾水亏极也，宜急救其津液，否则立涸矣。若舌绛而光亮者，胃阴亡也。"

按语 本条文曹氏所指的舌象，一般又称为镜面舌，临症可见舌质红绛，望之发光，犹如镜面，扣之则干燥无津，辨证为胃、肾阴液大伤，若见此状，应急予以大剂滋阴生津之剂治疗，否则终成涸疾而难愈。若见舌质绛而光亮者，为胃阴耗竭，当以存阴急救其本。

【索源三】清代梁玉瑜传，陶保廉撰录的《舌鉴辨正》中指出："色绛红无苔、无点、光亮如钱，或半舌薄小而有直纹，或有泛涨而似胶非胶，或无津液而咽干带涩不等，红光不活，绛舌难名者，水涸火炎，阴虚已极也。"

按语 本条文指出了大热或温病日久伤阴，或温病愈后所出现的水涸火炎所致的临床舌象。

【索源四】清代叶天士在《外感温热篇》中指出："舌绛而光亮，胃阴亡也，急用甘凉濡润之品。"

按语 本条文指出温热之邪入营而见舌质色绛光亮鲜明者，是营阴耗伤，胃阴衰亡的表现，辨证治疗可急用甘凉濡润的药物以养胃阴，此为扶本救阴，若是热重者，当以治标，兼顾胃阴。

胃为水谷之海，土燥则水竭，脏腑的生机是以肺津，胃阴，肾液三者相互依存的，而尤以胃阴为枢机。从临床辨证温热病的伤阴情况，多表现于肺津，胃阴，肾液三个方面，而津、阴、液皆属阴，只是表示深浅程度而已。胃阴伤者，须用甘寒之品以濡润柔养，无论救肺或滋肾液，都要首当充养胃阴，救肺津主以辛凉甘润配甘寒；滋肾液主以咸寒柔润配以甘寒，然都离不开甘寒养胃之大源，以资沃中焦而溉上下。舌质色绛而光亮者，见于温热病，可用炙甘草汤加减治疗。若在虚劳后期出现镜面舌，不仅是胃阴消亡，且一身之阴精阳气俱衰，此证不同于胃阴不足的杂病，还会有倾亡之险。

【索源五】清代刘恒瑞在《察舌辨证新法·舌质无苔分别诊断》中指出:"舌上无苔,质光如镜,为胃阴胃阳两伤……完谷不化,饥不受食之候。也有顽痰胶滞胃中……皆有此候,须以脉诊参断。前症脉必细涩;后症脉必洪滑而大。"

按语 本条文指出舌质上无苔,光亮如镜面者,是指胃阴胃阳、气阴两伤所致,此症温热病后期多见,且舌质色呈绛而鲜明,临床可见饥不欲食,或食后完谷不化等症,同时素体湿热内聚,顽痰胶滞于中焦者,也可见到这种舌象。还须说明的是虽有这种舌象及临床症状,还须以脉象诊断进行综合分析,前症所见的脉象一定是细而涩;后症所见的脉象一定是脉象洪滑而大。

【索源六】清代章虚谷在《医门棒喝》中指出:"绛者指舌之本也。舌本通心脾之气血,心主营,营热故舌绛也,纯绛鲜明者,言无苔色,此胃无浊结,而邪已离卫入营,其热在心包也。"

按语 本条文是指舌质绛色而鲜明。舌体通过经脉和心脾的气血相通,心又主营血,所以营分有热就会通过气血入心而呈现于舌质色绛。若舌质纯绛色而鲜明,又没有苔、质的本色,则说明胃家已无浊热结滞,邪热已离卫分与气分而传入营分,热入心包厥阴之病证。

【索源七】清代王孟英在《温热经纬》中指出:"绛而泽者,虽为营热之征,实因有痰,故不甚干燥也,问若胸闷者,尤为痰据,不必定有苔也,菖蒲,玉金亦为此设,若竟无痰,必不甚泽。"

按语 本条文指出舌质色绛而鲜明,是营分有热的特征,是因其内有湿痰,故不甚干燥,若因痰而引起胸闷,就不一定会有舌苔,菖蒲,郁金就是为化痰开结而设的,若没有痰,其舌质虽呈绛色也不一定很鲜明了,

【索源八】清代王孟英在《温热经纬》中指出:"光绛而胃阴亡者,炙甘草汤去姜桂加石斛,以蔗浆易饴糖。"

近代临床多用本方药预防与治疗病毒性心肌炎,功能性心律不齐,期外收缩冠心病,风湿性心脏病,病毒性心肌炎,甲状腺功能

亢进而有心悸、气短、脉结代等属于阴血不足，阳气虚弱，心血管疾病的治疗。

【索源九】清代石寿棠在《医原·温热辨舌心法》中指出："又或舌苔黄腻，明系气分湿热熏蒸，法宜辛苦开化。乃不用开化，而用大剂凉药，亦足逼令邪气深伏，邪伏则胃气不得上升。舌苔因之也伏，转成舌绛无苔矣。"

按语　本条文指出气分湿热熏蒸，舌苔见黄色而黏腻者，治法宜用辛苦开化，若医者不用开化，反用大剂凉药治疗，此不仅不解气分湿热，反使邪气入深，湿热重者则胃气不得清升，胃气不升，则舌苔也无依可生，此只可见到舌质色绛而鲜明无苔也。

　　此条是言医者因治法错误而引起湿热之邪内伏气分证的苔色黄腻而变证为营分的舌质色绛而无苔的辨证。

【索源十】清代梁玉瑜传，陶保廉撰录的《舌鉴辨正》中指出："色绛红，无苔无点，光亮如镜……水涸火炎，阴虚已极也。"

按语　本条文所指舌质色绛红，无苔无点，光亮如镜，或因汗下过度，或因过用温燥药，或因温热病之后，致使胃肾阴液极虚所致的舌象。

【索源十一】近代曹炳章在《辨舌指南》中指出："常人舌上必有薄白苔垢，俗医误用消导药，以致光赤无苔，必须调养胃气，至渐能思食，则白苔也渐生，余常见久病厚苔满舌者，一用消攻药，忽然退去，光而且燥，乃胃气渐绝之征。"

按语　本条文所指正常人的舌为薄白色，一般医术的医生用消导药误治，可引起舌质无苔而光剥，此必须调养胃气，进食欲而白苔渐生，也有因病久舌苔厚且满舌者用消导药治疗。厚苔会突然光剥而且干燥无津，此为胃气竭绝之证。

【索源十二】清代章虚谷在《医门棒喝》中指出："热入于营，舌色必绛，风热无湿者舌无苔，或有苔亦薄也；热兼湿者，必有浊苔而多痰也，然湿在表分者亦无苔，其脉浮部必细涩也。"

医案举例

医案1： 陈某某，男，68岁，1976年3月19日初诊，症见神志昏糊，时清时昧，四肢在发病时呈弛缓状态，后出现偏左侧上下肢瘫痪，大便及呕出物呈咖啡色，有时呈黑色，呃逆频作，脉虚而弦，舌质光红略绛（图4-36）。辨证：病属肝肾阴虚，心火旺盛，肝阳偏亢而挟气血上逆，辨证属中风重证。由于时有1月，气阴大虚，胃气衰败，而

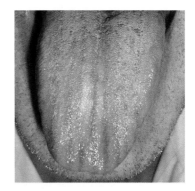

图 4-36 舌质光红略绛

且血络又受损，遂以扶养气血为主，佐以息风开窍，降逆和胃。

方药：生晒参9g（浓煎冲服）、麦冬9g、五味子6g、石斛9g、公丁香1.8g、生地炭12g、藕节炭15g、南沙参9g、元参9g、炙甘草4.5g、鲜菖蒲6g、至宝丹2粒（分4次化服）。

二诊：上药水煎服3剂后病情相对稳定，神志仍时清时昧，呃逆由减少而停止，呕吐止，大便隐血阳性（++），舌质光亮而无津，脉象弦细。

三诊：仍以原方继续用药3剂后，症情明显好转。

四诊：再以原方去至宝丹、藕节炭，另加当归、白芍等营养活血之品，又连服7剂后，症情稳定，神志较清，言语合作，左足稍能抬举，舌色渐淡，已有新味蕾生长，大便尚坚，脉象虚弦，为善后计，予补气阴，活血脉。方药：生地15g、元参9g、麦冬12g、石斛9g、当归12g、川芎6g、赤芍12g、炙地龙18g、桃仁9g、红花9g、西黄芪15g，另加服青麟丸3g（吞服）。五诊：以后续用上方加减服药，调理两月善后。

医案2： 陈某某，女，27岁，在家务农，已婚，闭经3年，身热咳嗽，痰稠而频，夹有血丝，胸闷而痛，甚则气促，神疲乏力初诊。检查：盆腔X线摄片示子宫输卵管碘油造影排除内生殖器结核；胸部X线摄片示双肺尖浸润性结核，因链霉素过敏每而改服异烟肼及对氨基水杨酸钠等西药。疗效欠佳，遂改来中医诊疗。

辨证为肺肾阴虚，虚热内损脉络所致。月经不行，咳呛咽燥，骨蒸盗汗，舌质光舌尖红，脉虚而数，纳谷尚可，二便自调。遂以养肺敛肺育肺阴，清虚热理气通络治之。方药：南北沙参各12g、天麦冬各10g、北五味子6g、冬虫夏草10g、磁石30g（先煎）、炒蒌皮12g、川百合12g、制黄精12g、阿胶12g（烊化兑服）、十大功劳叶15g、地滑皮12g，水煎用药15剂后，二诊：痰血，咽燥，盗汗渐平，唯夜热干咳较甚，月经未行，舌质暗红，脉象微数，随与上方配伍海蛤壳、西月石、人参叶、肥玉竹、淡秋石，调治5月有余。

三诊：X线摄片复查，两肺尖结核阴影消失，可见钙化点，经事行量少，随与原方中磁石、西月石、人参叶，加太子参12g、熟地黄15g、山萸肉15g、玉竹12g、黄精12g、粉丹皮12g。

四诊：用上药调治两月后，月经量正常，周期已准，全身症状明显减轻，嘱以月华丸与百合固金丸交替服用半月，以巩固疗效。随访2年，病未再发。

■ 附 ■

一、正中菱形舌炎

正中菱形舌炎是指位于舌背人字沟前方中线部位的一种病变，一般认为是一种生理发育性缺陷，多见于30～40岁中年男性。其临床特点是位于舌背中线靠轮廓乳头前部，舌黏膜损害为1～2cm大小发亮光滑卵圆形的无乳头区，或者呈钻石形的凸起，黏膜色红质软，局部无压痛，界线清楚，黏膜损害几乎或完全不再扩大，一般不引起自觉症状，也可是暗红色不规则结节状的损害，质地稍硬，病程时间长，但与癌变毫无关系。也有人认为本病系局部念珠菌病感染的一种临床表现，不是因为发育异常引起的。

本病经尿糖和血糖检查结果证实患者患有糖尿病，经过降糖药物治疗后，其舌背部的菱形乳头萎缩及舌痛症状都得到改善。糖尿病在皮肤和黏膜上的病变不下十余种，而且都具有一定的特征性，故在临床上发现有舌背中央出现不典型或者原因不明的舌乳头萎缩时，则应考虑到糖尿病的诊断。

二、糙皮病性舌炎

糙皮病是因烟酸类维生素缺乏所致的皮肤病与黏膜性病变，临床以皮炎、舌炎、肠炎、七情所致的精神异常和周围神经炎为主要特征的病症表现。

糙皮病性舌炎是指舌炎为糙皮病的独特体征。其临床表现主要在口腔部，如口角炎，口腔黏膜与舌黏膜和齿龈出现肿胀，并伴有溃疡和继发感染，还伴有恶心、呕吐、腹泻与不欲饮食的表现。为在舌尖部或在舌体的两侧呈红色斑状，水肿，有牙齿印痕，病情严重者其全舌可呈现牛肉样红色外观，舌尖乳头充血，红肿，舌面可有小溃疡，慢慢会侵犯到整个口腔黏膜，舌乳头发生萎缩而舌面光滑发亮，后期舌乳头发生萎缩，舌面变得增滑，外观如生鲜牛肉样。本病多见于恶性贫血病患者。其治疗可服用复合维生素 B 获得疗效，但是不得排除贫血、干燥综合征、糖尿病、尿毒症等多种疾病的关联诊断与鉴别。

医案举例

袁某某，女，26岁，自述在急行军中出汗过多，又急饮冷开水，即出现呃逆不止，舌质红嫩无苔或黏腻，平素胃虚饮食不多，治宜理气降逆的橘皮竹茹汤加柿蒂6g、丁香5g、半夏6g治之。用药1剂，呃逆即止。

三、舌质绛而黏腻

源鉴

【索源一】清代吴坤安在《察舌辨证歌》中指出："绛舌上浮黏腻质，暑兼湿秽欲蒸痰，巩防内闭芳香逐，犀珀菖蒲滑郁含。"

按语 本条文指出舌质色绛而有黏腻质浮附在舌面上，是因感受了暑邪与湿毒秽浊之邪相结，暑蒸湿浊则成痰，暑湿兼秽内有热痰，为防止内陷神明，蒙蔽心包，可用芳香透营，清暑利湿的方法治疗，故用菖蒲，郁金，借其芳香逐秽消浊，犀角以透营分暑邪，琥珀、滑石，清暑利湿安神。

【索源二】清代叶天士在《外感温热篇》中指出:"舌色绛而上黏腻似苔非苔者,中挟秽浊之气,急加方香逐之。"

按语　本条文指出舌质色绛而舌上罩有一层黏腻性似苔非苔样浊物,此为温热之邪入营分而与中焦挟秽浊之气相结所致的。治疗应采取清营热兼以芳香化湿理气之品开逐秽浊,若单以清营湿热,而湿浊之气不化,清分导致清窍神明蒙蔽,湿浊之气化热,虽用清泻而复发热,继而出现神昏、烦躁、谵语等证。

医案举例

医案1:朱某某,男,58岁,自述年轻时嗜酒吸烟,饮食厚腻。患哮喘病10余年,时有发作,遇冷则发病,遇寒加重。近来又外感风寒,哮喘发作,咳喘加剧,呼吸困难,痰多黏腻而黄,不易咯出,舌质赤,舌苔黄腻,脉象浮数。治宜解表散寒,清肺理气化痰止咳。方用定喘汤加味施治。方药:麻黄(蜜炙)9g、桂枝9g、杏仁(蜜炙)9g、生白果7枚、桑白皮12g、苏子9g、紫菀(蜜炙)9g、款冬花(蜜炙)9g、姜半夏12g、橘红6g、瓜蒌12g、薤白12g、生甘草6g、条黄芩9g。水煎用药3剂后二诊:咳喘平,诸症减轻,又续原方药再服5剂后二诊:自觉症状明显减轻,呼吸舒畅,遂去桑白皮、麻黄、款冬花、条黄芩,再进药5剂,以资疗效。

医案2:顾某某,男,20岁,自述自幼多感冒,治疗未能彻底,体质较差,继而外感。患有哮喘病史3年有余,近日来,咳嗽阵作,偶有吸烟,夜间加剧,不喘息,微恶风寒,舌质红或绛,舌质赤绛,舌苔黄根厚而黏腻,腹部满闷,稍食生冷,即大便稀溏,二便尚可。辨证为肺脾气虚,湿聚生痰,痰湿互结,湿热气逆中上二焦,肺脾失宣所致,遂以清肺泻热,止咳平喘的泻白散加减治之。方药:党参9g、白术9g、桑白皮9g、地骨皮9g、浙贝母9g、法半夏9g、瓜蒌12g、杏仁(蜜炙)12g、橘红9g、桂枝9g、乌附片6g、枳壳9g、厚朴9g、粳米60g,加生姜3片,水煎,日3次,饭前温服3剂,并嘱禁止吸烟,服药后二诊:自述症状减轻,夜晚不咳嗽,嘱再续原方药进药5剂后三诊:自述痰除咳嗽止,肺气爽,症状大好

转。遂去桑白皮、地骨皮、浙贝母、桂枝、厚朴，又再续服3剂而
善后。

四、舌质绛生黄白点

【索源一】清代吴坤安在《察舌辨证歌》中指出："舌绛碎生黄白点，
热淫湿欲生疳，古名狐惑皆同此，杂症伤寒仔细探。"

按语　本条文指出舌质出现绛色斑块，并散在生有黄白色的腐
烂溃疡点，以疳而为名。与狐惑病症状相同，是由伤寒
余毒之邪与湿相结而形成的溃疡性损害。舌碎绛而有黄
白腐点者，此湿热邪毒，蕴久不宣，蒸腐气血，化为瘀
浊，得风木之气，化而成虫也。狐惑，即牙疳，下疳之
古名也，近时唯以疳名之。牙疳，即惑也，蚀咽腐龈，
脱牙，穿腮，破唇；下疳，即狐也，蚀烂肛阴，由伤寒
余毒与湿为害，若胃强能食，能任苦寒重药者可治。
当以苦寒清热解毒利湿的药物治疗，可以收到较好的
效果。

【索源二】清代叶天士在《外感温热篇》中指出："舌绛而有碎点，
白黄者，当生疳也。"

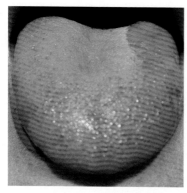

图4-37　舌质绛赤，根部舌苔薄黄、左
边剥脱，舌态厚胀、舌面有弥漫性突起的
黄白点

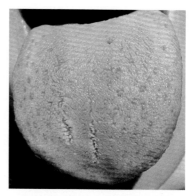

图4-38　舌质绛干，苔薄根淡黄、有斑
点梅花圆点状剥脱，舌态扁大

按语 本条文指出湿热病，证见舌质色绛而舌面上布有散在
碎点样溃疡点，其色为黄白者，是外感温热疫毒之
邪，入营伤阴，疫毒内发所致。疳者，初起为点，继
而溃烂。

医案举例

　　赵某某，男，9岁，自述舌尖边有红白色的斑点，糜烂疼痛，舌
质赤或绛，发病数月，小便黄赤，脉象沉数，曾擦用多种药物疗效
无果。辨证为心经热移于小肠膀胱，遂投以清心利热养阴的导赤
散加味治疗。方药：生地黄15g、木通6g、竹叶9g、石膏12g、栀子
9g、甘草梢6g。水煎，餐前，空腹服。

五、舌质绛生大红点

源鉴

【索源一】清代叶天士在《外感温热篇》中指出："舌绛而有碎点，
　　　　　白黄者，当生疳也。大红点者，热毒乘心也。用黄连、
　　　　　金汁。"

按语 本条文指出温热病，证见舌质色绛，而舌面上布有散在
的碎点，色白黄者，是外感温热疫毒之邪，入营伤阴，
疫毒内发，先为点而后为溃烂。若见碎点色呈红色者，
是疫毒温热之邪入于血分，内发于心经的表现，其症情
较重，应给予大剂清火，解毒泻热的黄连，金汁等药物
治疗。

【索源二】清代汪宏在《望诊遵经》中指出："舌中见红赤点，目
　　　　　色黄，头汗小便不利者，将发黄也。"

按语 本条文指出若见舌苔厚白中又见有散在的红赤舌质者，
巩膜色黄，有汗且小便赤短者，是肝胆湿热郁滞证也。
也是湿热黄疸的早期表现。舌质绛生大红点者，或紫红
色的星点者，大者称星，小者称点。色红者称红星点，
色白者称白星点，特点是蕈状乳头突起增大，高出舌
面，或生芒刺，生芒刺者称为芒刺舌，多见于舌尖部。
示为脏腑热盛或肝胆湿热亢盛，此当辨证。

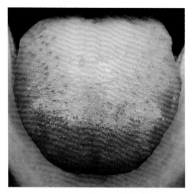

图 4-39 舌质绛紫、舌尖部生散在弥漫型大红点，舌态胖大，舌根部舌苔淡黄薄腻多润

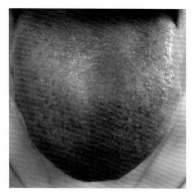

图 4-40 舌质绛紫，苔白灰腻，舌态肿厚胀、两边有齿印痕、舌面生有突起的大红点

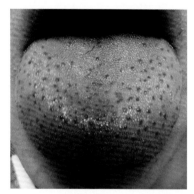

图 4-41 舌质绛紫或青，苔白薄，舌态胀肿厚、有弥漫性突起的大红点

小结

舌质色绛，是指舌质呈深红，犹如朱砂红一样，临床有实热证与阴虚证舌象之辨。实热证者是由外感急性温热病邪，邪气盛正气未衰，邪正相搏，是温热病毒之病邪在营分血分所见的舌象，临症表现为高热，神志昏昧，神昏谵语，舌质赤红而绛，色质鲜明，舌面多有红刺状增生而突出，菌状乳头增生，口干，舌质干燥起裂纹，舌苔干糙焦黄或焦黑。温热之邪羁留，营阴大伤，温热毒邪耗伤营血营阴，营气通于心，心包络受病，或者素体痰热，外感温

病，邪热传营所致。而阴虚证者，多由久病，或慢性消耗性疾病，或温热病后期，邪热滞留气卫，阴血津液大伤，临症可见午后潮热，面色发红，五心烦热，口干口渴，大便秘，小便赤短热痛，其舌质绛色质灰暗，不鲜明，舌尖赤，无苔少津；舌质绛而黏腻，为暑湿热毒之邪入营，又挟中焦秽浊之气相结所致；舌质绛而见黄白点者，为湿热疫毒之邪，入营伤阴，内宿寒湿，热寒交织所致舌象绛有黄白点；舌质绛，舌面散在有白色的溃疡点者为内有宿湿，温热伤及营血所致；若见大红色溃疡点者，为湿热疫毒已入血分，入心经而发于舌。

　　西医学研究认为，红绛舌质的形成除细菌性的急性感染所产生的毒素刺激外，慢性消耗性疾病，如肺结核、甲状腺功能亢进、恶性肿瘤等，这些疾病均可以使机体的基础代谢升高，黏膜固有层中的毛细血管增生或扩张充血，以致形成炎症，再加之组织脱水，舌黏膜萎缩变薄，微血管内的血液流变力降低，血液浓度黏稠，血液循环障碍，机体缺氧等其他因素，很容易透过变薄而又萎缩的舌黏膜，使舌色呈现绛色改变。

附：　　　　　表4-3　　舌质绛主病治简表

分类	主病候	治法	方药
舌质色绛而干燥	太阴温病 高热神昏 烦躁谵语 口渴 脉象洪数	清热凉血 解毒散瘀	清营汤（犀角 生地黄 玄参 连翘 麦门冬 丹参 金银花 竹叶心）
舌质色绛而鲜明（镜面舌）	实热证 外感温热病毒 内陷心包 神昏谵语 高热痉厥 脉洪数有力	清热解毒 镇静安神 息风开窍	牛黄丸（牛黄 珍珠 麝香 青黛 地龙 白附子 琥珀 僵蚕 苏合油 香油 金箔 天竺黄）
	虚热证 温热病后 营阴大伤 精神倦怠 口渴不欲饮 脉洪无力	清虚热 滋阴养血	炙甘草汤加减 （炙甘草 阿胶人参 生地黄 麦门冬 大枣 火麻仁 去桂枝 生姜 加石斛）

分类	主病候	治法	方药
舌质色绛而粘腻	外感暑热湿毒 内挟中焦秽浊 内闭心包 烦躁神昏谵语	清热解毒 逐湿开窍	加味清营汤 （犀角　生地黄　玄参 黄连　麦门冬　丹参 连翘　金银花　竹叶心 加钩藤　郁金　鲜菖 蒲　紫草　竹叶心）
舌质色绛生黄白点	外感伤寒杂病 入营伤阴湿热疫毒 上发于舌面而为舌疔	清热 解毒利湿	三黄石膏汤加减 （黄芩　黄连　黄柏 石膏　栀子　去香豉 麻黄　加白蔻仁 车前子　甘草梢）
舌质色绛生大红点	外感伤寒杂病 湿热疫毒入血分 上发于舌面 见红色点状的溃疡	凉血解毒 清热利湿	加味黄连解毒汤 （黄连　黄芩　黄柏 栀子　连翘　丹皮 金银花）

第四节　舌质紫与分类辨证施治

源鉴

【索源一】清代梁玉瑜传，陶保廉撰录的《舌鉴辨正》中指出："紫见全舌，脏腑皆热极也。见于舌之某经，即某经之郁热也。伤寒邪化火者，中时疫者，内热熏蒸者，误服温补者，酒食湿滞者，皆有紫舌，有表里实热证，无虚寒证。若淡紫中夹别色，则亦有虚寒证。凡辨舌无苔，则论舌之本色，有苔则凭苔之见色，参之望闻问切，以判表里寒热虚实之真假。但知有紫色舌，未闻有紫苔舌。但见紫舌，为各种热证。"

按语　本条文指出脏腑实热甚者，皆可见到紫舌舌质。若见舌质某一部位色紫，即可辨某经之郁热实证也。同时也指出本紫舌质一证，为表里实热证，没有虚寒证。以及引起本证舌质紫的5种病因，皆主五脏实热瘀滞所出现的紫舌质，且在舌面的分布也有所别，当细察之。

【索源二】清代林之翰在《四诊抉微·舌鉴》中指出："紫舌舌苔者，乃酒后伤寒也，或由大醉露卧当风取凉；或凉饮停积不散；或已病仍饮不节；或感冒不即解散，妄用姜、葱发汗，汗虽出而酒热留于心胞，伏于经络，血气不能上营于舌；或酒后雄饮冰水，致令酒之余毒，冲行经络，酒味入心，汗虽已出，心包络内还有酒毒不尽，皆能令舌现紫色。"

按语 本条文专论酒食所伤，虽经发汗，酒毒未解，冲行经络至心包络、循经入舌而显紫色舌质。

【索源三】清代叶天士在《外感温热篇》中指出："再有热传营，其人素有瘀伤宿血在胸膈中，挟热而搏，其舌色必紫而暗，扪之湿，当加入散血之品，如琥珀、丹参、桃仁、丹皮等。不尔，瘀血与热为伍，阻遏正气，遂变如狂，发狂之证。若紫而肿大者，乃酒毒冲心。若紫而干晦者，肾肝色泛也，难治。"

按语 本条文是说感温热毒邪直传营血厥阴心肝肾者，乃此人素体内热阳盛，又挟外热相搏，其舌色心紫暗多湿，血瘀者必气滞，滞者湿不化，湿渗营血之外则多湿或肿或胀。治当散血，散血必先行气理气化瘀；反之，瘀血温热互结，大伤营血之阴，心神不安遂变发狂症。另若舌紫而肿大者，乃酒毒攻肝攻心；若舌紫而干晦者，乃肝之本色，湿热毒气血瘀滞或酒毒肝硬化，死舌难医也。

【索源四】清代俞根初在《通俗伤寒论》中指出："舌色见紫，总属肝脏瘀。因热而瘀者，舌必深紫而赤，或干或焦；因寒而瘀者，舌多淡紫带青，或暗或滑。"

按语 本条文指出因热瘀肝脉舌质深紫而赤；因寒滞脉瘀的舌质淡紫带青，晦暗而滑。

【索源五】清代张登在《伤寒舌鉴》中指出："淡紫青筋舌，此寒邪直中厥阴，真寒证也。外证必身凉，四肢厥冷，脉沉面青。"

按语 本条文指出寒邪直中厥阴，可见紫青舌质，同时可见四肢厥冷、面清、身凉、脉沉等症。

【索源六】《中医舌诊》中指出："暗紫舌，舌色绛紫，晦暗无光，似紫色中略带灰色。它所以暗晦的原因，约有三端：一、热邪深重，津枯血燥，血行壅滞已甚；二、素有瘀血在胸膈之内，热邪入营，血既热而又不通畅；三、温热挟湿，或素喜饮酒，酒热湿邪，深蕴血中，这都是使舌紫色暗晦的原因。这里应该分别的。若纯是热邪入血，舌当干燥无津，病至此时，为难挽救；有瘀血的，舌多潮湿不干；挟湿的，舌上当兼有秽垢。"

【索源七】近代曹炳章在《辨舌指南·辨舌之颜色》中指出："少阴君火从火化。故紫色应肾经，六经唯肾无实证。"

按语 曹氏指出少阴为君火，君火从邪热所化，循心肾二经上逆入舌则舌质色绛者，病主心肾之少阴经证。

近几年来，有研究报道对12448例癌症患者的舌象，包括舌质、舌苔、舌态、舌脉的研究进行了总结。结果证明癌症患者出现青紫色典型的病理性舌象比例远远起过了非癌症患者及健康人。癌症患者以青紫舌质最为突出，统计表明，在青紫舌质的人群中，癌症患者占53.45%，非癌症患者占26.61%，健康人占6.45%。凡舌质青紫的癌症患者又尤多见于胃贲门癌，且晚期明显多于早期。至于癌症患者的青紫舌质的形成原因，研究表明其发生与高铁血红蛋白的含量增多、血液黏稠度增高、微量元素失调及微循环障碍等因素都有密切的关系。

一、舌质紫而湿润

源鉴

【索源一】清代叶香岩在《外感温热篇》中指出："再有热传营血，其人素有瘀伤宿血在胸膈中，挟热而博，其舌色必紫而暗，扪之湿，当加入散血之品，如琥珀，丹参，桃仁，丹皮等。不尔，瘀血与热为伍，阻遏正气，遂变如狂发狂之证。"

按语 本条文指出舌质色深绛，呈现紫色，为营分血分热毒极盛所致。但是患者素有瘀伤宿血停滞在胸膈者，又外感热邪传入营血之后，便与其相搏击，舌质也可见到紫色，但其色呈暗紫，扪之潮湿。因其挟瘀伤宿血，故在清凉的方药之中加入活血散瘀之品，如琥珀、丹参、桃仁、丹皮之类，否则瘀血不散，邪热难清；而且瘀血与热邪互结，瘀热阻遏清窍，正气不宣，扰乱神明，还会出现如狂发狂等险恶的证候。

【索源二】清代梁玉瑜传，陶保廉撰录的《舌鉴辨证》中指出："淡紫带青舌，青紫无苔，多水滑润而瘦小，为伤寒直中肾肝

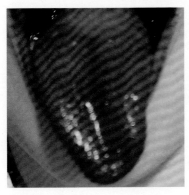

图 4-42　舌质光无苔，谓"镜面舌"，舌态吐弄（儿童）

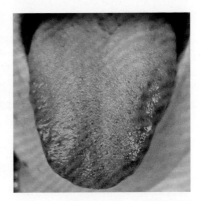

图 4-43　舌质四边紫青，舌苔根部白厚（辨证：肝肾阳虚，肝脾气滞血瘀证）

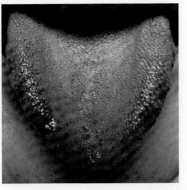

图 4-44　舌质紫，苔白灰湿滑，舌态扁瘦、两边赤烂溃疡、凹凸齿印、两边向内卷翘

阴证。宜吴茱萸汤，吴茱萸、人参、生姜、大枣，治胃气虚寒中有寒饮者，四逆汤温之，旧说是也。"

按语 本条文指出凡寒邪直中三阴而出现的寒实证，经脉气血瘀滞，舌质可出现淡紫或紫青，形态瘦小，水湿润滑。可与温里散寒的吴茱萸汤治之，见有中焦脾胃虚寒，内生寒饮者，可用温肾回阳，温中微逆，化寒饮的四逆汤治之。

【索源三】清代俞根初在《通俗伤寒论》何秀山在按语中指出："舌色见紫，总属肝脏络瘀……因寒而瘀者，舌多淡紫带青，或滑或暗。"

按语 本条文指出肝病气血瘀滞者，可见舌质紫色，若因寒邪凝滞而瘀者，舌质也可见紫色且滑润。

医案举例

徐某某，女，67岁，1979年10月8日初诊。前秋患痢疾，服氯霉素而痢止，后又复下痢，仍服用氯霉素而痢止，如此反复多次，历时1年余。遂以温补或涩肠，或补涩并施法，服中药治疗后，下痢次数虽减，唯腹痛有增无减，且胀。下大便日必三五行，夹有白冻，黑急后重，便前腹中冷痛，便后则痛止。

症见：脘腹胀满，形寒肢冷，舌质晦紫，舌边有齿痕，苔白厚腻，脉象沉细。辨证：病机当属脾阳不振，寒食积滞，深踞曲肠之分。不祛其寒，无以温中阳；不通其腑，无以荡其积。施以攻补兼施的加减温脾汤治疗。

方药：潞党参12g、淡附片6g、干姜5g、炙甘草3g、神曲15g、炙荷叶蒂3枚、生大黄6g（后下）。用药两剂后。复诊时大便依然日三五行，夹白冻甚多，脘胀已消，腹痛大减，饮食渐增。又上方去炙甘草，加白术9g，大黄减为3g，用药5剂后。二诊：腹痛止，四肢转温，舌质红，苔薄白而润，日仅大便二行。随改用香砂六君子方药治疗，服药10剂而病愈。

因寒食积滞，腹中冷痛，舌质晦紫色，边有齿印，脉象沉细，当责之于寒，中阳不足，证属寒实证。本虚标实，然本虚为轻，标实为重，主以制标，辅以固本。故用温脾汤加减以攻其实，标证

除，后易香砂六君子汤药补其本。此也是通因通用，积滞下而利
自除。

二、舌质紫而干燥

【索源一】清代刘恒瑞在《察舌辨证新法》中指出："质紫无苔，
　　　　　热在阴分也。质干如刺无苔，紫而干者，热伤阴也。"

按语　本条文指出三阴实热证，可见舌质紫而无苔，紫干而
　　　　起刺者，为实热之邪已耗伤三阴之阴津也，恐有动风
　　　　之势。

【索源二】清代叶香岩在《外感温热篇》中指出："再有热传营血，
　　　　　其人素有瘀伤宿血在胸膈中，挟热而搏，其舌色必紫而
　　　　　暗，若紫而晦者，肾肝色泛也，难治。"

按语　本条文最后两句是指出在温病的后期，热邪深入下焦，
　　　　劫烁肝肾之阴、也可见到紫色舌质，但其紫色晦暗。
　　　　这是肝、肾脏本色外露的表现，预示病情严重、状况不
　　　　好，故曰难治。

【索源三】清代章虚谷在《医门棒喝》中指出："舌紫而暗，暗即
　　　　　晦也；扪之潮湿不干，故为瘀血。其晦而干者，精血已

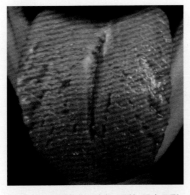

图4-45　舌质色紫干赤红，无苔，舌态干裂、舌中轴纵裂长25mm、裂沟深2～3mm、舌两边有不规则的裂沟（辨证：一为先天遗传性舌象，二为心肝脾五脏实热证）

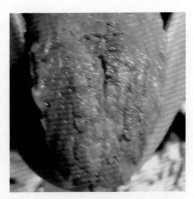

图4-46　舌质紫绛，舌苔白、厚薄不均、舌态呈不规则交错裂沟、舌边呈倒刺状裂纹

枯，邪热乘之，故为难治。肾色黑，肝色青，青黑相合而见于舌，变化紫晦，故曰肾肝色泛也。酒毒冲心，急加黄连治之。"

按语　本条文指出症见瘀血证者、舌紫多润；见紫晦且干者，为阴津已伤；若舌色青、黑色相见者，为肝、肾真脏色上泛也；若因酒毒冲心所致者，可急投黄连清热解毒之剂治之。

【索源四】清代何梦瑶在《医碥》中指出："酒毒内蕴，舌必深紫而赤，或干涸，若淡紫而带青滑，则为寒证矣，须辨。"

按语　本条文系指酒毒与三阴寒实证所指舌质紫色的辨证鉴别点及施治的方药。

【索源五】清代汪宏在《望诊遵经·诊舌气色条目》中指出："舌见紫斑，身体疼痛，恶寒发热，腮赤者，将发斑也；舌上赤裂，大渴引饮者，上消之证也；三消病，热甚饮多，舌紫干者，病久则发痈疽而死也。"

按语　本条文指出了三消证所见的舌象，并指出此种舌象愈后多不良。

医案举例

医案1：刘某某，男，56岁，患高血压。经常头痛头昏，耳鸣心烦，失眠，腰酸腿软。血压波动在190～180/120～110mmHg之间，大便干结，4、5日一行，舌质紫暗，苔薄微黄，脉象弦劲有力。辨证：属肝肾阴虚，肝阳上亢。治则：宜滋水涵木，和阳息风，益阴安神。方药：制首乌15g、生地15g、白芍15g、丹皮10g、泽泻10g、女贞子30g、旱莲草15g、草决明15g、珍珠母25g、龟板15g、鳖甲15g、桑叶10g、菊花10g。另以锈铁烧红淬水兑药，服药15剂后，自觉症状减轻，大便畅。续原方去生地、草决明，加法半夏5g、广皮5g。继续服药15剂后，诸证皆除。睡眠好，血压稳定在150/90mmHg之间。

医案2：张某某，男，52岁。自述近两年来，时时感觉胸闷气窒，心绞痛反复发作，经心内科诊断为冠状动脉粥样硬化性心脏病。中医辨证为胸闷疼痛，呼吸不畅，舌质紫、舌苔薄或黄（图4-47），脉象沉细有结代，属心阳不足，胸阳痹阻，气滞血瘀证。治宜理气化瘀的血腑逐瘀汤加减（瘀痛入络者，可加全蝎、地龙、穿山甲、三棱、莪术；气机阻滞者加川楝子、香附子、青皮；胁下有痞块者加丹参、郁金、水蛭、土鳖虫；血瘀经闭，经痛者去桔梗加益母草、香附子）治之。服药3剂后二诊：心胸部诸症大减，精神爽。随又按原方续服3剂，诸症除。

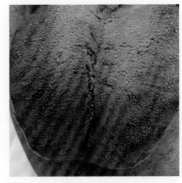

图4-47　舌质紫、舌苔薄或黄

三、舌质紫而干裂

源鉴

【索源一】清代傅松元在《舌苔统志》中指出："紫舌干裂纹者，热极不治。紫舌中央赤肿干焦者，为温热病后余邪未尽。"

按语　紫舌者，热入营血；舌干而裂纹者，热极伤津，营血阴伤，经脉失养，舌失阴津濡润所致。舌质紫主病重，热证、寒证均可见到。热病者，急以清热解毒而益阴；寒病者，当以温里散寒调和营血。若舌质紫而肿者，为有气血瘀滞。若在温病后期见之，则宜在益气养阴清热之剂中加入活血化瘀之品治疗。

医案举例

丁某某，女，32岁，1983年8月6日初诊。自述头痛史数年，每每发作，时左时右，性情偏激，发作时疼痛难忍，心烦不宁，身热，乳胀，经行血块累累色紫或黑。辨证：舌尖赤，舌边见紫红色，手掌红赤，脉涩，沉取小数。为素体肝旺，又加用脑过度，心阴受损所致。宜疏肝解郁，清虚热而治之。方药：丹皮10g、赤芍10g、黑山栀5g、柴胡6g、白芷5g、黄芩10g、夏枯草10g、草决明10g、木贼草6g、茜草6g、丹参10g。水煎，早晚饭后凉服。

二诊：用药7剂后，睡眠好，乳房不胀，又外感时令湿邪，经行瘀黑，头痛，胸闷，舌质紫红，苔薄黄腻。为湿邪郁滞于血络，化热上攻所致。治以清络透湿。方药：佩兰6g、泽兰6g、陈皮6g、蔓荆子6g、竹茹6g、蝉蜕3g、白僵蚕2g、蜂房6g、薄荷炭2g、通草2g、灯芯2g。水煎服，日两次。

三诊：用药10剂后，头痛偶作，舌质转红，诸恙皆减。上方又去蔓荆子加绿豆衣3g，用药10剂，以巩固疗效。

患者头痛，初诊其夜寐多梦，经行乳胀，故先以清肝泻郁为治。再诊其病又因湿邪为患，阴邪入络而上犯，清阳阻遏，故头痛剧烈而沉闷，舌质瘀紫，苔薄黄腻，又以清络透湿法治疗。蝉衣，白僵蚕升阳搜邪；灯芯、通草，通络降浊。头为诸阳之会，阳络得清，浊阴下降，升降协调，湿热瘀滞除，气血流畅，阳窍通而头痛愈。

四、舌质紫而发斑

源鉴

【索源一】清代林之翰在《四诊抉微·察舌部·正义》中指出："舌见紫斑者，此酒毒也，身有斑者，黄连化斑汤，加葛根、青黛。"

按语 本条文指出舌质色见紫又有斑瘀者，是内有郁热又伤酒毒所致，皮下若见有瘀血斑块者，可用黄连化斑汤加葛

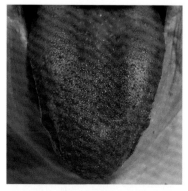

图4-48 舌质紫黑有瘀斑黏腻，无苔，舌态厚胀

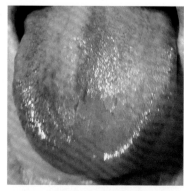

图4-49 舌质紫绛青、两边有青紫色块状瘀斑，苔黄腻，舌态扁而内凹、两边向内卷翘

根、青黛治疗。

【索源二】清代林之翰在《四诊抉微·察舌部·正义》中指出："舌见纯紫色者，此酒毒也，有表者，升麻葛根汤。"

按语 本条文指出临症未见其他症候，仅见舌质纯紫色少津者，是酒毒内伤肝脾所致；若同时见有身热痛，咳嗽，为麻疹初起的外感表证者，可用解肌透疹的升麻葛根汤治疗。

医案举例

医案1： 侯某某，女，21岁，工人。症见其面部、耳郭部位、手背、足背、前臂及小腿内侧皆有泛起的对称性圆形和不规则圆形的虹彩状斑。检查：上述部位出现虹彩状紫暗色红斑，压之色淡，部分斑疹中心有小水疱，似有光彩闪烁感，个别皮疹的边缘有瘀点，舌质赤，边缘有瘀点，舌苔薄黄或黄腻，脉象弦涩。诊断为猫眼疮。亦系一种不明原因的皮肤过敏性炎症，体质差异、寒冷刺激也是诱发因素。辨证：属风热湿邪内蕴，肺脾毒热炽盛，心经血热，脾经湿热，复感风邪，在上中二焦，致使气滞血瘀，郁发于肌肤而致。治则：宜清热凉血，理气活血和营，化瘀消斑利湿。遂施清肌渗湿汤加减，方药：苍术（米泔水浸，炒）6g、厚朴（姜制）6g、柴胡9g、泽泻6g、川芎10g、白芷5g、丹皮6g、白芷9g、茜草9g、丝瓜络9g、黄连9g、生栀子9g、紫草15g、木通12g、升麻9g、土茯苓8g。水煎服7剂后二诊，诸证痊愈。随访至今未见复发。

医案2： 周某某，男，53岁，1984年11月12日初诊。患传染性肝炎10年，上腹部胀满6年，纳呆，食后腹胀，间或呕吐，嗳气频繁，矢气则舒，大便干结，数日一行。舌质色紫边有瘀斑，舌苔白滑而腻。X线钡剂造影显示胃体纵轴扭转。诊断：属慢性胃扭转。辨证属胃气郁滞，升降失司，迁延日久，胃络瘀阻。治则：宜散结导滞，降气除满。方药用小承气汤合半夏厚朴汤加味：生大黄3g（后下）、枳壳30g、厚朴9g、姜半夏9g、茯苓10g、苏梗9g、白蔻仁6g（后下）、苍术9g、陈皮9g、丹参30g。日服1剂，水煎用药5剂后，二诊：失气转频，大便稍稀，胀满嗳气减轻，舌脉症如前。随与原方中加沉香片2g（后下），又服用19剂后，三诊：腹胀全消，舌边瘀斑显著减少，舌苔薄白。于1984年12月18日 X 线钡剂造影报告，胃扭转征象消失，瀑布高张型。给予芍药甘草汤加味调治两周而痊愈。

医案3： 方某某，女，28岁，自述在20岁曾小产后，至今停经未行。初期少腹不舒，压之似有一小硬块，继逐渐漫大，经过数年延至脐下及心下，其硬块坚大如拳，压之不痛。自觉头晕，心悸，胸腹胀满，脸目微肿，肤色萎黄，舌质紫暗或有瘀斑，舌苔黄或灰，脉象沉实。辨证为产后恶露瘀血未净，历时八载，渐聚成癥。治宜活血化瘀，消癥化结的桂枝茯苓丸加酒炙大黄30g（桂枝60g、茯苓60g、丹皮60g、桃仁60g、白芍60g，加酒炙大黄30g，共为细粉，炼蜜为丸）治之。每日早晚餐前用热开水送服12g，服药半月后，自述腹胀渐消，癥块缩小之感。且食量增加，脉象和缓；又续服半月，逐去大黄，再服两月经至，癥块大消。

小结

舌质色紫，大多是由绛舌随病情逐渐加重发展而来，是热毒之邪内陷营血的表现。紫舌主病有寒热虚实之别，在酒毒证中也可见到。临症可见有全舌色紫与部分舌紫，部分紫者，或为舌的左侧，或为舌的右侧，或为两侧同时出现，有的局部呈紫色斑块，而在舌质的其他部位则不见紫色，或呈降色，稍有深浅色泽等差别。一般人体在正常情况下，血红细胞在血管的流动就像一根线一样，连贯循环不断而在体内有瘀血的情况下，血红细胞之间的联结就会不连贯，在血管内的流动则出现不完全连贯，其中间出现空隙而成为点状，甚者可以看到多个血红细胞扭结在一块，使毛细血管发生不完全栓塞。任何病因引起的血管静脉淤血，血液黏度相对的增高，血流缓慢，毛细血管还会出现扭曲畸形，血管的脆性增加，血管呈痉挛性收缩，血液中缺氧，血栓的黏度增高发生阻塞等，都可以在舌质黏膜下微血管循环上明显的表现出来，导致微血管循环不良，血管的颜色会变深变紫，出现青紫舌质。如果用微循环电子显微镜观察，舌肌里微血管里的血液流动就会像蜗牛一样爬行的缓慢，甚至出现不完全瘀阻，有的微血管还会破裂出血形成灰青紫色的斑块状，舌体肌肉组织缺血缺氧，舌质就表现出青紫色的彩色图像视觉。所以说临床上凡见有青紫舌象，则提示反映出体内有无瘀血的显著信号与信息，当然也可以预测疾病之吉凶矣，特别是在疑难杂证、癌症的辅助诊断上更有很重要的指导意义。诊见舌质青紫色信息就已经证明体内脏腑有瘀血之患的特殊舌象，西医学研究证实，任何病因引起的静脉淤血，血液黏度增高，血流缓慢，毛细血管扭曲畸形血管的脆性就会增加，由于血液中缺氧，血管的收缩痉挛也会加强，则更加导致血栓血管的瘀阻而血液循环不良，血管的颜色就会变赤青、青紫而出现青紫舌象。中医从阴阳整体观辨证则认为，实证者，首先是营阴热毒炽盛，大伤营阴津液，汗为血之液，阴津大伤则营血瘀滞，舌黏膜即出现青紫色，舌面局部出现瘀血紫点或紫斑。虚证者，亦多是久病耗伤阴液，血液瘀阻，病多主心、肝、肾病证，常说的心血管疾病、冠心病、癌症等疑难杂证，更多由表及里，或由里及表，舌质一旦色现青紫，不论老弱、青状、妇孺，一定要及时寻医问诊，以求原委，切不可疏忽麻痹。

西医学研究指出影响舌质紫色有7个方面的因素。

（1）心脏病患者及合并肺部感染，或由其他原因导致肺功能不良，使肺部淤血或肺换气不良、出现呼吸困难、引起缺氧而致的舌质紫绀，也有由静脉血分流至动脉而致的发绀。故舌质紫色与缺氧后还原血红蛋白的增加与含氧血红蛋白的降低有密切的关系。

（2）紫舌质患者除发热外，必须同时伴有血氧饱和度的下降、静脉的淤血与血液黏度改变等条件有关。在紫色舌质患者的血液流变性研究中指出："全血黏度是衡量紫舌和血瘀证的较好指标。一般情况下，全血黏度的增高是可以确认有血瘀证的存在，但因机体内血液流变性的变化是错综复杂的，有些因素是可以影响到全血的黏度，所以应强调指出要对多个指标进行综合分析。还可以采用异病同治的方法对血液黏度较高的患者用芎龙汤治疗。方药：川芎9g、地龙9g、葛根9g、党参9g、炙甘草60g。加减施治，进行长期用药后，可在发现患者紫舌质深浅程度得到改善的同时，其体内血液流变性的指标也随之得到改善，逐步得到好转，慢慢接近正常。芎龙汤有活血化瘀、补气行滞的作用，可以取得较好治疗效果。"

（3）紫色舌质与红细胞的数量增多也有关。文献已报道有真性红细胞增多症患者的舌质多呈现紫色的记载，可能是由于缺氧后骨髓的一种代偿性功能，红细胞的浓度增高从而使静脉血呈较深的紫色，一般凡红细胞增高患者的缺氧较贫血患者的缺氧血更易引起舌质青紫色的现象。

（4）至于酒精中毒所引起的紫舌质，可能也系通过肝脏而起作用。长期的饮酒者，可以间接的造成门静脉性肝硬化，产生门静脉高压，从而形成青紫色的"肝舌"状。

（5）有色素沉着者除见于舌质外，可在口唇、龈跟、额部、眼圈及乳头、脐部均会出现色素沉着，舌质上的色素沉着可呈点状、斑状或片状，也可使舌质全部呈现青紫色。

（6）血液中寒冷凝集素的增高也可使舌质呈青紫色。寒冷凝集素增高患者的血液有低温凝集现象，每遇天冷则手足发绀，舌质青紫色，虽在夏季也可发生青紫色舌质。

（7）临床所称的淤血或郁血，其中可分为两种：一种是上腔静脉淤血，由于充血性心力衰竭或其他凝血因子的原因影响了上腔静脉的回流，使静脉压力增高，静脉血流出现凝滞、血流不畅。从而导致静脉血中还原血红蛋白成分增高。颜色较深、反映于舌质则呈现青紫色。在文献中，也提到当静脉压增高至一定程度时，可以使舌下的两根静脉明显突出。如《病理学诊断》一书中指出："舌的静脉给予了我们一个良好的静脉压指示，当一人站立或坐下时，此静脉是塌陷的，除非此人的静脉压增高超过200mmHg时，这些静脉即扩张而明显的突出。"由于静脉压力增高，舌下静脉扩张，也有助于促使舌质呈现紫色。另一种情况是静脉淤血的患者舌质也常呈现青紫色。

临症见紫色舌质，若因热伤营血、津气两伤者，当用清营解热养阴法治之；凡因寒邪直中、寒凝脉络所致者，当用温阳散寒，理气化瘀法治疗；若素体内有瘀血，又热在营血分者，当用清热凉血散血，兼破瘀化滞散结法治疗。

根据中国中西医结合研究会第一次全国活血化瘀学术会议所制定的《血瘀证诊断试行标准》，气滞证与血瘀证各具备客观指标，血液的流变性发生了改变，符合"不通则痛"的认识。血瘀证在治疗前的全血黏度（高切变和低切变）、血浆黏度、全血还原黏度、白细胞电泳时间均较气滞证高，两者的差异显著或非常显著。提示血瘀证病情比气滞证的病情重，其血液流变学指标改变也很明显。血沉、红细胞压积、红细胞和血小板电泳时间二者无明显差异，这也说明血瘀证的全血黏度增高，主要是由于血浆黏度增高和单位面积的细胞增比黏度增强；也提示气滞证和血瘀证患者的红细胞、血小板的聚集程度是大致相等的，气滞证有向血瘀证发展的趋势。也就是说，气滞证患者已经有红细胞和血小板的聚集，同时也给临床提示了对气滞患者，在理气化滞治疗的同时应当佐以活血化瘀。治疗后血瘀证与气滞证的全血黏度（高切变和低切变、血浆黏度、全血还原黏度、并细胞压积、血沉等）相比，都无明显差异，此说明经过治疗、终止了疾病的继续发展，使"高黏"变低，使"低黏"升高，趋于正常水平。血液的流变性得到改善，气行瘀化，故"通则不痛"。但二者的红细胞、白细胞、血小板电泳时间却差异显著，从而又提示从气滞到血瘀可能是一个客观的过程，二者的联系非常密切。虽然在全局上看来病变已经终止，但在局部却未能完全控制，即血细胞的聚集状态尚不能完全纠正。所有气滞证的指标在治疗后较治疗前大多有不同程度的升高，其血瘀证的指标却有不同程度的下降。提示气滞证在治疗前属"低黏综合征"，血瘀证则属于"高黏综合征"。所以在临床上不能以疼痛的消失与否来判断疾病的好转，应该结合临床表现注意观察与分析舌质微观的改变。

另外，在临床观察中，舌质青紫色还多见于肝胆疾病、心血管疾病、呼吸系统疾病及恶性肿痛疾病。Kennedy指出："在充血性心力衰竭、先天性心脏病，有时早期表现是请患者向下伸舌1分钟，即可在舌上看到舌质很快转为青紫色，而且舌下的两根静脉扩张。"原第七军医大学观察了1000例小儿舌象，认为"循环障碍时舌质为紫蓝色"。在急性心肌梗死中约有80%左右的患者均出现有不同程度的舌质紫暗或瘀斑或瘀点。其中瘀斑、瘀点可高达50%以上，而且在整个病程中，舌象的演变均有一定的规律性。起病时，舌质常为暗红或紫红色，见有瘀斑、瘀点。病情严重时，舌质暗紫的现象也越明显，经治疗后病情好转者的舌质暗紫程度会有所减轻，或转为正常。因此认为青紫色的发生及变化有可能作为机体循环功能的一个很敏感的指标。早期的肺心病患者，多见舌质红色，而晚期的肺心病患者则是以青紫舌质为主。青紫舌患者的呼吸障碍严重时，动脉血中的氧分压明显降低，二氧化碳分压升高，血液的酸碱度小于7.35的比例增多。可见肺心病患者青紫舌质的发生与缺氧、二氧化碳潴留、酸中毒有密切关系。

研究血瘀症的临床表现，它的病理变化特点以及发病原因与血液的流动性质和血液黏稠度（现在多指血脂等高低因素）的异常有密切的关系，有舌质紫暗者，临床多有疼痛、瘀斑、出血、皮肤粗糙、性格急躁、精神狂躁等症状。这些临床表现都是中医学在临床实践中，用来判定有无血瘀证的主要指标，对于检验和提高中医学在临床上广泛应用的血瘀诊断指标的可靠性以及寻找诊断血瘀的新指标，尤其是客观的实验室指标，都有着重要的意义。

在血瘀证的各种临床表现中，中医学十分重视舌象，并认为舌质紫暗与血瘀的关系更为密切。我们将各种血瘀证患者按舌质紫色和舌质色不紫分为不同的两组，并分别测定了其全血黏度、其他血液流变学的指标，结果发现舌质紫色一组的全血黏度以及其他血液流变学指标均比舌质色不紫的一组为高。值得注意的是，在舌质紫色的患者中，尽管病种不同，有属于血液循环系统、有属于肝胆系统、神经系统、肿瘤及妇科病的痛经等。但它们的血液黏度的异常却是共同的。然而，应当指出的是在舌质色不紫的一组中，也发现有少数患者有血液黏度的异常，这与在临床上未见有明显的血瘀表现，或通过活血化瘀的方法治愈的事实都有一定的联系。为此说明血液黏度的测定作为一种客观的实验室指标比肉眼的判断舌质紫暗色程度更加敏感与客观。

附：　　　　　表4-4　　舌质紫主病治简表

分类	主病候	治法	方药
舌质紫而湿润	瘀伤宿血胸膈 又营血温毒证 胸膈刺痛 口渴烦躁 心下痞满 脉象弦数	清营解毒 活血化瘀	犀角地黄汤加味（犀角 地黄 白芍 丹皮 加丹参 桃仁 琥珀 红花）

分类	主病候	治法	方药
舌质	营血热毒证 面色晦暗 心烦口干 紫而干燥 身热夜盛 脉数	清营 泄热 养阴	清营汤（犀角 玄参 金银 花 连翘 黄连 麦门冬 生地黄 丹参 竹叶心）
舌质紫 而干裂	营血热毒证 壮热烦渴 头痛如劈 斑疹隐隐 脉象弦数	清热解毒 凉血救阴	清瘟败毒饮（生石膏 生地黄 犀角 黄连 栀 子 桔梗 黄芩 知母 赤 芍 玄参 连翘 竹叶 丹皮 甘草）
舌质紫 而发斑	太阴温病误汗发斑证 身热夜甚 心烦不寐 口渴 寸脉大	清热解毒 和瘀化斑	黄连化斑汤（犀角 黄连 石膏 知母 元参 白粳米 生甘草）
	素体有瘀热 又内伤酒毒所至的单 纯型舌质紫而发斑证	和营 解肌 解酒毒	升麻葛根汤（升麻 葛根 白芍 炙甘草）

第五节 舌质灰与分类辨证施治

源鉴

【索源】清代林之翰在《四诊抉微·舌鉴》中指出："舌纯灰色无
胎者，直中三阴而夹冷食也。脉必沉细而迟，不渴不烦
者，附子理中四逆汤救之，次日舌灰灰中有微黄者生，如
渐渐灰缩干黑者死。"

按语 本条文指出临症察舌见色灰而又无苔者，其病在三
阴，为夹有冷食积滞之证，其脉象可见沉细而迟，口
不干渴又不烦躁者，为三阴阳虚证，可用附子理中四
逆汤回阳以消阴翳。服药后若见舌面上有微黄苔者，
其病可医；若见舌质灰色又逐渐干而萎缩呈黑色者，
其病情危重。

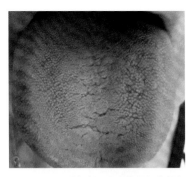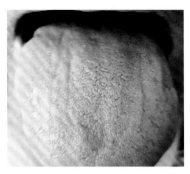

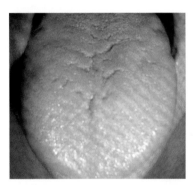

图 4-50　舌质灰青、舌右边显示紫黑色大块状瘀斑，舌苔灰色白、舌中部与舌根部的舌苔厚腻，舌态圆满胖大、舌中部凹陷、舌两边微向上卷橇、似倒放的桃形，舌象苔质色淡灰青、津枯失神

图 4-51　舌质灰青，舌苔灰、舌中后微黄，舌态呈木舌、舌肿或舌强硬状

图 4-52　舌质灰色淡白，无苔或少苔、舌根部苔微黄呈花剥状，舌态胖厚、舌中部沿中轴依次有反向深 2～3mm 人字沟纹、舌尖部有突起的小折点（辨证：肺脾肾气血两虚证，气虚甚、虚中有滞）

医案举例

医案1：姜某，男，53岁，有肝炎病史已4年，半年来胁痛腹胀加重，下肢浮肿，肝功能检查：TTT12单位、TFT（++），谷丙转氨酶40U/L以下，症见腹大如鼓，青筋暴露，肝大肋缘下约3指，纳少便溏，小便短少，面色鳌黑，消瘦，时有鼻衄，未见蜘蛛痣。舌质晦暗无苔，脉沉无力。

辨证：属肝肾气血瘀滞，湿不运化所致。治则：宜理气血，舒肝化瘀利水。方药：萹蓄20g、瞿麦20g、麦芽20g、木香9g、青皮10g、神曲10g、甘草6g、马鞭草20g、泽漆10g。服药7剂后。二诊：小便增多，食欲好转，腹肿减轻，效不更方，故守原方再服药7剂后。三诊：肿胀均消，饮食增加，胁痛减轻，肝肋缘下刚扪及，舌质色泽红润，小便清长，大便溏稀，于原方添加党参、茯苓，以期扶正祛邪。又服10剂调理后停药，随访未见有异常变化。

医案2：李某某，女，45岁，自述在10年前做人工流产至今患有痛经。每值经期，少腹就会发凉剧痛，经期后延，且量少色暗，并夹有瘀血块，伴有口干唇燥，头晕，腰膝酸软，抬举无力，舌质灰暗、舌苔白薄或润滑（图4-53），脉象沉弦。辨证属于冲任虚寒，气瘀血滞证。投以温经散寒，祛瘀养血的温经汤去半夏、丹皮，加莲子肉12g、肉苁蓉12g、巴戟天12g。服药5剂后二诊，少腹冷痛大减，无头晕，腰膝酸软明显好转，又续服上方药5剂，至下次月经来潮，未出现小腹冷痛，且此后月经如期而至，俱无不适。

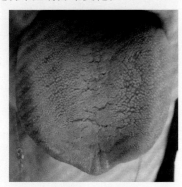

图4-53 舌质灰暗、舌苔白薄或润滑

第六节　舌质青与分类辨证施治

【索源一】东汉张仲景在《金匮要略·惊悸吐衄下血胸满瘀血病脉症并治》中指出："病人胸满，唇萎，舌青，口燥，但欲漱水不欲咽，无寒热，脉微大来迟，腹不满，其人言我满，为有瘀血。"

按语　本条文指出患者若出现胸部胀满，口唇干瘪而不润泽，舌质发青色，口中干燥，只想用水漱口而不愿把水咽下去，又没有恶寒发热的表症，脉象微大而迟。患者主诉腹部胀满，但实际上并不胀满，这是体内有瘀血的缘故。

【索源二】隋代巢元方在《诸病源候论·卒破损瘀血候》中指出："夫有瘀血者，其人喜忘，不欲闻物声，令人胸满，唇萎，舌青，口燥，但欲漱水不欲咽，无寒热，脉微大来迟，腹不满，其人言我满，为有瘀血。"

按语 关于胸满的辨证，表实无汗，见胸满而喘者，为风寒之胸满也；里实便涩，烦热而胸满者，为热壅之胸满也；面目浮肿，胸满喘不得卧者，为停饮之胸满也；呼吸不快，胸满太息而稍宽者，为气滞之胸满也。

本条文指出患者胸满又无寒热它病，症见有唇萎、舌质青色，口干燥，而又漱水不欲咽者，属瘀血证之胸满也。口唇，舌质黏膜是血液荣华显露之处，血病而不荣，故痿瘁色变也。热在血分，故口干燥而漱水又不欲咽也。脉象微大而来迟，阴凝之证，则当腹满，而腹部不胀满，患者言满在胸而不在腹，故诊内有瘀血也。

【索源三】隋代巢元方在《诸病源候论·妇人妊娠病诸候上·妊娠胎动候》中指出："胎动不安者，多因劳役气力，或冒冷热，或饮食不适，或居处失宜，轻者止转动不安，重者便致伤堕。若其母有疾以动胎，治母则胎安；若其胎有不牢固，致动以病母者，治胎则母瘥。若伤动甚者，候其母面赤舌青者，儿死母活。"

按语 本条文指出了引起妊娠胎动不安的四种原因，轻者仅感觉胎动不安，严重者会引起流产。当以辨证施治，若因母有疾病而致胎动的，应治母病，母病愈则胎安；若因胎气不固而致母病的，应先安胎，胎安母病则愈；若因各种损伤所致胎动不安的，应注意观察孕妇的面色和舌象，如面部赤舌质发青的，为胎儿已死在母体内，母活之舌象。

【索源四】隋代巢元方在《诸病源候论·妇人妊娠病诸候上·妊娠僵仆胎上抢心下血候》中指出："此谓行动倒仆，或从高堕下，伤损胞络，致血下动胎，而血伤气逆者，胎随气上抢心。其死生之候，其母舌青者，儿死母活；唇口无沫，

儿生；唇青沫出者，母子俱死；唇口青舌赤者，母死儿
活；若下血不住，胞燥胎枯，则令胎死。”

按语 本条文主要指出了因外伤损及妊娠后而出现的口唇与舌
象变化。其内容在上一条已有论述。

【索源五】隋代巢元方在《诸病源候论·妇人将产诸病候·产难
候》中指出："产难者……候其产妇，舌青者，儿死母活；
唇青口青，口两边沫出者，子母俱死；面青舌赤沫出者，
母死子活。故将产坐卧产处，须顺四时方面，并避五行禁
忌，若有犯触，多令产难。"

按语 本条文指出了对于难产的孕妇，要注意观察产妇的气色
与舌象。舌质色青的，胎儿多病危或死；颜面色青舌质
色赤，又口吐涎沫的多母死胎儿存活。故临床辨证，及
时抢救为要。

【索源六】隋代巢元方在《诸病源候论·金疮病诸候·卒被损瘀血
候》中指出："夫有瘀血者，其人喜忘，不欲闻物声。病
人胸满唇萎，舌青口燥，但欲漱水不欲咽。无寒热，脉微
大来迟。腹不满，其人言我腹满。"

按语 本条文指出若因外损伤而内有瘀血的，其人的记忆易忘

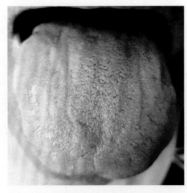

图4-54 舌质色青灰或青蓝、舌苔灰青
或腻、舌根部稍厚、舌态面微凹凸不平
（辨证：心肝肾五脏阳虚、寒湿内盛、气
滞血瘀甚至）

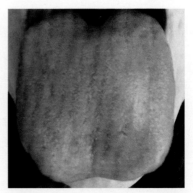

图4-55 舌质色青灰或青蓝，舌苔无或
灰青薄、舌边略有花剥、似镜面舌，舌态
舌面与舌边凹凸不平，舌象欠润（辨证：
脏腑阳气欲竭、气滞血瘀，为死舌，难医
不治）

事，不愿听到器物击动的呼声。临症还出现胸部满闷，口唇干缩，舌质青紫色，口中干燥，但想用水漱口不想咽下。没有寒热症状，脉象微大而来迟，腹部不胀满，可患者自觉胀满，这是内有瘀血的证候。

【索源七】明代孙一奎在《赤水玄珠全集·妇人篇》中指出："妊娠腹痛，须验其面赤舌青者，此胎已死，用平胃散加朴硝三钱下之。下后随用八珍大补等汤调补之。若唇口俱青，吐出痰沫者，子母俱死也。若面舌俱青者，母死子活，产下亦死。"

按语 本条文指出妇人妊娠期间，若出现少腹疼痛，单验其舌质青四肢不温，面色赤红者，胎儿已经死亡，可以用平胃散加朴硝下之，下后随即用八珍汤大补汤调补气血活人。若见妊妇唇口舌俱青、吐出痰沫者，系子母俱死也。若仅见面舌俱青者，虽然母死子活，但是分娩产下后的胎儿亦死也。

【索源八】清代傅松元在《舌苔统志》中指出："青色舌……乃寒邪直中肾肝之候，竟无一舌属热之因。"

按语 本条文指出阴寒之邪内盛，郁遏阳气而不得以宣发所致，辨证属寒实证。

【索源九】《中医舌诊》中指出："青色舌，好象水牛之舌，或如外伤后体表所出现的青色。多为血瘀或寒凝所致。属于血瘀的，如瘀在上焦，则患者自觉胸满，外不见胸满的形态，口欲漱水，不欲下咽；瘀在下焦的，如子死腹中，则有腹痛，口臭等症状。属于寒凝的，必由阳衰之极，使气血凝滞不行，虽有烦躁，口渴，却不欲饮水，仍为真寒假热。治法：活血行瘀，温经回阳。"

【索源十】清代汪宏在《望诊遵经·诊舌气色条目》中指出："青为寒，青之浅者，虚寒也。青之深者，实寒也。明润而或赤或青则生，枯暗而或赤或青则死。明润之深者，虽病重而可生。枯暗之浅者，虽病轻而当死。合之形容，亦可知其脏腑也。"

按语 本条文指出从舌质青的程度辨病之虚实，从色的明润及黏暗状况辨病之险恶。当结合形容与四诊，可明辨病之脏腑也。

【索源十一】清代汪宏在《望诊遵经·诊舌气色条目》中指出："产妇面舌俱青，口中沫出者，母子俱死也；产妇面赤舌青者，母活子死也。"

按语 本条文指出临症见产妇面部、舌质俱色青，口中又吐白沫者，为母子危重之征；仅见其面赤而舌质青者，为母活子死之舌象的辨证。

总之，舌质青色，多主瘀热证及阴寒内盛的亡阳欲厥证。病多在厥阴，或热或瘀在血分，内陷心包者，心阳暴脱，心气衰败，致使五脏气血瘀滞所致。特别是在心阳卒脱时更易见到青色舌质。阴寒之邪直中心、肝、肾三阴经与所主脏器寒凝血滞，以及气滞血瘀证者，也可见到青色舌质。

西医学研究认为皮下或黏膜的青紫色是血液循环障碍的早期症状之一。况且舌黏膜下肌层中丰富的毛细血管网更易于显露。由于病之阴阳及体质的个体差异，青紫舌质的色度也有所不同，常见的有淡青紫、灰紫、紫黑色。青紫舌质的发生主要取决于血液中还原血红蛋白的增加，还原血红蛋白与鲜红的氧化血红蛋白相反，呈深紫红色。

青紫色舌质其形成的主要机理与静脉淤血、血流缓慢、血黏度增高，以及其他如缺氧、红细胞增多、饮酒、色素沉着、寒凝气滞、血液中的凝血酶原增高等因素都有密切的关系。另外，由于亚硝酸盐类中毒所引起的肠原性青紫症也可见到舌质色青。舌质青紫或有瘀点、瘀斑者，均表示有瘀血，一般常见于气血瘀滞性疾病，如肺心病、肝硬化、肝炎、冠心病、胆囊炎、妇科症瘕瘀血杂证等。在临床辨证用药中，无论是虚实寒热所致的瘀血证，都要注意加用活血化瘀的药物，如川芎、赤芍、桃仁、丹参、红花等，以提高治疗效果。

医案举例

吴某某，男，46岁，自述双膝关节疼痛已10多年，近年来又出现小腿肚疼痛，夜间疼甚，时有抽搐，恶风寒，四肢手足冷，口唇淡白，舌质暗，或蓝，或蓝紫色，舌苔白腻或滑（图4-56），脉象沉细，辨证为肝肾阴血虚的寒厥证。投以当归四逆汤加味施治。方药：当归15g、桂枝12g、白芍药12g、细辛3g、通草12g、炙甘草12g、干姜6g、桑寄生15g、巴戟天15g、肉桂6g、人参9g、大枣6枚、生姜3片，水煎服5剂后二诊：疼痛明显减轻、四肢手足转温。又续服上药10剂

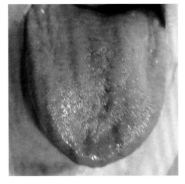

图4-56　舌质暗，或蓝，或蓝紫色，舌苔白腻或滑

后三诊，四肢温，遂去肉桂、通草、当归，再续7剂后随访，自述精神状况很好，诸症除矣。

第七节　舌质蓝与分类辨证施治

源鉴

【索源一】清代周学海在《形色外诊简摩》中指出："胃气久痛者，舌体全蓝，此也瘀血在胃。"

按语　一般讲暴痛在经，久痛在络。证见肌肤甲错，目黯无神，腹内有症瘕积聚，女子经行腹痛，月经有瘀块，或胁痛，胃痛之属于刺痛；拒按者，都是内有瘀血的见证，久病胃内瘀血者，其舌质呈蓝色。

【索源二】清代林之翰在《四诊抉微·察舌部》中指出："舌见蓝色者，肺气已绝，肝木独盛，来侵土位也。微蓝者，肺气犹在，可生；深蓝者，必死。宜大补肺脾，而制肝木也。"

按语　本条文指出舌质见蓝色，病在肺脾；肝木独盛，脾土可见；微蓝者，肺虚；深蓝者，肺气竭。治宜大补脾肺，泻肝而补脾。

【索源三】清代林之翰在《四诊抉微·舌鉴》中指出："若稍见蓝纹，犹可温胃健脾，调肝益肺之药治之，如纯蓝色者，虽

无他证，必死。"

按语　本条文指出舌质微蓝者，其肺气犹存，中焦脾气已虚；舌质深蓝色者，其病情危重，愈后不良。总之，舌质见蓝色，主病情危重。舌质微蓝，其肝木独盛。肺脾两虚，当大补脾肺，可用参附汤益气回阳而固脱。也可用桂附理中汤，温中健脾，调肝益肺。

【索源四】南京中医学院在《温病学新编》中指出："瘟疫和湿温症由于热郁不透，可能见到蓝舌。但蓝而不满舌的，是邪热鸱张，肝阴焦灼，谨防发生痉厥，治宜平肝息风，清热解毒。若舌色蓝而舌面尚能生苔，或黄或白，这表示症虽垂危，而胃气犹存，医治得当，还有生机。若光蓝无苔，为胃气无存，多难挽救了。蓝而满舌滑腻的，属痰湿痰饮，阴邪化热的症候。倘若妇人妊娠而见蓝舌，必定胎死腹中。还有癫痫病患者，或素有胃痛的人，有时也能见到蓝舌，这是由于瘀血在内，肝气不舒的缘故。"

按语　蓝色舌质在临床上是较为少见的，证见蓝色舌质，已表明病势危重。若舌色蓝而舌面尚有生苔，或黄或白，此表示病虽危垂，但胃气尚存，救得一分胃气，便有一分生机；若见舌质光蓝无苔，则为胃气已竭，多难救治；若见舌质全蓝色，滑腻者，证属痰湿或痰饮，阴邪瘀滞化热的症状；胃痛久病，舌质见蓝，则是肝气不舒，木克土，瘀血在肝胆胃所致。在治疗上当以温中健脾，兼理气活血化瘀，温肾回阳为主。对于脾胃阳虚，寒饮内停的痰湿证者，可加半夏、黄芩，温阳燥湿化痰，祛寒利湿，内外分消；肝胃瘀血见证者，当温胃散寒，疏肝理气，行气活血化瘀滞。

　　临床见舌质黏膜呈现蓝色或黑色者，结合体征，又可称为色素沉着，此多系原发性慢性肾上腺皮质功能减退的早期症状之一。且几乎可见于每一个病例。在口腔、唇、舌、牙龈及上颚黏膜表面均有大小不等的点状，或片状的蓝色或蓝黑色的色素沉着。这种病的色素沉着散见于皮肤及黏膜内，特别是皮内色素沉着或弥漫于全身。无此症象者则诊断可疑。

第八节　舌质黑与分类辨证施治

源鉴

【索源】金代张从正在《儒门事亲·诊百病死生诀》中指出："热病七八日，其脉微细，小便不利，加暴口燥，脉代，舌焦干黑者。"

按语　本条文张氏指出凡温病或患热病7、8日后，临症若见脉象微细，小便不利，而又口渴干燥，脉象见代，舌质干黑者，病情主危重。治宜益气养阴、增水行舟。

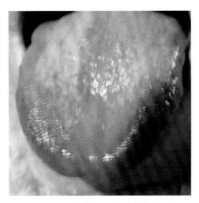

图4-57　舌质黑紫有瘀斑，苔薄腻，舌态两边向内翘、边有齿印痕

医案举例

　　患者孙振麟，男，45岁，于大暑中，患厥冷自利，六脉弦细芤迟，而按之欲绝，舌质淡白，中心黑润无苔，口鼻气息微冷，阳缩入腹，而精滑如冰。问其所起之由，因卧地昼寝受寒，是夜连走精二度。忽觉脑胀如山，坐起晕倒，四肢厥逆，腹痛自利，胸中兀兀欲吐，口中喃喃妄言，与湿温之证不殊。医者误认为停食感冒，而给予发散消导药1剂后，症见胸前及头项汗出如漉，背上愈加畏寒，而下肢如冰，一日昏愦数次。此为阴寒挟暑，入手足少阴之候，缘肾中真阳虚极，故不发热。遂拟四逆加人参汤。方药：人参6g、熟附片9g、炮干姜6g、炙甘草6g，昼夜兼进，3日之中进6剂，决定第4

日寅刻回阳。是日悉屏姜、附、改用保元，方用人参15g、黄芪9g、炙甘草6g，加麦门冬6g、五味子3g。以清肃膈上之虚阳，4剂后食进。改用生料六味，加麦门冬6g、五味子9g。每服加用生地24g，以救下焦将竭之水，使阴平阳秘，精神乃治。

寒邪直中，多伤及少阴心肾之阳，阳伤则病从寒化。此证多因卧地受寒，又入夜走精两度，少阴精气一虚，寒邪方得长驱直入。元阳之气被伤，虚于里则腹痛自利，口鼻息微气冷，阳缩而精滑，脉象迟细欲绝；虚于外则肢体厥逆，头胀闷而身重，坐起易晕倒。又因误加发汗，故恶寒愈甚、下肢冰冷。这是阳气随汗亡泻的现象。故要用四逆加人参汤，3日连服6剂，足见寒气深重内陷已极。若不坚守温补，势难挽回垂绝之阳。发病之初与既病之后，已数经滑泄，则知此证不仅元阳有亏，即肾中阴精，亦不无亏损；故于回阳之后，除用保元汤培补脾胃之外，再用六味丸加味，以填补肾阴而治其本。

第五章

舌态与分类辨证施治

<hr>

源鉴

【索源一】清代汪宏在《望诊遵经·望舌诊法提纲》中指出："由是察其形容，舌常有刺也。无刺者，气衰也。刺大刺多者，邪气实，刺微刺少者，正气虚。知常无纹也，有纹者，血衰也。纹少纹浅者，衰之微，纹多纹深者，衰之甚。舌肿者，病在血，舌萎者，病在肉，舌偏斜者，病在经，舌缺陷者，病在脏，舌战动者，病在脾，舌纵舌缩者，病在心，舌裂舌烂者，病在脉，舌卷舌短者，心肝之证候，舌强舌硬者，心脾之病形，弄舌者，太阴之形症，啮舌者，少阴之气逆，诸太过者病在外，诸不及者病在内，此皆形容之目也。"

按语　本条文简要地介绍了19种舌态形容常见的临床症状，及其病机和病之虚实、表里、气血、脏腑的分类辨证，最后又重点指出各种舌态形容大过者病在外，诸不及者病在内。从而指导着临床舌态形容的辨证施治。

【索源二】清代汪宏在《望诊遵经》中指出："盖舌者心之苗，心者身之主，故现舌之形，可诊身之病也。舌有形容，可分脏腑，色有浅深，可辨虚实。然脏腑之病症，皆有虚实之分，则形容之气色，当有浅深之辨。"

按语　本条文指出舌为心之苗窍，心又为一身之主，所以说诊见舌的形态可辨脏腑之所病。舌质的形态和色泽，可辨病之脏腑。苔质的色泽深浅，可辨病之虚实。

【索源三】近代曹炳章在《辨舌指南》中指出："察舌质形容，可定内脏之虚实，观舌苔垢色，可以辨外邪之寒热。"

第一节　吐舌

<hr>

源鉴

【索源一】清代吴谦等人在《医宗金鉴·幼科杂病心法要诀·初生

门》中指出："吐长收缓名吐舌，皆是心经有热成，面红烦渴弱赤涩，泻心导赤服即宁。"

按语 　本条文指出吐舌者，为舌伸长而收缓也。是心经郁热所致，故临证可见面红、烦躁、口干渴、小便短赤涩痛，可服用泻心导赤汤主之。

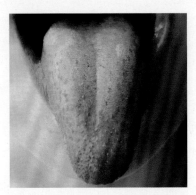

图5-1　舌质尖部赤红、有弥漫型小红突起点，舌苔薄白干，舌态瘦长

【索源二】清代吴谦等人在《医宗金鉴·幼科杂病心法要诀·痫证门》中指出："惊痫触异惊神气，吐舌急叫面白红，发作如人将捕状，安神大青镇惊灵。"

按语 　本条文指出小儿心肝二经热盛，神气溃乱，触异易惊，遂成痫证。发作时尖声急叫，舌吐于口外，面色乍红乍白，慄惕不安，如人将捕之状。可先服大青膏，次服镇惊丸，痫证自安也。

【索源三】清代陈士铎在《石室秘录·奇证治法》中指出："如人舌吐出，不肯收进，乃阳火盛强之故。"

按语 　本条文陈氏指出临证见舌吐出，入口收进难。此是素体阳盛之体又外感火热之邪所致，故心烦而拘急，舌吐而不收。

■■■■■■■■■■■■■ 医案举例 ■■■■■■■■■■■■■

刘某某，男，20岁，1983年4月25日初诊。患者右侧上下肢不自主的运动，说话吐字不清，声音嘶哑20余天，自述20天前开始感觉走路时右下肢不自主地外甩，随后右上肢亦出现不自主的运动，写字时笔杆经常失手落地，同时感到面部肌肉跳动，语言困难，言不出声。症状多为阵发性发作，但睡眠后即消失。天冷或情绪波动时加重。

查体：患者神志清楚，但注意力不集中，体温37.4℃，右侧上下肢呈不规则的舞动，尤其右手指出现不停止的伸屈动作、挤眉弄眼、舌吐即入、扭头转颈、言语不清、声音低微、吞咽迟钝、口腔内积满唾液。患者肌张力及肌力明显减低，患肢肱二头肌、三头肌反射和膝、跟腱反射均较健侧减弱。心、肺等未见异常。血、尿、便，及脑脊液检查均无改变。

临床辨证当以调和营卫，养心安神，平肝息风治疗。方药：给予桂枝加龙骨牡蛎汤合甘麦大枣汤加味治之。方药：桂枝12g、白芍15g、甘草15g、浮小麦30g、大枣10枚、龙骨30g、牡蛎30g、郁金15g、天麻9g、秦艽12g、钩藤15g、生姜6g。水煎服。用药5剂后二诊，不自主运动减轻，又守上方继续用药15剂后，诸证消失。随访两年、未见复发。

第二节　弄舌

源鉴

【索源一】明代方贤在《奇效良方》中指出："夫弄舌者，脾脏微热，今舌络微紧，时时舒舌。"

按语　本条文指出舌为心之苗，脾络脉系于舌本，心脾积热、舌络微紧、时时外伸、随露随收。此温热病中多见之，治宜清脾泻热，用泻黄散治疗。

【索源二】明代孙一奎在《赤水玄珠》中指出："弄舌者，脾虚微热，津液不足，时时舒舌，此不可用凉药，宜补中气，使生津液则愈矣。"

按语　本条文是说由于素体脾阴虚胃热弄舌者，当责肝肾阴虚，水不涵木所致；亦有中焦脾气虚发热者，气不伏阴则发热，口舌失其润泽而舒弄散热，且不可用寒凉药清

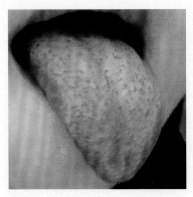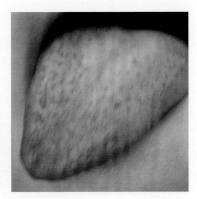

图5-2　弄舌：舌质赤绛、尖赤鲜红，苔　　　图5-3　弄舌
白薄，舌态瘦长、时而左右伸缩转动者
为弄

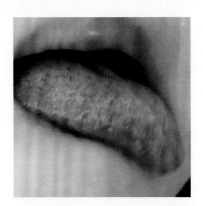

图5-4　弄舌

之，汉用补中益气化水谷之精上输舌下而润之，张口舒
弄之心苗有津滋润则自愈矣。

【索源三】清代吴谦等人在《医宗金鉴·幼科杂病心法要诀·初生》
中指出："弄舌时时口内摇，心脾热发口唇焦，烦热舌干
大便秽，泻黄导赤并能疗。"

按语　本条文指出弄舌的临床表现是舌体在口中摇动不停，
是因心脾积热所致。心脾积热循经上发于口则唇焦口
燥、烦热、大便秽浊气重。可先用泻黄散、后服泻心导
赤汤。

医案举例

秦某某，男，50岁。2006年8月9日门诊，患者自述素来多饮酒嗜烟，3个月前又因儿子交通意外伤子，心中忧愁，饮酒嗜烟解忧，半个月以来，口舌生疮去医院口腔科就诊，诊为"口舌溃疡"予以消炎药治疗无效，遂来中医科再诊：心烦失眠，心急烦躁，口臭，口角溃烂，舌质赤绛，舌尖鲜红，两边均有$0.3 \times 0.6cm^2$溃疡面且凹陷，色鲜红。周围舌黏膜微肿胀灼热疼痛，溃疡面附有白色黄白色分泌物，舌苔焦黄干燥，大便秘，小便赤短热痛，随予泻心导赤汤3剂，显效；再诊泻心导赤汤合益胃汤，又3剂；三诊，症状大减，见舌下左右二静脉青紫怒张，脉象弦数，又在舌下金津玉泉穴点刺放血后，投泻心导赤汤合血府逐瘀汤3剂后，症状即刻明显好转，又续5剂后随访，症状痊愈。

【索源四】清代吴谦等人在《医宗金鉴·幼科杂病心法要诀·疳证门·心疳证》中指出："心疳面赤脉络赤，壮热有汗时烦惊，咬牙弄舌口燥者，口舌生疮小便红。胸膈满闷喜伏卧，懒食干瘦吐利频，泻心导赤珍珠治，茯神调理可收功。"

按语　心疳者，又名"惊疳"，为"五疳"证之一。是指心经郁热而出现的壮热、颊赤、烦躁、口舌生疮、盗汗、小便赤涩、虚惊等证。可用清心泻热的泻心导赤汤加减治疗。热盛兼惊烦者，可用珍珠散主治，久病心虚者、可用茯神汤调理治疗。

【索源五】清代吴谦等人在《医宗金鉴·外科心法要诀·喉部·弄舌喉风证》中指出："弄舌喉风心脾经，实火外寒凝滞成，舌出搅动因胀闷，咽喉作肿更兼疼。"

按语　本条文指出弄舌喉风证是由心脾二经郁热实火，又与外感寒邪郁遏凝滞而成。临证可见舌在口内不断搅动，舌胀闷而出，欲以手扪之，故名弄舌。咽喉肿痛，痰涎堵塞，声音嘶哑，语言困难者，谓之喉风。此证病急、可急刺少商穴。穴在两手大拇指里侧、去指甲角旁韭叶宽即是，用三棱针刺之，有血者生，无血者死。可口噙蟾酥丸，徐徐吞咽药汁。若痰涎上涌、不能咽药者，可急用桐油钱探吐痰涎；随服用清咽利膈汤、吹金锁匙；若喉内如松子及鱼鳞状，不堵塞者，此属虚阳上浮，可急用蜜炙附子片噙化，咽其汁即效。

吐舌，又名舒舌、吐弄舌，最早见于明代薛己的《保婴粹要》儿科类中医著作，是指婴幼儿童将舌体频繁的伸出口唇外，时间长而又回缩弛缓，或久而不缩回口内的动作，且习惯反复多次的舒弄口舌。多指小儿心胃有热，面赤烦渴，小便赤短，大便秘结，心经实热所致。

弄舌，又名舒舌，是指时时将舌体伸于口唇外，施而即收，或时时伸出，舐左右口角或上下口唇，或左右伸缩不停。吐弄舌皆有将舌体伸出口外的动作。多从心、脾实热辨证。小儿舌体伸出口外者，一为心、脾积热；一为夹有肝风内扰。

西医学认为小儿天性不足，大脑发育不全者多见到这种舌象。另外，吐弄舌也可见于神经质，反射动作增快的舞蹈证，或高热毒血证，呆小证（甲状腺功能减退的克汀病），伸舌样的痴呆症等先天性疾病与中枢神经系统疾病。

<hr>

医案举例

吴某某，男，16岁。暑期炎夏，考试用功过劳，又感受温热之邪，突然神志昏迷，壮热汗多，乱语，症见面赤烦躁，神志不安，小溲赤短发热，喜冷饮，时有弄舌，脉象数洪有力。辨证为温热内闭阳明，汗脱厥阴动风证。急与紫雪丹6g服之，外用薄荷6g、朱砂0.3g、益元散30g，用温开水调和冲服后，即神识清楚，症状明显好转。遂继上方减半服药三剂，诸证愈，随又益气养阴，用芡实12g、百合12g、白果（去心）12g、雪梨1个切片、大枣9枚、冰糖2g，煮水温服；另清淡营养饮食调养5日。

第三节　蛇舌

蛇舌，是指舌体活动频繁，似蛇舌的运动伸宿不停，又称为吐舌，弄舌，内容详见吐舌条目。本症为心经感受风热毒邪所致。临症可伴有呕吐酸水、吐顽痰等。治疗可用三棱针刺舌尖、中冲二穴出血。可内服疏风清热、解毒活血之剂。

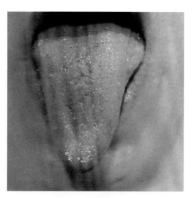

图5-5 舌质赤、尖赤鲜红，苔白薄，舌态瘦长、舌尖向内翘、灵活转动如蛇头

第四节 啮舌

源鉴

【索源一】《灵枢·口问》中指出："人之自啮舌者，何气使然？此厥逆走上，脉气辈至也。少阴气至啮舌，少阳气至则啮颊，阳明气至则啮唇矣。视主病者则补之。"

按语 本条文指出人有时会有自咬其舌的症状，是什么原因所致？这一类的现象也属疾病的一种，是由于厥证气逆所致，又因各经脉之气上逆而自咬其循行在口舌的不同部位。足少阳肾脉上络于舌的根部，故少阴脉气上逆，人就会自咬其舌；少阳之经脉上循经过耳颊的部位，故少阳经的脉气上逆，人就会自咬其口内的两颊部；阳阴经脉的脉气环绕于口唇，阳明脉气上逆时，人就会自咬其口唇。故在诊治啮舌一证时，要辨证啮舌的部位属于何经，再施以扶正祛邪，理气降逆通络的方法治疗。

【索源二】清代张志聪在《黄帝内经灵枢集注》中指出："齿者，肾气之所生也，少阴主脉挟舌本，少阳之脉循于颊，阳明之脉，挟口环唇下，如肾藏之生气，厥逆走上，与中焦所生之脉气，相辈而至，则舌在齿之内，而反向外矣，唇在齿之外，而反向内矣，颊在齿之旁，而反向中矣。"

【索源三】清代李用粹在《证治汇补》中指出："心脾之虚，恒通于舌，阳明之经，直入齿缝，故邪入心脾，则舌自挺；邪入阳明，则口自噤，一挺一噤，故令嚼舌。治宜清其风火，则舌自愈。"

啮舌，又称为咬舌。咬舌一证，每个正常人有时也会发生。一般多因心情急躁，语言过激，或因饮食舌体搅拌食物时，又急于说话，且易发生咬舌现象。中医学认为："舌为心之苗。"当从心辨证，属肾水亏于下，心火扰于上，心肾不交所致。当以滋补肾水、清心热养心阴、安心神综合辨证治之。

医案举例

徐某某，男，17岁，1991年7月14日初诊。每天不自主用牙咬舌多次，特别是在饮食嚼咬中更为常见，病虽不重，甚为痛苦。

查体均未发现阳性体征。舌诊见舌边尖处有咬伤的痕迹，自述心烦，口干又不欲多饮，小便微黄，舌质红，少苔，脉弦。辨证属肝肾亏于下，心火上扰，心肾不交所致。

治宜滋补肝肾之阴，清心安神。方药用玄参15g、生地30g、天冬15g、麦冬15g、山药12g、灯芯9g、远志9g、石菖蒲9g、川连9g、生甘草9g，日服1剂，水煎服3天。7月17日二诊时，自述药到病除。又按原方药继服用3剂，以巩固疗效。

3年随访，未见复发。证属肾阴亏损，不能上济于心，心火旺盛，虚实夹杂，故以滋阴清火，交通心肾为治。心肾相交，心神且安，肾水足，心火自除，3剂矢中而愈。

第五节　舌纵

源鉴

【索源一】《灵枢·寒热病篇》中指出："舌纵涎下，烦挽，取足少阴。"

按语　本条文指出舌伸出口外，不能回缩口内，口涎多、口唇无裹而自流出口外，或频频吐口涎，心中烦满郁闷，舌体发软，收缩无力，此为脾肾两虚也，脾不收涎，肾不纳气，当从足少阴肾经与足太阴脾经辨证施治，可选肾经与脾经的输穴针灸施治，方药可用金匮肾气丸。

　　舌体伸出口外，收缩困难，中焦脾胃虚寒者，舌出不收，舌体有麻木感，口流清涎，四肢逆冷，脉象沉细。治以温补脾肾之阳，固纳肾气而脾摄口涎，可用理中汤加益智仁、白蔻仁。热毒炽盛，诸热上逆，热盛肌纵，心经瘀热，烦躁不安，痰热瘀阻者，治宜清心泻火，涤痰开窍、安神，方药用黄连解毒汤加竹沥、大黄、木通。外用冰片敷于舌。

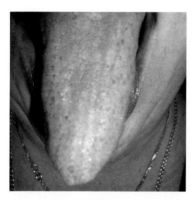

图5-6　舌纵：舌态干瘦长、纵硬、舌边有凹凸不均，舌质尖部色淡红、根部灰绛或灰紫色，舌苔尖薄、有散在梅花点状剥脱、显露淡红舌质（辨证：肝肾少阴厥阴病兆，疑难证）

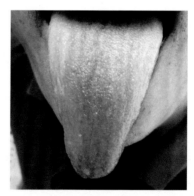

图5-7　舌纵：舌质灰紫，舌尖赤，舌苔黄褐灰腻

【索源二】近代曹炳章在《辨舌指南》中指出："舌出不能收，不能语者，心绝也。舌伸长收缓，面红烦躁，口渴溺赤者，心经有热也，舌常欲伸出口外者，心有热痰，舌中胀也。常以舌舐唇者，胃热而唇燥也。"

按语　本条文指出舌纵不能收，为心经气绝；舌伸长而收缓为心经实热所致，舌常欲伸出口外为心经有热痰，但可见舌态肿胀，痰湿阻滞所致；舌舐口唇，唇又焦干者，为脾胃有热，又主口唇也。

【索源三】《中医舌诊》中指出："纵而舌形坚干，为实热内踞，常不自觉地伸出口外，以泄热气；复因其舌不柔，内收而有困难。纵而舌色深红，舌体胀满，兼见神志不清，或喜笑不常等，这是由于痰热之邪扰乱心神所致。纵而麻木，则多为气虚。"

按语 本条文指出舌纵一证，根据临床表现可分为实热内盛，风痰扰乱心神及气虚三种病因所致，临症当辨证施治。

第六节　舌硬

【索源一】清代叶天士在《外感风热篇》中指出："若咬牙啮齿者，湿热化风，痉病；但咬牙者，胃热气走其络也。若咬牙而脉皆衰者，胃虚无谷以内荣，亦咬牙也。何以故耶？虚则喜实也。舌本不缩而硬，而牙关咬定难开者，此非风痰阻络，即欲作痉证，用酸物擦之即开，木来泄土故也。"

按语 本条文叶氏指出温热病，观舌变须验齿。本条文所指的咬牙啮齿是两种不同的临床表现，二者并见的，属于热甚动风的痉病症状，仅见咬牙不啮齿者，多属胃热之气走窜经络所致，若证见咬牙又见脉证虚衰，非胃热所致，皆因胃气虚弱，不思饮食，中气虚，筋脉失养所致，若证见舌本不缩不短，舌硬，牙关咬定难开者，其病机不属风痰阻滞经络，皆由伤阴而挟虚所致，欲作痉证者，临证要四参，综合辨证施治。但对咬牙可采取局部处治，通常用味酸的乌梅肉擦齿龈，牙关即开，是木来泻土的缘故。

舌硬是指张口见舌体屈伸不利，柔和失度，或不能转动，呈强直板硬状。临床多见于瘟热病邪直入三阴，热入心包，扰乱心神，神志不安，舌无所主，或急性热病，耗津伤液，厥阴肝经动风，风痰阻滞舌脉所致舌体强硬之症，或风痰阻络所致的中风证。

舌体发硬只是在说话时感觉舌体转动不灵，说话不清的一种舌体发硬的表现，出现这种症状时就要认真地对待，舌体发硬在临床上与那些疾病有关呢？

1. 血脂与血液的黏度增高

舌本发硬多与血液脂与血液的黏稠度的有密切的关系，气血两虚，阴津亏耗，急性高热性疾病以及慢性消耗性疾病都会出现血液的黏稠度增高，舌脉瘀阻而舌体强硬。与头部的供血障碍有关，应当检查血压、血糖、血脂等指标，提供辨证施治依据。

2. 缺血性脑血管疾病

舌本发硬与缺血性脑血管疾病有密切的关系，临床上如果发现是缺血性脑血管疾病，舌尖会出现发麻、疼痛，舌本局部肿胀，活动不灵，言语不清，常伴有全身症状出现，身体的一侧上下肢均可有麻木感，四肢活动无力，肌张力降低，头痛，头晕，血压升高。其发病与年龄增高、颈椎、胸腰椎骨质增生，腰椎间盘突出和神经血管系统的多发病都有一定的关系。

3. 药物引起

身体的康复与自身的生理免疫调节，阴阳平衡功能都有很密切的关系，用药物治疗疾病，有时会因体质的差异会出现舌本和口唇发麻，舌本强的症状。在戒断药后，舌本发麻或口唇发麻症状皆会随之消失。

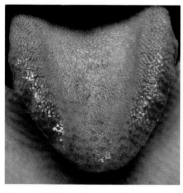

图5-8　舌硬：舌质赤绛，舌态强硬、舌两边赤紫向内卷

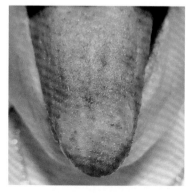

图5-9　舌硬：舌质后2/3色赤紫、舌前1/3质绛、间有淡黄色，有弥散多发型突起的小红点与白点

清代尚宗康在《万金至室·卷上篇》中指出："缠喉风，舌硬根烂，两旁以羊毛笔蘸甘草水洗之，吹以柳华散。"

按语　本条文论述了缠喉风，舌硬与舌根赤烂一证的治法与方药。

第七节　舌颤

源鉴

【索源】近代曹炳章在《辨舌指南》中指出："舌战者，舌颤掉不安也。舌红而战动难言者，心脾虚也，汗多亡阳者有之。舌挺出振战者，多见于酒客，湿热病，神经衰弱者。大抵舌战由于气虚者，蠕蠕微动；由于肝风者，习习煽动，更宜参之舌色，如舌色淡红而战者，气血俱虚也；嫩红而战者，血虚液亏也；鲜红而战者，血液亏，肝风内动也；紫红而战者，肝脏热毒动风也。"

按语　本条文曹氏指出舌颤一证，结合舌质的颜色变化其病因可见于心脾两虚、气虚、气血两虚、阴亏血虚、血虚，以及肝脏热毒等病证，故临证要四诊合参，辨证治疗。

第八节　战舌

战舌，又称为舌颤，是由多种原因所导致，舌咽神经与舌下神经损伤所发生的舌肌出现不自主震颤的病症。多见于早期帕金森氏病及老年性舌神经疼痛症，建议及时到医院神经内科进一步作颅脑CT和MRI检查，采用高效液相色谱仪检测到脑脊液和尿中（高香草酸）的含量，及早明确诊断，早期得到预防治疗。面瘫的后遗症会出现肌纤维性痉挛，在患侧出现小而快速，部位不恒定的肌肉搐搦性收缩，常伴有瞬目运动增多，严重时可以扩展至整个半侧脸部，甚至包括颈阔肌。内容详见舌颤条目。

第九节　舌歪

【索源】近代曹炳章在《辨舌指南》中指出："歪者，斜偏一边也，痉痪与偏枯常见，当再辨其色，若色紫红势急者，由肝风发痉，宜息风镇痉；色淡红势缓者，由中风偏枯。若舌偏歪，语謇，口眼㖞斜，半身不遂者，偏风也。舌偏向左者左瘫；舌偏向右者右痪，宜补气舒筋，通络化痰。"

按语　舌歪一症，是指舌伸出口外时歪向一侧，患病侧的舌肌麻痹，肌张力降低，无力收缩，稍微向外伸长，舌体就会有两侧不均匀的歪斜，所以出现左侧舌肌麻痹时其舌尖会向左侧歪斜，右侧舌肌麻痹时其舌体会向右侧歪斜。凡见此症，提示为早期脑血管疾病血液黏稠度增高，脑血管有梗阻及中风的早期表现。局限性的多为颅脑外伤，舌下神经受到压迫或面神经麻痹或瘫痪或中枢性面神经瘫痪等病变所引起的，总之不明原因的舌体歪斜，应引起高度重视，及早排除颅内器质性病变。

舌体歪斜，中医多辨证为之痉者，为病名。《灵枢·经筋》中指出："病在此者，主痫瘛及痉。"是指临证项背强急、口噤、四肢抽搐、角弓反张为主症。《金匮要略·心典》卷上指出："盖病有太阳

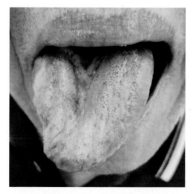

图5-10　舌歪：舌态舌尖歪向右侧，舌中凹陷，两侧赂内卷，舌态四边白呈花剥状，中根部黑厚腻（辨证：肝肾阴虚五脏气滞血瘀，口面中风，胃肠六腑湿热交蒸）

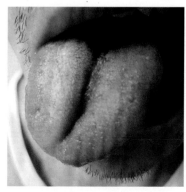

图5-11　舌歪：舌态伸舌向右歪斜、舌厚肿、中有裂沟，舌质赤绛，无苔

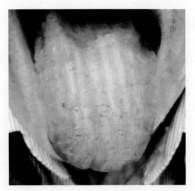

图5-12　舌歪：舌态歪向左侧，舌质赤
紫，舌苔薄黄干

风寒不解，重感寒湿而成痉者，亦有亡血竭气，损伤阴阳，而病变
成痉者……阴阳既衰，筋脉失其濡养，而强直不柔矣。此痉病标本
虚实之异，不可不辨也。"

　　痉有刚痉、柔痉、阳痉、阴痉、三阳痉、三阴痉、风痉、风寒
痉、热甚发痉、血虚发痉、虚痉之分。实证者，当以祛风邪为主，兼
扶正气；虚证者当以益气养血为主，兼予息风。总之，痉病者，皆以
舒筋、通络、化痰为主治。

第十节　舌疳

源鉴

【索源】清代吴谦等人在《医宗金鉴·外科心法要诀·舌部·舌疳
　　　　证》中指出："舌疳心脾毒火成，如豆如菌痛烂红，渐若
　　　　泛莲难饮食，绵溃久变瘰疬风。"

按语　　舌疳，又称为舌菌，多发于舌与口唇。本条文指出舌疳
　　　　是由火毒之邪内陷心、脾二经，循经上炎于舌本与口唇
　　　　所致。初病热毒始发于唇舌如豆样，继而如菌样，头大
　　　　而蒂小，故又名为舌菌，若豆样菌的顶部溃破者，则有
　　　　分泌黏液，其周围坚硬者，为棉溃，若溃破向里穿透之
　　　　腮部或舌体，饮食物漏出者即为瘰疬风，可用清热泻火
　　　　解毒之剂辨证施治。凡见此症，尽早去医院口腔科确诊

治疗，不可小视，恐生癌变。可参见舌菌条目。

其舌黏膜红烂无皮疼痛，朝轻暮重，可用北庭丹点之，其舌菌自然消缩而愈。倘若失于调治，红烂加重者，以致红肿，突出状如泛莲，或状如鸡冠样，舌根短缩，舌体伸舒困难，妨碍饮食，难于言语，唾液臭涎，再因情志所伤，怒气上冲，红肿忽然崩裂，血出不止，久病延及项颌，肿如结核，质地坚硬疼痛，皮色如常，顶部稍软，色暗木红，溃破后时津臭水，腐如烂棉，其证虽破，坚硬肿痛，仍前不退，此为绵溃，重者透舌穿腮，汤水漏出，此又名瘰疬风也。

盖舌本属心，舌边属脾，情志所伤，心烦则生火，思虑伤脾则气郁，心脾积热而成也。其证外势，颇似喉风，但喉风咽喉常肿，汤水不能下咽，而此证咽喉不肿，可以下咽汤水，胃中亦思饮食，因舌体不能转动，迭送硬食，故每食不能充足，致令胃中空虚，日渐衰败。

治之病初宜服导赤汤加黄连，虚者加服归脾汤；热甚者可服清凉甘露饮合归脾汤；便溏者服归芍异功汤。颌下肿核，初起宜用锦地罗蘸醋磨浓敷之，溃后宜水澄膏贴之。自古治法虽多，然此证百无一生，纵施药饵，不过苟延岁月而已。此恶性肿瘤，癌变之故矣，西医学称之舌癌。

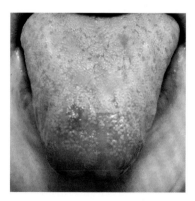

图5-13 舌疳：舌质淡白、尖部肿胀无苔蚀烂溃疡、边缘清晰，舌苔白厚，舌态瘦长强硬

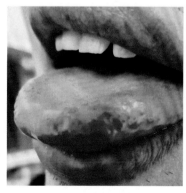

图5-14 舌疳：舌质鲜红、舌尖边蚀烂溃疡、极痛，唾弃分泌多，苔白润滑腻，舌态肿厚

胡某某，女，42岁。自述患口疮病已经十余年，自己服用消炎药，时轻时重，反复发作。症见口唇内及在舌尖部有2～3块黄豆大小的糜烂性溃疡，舌态稍胖大，有散在的薄白黄舌苔呈现斑点状分布（图5-15），每每发作时疼痛难忍，饮食与说话受限，平时咽喉喉干燥，口味气重，入夜烦躁，睡眠不安，性情急躁，小便赤热，大便尚可。望鼻干口

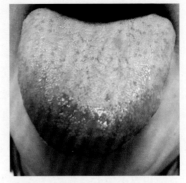

图5-15 舌态稍胖大，有散在的薄白黄舌苔呈现斑点状分布

唇焦躁，或有脱皮，脉象弦数。辨证为素体湿热郁滞，属气虚多胖体质，心肝湿热，虽病患已久，当先夺其实，投加味射干汤施治，处方药：荆芥12g、射干12g、桔梗12g、连翘9g、黄芩9g、黄连3g、贝母6g、元参9g、牛蒡子9g、生甘草9g、马勃6g、木蝴蝶6g、决明子9g、薏苡仁12g，忌烟酒辛辣。用药 7 剂后二诊，口疮症状明显好转，舌尖部溃疡糜烂范围减小，疼痛减轻，口咽畅利，饮食与语言改善，自己要求原方药再进 5 剂后三诊：口疮症状全消，症状恢复很快。遂又给予太子参12g、决明子9g、川石槲12g、生地黄12g、北沙参9g、木蝴蝶9g、炙僵蚕6g、黄芪12g、天花粉9g、白芷9g，继服 5 剂，多年的口疮热疾痊愈，并嘱半月后可再服玉泉散3剂。

舌疮一证，俗称口舌疮，口为脾之窍，舌为心之苗，故舌疮之疾多与心脾二脏密切相关，病因一者心脾虚热，二者心脾实热，三者心脾湿热之毒邪皆发于口舌。心脾虚热者辨证当用益胃汤；心脾实热者辨证当用泻心导赤散、泻心导赤汤；心脾湿热者辨证当用泻脾散以泻湿热，此乃泻心脾湿热之大法。而虚火论治，再辨脏腑，随证立法，过劳倦思虑伤脾者，虚热内生者，当滋补脾土而伏火；劳心肾伤阴津，阴液暗耗，症见口干口苦、心烦不眠，当泻南补北，交通心肾；尚若气阴两虚，阴伤及阳，虚阳浮越，反复发作者，在辨证施用温煦下焦肝肾，大补真阴，引火归元的方药

外，当加益气安神除风之品，当有血行风之灭，安神抗过敏收敛之效。

第十一节 舌疮

源鉴

【索源一】隋代巢元方在《诸病源候论·口舌疮候》中指出："手少阴，心之经也，心气通于舌；足太阴，脾之经也，脾气通于口。腑脏热盛，热乘心脾，气冲于口与舌，故令口舌生疮也。诊其脉，浮则为阳，阳数者，口生疮。"

按语 本条文指出手少阴是心的经脉，心气经络通于舌；足太阴是脾的经脉，脾气经络通于口。如若脏腑内热壅盛，热邪入心脾，则会循经上冲于口舌，致使口舌生疮。若从脉上辨证，浮则为阳，数则为热，脉浮而数者，为阳热有余。实热者，为口舌生疮之证。

【索源二】隋代巢元方在《诸病源候论·蛊毒病诸候上·蛊毒候》中指出："凡蛊毒有数种……其面色赤黄者，是蜥蜴毒。其脉浮滑而短。病发之时，腰背微满，手脚唇口悉皆习习，而喉脉急，舌上生疮。二百日不治，啖人心肝尽烂，下脓血，羸瘦，颜色枯黑而死。"

按语 本条文指出凡蛊毒有多种，临症见有蜥蜴咬伤中毒者，其面色赤黄相间，脉象浮滑而短。发病之时，可出现腰背微觉胀满，手脚与口唇处有轻微的颤动感，颈部动脉跳动很快，舌上生疮。如果长时间医治效果不好，则蛊

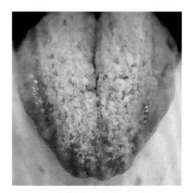

图5-16 舌疮：舌质赤绛、两边与尖部赤烂、有散在突起的白色小水泡，舌苔白厚呈斑脱增厚状，舌态中轴有纵向深度5mm沟从舌尖部直至舌根部

毒内陷蚀心肝尽烂，出现大便脓血杂下，身体消瘦，面色枯黑而衰竭死亡。

【索源三】隋代巢元方在《诸病源候论》中指出："心候于舌，若心脏有热，则舌上生疮也。"

按语 在《灵枢经》中指出："舌者，心之官也。"故心病及心经所生的病变都可以从心之窍——舌象上表现出来。心内有热，循少阴经从舌系，上挟咽喉，咽干疼痛，口渴，则舌上生疮，舌面或口腔黏膜溃疡，舌质赤绛，掌中热，心烦失眠，小便热痛。可用清心解毒的导赤散加银花、连翘、黄连治之。局部治疗可用锡类散吹撒疮面。

【索源四】元代朱震亨在《丹溪心法》中指出："口疮，服凉药不愈者，因中焦土虚，且不能食，相火上冲无制，用理中汤，甚则加附子，或噙官桂亦妙。"

按语 口疮为常见病，临症可见口腔黏膜及舌质边有散在性溃疡，小则如豆，大则如钱，上敷脓色舌苔，其周边微微红肿，灼痛流涎，严重者影响到饮食和说话。可反复发作，迁延多年。辨证多属于胃火上炎所致。内服清泻胃火的泻黄散便可以治愈。但有些患者患有口舌疮，而用寒凉药治热的方法却无效，则是因为中焦脾胃气阴两虚，相火上冲而无其约制。根据"热因热用"的治则，可用理中汤治疗，重者添加附子为附子理中汤，或者噙化官桂，也可收到很好的疗效。

【索源五】明代皇甫中在《明医指掌》中指出："齿牙由是骨之余，齿豁须知肾气虚。龈龂动摇生肿痛，阳明风湿热寒殊。口为脾窍能知味，臭恶应知热在脾。口舌生疮心壅热，究其虚实病根除。"

按语 本条文是说牙齿者，骨之余，肾之外标也。口者，脾之窍。舌者，心之苗。诸经多会于口齿，齿为手足阳明之所过。上齿龈隶于坤土，足阳明胃脉贯络也，止而不动，喜寒饮而恶热饮。下齿龈属于手阳明大肠脉贯络也。嚼物动而不休，喜热饮而恶寒饮，故为病不一。热甚则动摇，龈龂袒脱作痛不已也，虚则齿豁焦稿而摇落，所疗不同。故有恶寒作痛者；有恶热作痛者；有恶寒又恶热作痛者；有恶寒饮少恶热饮多而作痛者；有牙齿动摇作痛者；有齿袒作痛者；有齿为瘖所蚀缺少，血出为痛者；有齿肿龈宣为痛者；有脾胃中有风邪，但觉风而作痛者；有牙齿为虫所蚀缺少而色变作痛者；有胃中少气，不能御于寒，袒露其齿而作痛者；有齿痛而臭秽不可近者。其痛非一，治疗各异，当究其经络虚实，寒热之候调之。口舌生疮臭恶者，心脾之热也；唇口肿胀动者，风热为患也。各审其证而治之，无不验也。

【索源六】唐代孙思邈在《备急千金要方·舌论》中指出："舌上疮不得食，舌本强颈两边痛，此是心虚热所致，治之方。柴胡、升麻、芍药、栀子仁、通草各60g、黄芩、大青叶、杏仁各45g，生姜、石膏各120g。"

按语　本条文孙氏指出舌上生疮，严重者连及舌根发强，颈项而痛，不得饮食，此是心肝肾三阴实热证，热毒之邪挟心火循经而上发于舌本所致，并列出了清心泻火、解毒利尿施治的方药以服用。

【索源七】清代吴谦等人在《医宗金鉴·杂病心法要诀》中指出："清胃理脾治湿热，伤湿平胃酌三黄，大便黏秽小便赤，饮食爱冷口舌疮。"

按语　本条文指出内有湿热又伤饮食，临症出现胸腹痞胀、不食、哕呕、吞酸、恶心、嗳气等胃肠道症状，大便黏臭、小便赤涩、饮食喜冷、口舌生疮。是因醇酒厚味过度，伤及脾胃，湿热为病也。可用清胃理脾汤治疗，酌用三黄者，是指内有湿热而无燥实结证者不可入大黄，用者要慎也。清胃理脾汤即是平胃散加黄连、黄芩、大黄三味组成。

【索源八】清代吴谦等人在《医宗金鉴·杂病心法要诀》中指出："口糜泄泻虽云热，上下相移亦必虚，心脾开窍于舌口，小肠胃病化职失，糜发生地通连草，泻下参苓白术宜，尿少茯苓车前饮，火虚苓桂理中医，"

按语 本条文指出口糜泄泻一证，虽说属热，但其上下的临床表现是有所变化的，辨证多属虚热。心之窍开于舌，脾之窍开于口，心脾之热上发于口舌者则疮赤而糜烂，下移于小肠者，小便短赤。胃主消化水谷，小肠主盛受消化吸收。胃与小肠运化失职，则会出现下注泄泻。上发于口舌糜烂者，可用泻心导赤散，滚汤淬服之，即生地、木通、黄连、甘草梢也。下注泄泻时，早晚服用参苓白术散，加糯米汤服之。若是小便甚少，而大便又下利不止，此为水走大肠，当用茯苓车前子饮，煎汤，时时代饮，利水而导热。若服用寒凉之剂而口舌生疮不效者，则为虚火上炎，当用理中汤加肉桂、茯苓，潜阳益阴而利水。虚火降而口糜消，小便利而泄泻自止，两证可愈。

【索源九】清代李用粹在《证治汇补》中指出："掉眩瘛疭，胁痛目赤，肝火动也。悲笑谵妄，口舌生疮，心火动也。腹胀有声，口臭唇肿，脾火动也。喘咳烦闷，鼻塞衄衄，肺火动也。梦遗精浊，躁扰牙宣，肾火动也，目黄口苦，耳鸣胀痛，胆火动也。多作腹痛，血淋溺浊，小肠火也。呕吐嘈杂，面浮龈肿，胃家火也。暴泻黄赤，便结不通，大肠火也。癃闭淋沥，遗溺混浊，膀胱火也。喉痹昏昧，头眩格食，三焦火也。阳事频举，不交精泻，命门火也。"

按语 本条文是指临床上所见到的实热证及虚热证所表现的各种临床症状，均可以见到口舌生疮，当分有肝火、心火、脾火、肺火、肾火五脏之实虚之火；以及胆火、小肠火、胃火、大肠火、膀胱火、三焦火、命门火七腑之实虚之火；还应有心包火、脏与腑结虚实之火，皆有实虚证之分，及其所属脏腑互结之火的辨证，均要四诊合参，识标求本，对证对因施治。

【索源十】清代赵学敏在《串雅内编》中指出："咽舌生疮，吴茱萸末醋调，贴两足心，过夜即愈，孟引热下行也。"

按语 本条文指出的用吴茱萸末醋调贴两脚心涌泉穴位，治疗口舌生疮症，在明代龚廷贤的《寿世保元》，清代陈复正的《幼幼集成》，清代德丰辑《集验简易良方》三书籍中均有记载。口、舌、咽生疮，多因风热、外邪相抟，结于舌、咽，或因气血凝滞，或为肝、胃、肾、脾、阴虚火旺所致。用醋调吴茱萸粉末涂在足心涌泉穴，可以引热下行。此是依据《灵枢·终始》："病在上者，下取之……病在头者，取之足。"的理论指导。凡口腔疾病，如口疮，口糜、鹅口疮以及小儿流涎等皆可应用这种取下治疗的法则。如山东东阿县鱼山医院报道用吴茱萸粉末加醋调后涂贴涌泉24小时后取下，治疗256例经抗生素和维生素等药治疗无效的溃疡性口腔炎，治愈率为96.4%。其用量为：1岁以下一般为6g；1～5岁为6～9g；5～10岁为9～12g；15岁以上为12～15g。

依据这一理论，用本法涂足底涌泉穴治疗高血压、鼻衄、倒经等气逆血升等病症都有很显著的效果。

医案举例

王某某，男，27岁，1982年8月28日初诊。因外感发热3天后来门诊，症见口腔黏膜及舌尖处出现绿豆或米粒大小的溃疡10余处，满舌赤烂，发热作痛，舌质鲜红，脉象细数。曾用冰硼散、维生素C、维生素B2等药物治疗一周后，未见好转。随用黄连、元明粉各5g，黄柏、乌梅各10g。其用法先将黄连、黄柏、乌梅，水煎两次滤清后将药液混合；再将元明粉入药汁内溶化后备用。每日用上药汁漱口10次，每次含漱1分钟，如法治疗3天，舌尖部溃疡逐渐消失，自感效果很好，嘱咐继续含用，也可再加黄芪15g，石膏20g，麦冬15g，与上药共同煮水应用，有益气收敛、安神清热泻火之效果。

脾主口唇，心主舌。口舌生疮均为心脾二经积热，阴津不足所致。可用含漱药液的方法治疗，一日连续多次使用，能大大提高口腔内药液的有效浓度，改善对舌黏膜局部的治疗作用。局部溃疡好转后，还要续服清心、解毒、利尿之剂，从因治疗，以固其本。

一、慢性舌乳头炎

慢性舌乳头炎，又称为Moeller舌炎。本病的临床表现主要在舌尖部及舌的两侧缘尤为明显，舌质黏膜呈深红色，溃疡面境界清楚，有不规则的斑片，溃疡面丝状乳头变细或缺乏，蕈状乳头肿胀。斑片部位的表皮呈浅层剥脱状，斑片剥脱处疼痛很敏感，这些损害在舌面上伴发浅表性溃疡、溃烂或复发性滤泡性口舌发炎，或口角糜烂，严重者可出现舌麻，灼热，唾液少口干，

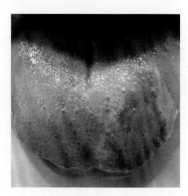

图5-17　慢性舌乳头炎：舌质灰青、尖边部有斑块状蚀烂溃疡，边缘清晰，舌苔白厚，舌态肿厚大、尖部有弥漫突起的小红点、舌边有齿印痕、舌中有裂沟

进食疼痛，严重时影响饮食。本病是舌炎、舌痛和萎缩性舌炎、巨细胞贫血系恶性贫血危重疾病的特殊体征。组织病理学改变检查为非特异性炎症。本病的病程迁延缓慢，往往随体内阴阳调和而缓解或加重反复发作，症状顽固，持续时间长。凡舌疮一证多从心肝肾五脏阴血两虚辨证施治。若反复发作，须尽快查找病因，或做活体组织检查以明确诊断。

治疗：舌疮者，可辨证分型施治，热证者辨其虚实；实证者清热解毒，重在清热解毒、凉血化湿；虚证者滋阴清热解毒，辅以安神止痛；重证疑难危证者，重用解毒化瘀、活血凉血散结之品；或经活体组织病检确诊，可直接针对恶性贫血阴虚辨证用药进行扶正调治。也可采用其他特殊的止痛疗法，可使舌体的外观和疼痛明显得到改善。

预防：素体三阳，太阳、少阳、阳明体质舌疮者，或阴性体质偶发舌疮者，平素要重视口腔卫生，重在素食清淡，不可重过热食、辛辣、烧烤、辛腊肉、刺激性食品与饮料，吸烟嗜酒，特别是在舌疮的发作期；坚持用清淡盐水漱口的好习惯，用软毛牙刷清洁牙齿与舌体，或口含清水，将舌尖抵住下颌前面的中切牙和侧切

牙，舌面凸起，口闭反复鼓漱，冲击舌面纹理中的食物残渣，经常用此方法清洁口腔与舌体。能做到这两点，就是最好地预防。

二、贝赫切特综合征

贝赫切特综合征，又称为眼-口-生殖器综合征。

临床特征：在某些患者中可反复见到下列临床表现，如结节性的红斑和多形红斑样的损害，痤疮样或丘疹脓皮包性皮疹，疖样脓皮病，甲下脓肿，膝和趾部关节炎，血栓性静脉炎，类似多发性硬化症的大脑症状，良性颅内高压。对各种皮试，甚至无菌性生理盐水注射都呈明显的过敏反应。本综合征包括同时或间歇在口腔及生殖器发生溃疡加眼色素层炎或虹膜睫状体炎，后期伴有眼前房积脓，其综合表现有以下几个方面。

（1）口腔损害发生于口唇、舌、颊黏膜，软腭、硬腭、扁桃体，甚至咽部和鼻腔。其损害可呈单发或多发，直径约2～10mm或更大，边缘境界清楚，有污秽带灰色基底周围绕以鲜红色红晕。也会出现深部溃疡，愈后可遗留下类似于Sutton大滤泡性溃疡，黏膜损害部位疼痛敏感，影响进食困难，大多数患者有明显的口臭。

（2）生殖器损害：见于男性阴囊，阴茎和尿道；女性为女阴、子宫颈，或阴道。两性都可发生于生殖器——一般皱襞、肛门、会阴、直肠。溃疡形态与口腔损害相似。此外，斑疹、丘疹、毛囊炎可见于阴囊部。在妇女可导致女阴深部的损害。局部淋巴结肿大和发热可发生在口及生殖器的损害。女阴部的溃疡与急性女阴溃疡相似。

（3）眼部损害早期有强烈的眶周围疼痛和畏光。结膜炎为其早期症状，前房积脓可为眼色素层炎的后期并发症。虹膜睫状体发炎，最终两眼均被累及。本病若不及时治疗，则会因视神经萎缩和青光眼而导致失明。

神经系统的表现主要在中枢神经系统，与多性硬化症十分相似，缓解与加重呈交替是其规律。

本病的病因目前尚未完全证实，但日益增加的证据提示不是病毒，而倾向于自身免疫学说，对链球菌迟发型超敏反应起着重要的作用。

病程：本病通常初起时只有一处损害，以后逐渐增多。一般经过多年才发生附加病变。所以，只需有两个典型体征就能下诊断。在妇女肛门生殖器部位的皮疹较为明显。

发病率：男、妇都可患本病，有人认为男性多于女性，通常为20～30岁的年轻人。

组织学：其损害通常显示为脉管炎，有血管内膜炎。肾脏淀粉样的变化也有人报告。

鉴别诊断：做皮肤穿刺试验包括把生理盐水注入皮肤，也可用消毒针头刺入皮肤。24小时以内，在注射的部位或针刺的部位会出现一个脓疱。某些人认为这种试验是该病综合征所特有的指征。以此可以作为皮质类固醇治疗的指导。

本病应与疱疹性或药物性口炎，天疱疮，口腔癌及渗出性多形红斑相鉴别。

治疗：本病溃疡通常可以自愈。当口腔有损害时，应当嘱咐用温和的漱口水漱口，限制用牙刷刷牙。总而言之，本病不是个别损害就能治愈的问题，而重点是预防新的发病。为此目的，所有的药物（包括局部或全身的）除用皮质类固醇类药物以控制症状外其效果都不太满意。一旦发现用泼尼松有疗效，就可以试用曲安西龙缩丙酮肌内注射治疗。

医案举例

李某某，男，46岁。自述近月余来，双侧耳鸣，欠聪，夜晚耳鸣甚，失眠，并伴有脑鸣，心悸不安，口干，尿黄尿道热痛两月有余，舌质的左边局部黏膜有深裂性溃疡，舌边无苔，舌中心苔白厚干燥，饮热与辛辣食品疼痛难忍，脉象细弦数。查体：双耳道无分泌异物，鼓膜完整，听力正常。辨证：属心肝肾三阴亏虚，虚火上炎，扰乱神明则失眠，肾虚火旺则耳鸣脑鸣，治宜养心安神的天王补心丹加味施治。方药：丹参12g、玄参15g、柏子仁12g、麦门冬15g、天冬10g、生地20g、太子参15g、茯神15g、酸枣仁15g、珍珠母6g、炙甘草9g、远志6g、知母6g、黄柏6g，水煎，日3次。用药10剂后二诊：自述症状明显改善，脑鸣无，耳鸣时有，睡眠好，心神安，诸症皆缓。遂去丹参、天冬、珍珠母，再续服药7剂后三诊：尿道无热感，舌质深裂无，溃疡面缩小，再加黄芪12g、桔梗12g、淡竹叶12g，继续服药3剂，以资疗效，后郁访诸症除，痊愈。

三、舌部嗜酸性细胞性溃疡

舌部嗜酸性细胞性溃疡的临床表现可发生在舌体的任何部位，包括在舌的腹面。其表现特征为一种极浅的黏膜溃疡，通常有假膜覆盖。有人推测这种良性、自限性疾病可能是由于局部黏膜组织损伤所引起的。这种疾病的病理学所见，不显示任何肉芽肿性的炎症变化，但有较为显著的嗜酸性细胞浸润，并伴有少数组织细胞和中性白细胞。一病例显示，男性，35岁，舌面中部有溃疡，用液氮冷冻治疗效果反应较好。

本病必须与正中菱形舌炎相鉴别。内容详见该条目。

第十二节 舌炎

舌炎，是由多种原因致使舌乳头出现红热肿痛，甚至溃疡者，有急慢性之分。舌乳头炎又细分为菌状乳头炎，叶状乳头炎和轮廓乳头炎。①菌状乳头炎：当菌状乳头发炎时，其乳头呈鲜红色，且肿大；由于菌状乳头内布有痛觉感受神经细胞的作用，故在红肿热痛发炎时，自有灼热疼痛的感觉，特别是在饮食味厚辛辣与热性食物时更加觉得灼

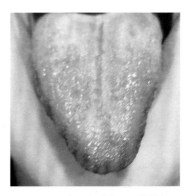

图5-18　舌炎：舌质赤、舌尖鲜红无苔，苔薄白根厚滑润，舌态瘦长

痛难忍。②叶状乳头炎：当叶状乳头发炎时，舌乳头的体积会显著增大，颜色鲜红，有疼痛感，大凡口腔感染者皆可以引起叶状乳头发炎，严重者可以影响到说话与饮食吞咽。③轮廓乳头炎：舌体轮廓乳头一般很少发生炎症，但当轮廓乳头发炎时，乳头就会出现充血，水肿，体积增大，上面覆盖的分泌物苔质会增多，但由于轮廓乳头的环沟内面分布有丰富的味蕾神经细胞，此时也会引起味觉不敏感，往往厚腻歪舌苔多见口中无味黏腻感。

本节所讨论的舌炎，主要是人体内因核黄素缺乏所发生在口腔、舌体、外生殖器部位的一种综合性的病征。其临床为口角炎、唇炎、舌炎和阴囊炎。患者在核黄素长期供应量不足，摄入量及吸收量较差，体内储备的核黄素即随生理需要而大量消耗致使体内核黄素的需求量不足时，即可诱发本病。其临床表现最突出的为阴囊炎，其次为舌炎、唇炎和口角炎。

（1）舌炎：本病的早期为舌质中心呈鲜红色斑块，舌质面的周围有类似小片的溃疡，边缘鲜明，临床比较少见。舌尖部位的蕈状乳头和舌后的轮廓乳头肥厚。病情严重者，见整个舌质呈青紫色，舌体肿胀，舌面满布短裂隙纹，日久见舌的中心部萎缩、平滑，乳头消失，形成较深的裂隙纹。

（2）唇炎：本病发生可见下唇微肿，唇黏膜干燥脱屑、唇部的色素沉着。

（3）口角炎：临床可见口角呈乳白色糜烂、出现浅裂隙至深裂纹、间有小脓疮和痂。

（4）阴囊炎

阴囊炎，临床分为两型。

①红斑形

最常见的为对称性，分布于阴囊两侧出现红斑，开始微亮，很快发展成边缘鲜明的淡红色斑，皮肤黏膜上黏着灰色或褐色的鳞屑或痂，外围较厚，显示有略为高起的边缘，黏膜皮损面积直径在2~3cm左右。待鳞屑或痂剥去后，触之柔软，细腻而不粗厚。局部损害大的可在阴囊的根处融合。个别的可发展成为湿疹。有时阴茎大部盖以鳞屑，环绕冠状沟及包皮远端，间有鳞屑性的丘疹和厚痂。

②丘疹型

此型临床较少见。本病发生损害从早期少数散发的针头大小丘疹至密集成群甚至融合成片的黄豆大小的丘疹，上覆有灰色或褐色屑或痂。

本病发生的原因，主要是是核黄素食入量减少或吸收转化合成障碍所致。常见的原因有多种。饮食习惯突然发生改变，肠胃不能适应，影响核黄素的吸收。食用生活方法不当，如淘米时，用水淘洗过细，手搓过之，且不吃米汤；吃菜时，切碎的菜在水中泡之过久，且又不吃菜汤。这样做会使水溶性的核黄素溶于水中损失掉。

新鲜蔬菜食用不足，且食用过少。胃肠吸收障碍，核黄素从肠壁吸收再经酸化后，才能发挥作用。当胃肠功能出现障碍时，会影响吸收。

　　为防止本病的发生，日常生活中主要是多食用新鲜的蔬菜，改变加工烹调方法。治疗上也较单纯简单，给予核黄素5mg口服，每日3次，其症状大都于1周左右消失；还可同时服用复合维生素B片剂，裂隙处可涂1%的硝酸银溶液；出现阴囊炎者，外用可搽2%~5%硫黄煤焦油软膏。中医诊治可益阴生津清虚热治之，可给以滋阴润肺、培土益阴生金、滋肾养阴之品，投沙参麦门冬汤服用。

　　临床可结合耳穴贴敷和局部按压的方法，有效地降低舌炎与口腔黏膜溃疡的发生率。具体操作为常规消毒耳郭，以耳穴探针探取敏感穴位，将准备好的王不留行耳穴贴对准穴位紧贴，并稍用力使耳穴贴固定，每次耳穴贴敷时间为3~5天，每天三餐前和在睡前按压各穴王不留行籽贴3分钟。手法以对压或直压，稍用力按压使耳朵感到酸胀麻或轻微疼痛或发热感，两侧耳朵轮换。耳穴贴敷的主穴为口、颌、颊；配穴为脾、胃、肾上腺、神门等。根据患者舌炎与口腔溃疡进行虚实辨证、脏腑辨证配穴施治。北宋王怀隐、王祐在《太平圣惠方》中记载："夫手少阴心之经也，心气通于舌；足太阴脾之经也，脾气通于口。腑有热，乘于心脾，气冲于口与舌，故令口舌生疮也。"脾胃气阴两虚，不能生养气血，以致心脾肾三阴不足而生内热，虚火上炎，口舌溃疡生疮，其病机为阴虚火旺所致。故以养阴清热为主，健脾和胃为辅。通过选耳穴贴敷，达到经络气血的感传，调理脏腑，益阴清热降火，刺激口腔内唾液腺体津液分泌增加，免疫保护性增强，预防口腔与舌黏膜溃疡的目的。

　　西医推荐的治疗方案是用青霉素G和链霉素合用，每天青霉素静脉点滴600~2400万单位，连续用药14天；链霉素肌肉注射1g，连续用药7天（因其毒副作用，建议不作长时间应用药）。对青霉素过敏的患者可选择用头孢曲松钠静脉点滴，每次2g，连用10~14天，有相同的疗效。为防止疾病的复发，推荐的长期疗法是坚持服用复方新诺明（160~180mg，口服，每天2~3次，至少1年）。此外，四环素由于复发率较高，已经不再作为一线推荐用药了。该病应用抗生素治疗或可治愈。尽管如此，有些神经系统的症状，如"痴呆"症还是不能逆转的。有些病例可以缓解，大多病例的肠外表现症状和阳性体征都会在1年内消失。

源鉴

【索源】近代俞鼎芬，王致谱在《重订广温热论·温热遗症疗法篇》中指出："凡温热证后，大便不行者，热闭，虚闭居多，风闭、气闭者少。热闭者，热博津液，肠胃燥结及肠胃素有积热者，多有此疾。其症面赤腹热，大手里胀冈，四肢反冷或口舌生疮是也。大黄饮子最妙，三黄枳术丸，枳实导滞丸，陆氏润字丸等亦可选用。"

医案举例

张某某，男，46岁，初诊，素体阳性体质，性格急躁，喜嗜烟酒，面色潮红，自述半年来，心情不舒，过嗜辛辣与酒，近3个月余，偶感风寒，出现舌质刺痛，随欲酒解，欲解欲烈，近半月来，舌体上下均出现大小不等的圆斑形赤烂，医者曰感染性舌头溃疡发炎，经用消炎药与漱口液一周余，效果均差，口舌糜烂，吃饭与说话时，疼痛难忍，心烦失眠，小便赤热，大便少或溏稀，口唇焦躁，察验舌质赤烂，舌苔黄厚，口气重浊，脉象弦滑。辨证属表证未解，里热已盛，上热下寒证。治当用辛苦凉解开降的甘草泻心汤味施治，并嘱忌酒与忌口味厚腻食品：太子参15g、茯苓12g、炙甘草12g、黄芩12g、半夏15g、干姜9g、黄连6g、石膏15g、竹叶12g、玄参12g、大枣5枚，用药3剂后二诊，自述饮食说话舌头痛轻，二便症缓，效果佳，续原方药再进5剂后三诊：舌痛已止，口舌赤烂大缓，进食语言随意。随即用甘草泻心汤去黄芩，加太子参15g、黄芪15g、桔梗9g、生甘草9g、干姜6g、黄柏6g、半夏9g、大枣5枚，继续调理半月再诊，诸证痊愈。

第十三节　舌笋

源鉴

【索源一】汉代谯县华佗（字元华）在《华佗神方》中指出："小

儿舌上忽发白泡一粒，名曰舌笋。患此者必不乳而啼哭，不治且死。即用：鲜生地绞汁，涂患处数次，自愈。若无鲜者，可用干生地，以凉井水浸开，捣烂取汁，涂患处数次，立愈。"

【索源二】清代赵学敏在《串雅内编》中指出："小儿不吮乳啼哭者，即看舌上起白泡一粒，名舌笋，如不治即死。鲜生地取汁。如无生者，以干生地凉井水浸开，捣烂取汁，涂患处数次，立愈。"

按语　舌笋，为病证名，系口腔不洁，又外感病毒热邪，舌菌状乳头因心经热毒之邪循经上炎于乳头增生所致。泛指小儿舌面上起白色水泡，患儿哭啼不止，不吮乳，可用鲜生地取汗，涂于患儿舌面与口腔，日数次，症状立愈；或口服清热解毒之剂。

【索源三】清代邹存淦在《外治寿世方·儿科》中指出："小儿不吃乳啼哭，即看舌上倘起白泡一粒，名舌笋。不治即死。急用鲜生地取汁，如鲜者，以干生地凉井水浸开，捣烂取汁，涂患处数次，渐愈。"

按语　舌笋，系指小儿舌上起白泡一粒，妨碍吸乳，啼哭不止。因小儿心火亢盛，肝胃湿热，上蒸于舌所致起泡。可用鲜生地取汁服之；或用针刺聚泉，或刺舌柱出血即可。舌笋，病证名，最早始出汉代谯县华佗（字元华）的《华佗神方》一书。另外可取海泉穴、廉泉穴、聚泉穴、本池穴、金津穴、玉液穴，舌上舌下经穴，刺破放血数滴，再服清瘀热泻心火解热毒利尿之剂，以泻小肠湿热，可治舌笋。

第十四节　舌衄

源鉴

【索源一】隋代巢元方在《诸病源候论·血病诸候》中指出："心主血脉，而候于舌。若心藏有热，则舌上出血如涌泉。"

按语　本条文巢氏指出舌为心之苗，舌本又为肝脉所络，若心、肝火热炽盛，诸热循经上冲于舌，迫血外出如涌泉者，为心经及心脏有热。治宜清心泻火，方用泻心汤，或用导赤散加黄连，连翘，蒲黄。

【索源二】隋代巢元方在《诸病源候论·妇人杂病诸候三·口舌出血候》中指出："口舌出血者，心脾伤损故也。脾气通于口，心气通于舌。而心主血脉，血荣于脏腑，通于经络。若劳损脏腑，伤动经脉，随其所伤之经，虚者血则妄行。然口舌出血，心脾二脏之经伤也。"

按语 本条文系指凡口腔与舌上出血，都是因心脾两经损伤所引起的。因为脾经脉气通于口，心经脉气也通于口，心又主血脉，脾主统血，血循血脉荣养于脏腑，外通于经络，如果劳伤了脏腑，循脏腑所主就会伤动经脉，随着所伤的经脉就会发生出血不止。故临症见口舌出血症状，当从心脾二脏的经脉所伤辨证。

【索源三】明代张介宾在《景岳全书·杂证谟·血证》中指出："舌上无故出血如缕者，以心、脾、肾之脉皆及於舌，若此诸经有火，则皆能令舌出血。用蒲黄炒焦为末付之，或炒槐花为末掺之，或冰玉散敷之亦可，若火之甚，仍须用汤饮等剂，以清三阴之火。"

按语 本条文张氏指出心、脾、肾三经脉循行皆络于舌，若三阴热重，或热邪入三经者，都会引起舌上出血症状。并列出本了病所用的方药。

【索源四】明代吴正伦在《养生类要》中指出："治舌上无故血出，如泉不止，用槐花炒，为末掺之。"

【索源五】清代沈金鳌在《杂病源流犀烛·诸血源流》中指出："舌上无故出血者，全属心火，舌为心苗也，宜槐花末擦之；而其条分缕判，有舌硬而出血者，宜木贼煎；有舌肿出血如泉者，宜涂舌丹；有舌上出血，窍如针孔者，宜紫金沙丸。"

按语 本条文沈氏指出临症见舌质硬而出血者，宜用木贼煎；若舌肿出血如泉者，宜用涂舌丹；若见舌上出血，出血孔如针尖者，可用紫金沙丸治疗。

【索源六】清代余师愚在《疫疹一得·疫疹条辨》中指出："舌衄
乃血热上溢心苗，宜本方增石膏，黄连、犀、地、栀、
丹、加败棕灰。"

按语 舌衄即舌出血也。本条文余氏指出外感时疫热毒之邪，
伤及阳络，血热外溢于舌而出血。治宜清热凉血，可用
清瘟败毒饮加棕灰治之。

【索源七】清代吴谦等人在《医宗金鉴·外科心法要诀·舌部舌衄》
中指出："舌衄心火血分炎，舌上生孔似铁尖，或如箸头
其色紫，甚黑腐烂血出泉。"

按语 《灵枢·百病始生》中指出："阳络伤则血外溢，血外溢
则衄血。"本条文指出衄血一证是由心火血分热甚循经
上炎所致。症见舌质上生有孔，小者细如针尖，大者如
筷子头大，（箸：作筷子头解），孔色紫者属热甚，重
者呈紫黑色，局部腐烂，血出如同泉涌，可用升麻汤内
服，以清热止血，外搽必胜散。

【索源八】清代唐容川在《血证论》中指出："口乃胃之门户，舌
在口中，胃火熏之，亦能出血，舌本乃肝脉所络，舌下渗
血，肝之邪热。"

按语 本条文指出胃热重者，舌质色赤或发生出血，若是肝郁
邪热炽盛，可见舌下渗血，因舌本为经脉之会处，肝脉
所络而布散于舌下。急证者可用蒲黄煎汁漱口。后用槐
花炒焦研细末撒之。再因症辨证施治。

【索源九】近代曹炳章在《辨舌指南》中指出："若舌上无故出血如
线不止，乃血热上溢心苗。大抵病心经热极者，多舌出血。"

按语 本条文曹氏指出单见舌出血如线不止，是心火炽盛，循
经上溢于心苗所致。临症可见凡心经热极者，舌质赤多
易溃烂出血。

【索源十】近代曹炳章在《辨舌指南》中指出："舌尖红而出血者，
心经邪热壅盛所致。"

按语 本条文指出心经实热，上冲于舌则口舌生疮，热邪下
移于小肠则小便赤涩。热淋而刺痛，可用导赤散清心
泻热。

第十五节　舌喑

【索源一】《灵枢·九针论》中指出："五邪，邪入于阳，则为狂；邪入于阴，则为血痹；邪入于阳，转则为癫疾，邪入于阴，转则为喑；阳入之于阴，病静；阴出之于阳，病喜怒。"

按语　喑者，是指嗓子嘶哑，不能发音出声。本条文指出五邪扰五脏所出现的病症，阳邪热气入于阳脉，重阳而为狂病，阴寒之邪入于阴脉，重阴而为血痹，头为诸阳之会，热邪入于阳，诸热上逆，气逆而上，则会发生癫疾。同巅疾也，王冰注解为："巅，谓身上巅疾。则头首之疾也。"邪入于阴，轻则为喑。

【索源二】东汉张仲景在《金匮要略·中风历节病脉证治》中指出："寸口脉浮而紧，紧则为寒，浮则为虚，寒虚相搏，邪在皮肤。浮者血虚，络脉空虚，贼邪不泻，或左或右，邪气反缓，正气即急，正气引邪，僻不遂。邪在于络，肌肤不仁，邪在于经，即重不胜，邪入于腑，即不识人；邪入于脏，舌则难言，口吐涎。"

按语　本条文指出脉象浮则主风，缓则主虚，浮缓则为中风虚邪之脉。邪风中人，经络气血空虚也，贼邪不泻，留而不去，邪中于左则病左，邪中于右则病右，浅则经络病，深则病脏腑。邪中于络，则病为肌肤，麻木不仁。邪中于经，则病为四肢，身体偏沉重，歪斜而不遂，邪中于府，则病为九窍闭，神昏而不识人，邪中于脏，则病为舌喑难言，唇缓而吐涎也。

【索源三】明代吴昆在《黄帝内经素问吴注·奇病论》中指出："黄帝问曰：人有重身，九月而喑，此何为也？岐伯曰：胞之络胞绝也。帝曰：何以言之，岐伯曰：胞络者系于肾，少阴之脉，贯肾系舌本，故不能言。帝曰：治之奈何？岐伯曰：无治也，当十月复。"

按语　一解：本条文系指黄帝问妇人怀孕九个月时出现咽喉不

能发出声音的证候，这是为什么？岐伯说：是因肾主少阴的支络之脉气注养胞脉所引起的。黄帝又问：为什么这样说，岐伯说：肾主少阴的支络之脉联系于女子胞，循环贯肾上系于舌本。由于脉络之精气注养于女子胞，故肾主少阴之脉气不能上济濡养于舌本，少阴脉虚，虚则上下不交，故而出现不能言语的症状。黄帝问：该如何治之？岐伯说：这不需要治疗，当到十个月孕妇分娩以后，女子胞之络脉复通，肾主少阴之脉气又上行涵养于舌本，声音语言就会恢复正常。

二解：本条文系指黄帝问道：妇人怀孕九个月时，讲话发不出声音，这是什么道理？岐伯回答说：这是因为胞宫的络脉被胎儿压迫阻绝不通的缘故。黄帝问：为何这样说呢？岐伯答：胞宫的脉络连系于肾，少阴肾脉贯穿于肾脏而上连系于舌根本，胞络脉被阻则少阴经气不通，所以出现声音不出的病证。黄问：用什么方法治疗？岐伯答：用不着治疗，待十月分娩后，就可自行恢复。

【索源四】明代张介宾在《类经》中指出："邪转于阴，则阴气受伤，故声为音哑，阴者，五脏之阴也，盖心主舌，而手少阴心脉上走咽喉，系舌本；手太阴肺循喉咙，足太阴脾脉上行结于咽，连舌本，散舌下；足厥阴肝脉循喉咙之后，上入颃颡，而筋脉络于舌本，足少阴肾脉循喉咙，系舌本，故皆主病喑也。"

按语 本条文指出五脏阴经均通于喉舌之间，阳邪入于阴，转聚而不去者，则会伤阴，导致喑哑；阳主动，阴主静，阳气敛降入于阴分而病者，其病喜于默静，阳气出于阴上逆而发病者，其病易于激动而怒。

舌喑可谓病症名，又名舌缓，临症可见舌本转动不灵，痰声辘辘，言语困难，重者不能言语，脉象大而有力，暴病者乃风痰为患。治宜祛风豁痰，可用温胆汤加胆星、僵蚕、全蝎、石菖蒲。久病而舌喑者，为血虚动风化燥所致。临症可见舌痿不能言，形体消瘦。治宜补益心脾，用归脾汤治疗。

【索源五】明代孙一奎在《赤水玄珠全集·瘖门》中指出："足少阴之脉挟舌本，足太阴之脉连舌本，手少阴心别脉系舌本，若此三脉虚，则痰涎乘虚而闭塞其脉道，故舌不能转运言语也。若此三脉亡血，则舌无血营养而瘖。"

按语 本条文是说足少阴、足太阴、手少阴三脉气血两虚亡血者，舌无营血滋润则转运不灵无语者则瘖；二为内热炽盛，灼津为痰，痰涎闭塞舌本脉络则舌瘖不语。

【索源六】明代孙一奎在《赤水玄珠全集·瘖门》中指出："经云：刺舌下中脉太过，血出不止，为瘖。治当补气血。"

按语 本条文是说针刺舌下中脉舌柱，出血不止舌瘖者，当补气血，重在补气摄血止血，此与脾虚气血生化障碍凝血机制发生变化的血液病、白血病、血小板减少性疾病等都有很大的关系。此病案虽少，在此明鉴。

【索源七】明代孙一奎在《赤水玄珠全集·瘖门》中指出："一男子，年五十余，嗜酒，吐血桶许，后不食，舌不能语，但渴饮水，脉略数。与四物各30g，参术各60g，陈皮45g，甘草6g，入竹沥童便姜汁，至二十余贴乃能言。凡此三脉，风热中之，则其脉弛纵，故舌亦弛纵，不能运转而瘖。风寒客之，则其脉缩急，故舌强舌卷而瘖，治在中风半身不收求之也。"

按语 本条文是说好嗜酒食者，多酒精肝或肝硬化者，肝硬化门静脉高压，致消化道食管胃底静脉曲张破裂出血，吐血不止，大渴饮引，脉数，故曰吐血数桶，舌不能语，又外感风寒，急则舌强舌卷而瘖，清热止血以治其标。

【索源八】明代孙一奎在《赤水玄珠全集·瘖门》中指出："瘖者，邪入阴部也。经云：邪搏阴则为瘖。然瘖有二症，一曰舌瘖，乃中风舌不转运之类是也。一曰喉瘖，乃劳嗽失音之类是也。盖舌瘖，但舌本不能转运言语，而咽喉音声则如故也。喉瘖但喉中声嘶，而舌本则能转运言语也。痰涎乘虚闭塞舌本之脉道，令人瘖，丹溪谓一人年三十五，连日劳倦，发嗽发疟，医与疟药三发后，变为发热，舌短，言语不辨，喉间痰吼有声，脉洪数似滑，遂以独参汤加竹沥两蚶壳许，两服后，吐膠痰三块，舌本正而言可辨，余症未退，遂煎人参黄芪汤，服半月而诸症皆退，粥食调补，两月方能起。"

【索源九】清代吴谦等人在《医宗金鉴·中风历节病脉证并治第五》中指出："寸口脉浮而紧，紧则为寒，浮则为虚，寒虚相搏，邪在皮肤。浮者血虚，络脉空虚，贼邪不泻，或左或右，邪气反缓，正气即急，正气引邪，喎僻不遂。邪在于络，肌肤不仁，邪在于经，即重不胜，邪入于府，即不识人；邪入于脏，舌则难言，口吐涎。"

按语　本条文指出脉象浮则主风，缓则主虚，浮缓则为中风虚邪之脉。邪风中人，经络气血空虚也，贼邪不泻，留而不去，邪中于左则病左。在右则病右，浅则经络病，深则病脏腑。邪中于络，则病为肌肤，麻木不仁。邪中于经，则病为肢、身偏重，斜而不遂，邪中于府，则病为九窍闭，神昏而不识人，邪中于脏，则病为舌喑难言，唇缓而吐涎也。

【索源十】许润三，张崇，庞俊忠，韩世涌在《校注妇人良方》中指出："若因肾虚中风舌喑而不语者。当补肾气。可用地黄饮子治疗。"

第十六节　舌缓

源鉴

【索源一】隋代巢元方在《诸病源候论·风湿候》中指出："风湿者，是风气与湿气共伤于人也。风者，八方之虚风；湿者，水湿之蒸气也。若地下湿，复少霜雪，其山水气蒸，兼值暖，腠退，人腠理开，便受风湿。其状令人懈惰，精神昏愦①。若经久，亦令人四肢缓纵不随。入脏则喑痖②，口

---

① 昏愦：系指乱、糊涂。

② 痖：同"哑"。系发音不清，或不能说话。

舌不收；或脚痹弱，变成脚气①。"

按语 本条文指出风湿病是因风邪和湿邪相结侵入人体所致的。风是指虚风、贼风；湿是指湿蒸发之气。如果地湿，少霜、雪，山水湿气蒸腾，又正值气候温暖，使人舒软无力，肌肤汗孔开疏，就会感受风湿之邪，而出现倦怠沉困无力，神志昏闷症状。倘若病时长久，会出现四肢肌肉弛缓，活动障碍。风湿之邪入里入脏，则会出现发音不清，张口舌缓不收；或者出现两下肢痹痛痿弱，转为脚气病。缓者，迟也、慢也。舌缓：是指舌体因风痰，或血虚动风而转动不灵，运动迟缓，故又名舌喑，内容详见舌喑条目。治疗舌缓不语者：可针刺痖门、关冲二穴（均用泻法）。

【索源二】东汉许慎在《说文解字》中曰："喑，不能言也。"

【索源三】明代王肯堂在《证治准绳·幼科》中指出："若咽喉声音如故，而舌不能转运语言，则为舌瘖。"

【索源四】明代楼英在《医学纲目》中指出："舌瘖，乃中风舌转运之类，但舌本不能转运语言，而咽喉声音则如故也。"

按语 以上三条原文皆是说中风证乃至舌体不能转运者，舌体不灵，有声无音，则要审证求因，辨证施药。若是中风失音者，可用小续命汤或温胆汤加减施治。其他如形体消瘦，久病气血两虚，或暴病，或温热病后所致舌强不能言语者，则当益气养阴补血，辨证用药施治。

━━━━━━━━━━━ 医案举例 ━━━━━━━━━━━

胡某某，男，52岁，患者素体阳性体质，血压在140～160/90～110mmHg之间波动，时有恶心、头痛。因骑自行车道路湿滑跌倒头部着地，即刻神志不清，左上肢发抖，右侧半身不遂，急送医院急诊救治。查血压145/100mmHg，意识不清，右眼瞳孔散大，呼之不应，牙关紧闭，肘膝僵硬，全身寒战发抖，CT报告：脑基底节出血约20ml，确诊为脑破裂伤伴重度昏迷。施止血，抗炎脱水，降颅

_____

① 脚气：病名。系指脚趾缝之间溃疡、分泌黄色黏液、极痒难忍的皮肤病。

内压处理，每天输液约200ml左右，吸氧，导尿，鼻饲。经治疗6天后，出现咳嗽，呼吸气粗，昏迷加重，病情加重，通知其家属。

后请中医会诊施治：症见患者张口困难，舌体僵硬，舌强，舌质暗紫，舌苔腻根部苔黄，神昏失语，四肢痉挛，肌无张力，昏迷欲死，脉象弦紧。辨证为：脑中风，证属中脏腑闭证。分析为素体高血压，中风后又大量输入液体制剂，阴寒内收，肺肾寒湿不化，阴长阳消，心肺失其宣化，心脑窍脉络瘀闭所致。遂急用古今录验的小续命汤。

方药：麻黄10g、防己12g、防风20g、人参12g、炮附子50g、肉桂18g、川芎25g、白芍18g、黄芩10g、黄芩12g、杏仁15g、炙甘草15g。采用多种方法施药：①用浸有中药热液的毛巾敷擦胸腹部。②药氧吸入法。③采用鼻饲药液和灌肠，每次80ml，间隔4小时一次，日6次。④连续应用3天后，患者肢体抽搐停止，4天后，身热汗出，肢体肌肉软，有尿液排出。又作CT片与原报告相比，脑部裂伤的密度减低，出血面积明显缩小。疗效明显好转，仍继续鼻饲小续命汤，方法同前，坚持用中药辨证治疗3个月时间，基本痊愈出院，随访半年、一年，体征良好，衣食生活语言行为均正常。

讨论：本例病案，用小续命汤，主要重在用麻黄、肉桂、附子三大大温大热，温阳救逆之品，于发汗之中行气和血消瘀，温五脏而通七窍，加速脑内血液的生化行气与吸收，促进脑组织行气和血，改善颅脑组织供氧及恢复生理循环。孙思邈又把古今大小续命汤录入到《备急千金要方》之中，并赞誉"大良""甚良""必佳""诸风服之皆验"，评价之高，实绝非偶然。可见古人对此方药治疗中风昏迷欲死或脑外伤内有瘀血的神奇疗效的推崇备至。"录验"二字既说明古人类用应验，实有"续命"寓意，故取名"续命汤矣"！

第十七节 舌短

源鉴

【索源一】明代孙一奎在《赤水玄珠全集·痉门》中指出："一中年，舌短言语不辨，始伤寒身热，师以伤寒药五帖后，变神昏而瘖。遂作体虚有痰治，以人参15g，黄芪、当归、白术、陈皮各3g，煎汤入竹沥姜汁饮之玩具二日，其舌短能语得一字。又服之半月，舌渐能转运言语，热除而愈。"

按语 本条文是说素体有言语不辨，又始感伤寒，误以伤寒论治用药后，变神昏而瘖者，遂以体虚痰闭心脉舌瘖证用人参黄芪汤施治，服药月余，伤寒解，舌转运，语言清，痉愈。

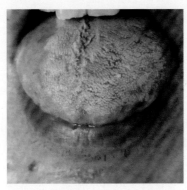

图5-19 舌短：舌态胖短，尖边有齿印，舌苔白厚，舌中起刺，舌或边剥蚀，舌质青灰（辨证：舌柱短，舌系带过短症，肝脾五脏气虚血滞，胃肠六腑寒湿证）

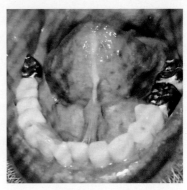

图5-20 舌短：舌质赤、尖边有紫斑点

【索源二】清代吴鞠通在《温病条辨·中焦篇》中指出："阳明温病，下之不通，其证有五：应下失下，正虚不能运药，不运药者死，新加黄龙汤主之；喘促不宁，痰涎壅滞，右寸实大，肺气不降者，宣白承气汤主之；左尺牢坚，小便赤痛，时烦渴甚，导赤承气汤主之；邪闭心包，神昏舌短，内窍不通，饮不解渴者，牛黄承气汤主之；津液不足，无水舟停者，间服增液；再不下者，增液承气汤主之。"

按语 本条文指出用攻下的方法治疗阳明温病，而大便依然不通者，其原因和临床表现又可分为5个方面：第1种是阳明温病，应该用下法治疗而未用下法，导致热邪炽盛、耗伤气阴、形成正虚、脏腑运化功能郁滞、温热病邪不解，病情会继续加重而形成重证，此可用新加黄龙汤救治。

　　阳明温病的第2种临床症状表现为呼吸喘息、坐卧不安、胸中痰涎壅滞、右脉寸部实大。其形成的病机一是痰涎结于上焦、肺气不降；二是阳明胃肠里实、腑气不通。因肺与大肠互为表里、肺气肃降失司、则大肠的传化功能就会受到影响。反之，腑气胃肠不通、肺气势必壅滞而烦闷。此可用宣白承气汤治疗。

　　阳明温病的第3种临床表现是由于小肠腑气不通，左脉迟部出现牢坚的实证脉象，小便色赤而有刺痛，烦热而又口干渴，此是心火实热移经于小肠所致。因心与小肠互为表里，阳明实热结滞，又小肠实火，故用导赤承气汤治疗。

　　阳明温病、热闭心包为第4种病机，临症可见神志昏厥、舌短、语言不清、大渴饮饮而不解。是因为阳明温邪内陷于心经，内闭厥阴经与所主脏腑，故易出现热厥的重症。此可用牛黄承气汤治疗。

　　阳明温病的第5种病机为温病的后期、阴津大伤而气热重，气热而又灼津，出现气阴两伤，阴伤为重，肠燥而便秘，如同无水舟停一样。可服用增液汤治疗。若见大便仍不通者，可用增液承气汤治疗。

【索源三】清代吴鞠通在《温病条辨·下焦篇》中指出："痉厥神昏，舌短烦躁，手少阴证未罢者，先与牛黄，紫雪辈，开窍搜邪，再与复脉汤存阴，三甲潜阳。临证细参，勿致倒乱。"

按语　本条文指出温邪上受，临症出现痉厥神昏，舌短烦躁，伴有寸口脉大，口中臭气味重，两颧发红，白睛色赤，身热重者等少阴证象时，为上焦热厥，应先清热凉血，安神镇惊，芳香开窍，可用安宫牛黄丸或紫雪丹；而后再滋阴养血益气，或用复脉汤，可用三甲复脉汤，育阴潜阳。这种治疗方法，临床必须认真辨证后方可应用。

【索源四】清代吴谦等人在《医宗金鉴·幼科杂病心法要诀·痫证门·慢脾风证》中指出："肝盛脾衰金气弱，金失承制木生风。每因吐泻伤脾胃，闭目摇头面唇青，额汗昏睡身肢冷，舌短声哑呕澄清。温中补脾汤为主剂，固真理中随证从。"

按语 本条文指出慢脾风一证，多缘吐泻已久，脾气大伤，形成土虚不能生金，金弱不能制木，以致肝木亢盛，横逆克脾土，故曰慢脾风。临症可见神衰闭目、摇头、面色口唇色发青、前额头汗多、昏睡、四肢厥冷、舌短声音嘶哑、呕吐清水，此为纯阴无阳之证。似风则无风可逐，镇惊又无惊可治。中阳大虚，唯宜大补脾胃，温补中阳。因吐泻亡阳者，当以温中补脾汤主之；大病后成者，固真汤主之；若四肢厥冷者，附子理中汤主之。

【索源五】清代梁玉瑜传，陶保廉撰录的《舌鉴辨证·灰色舌总论》中指出："伤寒邪陷三阴及实证火逼三阴，皆能短舌。"

按语 本条文指出三阴经寒证，三阴经热证，皆能引起舌短见证，皆因太阴、少阴、厥阴之经脉上系舌本，灼阴伤津，舌脉失营血濡润，筋伤则抽搐，舌强或舌短所致。

舌短一证，主要表现为舌体难以伸出口唇外、运动不灵、言语不清。一般见于热厥、寒厥，或痰湿郁阻阴经所致。热厥者，热在少阴。少阴主心、肾阴血伤，心主经脉失养而舌短。寒厥者，寒凝经脉，气血不和。则出现肝、肾经筋拘急，四肢厥冷，也可见舌短而强。痰湿闭阻经脉、营气不和者，则舌体胖而黏腻。热厥舌短者，当清心开窍、养阴镇惊；寒厥舌短者，当温经散寒、通脉和营；痰湿郁阻而舌短者，当以涤痰开窍治之。

还有一种是先天性的舌系带过短症引起的舌短，又称为结舌，内容详见结舌条目。

西医学研究认为舌短是由中枢神经系统的疾病影响到延髓，致使舌下神经的功能受到损伤，由于舌下神经主管舌体运动，故引起舌体外伸活动受限，呈现舌短症状。

第十八节　结舌

结舌者，也称为舌短、绊舌。是由于舌下的舌黏膜因舌系带过短，使舌尖的活动受到牵拉，舌体前伸或者上举均受到限制，伸不出，上卷不能，用力勉强伸、强举时，舌尖前端的中央部则呈现出明显的沟状凹陷。此又为舌系带过短证。在婴儿时表现为吸吮、吞咽受到影响。随年岁的增长，可引起说话语言不清，在舌体因病气血瘀滞肿胀时，则更加显得舌体僵直而短。倘若这种症状不见好转，影响到语言时，则可考虑手术治疗。

先天性的舌系带过短症，手术治疗可以纠正。可先将舌下做清洁消毒后，用消毒的剪刀沿舌下黏膜将舌系带做部分剪开分离，以舌体可以自由地伸出口唇外、活动自如适度。可在剪口处撒布三七粉末或枯矾水或消炎药，以抗感染收敛止血。

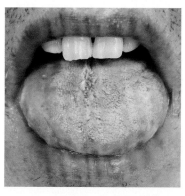

图5-21 结舌：舌态短期胖，伸不出口唇，语言不清时有结巴，舌尖边有齿印，舌苔白厚，或边舌苔剥蚀，舌质嫩，舌边糜烂疼痛，下口唇内黏膜赤烂（辨证：舌柱短，舌下系带短，胃肠六腑湿热，肝脾五脏虚热）

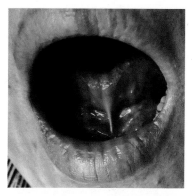

图5-22 结舌：舌下系因舌下系带牵绊过短期所致舌头外伸展时舌尖下卷，说话语言不清，舌质赤绛，舌苔薄白黏腻，舌态瘀胀微胖有齿印，左侧甚

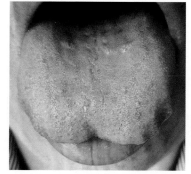

图5-23 结舌：系由舌系带过短所致，舌头外伸展时舌尖向下内卷呈凹陷状，舌态瘀胀胖有齿印痕左甚，舌质赤绛，舌苔薄白黏腻（辨证：心肝脾五脏气滞血瘀，中焦脾胃气滞湿腻）

第十九节　舌缩

【索源一】清代陈士铎在《石室秘录》中指出："舌缩入喉咙，不能语言者，乃寒气结于胸腹之故。"

按语　本条文陈氏指出临证见舌缩入喉咙，不能语言，心烦急闷者，是胸腹寒气郁结之证。

【索源二】清代程国彭在《医学心悟》中指出："凡舌硬，舌强，舌短缩，舌卷，神气昏乱，语言不清者，皆危证也。"

按语　本条文程氏指出凡神志不清，神气昏乱，临证出现舌硬，舌强，舌短缩，舌卷而语言不清者，都属危重证候。

【索源三】近代曹炳章在《辨舌指南》中指出："缩者，舌卷短也，舌系收紧，不能伸长之谓也。凡舌短由于生就者，无关寿夭。若因病缩短，不能伸长者，皆危证也。邪陷三阴，皆有此证。如邪客于少阴，则舌卷而短……客厥阴络者，则舌卷唇青，卵上缩，凡舌短囊缩者，属热极；舌短囊不缩者，属虚寒；舌短而胖者，属痰湿；舌体短缩者，厥阴也。"

按语　本条文曹氏指出舌短是因舌系带紧收不能伸长所致。此证若因先天所致的舌下系带过短而牵拉舌体不能伸出口外者，不属病理，这与寿夭也无关。若是因患病所致舌短者，皆属危重之证也。本条文又从舌短与舌态、体征的不同表现进行了分类辨证诊断。

【索源四】元代丘处机在《摄生消息论》中指出："故心风者，舌缩不能言也，血壅者，心惊也；舌无味者，心虚也。"

按语　本条文是说夏旺心火，夏季心火旺盛也。心为肝子，心为脾母，舌为之宫，心气通于舌。心风者，气血瘀阻，舌焦而卷短，谵语神昏，心惊不能言也；舌不辨五味。乃心气虚气不至也；心气通，心气至舌，则舌知五味也。

　　凡舌短囊缩症，也称为缩阳症。是与一种与文化信念相关的以恐惧心理精神障碍性疾病。主要表现舌体内缩、生殖器缩入人体内致死的焦虑恐惧发作为主要特征的精神障碍。患者通常有恐惧焦虑性急性发作，伴有强烈的恐惧焦虑和濒死感。可见患者惊慌失措，紧握生殖器或乳房，大声地呼救，面色苍白，过度地换气，大汗淋漓，肢体震颤抖动，自感器官感知障碍，有生殖器抽动并缩入体内的感觉，还可出现耳朵麻木，耳朵抽动，肢体麻木、疼痛，舌头与鼻子发麻缩小和陷入的感觉，发作时可持续数分钟到1小时不等；发作前或在发作中可出现有关俗言传说中的鬼神怪叫，有走路和开门声音的幻听、幻视和幻嗅。发作时还有意识障碍，羞涩感丧失，意识蒙眬，可有头痛、眩晕、血压升高、腹痛、尿频尿急等。病程十余天至月余不等，经安抚或暗示治疗即可缓解。

对于本病的心理治疗是要向患者解释本病的心理实质，认知观念和情绪与心身反应的关系，解除紧张的焦虑。或采用针灸合谷、内关等心经与肝经和肾经的穴位，使其放松情绪。对于极度焦虑恐惧者，可以注射安定或者服用抗焦虑中药或西药，先稳定其情绪后，再做心理认知辅导。还可辨证选用重镇安神的朱砂消痰丸或镇心丸加强心理调理治之。

第二十节　舌本缩

源鉴

【索源一】唐代王焘在《外台秘要·口舌咽喉病》中指出："舌者主心，小肠之候也……或腑寒则舌本缩，而口噤唇青寒，宜补之，热宜泻之，不寒不热，依腑脏调之，舌本缩口噤方一首，疗舌小肠腑寒应舌本缩，口噤唇青，独活解噤膏方。"

按语　本条文指出舌者为心之所主，但心与小肠相表里，故也可说外在的舌象，也是小肠主病候的特征，依据这一理

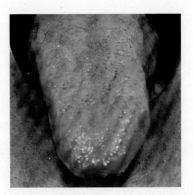

图5-24 舌本缩：舌质红尖赤，舌根部苔
黄滑润，舌态瘪缩瘦长

论，凡若小肠腑寒极之证，小肠梗阻急痛之症，就会出现少腹急痛，舌本缩，口噤不欲，言语不能，唇色青，面色青灰而感寒，四肢厥冷，当以温补重剂施治；热者宜泻之；不寒不热，可依腑脏之顺逆而调治之。并附独活解噤膏方一首，解唇青、口噤、舌本缩，以疗小肠腑寒证。

【索源二】清代顾世澄在《疡医大全》中指出："人舌缩入喉咙，不能言语者，乃寒气结于胸腹之故。"

按语　舌本缩，是病证名。是指舌体内缩至喉咙，甚至言语不能，乃由五脏寒极所致，心阳虚，心包气血瘀滞，或小肠寒极，舌脉失养，均可出现舌本缩，言语难，胸闷心痛，四肢厥冷，少腹急痛，脉象沉伏。辨证施治或用温脾肾之阳的四逆汤加瓜蒌薤白半夏汤。

第二十一节　舌謇

源鉴

【索源一】清代吴鞠通在《温病条辨·上焦篇》中指出："邪入心包，舌謇肢厥，牛黄丸主之，紫雪丹亦主之。"

按语　謇者，迟钝也。本条文指出温热病邪，逆传心包经而发生舌体转动不灵活，语言困难，热深厥深的心阳被郁，不能外达四肢，从膝到足端，从肘到手端发冷的舌謇肢厥证，属温病之厥，为热厥，当用凉药清热解毒，芳香开窍，可用安宫牛黄丸，或紫雪丹主之。

【索源二】清代吴鞠通在《温病条辨·中焦篇》中指出："足太阴寒湿，四肢乍冷，自利，目黄，舌白滑，甚则灰，神倦不语，邪阻脾窍，舌謇语重，四苓加木瓜草果厚朴汤主之。"

按语　本条文指出足太阴寒湿证，临症可见畏寒，四肢时而发冷，大便溏利，眼白出现黄色，舌白滑，一指舌苔，二指舌质；阳虚寒湿重者，舌质可由白转灰。出现精神倦怠，不喜说话，此为寒湿之邪，闭阻于脾经所致。太阴脾经循经上行挟咽，连及舌本，散舌下。故太阴脾经病者可出现舌体转动迟钝，语声迟重。可用健脾利湿，芳香通窍的四苓散加木瓜厚朴草果汤治疗。

第二十二节　舌涩

舌涩，又名舌謇。一为外感温热之邪，入里化热伤阴，舌失润养而干渴；二因素体阴虚内热，脾胃积热尤重所致。舌脏阴津灼伤亏耗、舌脉失营所致舌头干燥干涩。临证可见舌体转动不灵，言语不清。热厥者，清热解毒，芳香开窍；若因暑痉，中风所致者，当清热益阴生津，安神镇惊。有些刺激性的水果，也会伤及舌味蕾与口腔黏膜，致口腔腺体分泌降低、舌头干涩木胀。其舌涩详细内容详见舌謇条目。

第二十三节　舌麻

源鉴

【索源一】隋代巢元方在《诸病源候论·痰饮诸病候》中指出："热痰者，谓饮水浆，结积所生也。言阴阳否膈，上焦生热，热气与痰水相搏，聚而不散，故令身体虚热，逆害饮食，头面翕翕而热，故云热痰也。"

【索源二】隋代巢元方在《诸病源候论·痰饮源流》中指出："在

心曰热痰，其色赤，结如胶而坚，多烦热、心痛、口干唇燥、喜笑，脉必洪，宜半黄丸。"

【索源三】元代王中阳在《泰定养生主论》中指出："热痰者，因食辛辣烧炙煎煿，重裀厚褥及天时郁勃而然也……此皆素抱痰疾者，因风寒气热味而喘咯咳唾，非别有五种之痰。"

三指外感燥痰，也称火痰。

【索源四】元代朱震亨在《丹溪治法心要·手足麻木》中指出："麻是气虚，木是湿痰死血。东垣云：麻木，气不行也，当补肺中之气。一妇人，体肥气郁，舌麻眩晕，手足麻，气塞有痰，便结，凉膈散加南星、香附、台芎开之。"

按语 本条文朱氏指出麻木证，是由气虚，湿、痰、瘀血郁滞于经络所致。临证见手脚麻木、舌麻者，为痰湿郁阻化火，气滞闭阻，可用凉膈散加理气化痰、温里开窍之剂治之。

【索源五】明代孙一奎在《赤水玄珠全集·舌门》中指出："血虚舌麻者，四物汤加黄连。"

按语 本条文孙氏指出因血虚所致舌体麻木者，可用四物汤活气血、通心脉治之。血虚者易生内热，故佐以黄连清心脾之热，又制四物补血养阴助湿之弊。

【索源六】明代李梴在《医学入门》中指出："痰病尤多生于脾……当于胃脘，多呕吐吞酸，嘈杂上冲，头面烘热，名曰火痰。"

按语 本条文是指火痰形成的原因，多责之于脾胃湿滞、化热生痰、痰阻心脉而致舌麻矣。

【索源七】明代李梴在《医学入门》中指出："生于脾，多四肢倦怠，或腹痛肿胀，泄泻，名曰湿痰。"

按语 本条是指中焦脾胃气虚，湿不运化，虚热灼津，化热生痰者，此可用山精丸、三仙丸治疗。

【索源八】明代秦景明在《症因脉治·外感痰症》中指出："燥痰之症，发热唇焦，烦渴引饮，喘咳短息，时作时止，吐咯难出，此外感燥痰之症也。"

以上8个条文详细地指出：血虚者、外感者、脾胃气虚者、脾肾两虚者，都会出现湿不运化，湿滞伤气，气郁化热、灼耗伤阴、湿与热郁结而生痰、阻滞于心经而出现舌麻。若因脾胃气虚，或脾肾两虚、湿痰不化者，可用清热燥湿，利湿降火化痰法主治。方药用竹叶石膏汤、二母石膏汤，或二母二陈汤。景氏指出虚证者可见舌麻，但火痰、热痰、外感燥痰者，也可见到舌麻，故临症要详细辨证，审因论治。

【索源九】清代沈金鳌在《杂病源流犀烛·痰饮源流》中指出："若由于外感而生者……四曰热痰，即火痰也。多烦热燥结，头面烘热，或为眼烂喉闭，癫狂嘈杂，懊憹怔忡，其色亦黄，宜清气化痰丸，清热导痰汤。"

【索源十】清代景冬阳在《嵩崖尊生全书》中指出："血虚亦舌麻，火痰居多，审因施治。"

按语 本条文指出血虚者，心经之脉失养，故舌多麻木，此也是火痰炽盛、痰滞心脉所致，当从火痰辨证。

【索源十一】清代李用粹在《证治汇补·麻木章》中指出："脾肾亏，湿痰风化乘间而入，均使舌本麻木。"

按语 湿痰者，痰证之一。系由脾肾两虚，又外感风寒化湿生痰，湿痰阻滞心脉而现舌麻。当从湿痰辨证。

【索源十二】清代沈金鳌在《杂病源流犀烛·痰饮源流》中指出："在脾曰湿痰，其色黄，滑而易出，多倦怠，软弱喜卧，腹胀食滞，脉必缓，宜白术丸；或挟虚，宜六君子汤；挟食，宜保和丸；挟暑，宜消暑丸；挟惊，宜妙应丸。各宜从脾分治。"

按语 沈氏也指出由于脾、肾两虚，又外感痰湿之邪，风化乘虚而入脾主太阴、心主少阴二经，脾病湿聚生痰证，湿痰阻滞，心脉瘀阻而舌本麻木，当以虚中挟痰论治。

医案举例

张某，男，54岁，患高血压病多年，近1个月来经常头目眩晕，自述面部、口唇、舌体及上肢发麻，步履不稳，时有耳鸣，舌质红或绛，舌苔根部薄黄，血压180/108mmHg。辨证属肝肾阴虚，风阳内动。治宜平肝息风，方药用镇肝熄风汤加减施治。

方药：天麻20g、钩藤20g、羚羊角2g、黄芩15g、全蝎5g、栀子15g、生地20g、泽泻15g、夏枯草20g、石决明25g、槐米20g、炙地龙（包煎）12g、白蒺藜20g、丹皮9g、青箱子30g，水煎服5剂后，其面部、唇、舌及上肢发麻明显好转，头昏头晕消失，血压降至140/90mmHg，又守原方药继续服用20剂后，症状完全消失，血压稳定。

高血压患者，以肝阳上亢者为多，临证可见面部、口唇、舌体及上肢发麻，以眩晕、肢麻、舌质红、舌苔黄、脉弦为其主证，同时可见筋肉惊惕跳动，手足颤抖，其则出现口眼㖞斜等症。以平肝息风为治。由地龙、川芎、僵蚕、槐米、白蒺藜组成，临床可根据病机不同进行配伍加减应用。

第二十四节　舌痹

源鉴

【索源一】明代孙一奎在《赤水玄珠全集·舌门》中指出："舌痹或麻，此因痰气滞于心胞络。"

按语　痹者，泛指病邪闭阻肢体、经络、脏腑所致的各种疾病。孙氏指出舌痹或舌体麻木，是因痰结气滞于心胞络所致。

【索源二】清代翁藻在《医钞类编》中指出："舌无故常自痹者，名舌痹。由心血不足，不可作风治，理中汤加当归，或归脾汤加炮姜服之。"

按语　本条文翁氏指出素体没有其他病变而出现舌体活动难者称之为舌痹。是因脾气虚，气血不足，心血失其充养，少阴之经脉失营运所致。不可作为风病辨治，当以加味理中汤，或加味归脾汤治疗。

第二十五节 舌肿

源鉴

【索源一】西晋王叔和在《脉经·诊五脏六腑气厥证候》中指出："病人肉绝，六日死……耳干，舌皆肿，溺血，大便赤泄。"

按语 本条文王氏指出了临证若见舌体肿，耳干，大便泄泻而色红，小便溺血者。此为危重证候之一。

【索源二】隋代巢元方在《诸病源候论·虚劳舌肿候》中指出："心候舌，养于血，劳伤血虚，为热气所乘，又脾之大络，出于舌下，若心脾有热，故令舌肿。"

【索源三】隋代巢元方在《诸病源候论·舌肿候》中指出："心候舌，脾之络脉出舌下，心脾俱热，气发于口，故舌肿也。"

按语 以上两条文指出舌为心之官，脾之络脉布散于舌下。虚劳血虚，或心脾积热，诸热上逆，邪毒虚热之气都会循经而上发于口，故临证可见舌肿，质红而痛，甚者出现溃疡赤痛等症状。

【索源四】隋代巢元方在《诸病源候论·舌肿强候》指出："心脾虚为风热所乘，邪随脉至舌，热气留心，血气壅滞，故舌肿。"

按语 本条文指出由于心脾俱虚，又外感风热，热邪随心经而上发于舌。心为火脏，热气留心，心火炽盛。临症可见这一经脉所表现的血气热毒壅滞证，而致使舌肿。

【索源五】元代危亦林在《世医得效方·口齿兼咽喉科》喉病中指出："秘传咽喉科一十八种喉风证：一、单蛾风，其形圆如小箸头大，生于咽喉关上，或左或右，若关下难治。二、双蛾风，有两枚在喉关两边，亦圆如小箸头大，关下难治。三、蝉舌风，自舌下再生重舌者是也。四、牙蜞风，牙龈上聚成（广十节，上下组字）毒者。五、木舌风，其舌渐渐长大，相似煮熟猪舌，不能转动者。六、舌黄风，自舌上肿痛，黄色者是也。七、咬牙噤口风，近牙穿头作齇，口噤不开者。八、鱼口风、如鱼吸水者不治。九、聚毒塞喉风，喉关聚毒，涎唾稠实，发寒热，仍分上下三关破毒，下关难治。十、玄耆蛊毒风上眶，食而不能掩水，外做形如鸡卵者。十一、抢食风，一名飞丝毒，口中或食腥恶发泡者。十二、猎颊风，腮脸结肿者是也，从牙穷头碎，此毒若火，须要半月调理。十三、缠喉风，风自耳边过颐下赤色者是也。亦有寒热，如甚者伤人命。十四、松子风，口内满喉赤如猪肝，逆胀，吞则关闭塞，饮食不能者是也。用药后，口内散点松子样，肿则喉关响如雷，则不治。十五、崩砂甘口风，自舌下，牙龈上下肿赤，口内作礜如汤热，牙龈渐烂，甚者亦能脱齿。十六、连珠风，自舌下作毒，或初成一个，碎而又作一个，以致三五七九个者是。十七、蜂子毒，或在腮脸痒烂，或在喉关舌下作礜，如黄荆蜂者是也。十八、走疰瘰疬风，颈项结核五七个，皮肤赤肿，作寒热者。"

按语 本条文元氏指出咽喉疾病十八种咽喉风，皆简述其症。

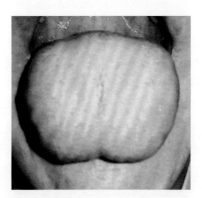

图5-25 舌肿：舌质赤绛，苔薄白黄、根厚腻，舌态似苹果样、舌尖下卷、质强硬

附

《咽喉十八证》方歌

十八咽喉君要通，双单乳蛾生喉中。
牙蜞风毒牙龈肿，蝉舌之风舌必重。

鱼口风如鱼吸水，舌黄舌肿色黄脓。

牙根作臖[①]切牙噤，木舌肿如猪舌同。

聚毒塞喉风热壅，缠喉风证绕喉攻。

毒名蜂子腮洋烂，松子风冷满口红。

连珠五七相连起，更有悬蜞蛊毒风。

抢食口中多发泡，崩砂甘口齿断崩。

走注瘰疬风连颈，腮肿连牙猎颊风。

医案举例

刘某某，男，38岁，车工，自述患口舌溃疡一年有余，平素喜嗜烟酒油厚质腻，开始服用消炎西药效可，久之无效。近半月来工作不顺，心情烦躁，咽喉灼热干痛，口唇焦躁，舌面及舌边溃疡色赤绛烂，舌苔黄薄腻，影响饮食语言，消谷善饥，小便黄热，尿道热痛，大便正常，脉象细滑。辨证为口舌疮：属肝气不疏，肝胃不和，脾胃湿热上火所致。施温胆汤加味：太子参15g、法半夏18g、竹茹20g、枳实12g、陈皮9g、牛蒡子15g、玄参15g、茯苓15g、土茯苓15g、虎杖15g、蒲公英15g、木蝴蝶12g、生甘草12g、石膏18g。并嘱其忌食厚腻辛辣烟酒半月，用药7剂后二诊：遵医嘱，药后自感症状明显好转，口舌赤烂减轻，小便爽，睡眠安。遂守上方去石膏、木蝴蝶，加桔梗12g、麦冬12g。再续用药7剂后三诊：口舌溃疡痊愈，咽喉润畅，饮食正常。原方去太子参、玄参、土茯苓、虎杖、牛蒡子，再进药5剂，尽收清热理气化痰，和胃利胆之效。

【索源六】明代方隅，方谷在《医林绳墨》中指出："七情之所郁，则舌肿而难食。"

按语　本条文方氏指出由于七情所致气血郁滞者，临症可见舌肿、进食困难等症。

【索源七】明代龚廷贤在《寿世保元·口舌》中指出："一人口内如无皮状。或咽喉作痛。喜热饮食。此中气真寒而外虚热。用加减八味丸而愈一人舌肿舒退场门外。舌者心之

---

① 臖：意思是肿、肿痛、肿起。

苗。又脾之经络。连舌本散舌下。其热当责于心脾二经。所谓热胜则肿也。当用草麻子去壳。纸裹。捶出油。透纸作捻。烧烟熏之而愈。《本草纲目》中曰：草麻主浮肿恶气。取油涂之。叶主风肿不仁。捣蒸敷之。则其能解风肿内热也。可知矣。"

【索源八】明代皇甫中在《明医指掌》中指出："舌忽然肿硬如石，血出如涌泉，蒲黄散。舌衄，齿衄，必胜散。舌疮，绿云散，舌连喉痛，薄荷煎。茧唇，黄柏散。脾经风热燥烈，金色泻黄饮。"

按语 大凡口舌疾病，皆为标证，急则治其标。口舌喉咽，皆有司主，究其司主辨证治其本者为上医。"诸热上逆，诸风掉眩。"皆为风热毒邪循经上攻头目口舌标证，清其热泻其火而解其热毒治其本则安。

【索源九】清代沈金鳌在《杂病源流犀烛·口齿唇舌病源流》中指出："有舌肿满口不能出声者，宜蒲黄散。"

按语 本条文指出由心火炽盛，循心经而致舌肿满口，言语困难，不能出声者，可用清心泻火解毒的蒲黄散治疗。也可用清热泻火的黄连解毒汤治疗。

【索源十】清代吴谦等人在《医宗金鉴·杂病心法要诀·口舌证治》中指出："唇口属脾舌属心，口舌疮糜蕴热深，口淡脾和臭胃热，五味内溢五热淫。木舌重舌舌肿大，唇肿唇疮紧茧唇，暴发赤痛多实热，淡白时痛每虚因。"

按语 本条文指出脾主口唇，心主舌，心、脾二经蕴热伏深，口舌生疮又糜烂，病为口糜。正常人口淡为脾和，口中气臭者为胃家有热，过食五味重者也会因味重而致淫邪，酸味者肝热淫脾，苦味者心热淫脾，甘味者入脾，本经自热淫也，辛味者肺热淫脾，咸味者肾热淫脾，木舌者谓舌肿硬不痛，重舌者舌下肿物似舌也，舌肿大者为气滞血瘀肿而瘀大也。唇肿者为口唇发紧，张口困难，干硬而燥裂，以上诸证，皆属心、脾、胃、三经蕴热，若外感热病则会红肿疼痛，为实热证，可用凉膈散、栀子金花汤，急下其热，临证若见口舌淡白，时痛时缓者，为虚证，可用清心莲子饮，知柏四物汤治疗。清中有补，清补兼施，若服凉药久治不愈者，可用七味地黄汤，引火归原，加附子可立愈也。

【索源十一】清代汪宏在《望诊遵经》中指出："舌肿满口溢出如猪胞，气血不得通，或硬如木石者。血壅气滞也。"

【索源十二】清代汪宏在《望诊遵经》中指出："舌赤肿满不得息者，手少阴热甚而血壅也。舌肿大者。或因热毒。或因药毒也。舌紫且肿厚者，酒毒上壅也。耳干舌肿。下血不止。脚浮者，六日死，足肿者。九日死，肾绝也，耳干舌肿。溺血大便赤泄，足肿者，肉绝九日死，胃绝五日死也。"

按语 以上两条文指出舌体肿如猪胞、满口甚或溢出，呼吸困难，质硬如木石者，是由气滞血瘀所致也。若舌质红，舌肿满，为手少阴实热证所致血壅郁于上也。同时也指出舌肿可因热毒，可因药毒，也可因酒毒上壅所致。又指出了临证若见到耳干舌体肿，二便下血不止，两下肢及脚又浮肿者，此为脾气虚不统血；脾、肾阳虚不化湿。病情危重，肾绝者九日死。胃绝不食者五日而死。

【索源十三】近代曹炳章在《辨舌指南》中指出："舌肿一症，皆由心火旺盛，逼血挟痰上壅所致。内必烦躁闷乱，甚则不能出声。"

按语 本条文指出因情志之火内发，或因六淫内郁化火，心火内炽，逼血挟痰上壅而见舌体肿，怔忡不安，烦躁闷乱，舌体肿大质硬重者，语言困难，手少阴经病也。治宜清心泻火，辅以养心安神。

医案举例

苏某某，男，55岁，于1985年2月6日入院。患冠心病5年，心律不齐，室性期前收缩2年，常用慢心律药物治疗。近半年来疗效转差，一周来病情加重，常有心悸气短，胸闷胸痛，甚则憋气心痛，神疲乏力，纳后饱胀，大便不畅，寐而不实，舌质胖大色暗红，舌苔黄白相兼，脉象促而缓代。

检查：血压120/84mmHg，心率96次/分，心律不齐，频发期前收缩时有时呈二联律。

辨证：心阳虚，心气虚衰，血脉循环瘀阻，滞而化热。治以补气通脉，通阳散结，解郁宽胸凉血养心。遂投以括蒌薤白半夏汤加味施治。

方药：生黄芪30g、人参10g、太子参20g、川芎15g、赤芍15g、丹皮10g、丹参15g、白芷15g、瓜蒌15g、薤白15g、半夏12g、麦冬15g、五味子10g。水煎服药1周，诸症好转。

二诊：连续用药四周后，心律逐渐转齐。其他诸症也明显改善，遂去人参，丹皮，又继续服药治疗观察1个月后，精神、体力、饮食转佳，心悸气短和胸闷及胸痛消除，脉象弦数，心率80次/分，心电图示：心律齐，未见室性早博，随访3个月，身体正常。

第二十六节　舌肿强

源鉴

【索源一】隋代巢元方在《诸病源候论·唇口病诸候·舌肿强候》中指出："手少阴为心之经，其气通于舌；足太阴脾之经，其气通于口。太阴之脉起于足大指，入连舌本。心脾虚，为风热所乘，邪随脉至舌，热气留心，血气壅涩，故舌肿。舌肿脉胀急，则舌肿强。"

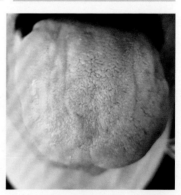

图5-26　舌肿强：舌质青灰，舌苔灰白根厚欠润，舌态肿硬件强、边有齿印痕

按语　本条文系指手少阴心经，其脉气通于舌；足太阴脾经，其脉气也通于舌。若心脾两虚，又外感风热之邪，风热之邪随二脉络之气上至舌，气血壅滞郁而发热而出现舌

肿。气血瘀阻舌脉，则经脉发胀拘急，出现舌体肿胀而强硬的症候。本病与舌肿之别在于舌下二脉，脉络肿胀拘急，舌体既肿又强紧拘急。

医案举例

沈某某，男，56岁，喜嗜烟酒，自述性生活不节，体质胖，湿热内盛。偶感风寒，忽患气喘厥逆，舌态肿强、舌质绛暗、舌苔灰黄干燥（图5-27），语涩神昏，手足不举。医者多以中风开窍、镇静安神法施治，效果不佳。医诊之曰：此《内经》所谓菲（同痱字讲）证也。少阴虚而精气不续，与偏中风、中风、痰厥、风厥等病绝不相类。金代医

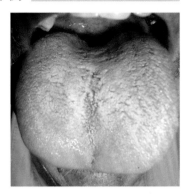

图5-27 舌态肿强、舌质绛暗、舌苔灰黄干燥

家刘河间所主地黄饮子，正是为此而设，何医者反忌之耶？一剂而喘逆定，神气清，声音出，四肢展动。三剂而病除八九，调以养精益气之品而愈。余所见类中风而宜用温补者，只此一人，识之以见余并非禁用补药，但必对证乃可施治耳。

本病案乃由患者素体肝肾阴虚精亏，悉又偶感风寒，房劳不节所致。素体阳盛之体，故以地黄饮子滋养肝肾之阴，济肾阴补肾阳，开窍化痰以治之，稍加麻黄、荆芥、防风、白芷、葛根、薤白、半夏，虽减配伍，方药得当，可起沉疴。

【索源二】北宋赵佶（宋徽宗）在《圣济总录》中指出："论曰心气通于舌，脾脉侠咽连舌本，散舌下。心脾二经受风邪，则舌本强，不能倦舒，又或热气加之则肿，肿则筋脉胀急，势连咽喉，碍于呼吸，法宜刺之，泄去恶血，及饵以药治舌肿强。白茯苓汤方。"

按语 本条文是说舌本强，且不能倦舒，见于心脾二经感受风邪，又热气加之上逆，致舌肿胀筋脉胀急色紫者，可用针刺之。泄去恶血，另加服白茯苓汤。

第二十七节　舌胀

【索源一】清代叶天士在《温热论》中指出："若外感风寒……再有神情清爽，舌胀大不能出口者，此脾湿胃热，郁极化风而毒延口也。用大黄磨入当用剂内，则舌胀自消矣。"

按语　本条文是说外感风寒之邪，虽然精神状况很好，但见舌本色赤紫而胀大满口伸不出口外者，证属脾家寒湿重，胃家阴津大伤，脾胃阴阳阻格，脾家寒湿舌本胀大不能出口，或腑实辨证，当用大黄研末入温阳化湿或清热利湿之剂中泄利湿热，则舌胀自消也。

【索源二】《中医舌诊》中指出："肿胀舌……按颜色的不同，可作如下的区别：舌色淡白，舌面水滑，可以看出舌体内好像含蓄了过剩的水湿而肿胖的，这是脾肾阳衰，水湿潴留的证候。舌色鲜红肿大，常由于心胃有热，使气血上壅，如果神昏不清，更足以证明热入心包，心火上炎，气滞血壅，舌紫而肿，而每由素善饮酒，又病温热，热挟酒毒上冲，则舌紫而肿大，舌紫而肿，紫色黯而发青，口唇也肿大而现青紫，这是血液凝滞，其因常由中毒所致。舌色如常，淡红而胖大的，多由脾胃湿热与浊痰相搏，湿热痰饮上溢所致。"

按语　本条文指出舌胀一证，是指知体胀大，轻者较正常稍胖大；重者可见其肿胀塞满口腔，舌体转动不灵，并有木涩之感，舌边可见有明显的齿印，严重的还可影响呼吸及语言。其病机可有七情郁结，有寒凝气滞、有心火暴盛、有气虚、阳虚、水湿停滞之分。实证者：其舌体胀大坚硬，胀满口而疼痛；虚证者：舌胀大满口而质软。大凡肿者多实，胀者多虚，或虚实杂证。凡见舌胀者，可辩证选用瓶中关开神效散施治。可参阅舌肿条目。

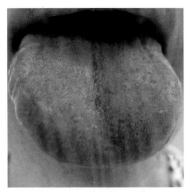

图5-28　舌胀：舌态胀大，舌质赤红，舌苔白薄黏腻，舌态两边有齿印痕、舌中有一纵向浅裂缝沟纹

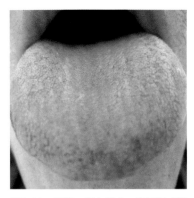

图5-29　舌胀：舌态胀大，舌质红或淡红，舌苔白欠润满布全舌

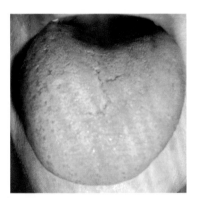

图5-30　舌胀：舌态胀强、舌中部有深1~2mm S型沟裂纹，舌质赤绛，舌苔薄白、有散在梅花点状舌苔剥脱点（辨证：肺脾肾五脏气滞血瘀、中焦湿热证）

医案举例

马某某，女，47岁，工人。已婚，患崩漏1年余，症见月经先后无定期，淋漓不断，15~30天不净；量时多时少，色淡红，质稀，腰酸，身困，四肢乏力，少腹下坠感，头昏，心悸，饮食不振，精神倦怠，夜寐不安，面色及口唇苍白无华，舌质淡胖有齿印、舌有

胀大感、舌苔薄白（图5-31），
脉象细弱。检查：血红蛋白
5g，妇科检查子宫略大、质
硬。辨证属脾肾两虚，冲任失
固。治以补脾益肾，固摄冲任。

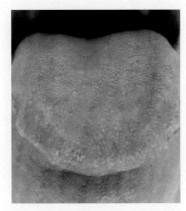

图5-31　舌质淡胖有齿印、舌有胀大感、舌苔薄白

方药：党参12g、黄芪20g、
炙甘草5g、远志6g、焦白术
10g、炒当归10g、炒白芍10g、
茯神10g、酸枣仁10g、茜草
9g、仙灵脾10g、仙茅10g、炙
鳖甲15g、贯众炭12g、牡蛎粉
9g。水煎服药，两剂后，下血
减少，又续5剂后二诊：崩漏止，其他诸证皆轻。

仍予上方去炙鳖甲，加蜜炙黄芪18g，茯苓10g，女贞子15g，
旱莲草15g，山楂18g，砂仁9g，水煎服药10剂，以补脾益肾，健脾
胃，益阴清虚热，随访3个月，诸证皆除，病愈。

一、子舌胀

源鉴

【索源】金代张从正在《儒门事亲·喉舌缓急砭药不同解》中指出：
　　　　"热结于舌下，复生一小舌子，名曰子舌胀。"

按语　本条文张氏指出凡实热之邪，循经结于舌下，舌下经脉
　　　　热郁而肿胀，犹如复生一小舌子者，称为子舌胀，也
　　　　称为重舌，请参阅重舌条目，当结合四诊辨证施治，此
　　　　可用清热之剂黄连解毒汤治疗；也可辨证选用玉悄无忧
　　　　散，硼砂散青莆散施治。

二、木舌胀

源鉴

【索源】金代张从正在《儒门事亲·喉舌缓急砭药不同解》中指出：
　　　　"热结于舌中，舌为之肿，名曰木舌胀。木者，强而不柔
　　　　和也。"

按语　本条文张氏指出凡火热之邪，循心主少阴经脉结于舌中者，则会现舌体肿胀、舌体发强而不柔和，此称为木舌胀，可用黄连解毒汤治疗。喉闭急症者，也可辨证服仙方夺命丹施治。

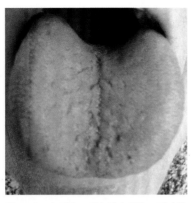

图5-32　木舌胀：舌态肿大厚胀、舌中轴呈纵向深1~3mm不规则的沟裂纹、舌两边向内微卷，舌质淡红微嫩、舌尖部有散在突起的小红点，无苔、舌根部苔厚略显黄色（辨证：脏腑气血与脾肾阴阳两虚、湿滞不化、心脉瘀阻）

医案举例

王某某，男，60岁，1985年10月11日初诊。近半月来房颤每天发作，伴有胸闷，心慌气短，易惊，两胁作胀，善怒。患者于1972年被确诊为冠心病、1980年始发生心房纤颤，心率108次/分，心律绝对不齐，脉结代，舌质黯、有瘀斑、舌体胖（图5-33）。心电图检查示ST—T缺血性改变，心房纤颤。

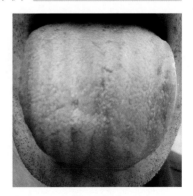

图5-33　舌质黯、有瘀斑、舌体胖

辨证属肝气郁结、心阳不足。治宜疏肝解郁、通阳镇心之法。拟柴胡桂枝龙骨牡蛎汤加减。

方药：柴胡12g、桂枝6g、白芍15g、生龙骨25g、生牡蛎25g、五味子10g、青皮12g、陈皮12g、丹参20g、酸枣仁15g。水煎服3剂，另外加服舒肝丸，每次1丸，9g，每日两次。服药后，心慌气短减轻，胸闷胁胀亦减，舌脉同前。综上方另加沙参30g、麦冬12g、玄参12g，又服药20剂后，房颤及胸闷胁胀均已消除，偶有心慌，脉弦细，舌质略黯，舌苔与舌质均正常。复查心电图提示有ST-T缺血改善，未见房颤。

患者长期心情抑郁，致使肝郁气滞，血行不畅。临症出现胸闷，两胁作胀，舌质黯有瘀斑。久病则心阳耗损，出现心悸，气短，舌体胖。"木郁而达之"，故治疗以疏肝解郁为主，佐以温通心阳。方药用柴胡疏肝解郁；白芍、枣仁、五味子养肝阴、安心神；青皮、陈皮、理气化郁、气机畅达则肝气舒；丹参活血通血脉；佐龙骨，牡蛎，桂枝，镇心而通心阳。复诊时，更从阴中求阳之变易，故用沙参、麦冬、五味、玄参，大补真阴，以助真阳，则生化无穷。

第二十八节　胖大舌

【索源一】近代曹炳章在《辨舌指南》中指出："湿热有痰之症，舌质胀大满口，有齿印。"

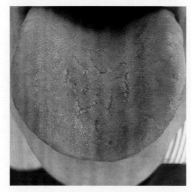

图5-34　胖大舌：舌态呈扁大、面有不规则浅裂沟纹，舌质赤，无苔

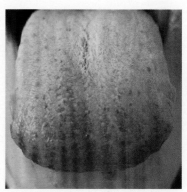

图5-35　胖大舌：舌态胖大硬呈扇形，舌质赤绛、有弥漫型散在突起的小红点，舌苔白腻根厚

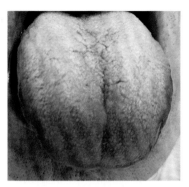

图5-36 胖大舌：舌态胖厚大、中有纵向裂沟，舌质赤紫，舌苔白厚干燥（辨证：心肝脾气滞血瘀、胃肠腑气不通）

【索源二】近代曹炳章在《辨舌指南》中指出："如神志清爽，舌胀大不能出口者，此属脾湿，胃热郁极。"

按语 以上两条指出脾虚生湿，湿聚化热。湿热互结化生痰症，脾虚胃热，湿不运化，脾脉络于舌，湿阻热胀，舌体微循环障碍，舌体胖大而现齿印，此病主脾胃气虚，热痰郁滞之症。

医案举例

医案1： 徐某某，女，31岁，工人。1982年4月8日初诊，结婚4年未孕。15岁月经初潮后，经期正常，28～30天一行，来时量少色淡，2～3天即净，月经期肛门有下坠感，腰酸乏力症状明显。妇科检查及阴道细胞涂片检查，均未发现其他异常。基础体温呈双相型，其丈夫精液常规检查均正常，诊时其月经干净5天，自述素体腰背酸痛，神疲乏力，

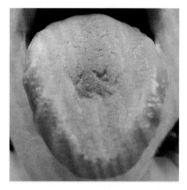

图5-37 舌质淡红、舌体胖大、舌两边或有齿痕、舌苔薄白

头目眩晕，舌质淡红、舌体胖大、舌两边或有齿痕、舌苔薄白（图5-37），脉象细濡缓。辨证属于肝脾肾气阴两虚型，阳虚为重，宫寒

不孕症。治宜温阳滋补肝脾肾，益气健脾，温肾温宫祛寒。

方药：黄芪15g、党参12g、当归9g、肉桂12g、熟地12g、当归9g、升麻6g、枸杞子12g、仙茅12g、葫芦巴12g、仙灵脾12g、肉苁蓉15g、五味子9g、菟丝子12g、补骨脂12g，水煎服10剂后，二诊自述症状好转，效不更方，随证加减用药，调治两月后，诸证皆除，告知怀孕，于1983年3月顺产一女婴。

胖大舌，近代临床亦可见于由多种原因引起的脏腑气血两虚所致的甲状腺功能减退症，简称甲减，全称为甲状腺激素缺乏，代谢率减低所引起的全身性低代谢综合征。临床主要表现为：全身乏力，畏寒怕冷，记忆力减退，反应迟钝，最严重的临床表现是非压陷性水肿，又称为是黏液性水肿，甚至会出现黏液性水肿性昏迷。新生儿起病者称为呆小病，又称为克汀病，临床表现是在小婴儿出生后的几周时间里会逐渐表现出肢体动作减少，少哭，哭声嘶哑，嘴唇增厚，舌体胖大，舌体常露于口唇外，皮肤增厚干燥，表情淡漠或傻笑，腹部胀满，大便秘结，数月后症状呈进行性发展加重，额头较大，面色苍白或蜡黄，眼睑浮肿，前囟闭合迟缓，皮肤可出现非凹陷性浮肿，身材矮小，身体上部较长，下部较短，行走姿势步伐如鸭子，体温偏低，心率缓慢，烦渴，虚汗，智力低下，性器官发育也迟缓，甚至痴呆，听力及语言出现障碍，有的儿童完全聋哑，常有贫血面容，甲状腺功能检测，常见基础代谢率降低，其甲状腺摄碘率也低于正常，血清蛋白结合碘或血清总T_4降低等。

基于甲减的临床表现面色苍白，舌质淡白，由于气虚所致舌质舌苔或润或滑或多湿，全身乏力，恶寒怕冷，头晕，嗜睡，全身浮肿，小儿发育迟缓，心悸，脱发等先天元气匮乏，气血亏损，肾气两虚的症状，辨证为"虚劳"或"虚损"及"五迟"与"心悸"的范畴。《黄帝内经》中有"瘿"即是近代甲状腺肿物的总称，亦可称为"瘿病·虚损证"。此证基于皆有既往病史，不难诊断。虽治有难，依其临症表现，舌象脉象，辨证属肝肾气阴两虚，先天不足所至。《素问·阴阳应象大论篇》中曰："治病必求其本。"《素问·至真要大论篇》中曰："谨察病机，各司其属，有者求之，无才求之。"之理，多以二至丸施方加味重剂滋补肝肾之气阴以清虚热辨证施治。

甲减一病的辨证应重在先天肾气阴阳俱衰，元阳亏虚，肝脾虚热，五脏六腑功能低下所致，治当滋补肝肾之阴阳，温养五脏六腑，扶正固本，综合施治。

医案2：林某某，女，45岁。患者主诉近两个月以来全身乏力，精神疲倦，时有性格急躁，心慌，心烦失眠，健忘，腰膝酸软，全身虚胖，贫血，西医检测诊断为甲状腺功能减退。服药治疗月余，效果不佳，怕冷怕风。症见面色苍白无华，精神不振，动作缓慢，语言纳呆，察舌体胖大，舌质色淡有齿痕，舌尖红，舌苔白而滑，月经后期量少色淡，小便清长，浮肿，脉象沉迟或滑。辨证属脾肝肾气阴两虚型。甲减的治疗需要长期服药，不可停药，西药减量继续服用，否则，原来消失的症状还可以在1～3个月内再次出现。再加用右归丸二至丸加味施治，方药：熟地黄18g、乌附片（炮）15g、山药15g、山萸肉（酒炙）15g、菟丝子15g、鹿角效12g（兑服）、枸杞子15g、当归15g、杜仲（盐炙）15g、酸枣仁15g、茯神15g、五味子15g、女贞子30g、旱莲草30g、百合15g、合欢皮15g，服药7剂后二诊：自述睡眠安，精神状况明显好转，要求再服7剂后三诊：面色见红润，食欲改善，二便正常，在医院检测甲功化验单各项指标均有所下降，随原方减去杜仲、酸枣仁、合欢皮、山药，旱莲草与女贞子减量，再服10剂，随访，体征改善，面色精神状况皆好，仍嘱咐继续用药月余。

"甲减"一病，是由于甲状腺激素的合成不足与分泌减少，或其身体生理效应不足所致的机体代谢功能降低的一种病。也是五脏六腑生理功能降低同时受病所致。中医责之先天肝肾，病在五脏六腑，治之难。血清检测指标TT_4、TT_3、FT_4、FT_3均低于正常值。在治疗上"急则治其标，缓则治其本"。建议中西医结合辨证施治乃是标本兼治，更是促进甲状腺功能恢复正常的宗旨。

一、舌态胖硬

源鉴

【索源】近代曹炳章在《辨舌指南》中指出："有痰者舌灰胖而硬，宜豁痰。"

按语 本条文指出素体有痰者，主脾虚痰湿证。湿者，中焦气
化阻遏所生；或中焦气虚湿不运化所致，湿滞上泛见舌
体胖大而硬。当以补肺脾，理气，散结，利湿，消痰之
剂治疗。

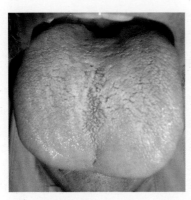

图5-38　舌态胖硬：舌态胖大、质硬色青灰，舌尖部苔薄白湿润、依次向后逐渐增厚、根部舌苔淡黄腻燥（辨证：脑腑气滞血瘀、寒湿不化、脾肾湿热郁滞）

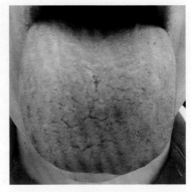

图5-39　舌态胖硬：舌态胖大硬强，舌质赤青紫，舌苔薄黄欠润（辨证：心肝脏气郁滞、胃肠腑气不调）

医案举例

医案1：杨某某，男，68岁，退休工人。反复咳喘10余年。一周来明显加重，有胸痹（冠心病）史。经常喘咳，劳累后加重，肺气肿，心悸，眼皮发沉，眼不欲睁，夜间睡眠时，时有出现胸闷憋醒，被迫坐起，气促，咳嗽，痰黄稠带泡沫及血丝。并伴有低热，尿少，水肿，不能平卧，咳嗽引臂抬肩，面色暗晦，咳声低弱，纳差，全身浮肿，下肢为重，大便秘结。舌淡胖质暗紫，舌苔黄厚而腻，脉细数弱。辨证为素体肺脾两虚，痰湿内盛，又外感风寒所致的上实下虚的痰湿证。用散寒理气，降气宽胸化痰的苏子降气汤加减施治，方药：苏子9g、法半夏9g、炙甘草9g、桂枝9g、前胡9g、厚朴6g、党参15g、降香9g（后下）、鱼腥草15g、麦冬9g、葶苈子9g、炙桑白皮9g。水煎服药3剂后，即解出黑色粪便，喘咳平，饮食改善。

　　二诊：续原方再进药3剂后，诸证明显好转。又继续守上方用药10剂，巩固治疗，随访半年，未见复发。

医案2：林某某，男，56岁，反复咳喘20年，每遇秋冬则发，夜晚尤甚，发作时不能平卧，引臂抬肩，口唇紫绀，症见：气短乏力，咳白色稠痰，难以咳出。胸闷，面色灰暗，腰膝酸软，肢冷，下肢肿，纳差，大便结。舌质淡胖紫、舌苔白而厚腻（图5-40）。脉象细数无力，检查：胸廓呈桶状胸，胁间隙增宽，呼吸活动减弱，诊断为肺气肿证。

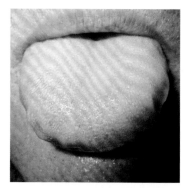

图5-40　舌质淡胖紫、舌苔白而厚腻

用苏子降气汤加减治疗。方药：苏子9g、法半夏9g、前胡9g、厚朴9g、陈皮6g、炙甘草6g、肉桂3g（焗服）、当归15g、党参15g、柿蒂12g、杏仁9g、水煎服3剂后，症状明显好转，继守前方又服6剂后，喘平，诸症减轻，又去柿蒂、杏仁、加菟丝子15g，水煎服12剂，调理善后，停药。

二、舌态胖软

源鉴

【索源一】近代曹炳章在《辨舌指南》中指出："舌形圆大胖软者，足少阴虚证也，生有红点者，热毒乘心也。"

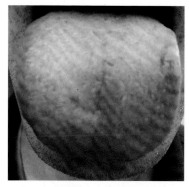

图5-41　舌态胖软：舌态胖大软，舌质赤紫，舌苔薄黄欠润

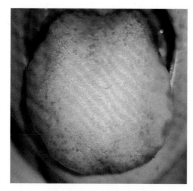

图5-42　舌态胖软：舌态胖厚大，两边有深齿印痕，舌质淡红，舌苔白薄润，四边有斑点状剥脱根甚（辨证：心肝脾五脏阳气虚湿不化寒湿内盛，胃肠六腑虚寒证）

按语 本条文指出胖大舌，膨满全口，质软而色淡，无痛，为虚中有湿，湿阻气滞，湿郁腠理皮下所致。可用温阳化湿的实脾饮加减辨证施治。

【索源二】清代杨云峰在《临证验舌法·验舌分虚实法》中指出："凡病属实者，其舌必坚敛而兼苍老；病属虚者，其舌必浮胖而兼娇嫩。"

按语 本条文杨氏指出凡病属寒实证或实热证者，其舌态表现为坚敛或苍老；凡病属气虚或阳虚者，其舌态表现为浮胖或娇嫩。

【索源三】清代尚宗康在《万金至宝·卷上篇》中指出："治喉风舌大如脬者，冰片一分，火硝三分，胆矾二分，僵蚕五分，蜈蚣二分，硼砂三分。共研末吹之，如不急治，则难救矣。"

　　舌体胖大，又称为舌胀，也有称为舌肿。其形态特点是整个舌体体积增大增厚，甚者胖大满口。由于上下牙咬合，在望舌时可见舌体的边缘处有明显的齿印，故也有称之为"齿印舌"。

　　舌体胖者病多主虚证，轻者为中焦脾胃气虚，水湿内停；重者为肺、脾、肾、三脏俱虚，水湿气化失调，湿邪循少阴、太阴经脉上泛于舌体所致。胖大舌主水湿为病，观其色泽可分阴阳，舌体胖大质红者，是心脾气虚，气不化湿，湿郁而发热；舌体胖大质淡者，是心脾阳虚、寒湿内盛、湿郁上泛所致。

医案举例

医案1：孙某某，女，65岁，患者自述每日早晨5点钟左右，自觉周身发冷发热，头痛汗出，症似疟疾。身感倦怠无力，气短懒言，头目眩晕，食欲不振，伴有恶心呕吐，每寒热发作之时，喜热饮，饮之则症情渐缓。舌质胖，舌苔白滑，脉象沉缓无力。辨证属中气不足，营气虚损，浮阳外越所致。治以甘温除热，补中益气。

　　方药：黄芪15g、当归10g、白术12g、升麻5g、柴胡6g、红参10g、陈皮9g、炙甘草10g、防风12g、藿香12g、生姜3g、大枣5枚共12味。

　　水煎服3剂后二诊：病去大半，寒热已不再起，又嘱继服6剂，巩固疗效，以善其后。

图解舌诊临证实录

本案例始见先寒而后热，头痛多汗，乃其素体气虚，营卫不足，加之劳倦内伤中气，胃气更虚，卫阳不固，而寒热发作。张介宾云："气虚于内而为热者，有如盛夏，阴盛于中而阳浮于外，治宜温补气血，其热自退。"故用甘温补中升清阳以调营卫。

医案2：刘某某，男，47岁，干部，1978年8月12日门诊。自述半月前外露着凉后，上腹部出现饱胀，隐隐作痛，泛酸水，且呕吐严重，不能进食，食入即吐，嗳气频频，形寒怕冷，四肢发凉，舌质淡胖（图5-43）。

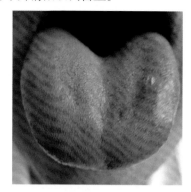

图5-43　舌质淡胖

辨证为本虚而标实。随用补气升提法以固其本，以厚朴温中汤加吴茱萸、大黄、砂仁、鸡内金，健胃降逆、温中止痛治其标；再以左金丸黄连苦降辛开。服药2剂后，呕吐大减，用药5剂后痛缓而呕平。因患者大便稀薄故去大黄，守上方又用药5剂后，饮食改善、诸证渐平。继续守上方服药10剂，巩固疗效。随访5年，未见复发。

医案3：李某某，男，41岁，农民，1984年3月8日初诊，症见上口唇部疣状增殖斑块，出脓痛痒3月有余，口唇黏膜损害不断增大，伴有恶臭。

检查：上唇部有8×4×0.6cm的疣状增殖斑块，上有一黄豆大小的溃疡，有脓溢出，伴恶臭。白细胞$9.90×10^9$/L，皮肤活检提示有增殖性脓皮病改变，舌体胖嫩有齿印痕、苔白腻（图5-44），脉滑数。

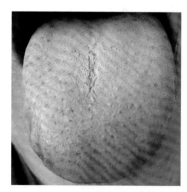

图5-44　舌质胖嫩有齿印痕、苔白腻

临床诊断为增殖性脓皮病。辨证为脾虚湿蕴化热，湿热化毒循经上攻于口唇，气血凝滞日久化腐成脓。治宜健脾除湿，活血解毒。

方药：白术10g、当归10g、陈皮10g、赤芍10g、天花粉10g、生黄芪15g、虎杖15g、红藤15g、连翘5g、黄连6g、白芷6g、生甘草6g。外敷青黛散，用药15剂后，皮损部位全部消退，恶臭消失，皮肤干燥。随又用清热除湿，活血通络的二妙丸善其后而病愈。

本例患者口唇部疣状增殖，皮肤黏膜损害，脓液恶臭，舌体胖嫩有齿印痕，苔质白腻。证属脾虚，湿蕴化热，湿毒循太阴经上攻口唇所致。治以益气健脾，化湿解毒，扶正祛，标本兼治的方法而获良效。

附

原发性巨舌和脐疝综合征

原发性巨舌和脐疝综合征，简称为BWS，目前病因尚不明。主要表现是舌肌病理改变呈纤维肥大，没有肿瘤类的占位性病变。临床症状表现为：婴儿出生时其舌体就明显的肥厚偏大，闭不上嘴，流口水，舌质发紫，几无舌苔或少苔，同时伴有脐疝或肚脐膨出，比正常孩子的肚脐大，有眉心火焰斑呈鲜红样斑痣，耳部有切迹，内脏器官增大，尤其肝脏、胰脏、肾脏大；女性者的卵巢、子宫与阴蒂及膀胱肥大；巨体，其体重与身长均超过同龄儿童，或偏身肥大，骨骼成熟快，皮下组织厚，肌肉和皮下脂肪层也肥厚，生长速度快。新生儿期有低血糖，需要侧睡。易发生窒息，口唇发绀及抽搐症状，在儿童期后其生长速度逐渐减慢。可有轻到中度的智力发育落后，也可智力正常。

如不及时手术治疗，后期很容易出现"地包天"口形。在排除甲状腺功能减退症和其他伴有巨舌的疾病外，可以在婴儿出生后6个月至10个月的时候实施舌体缩小整形除术，术后可以预防语言缺陷及"地包天"的发生。脐膨出也可以在新生儿期施手术治疗。

第二十九节　齿痕舌

齿痕舌，又称为舌胖齿形，齿印舌。是指舌体胖嫩，边缘显现牙齿挤压舌边凹凸痕的舌象。临症可见舌体多肥胖厚大，是由于上下牙齿咬合限制，舌体胀大受限在齿内，舌体边缘受到牙齿缝隙挤压呈现出的牙齿印的痕迹。齿痕舌对疾病诊断与临床辨证论治都有很重要的指导意义。这种形态的舌象多属脾气虚或脾肾阳虚所致，若齿印舌舌质淡白而湿润者，则为脾气虚或脾阳虚，不能运化水湿，而内生寒湿，或寒湿壅滞。临床辨证可分为：齿痕舌气虚型、齿痕舌阳虚型、齿痕舌气阴两虚型3类。

1. 齿痕舌气虚型

系指身体素来虚弱，肌体消瘦，面色㿠白，面色或萎黄，少气懒言，自汗，精神不振，不欲饮食，或饮食减少，或食后腹胀，泛

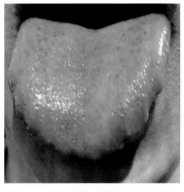

图5-45　舌态扁大、尖边有齿印痕，舌质红或淡红，舌苔薄白根微显黄，舌象润滑（辨证：肝脾肾阳虚，胃肠六腑寒冷湿证）

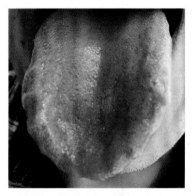

图5-46　舌态扁大、两边深齿印痕，舌质赤嫩鲜红，苔薄或无（辨证：心肝脾气虚实热证）

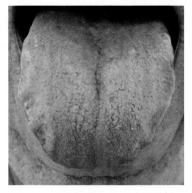

图5-47　舌态胖厚大、两边有齿印痕，舌质赤绛，舌苔黄根厚

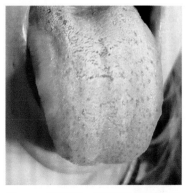

图5-48　舌质淡红，舌根部舌苔白微厚干

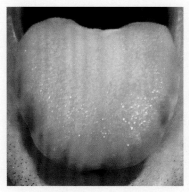
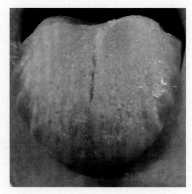

图5-49 舌质质嫩淡红、舌苔薄微显黄、舌态边有深齿印痕

图5-50 舌质紫灰、舌苔白腐腻、舌态胖有齿印痕

恶欲吐,头重身困,精神倦怠乏力,腹胀下坠,疝气或脱肛,大便溏稀,口中黏腻,舌苔薄白滑润或白腻,舌体胖嫩,舌质色淡或淡白,舌边有凹凸齿印,脉象三关俱虚,细弱无力,重在温中补气,醒脾理气,消食除胀。用补中益气汤加味施治。

2.齿痕舌阳虚型

系指素体阳气虚弱,神疲乏力,精神倦怠,皮肤苍白或青灰,肌肤甲错,纳呆食少,动则自汗,畏寒肢冷,微恶风寒,腹中冷痛,喜温喜暖,四肢不温,头身沉困且身重,四肢倦怠,嗜卧嗜睡,或下肢浮肿或水肿,口舌干淡且不渴,或口渴不欲饮,阳气虚弱,水湿不运不化,纳呆食少,喜热喜暖,腹胀腹痛或下坠感,疝气,脱肛或子宫下垂,小便清长或尿频,肠鸣泄泻,大便多溏稀,慢性腹泻,舌苔白腻或厚腻,舌面多津多润滑,舌体圆大胖嫩,肿胀或有齿印,中气虚弱,气不运化,湿困脾阳,肌肉松弛,张口无力,致使舌体胖大肿大受牙齿所限,齿痕凹凸陷深程度不一,气虚病初者凹浅,阳虚病久者凹深,色白晶莹透亮,舌质淡白或淡灰或淡青,或有瘀点瘀斑,色青晦暗,舌下脉络怒张甚者迂曲曲张,脉象三关沉弱,应指不力,濡弱或脉迟缓,或结代。妇人月经不调,月经后期,色淡量少,或宫寒不孕者多发。施治重在温中健脾,消食健胃,兼温补脾肾,温阳祛寒。用附子理中汤加味施治;少阴厥阴证重者,加味四逆辨证首选。

医案举例

曾某某，男，48岁，自述腹胀反复6年余，饭后加重，纳呆食少，并自觉着在上腹部用手可摸及似一团块状物，时有撑胀感，并伴有胸腹部胀满，胸闷气粗，动则呼吸急促，心急烦躁，时有头痛，且下腹部坠胀，症状时轻时重。血压160/110mmHg，肠鸣，尿频，便秘。口唇灰暗，察舌质绛暗，有齿痕印，舌苔粉白或欠润而干，脉象沉弦。辨证为脾肾气虚，气滞血瘀，痰湿内阻所致。遂施丹参饮加味投之：方药：瓜蒌15g、佛手12g、广木香6g、砂仁9g、丹参15g、檀香6g、三七参5g、郁金15g、红花9g、枳壳15g、山楂18g、桔梗15g、琥珀6g，用药5剂后二诊：血压150/100mmHg，自述症状改善，身心舒服，习惯性抚摸胸腹部团块消失，齿印明显减轻，遂去檀香、三七参、红花琥珀，加薤白12g、厚朴12g，又续服五剂后三诊：血压140/95mmHg，舌态齿印痕几无，舌质赤绛，舌苔淡白而润，呼吸畅，诸症皆除。

3．齿痕舌气阴两虚型

气阴两虚型齿痕舌，是指临床上有气虚的症状，又同时具有阴虚的症状，故曰气阴两虚型。气虚者乃为五脏俱虚所表现的综合征，单在临床上多以一脏或两脏并病。多与脾肾两虚为主证，脾虚者不能运化水湿，水湿循经上犯于瘀阻于舌质脉络而舌体胖大，又受限于牙齿的挤压而形成波浪形牙齿挤压的痕迹。一则是脾肾气虚又阳虚而湿盛，再则由于脾虚口腔开合的肌肉松弛，言语少故张口的次数减少，舌肌郁滞症状继续加重，水湿微循环障碍，湿渗脉外；另外舌肌活动度也受到了牙齿闭合的限制所形成的模具铸形样的舌象。《中医临证备要·舌边锯痕》中曰："舌边缘凹凸不齐如锯齿状，为肝脏气血郁滞。"这也说明齿痕舌患者多有瘀血的病机存在。故此曰齿痕舌以气虚、湿盛、瘀血而兼夹它证多种病机所致。血为气之母，气为血之帅，当以气虚型为主，症见舌质淡红或淡白，舌苔薄白或厚腻，色微黄，舌体胖大肥厚透亮，舌边齿痕凹凸深浅不均，全身症状为面色晄白或萎黄，精神不振，气短懒言，口唇淡白，头身沉重，四肢倦怠乏力，或下肢浮肿或水肿，身懒不动，自汗或盗汗，动则气短，不欲饮食，或饮食减少，而饭后腹胀为主症，泛恶欲吐，小便清长，便频，肠鸣，或大便多溏稀，慢性腹泻，脉细弱，或迟缓无力。治宜益气养阴，益气生津，补脾渗湿之剂，方药用生脉饮或参苓白术散辨证加味施治。

全国高等中医药院校教材《中医诊断学》中指出："舌体不胖而边有齿痕，兼舌质淡嫩者，多属气血两虚。"

近代秦伯未在《中医临证备要·舌边锯痕》中指出："舌边缘凹凸不齐如锯齿状，为肝脏气血郁滞。"舌微循环发生障碍，导致缺氧或菌状乳头营养不足，出现组织水肿所致。日本有学者调查发现：患者术前有轻微的齿印舌，往往在消化道外科手术后3日多见齿痕舌，且齿痕印迹有不同程度的加重，

在肝硬化的患者中研究发现50%以上的患者均有胖大齿印舌，而且伴有舌质青紫或暗红或红绛；且高热病后主见人的舌质多以暗紫色和齿痕舌多见，这些临床表现可以说明齿痕舌患者的病机多伴有五脏瘀血证偏盛偏衰的存在。临证施治辨脏腑、辨气阴，审因组方，方可药到病除。

一、齿痕舌与微循环

病理学研究员钱心茹等人对采取用蕈状乳头数和舌尖微循环方法研究齿痕舌凹陷与凸突区的血供与营养状况与正常淡红舌加以比较，发现齿痕舌的微循环改变表现在以下3个方面。

（1）齿痕舌的供血障碍。舌面蕈状乳头的微血管丛减少，毛细血管动脉臂比静脉臂血管臂纤细，这两种表现尤其在齿印舌的凸出部更为明显。异形的微血管丛的数量较正常有所增加。

（2）舌面蕈状乳头局部缺氧及营养不足，蕈状乳头的数量与血供呈正相关性，齿痕舌蕈状乳头的数量较正常者为低。

（3）舌体两边的齿痕舌的蕈状乳头的直径较正常的明显增大，由于牙齿的局限性挤压，其乳头内部的固有层组织中的水液发生潴留所致瘀肿。病理学研究员喻方亭用微循环显微镜观察尿毒症属肾阳虚的患者同一次血透前后的舌尖微循环比较，透析前125例患者中舌体胖大有齿印者108例，透析后舌胖齿痕舌大和齿痕舌程度稍有减轻。故此说舌尖微循环可以见到舌乳头内微血管的管袢模糊和渗出，血液透析超滤（脱水）后其管袢较清晰，渗出也相对减少，所以说舌微循血管管袢的渗出是舌体胖大出现齿痕的原因之一。

二、齿痕舌的病理变化

病理学研究员钱心茹用光学显微镜和电子显微镜对照检查了齿痕舌的凸出部与凹陷部、正常舌边的组织及细胞形态学结构与表现，认为齿痕舌的主要病理变化有5点。

（1）舌黏膜上皮层变薄，正常舌的上皮层最厚，凹陷部次之，凸出部最薄这些与局部的营养与微循环血供有密切关系。

（2）黏膜下乳头粗皮内质网的改变，多在基底层和棘细胞层，其粗面内质网减少而扩张，核糖体丢失，这些表现都提示粗面内质网合成蛋白出现功能障碍，这是细胞损害的表现之一。

（3）蕈状乳头的张力丝减少。齿痕舌的张力丝减少，棘细胞和基义层的细胞间隙增大，呈稀疏的网孔状，指状乳突桥粒减少，则说明齿痕舌的细胞连接不良出现断裂凹坠毁。

（4）整个舌边细胞组织出现水肿胖大，主要是局部缺乏营养，导致细胞膜的通透性增加，营血水液渗出血管，渗入细胞出现水肿。另一方面，由于淋巴回流不畅，不能带走渗出液水分导致组织水肿。

（5）蕈状乳头内缺乏弹性纤维，该纤维的缺乏导致对牵拉作用的耐受力降低，故舌体组织两边受到牙齿的受限挤压迫使形成波浪形的锯齿状舌象。

在对齿痕舌辨证求因上，研究人员将77例气虚证患者以五脏六腑气虚偏盛偏衰按三焦划分为3组。①心肺气虚组。②脾胃气虚组。③肾气气虚组。研究观察结果表明：气虚证在舌体上的特点是胖大、有齿印痕，约占气虚患者的2/3以上，其中心肺气虚证者分别占5.65%和10.0%，不仅对对照组比较的高度的统计学意义，而且也高于脾胃气虚型、肾气虚型证者。钱氏调查了25例齿痕舌患者，经气虚证最多，共285例。故此可说齿痕舌可见于多种疾病。病理学研究员范得荣等对照观察了168例胃癌患者及200名健康人群的舌象，结果胃癌组齿痕舌占23.2%，与健康人群相比差异显著。病理学研究员徐文均等对326例癌症患者的舌象分析，发现舌体多以胖大兼齿印者的比例为高，而这种舌象较高的依次比例为：肺癌、胃癌、食管癌、贲门癌、肝癌、乳腺癌、宫颈癌、鼻咽癌、肠癌。

中国抗癌协会对19例癌症患者的胖大舌、瘦小舌、齿痕舌的研究也表明：癌症患者多以胖大舌、齿痕舌居多。病理学研究员陈伟民等人调查了204例慢性胃炎患者，也发现舌体淡胖有齿痕者以合并溃疡者较多见，占其43.48%。病理学研究员仇维荣等人对300例患有上消化道不同疾病的病例进行总结分析：发现在炎性病变中浅表性-萎缩性胃炎的舌色淡和淡胖齿痕舌分别为41.4%、36.7%，而浅表性胃炎的舌质淡和舌质淡胖舌为222%，两者比较有显著差异（P＜0.01）。在消化系统中，十二指肠球部溃疡以舌质淡和舌质淡胖齿痕知为多，占到6.8%。孟智宏对137例再生障碍性贫血患者的舌象观察表明：再障患者胖大舌（16.7%）、齿痕者（29.93%），显著高于对照组。另外，费海琪对100例高血压病患者舌边齿痕观察，结果高血压组齿痕舌的发生率高达42.29%，与对照组为（20.5%），相比差异显著（P＜0.001）。

以上这些研究与国外一些学者的认为齿痕舌多见于低血压、慢性胃炎、糖尿病、慢性肝炎、膝关节水肿、更年期多发病障碍所致的慢性病、花粉病患者等的研究似乎有些不同，尚须合作研究。

病理学研究员钱心茹等人对425例齿痕舌患者进行调查后，归纳出发病的种类如下。

（1）大凡体液的pH值降低者，如患有肾小管酸性中毒症、肾结石症。

（2）肾功能障碍者，如水钠潴留、肾移植者、肾小球疾病、系统性红斑狼疮，以及肾结石引起的肾积水也能够影响到肾功能障碍。

（3）免疫功能失调会使球蛋白增高的疾病，如肾移植、系统性红斑狼疮病、甲状腺疾病、肾小球疾病、肝病、心肌疾病、心包和胸腺等疾病。

（4）贫血性疾病，如缺铁性贫血、妊娠及产后出血，或妇科疾病引起的贫血。

（5）免疫功能降低的疾病，如白血病、肿瘤等恶性疾病。

日本学者应用流行病学研究方法对318例舌尖或舌边有齿痕的病理性齿痕舌患者的饮食、生活习惯、临床表现症状进行了问卷调查，发现其喜欢吃咸味食物者的齿痕舌发生率较低。素体自汗，倦怠乏力，纳差等气虚症状均未出现统计学差异。具有统计学意义的症状主要有嗳气、胃部有沉重感及肠鸣。由此认为齿痕舌与气虚的辨证关系不明确，但是齿痕舌与湿邪确有着密切的关系。

齿痕舌的"齿痕"的判断标准，就是在进行对舌象分割时，要找出整个舌体轮廓上的齿痕数量多少，在对舌象轮廓线上的曲率有较大变化的地方，即是指"齿痕"部分必须含有一个转折点，其形状如"月牙形"。观察其"月牙"宽度与深度，就可以据此对齿痕舌的轻重程度再进行分类。其中轻度的齿痕，仅是在舌尖或舌边的一侧有1～2个的牙齿痕迹，"月牙"的宽度和深度不明显；中度的齿痕，是在舌体的两边各有2～6个的牙齿痕迹的排列，其"月芽"的宽度和深度比较明显；重度的齿痕则是在舌尖和舌边有6个以上的牙齿痕迹均匀的排列，其"月牙"的宽度和深度非常的明显。以此提出用舌体指数来描述舌体的形状大小，用数字彩色图像显微分析软件的结果讨论显示：与男妇之别与年龄段及身体体质的健康状况都有很密切的关系。特别是肾气虚衰阳气虚弱的症候，其体的新陈代谢缓慢，脾肾阳虚，水湿代谢失调，阳虚最终导致体内水湿郁滞，代谢障碍，阳损及阴，其齿印舌、齿痕舌的症状就会加重。也是提出了体内的水湿代谢运化功能障碍者，湿郁舌肌形成胀大由于牙齿闭合而出现齿痕舌，这与水湿代谢运化功能的盛衰有着密切的关系。

对齿痕舌的研究与疾病的构成表明：最典型的症状是舌体胖大，舌苔厚腻，或厚滑，面色萎黄，或光亮，恶心，嗳气，胃部有沉重感，失眠，急躁易怒，水肿，具有相关性的疾病有胸胁疼痛，心烦，头痛，肠鸣，大便变形，大便不利，肢冷出汗，眩晕，夜尿，月经带有血块，腹痛痛经等。流行病学研究结果提出：齿痕舌与脾肾气虚与其他脏腑气虚之间的关系不明确。除了面色萎黄以外，倦怠乏力，自汗，饮食纳差，容易腹泻等与气虚有关的症状均未出现统计学差异。另外，齿痕舌与其他脏腑的虚证，如心气虚、肺气虚、肾气虚等之间的关系也未能得到很好地证明。因此认为齿痕舌与气虚证之间的关系不明确。

医案举例

医案1：徐某某，女，38岁，已婚，患者自述患慢性结肠炎，反复出现腹泻，时有遇冷或饮冷食品即发作，甚为敏感，反复3年有余，肛门疼痛。并伴有腰痛发凉，四肢不温，尿频，冬季尿急，同时有恐惧感，性格胆怯，性欲冷淡或减退，动则多汗，恶风恶寒，失眠，记忆降低，神昏，腹部胀满或少腹部隐隐作痛，舌态胖大、有齿印、舌苔白薄或腻（图5-51），脉象细缓。辨证属于脾肾命门阳虚，遂投以右归丸加味施治。处方药：党参12g、山药（炒）12g、益智仁12g、乌药1g、

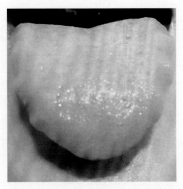

图5-51　舌态胖大、有齿印、舌苔白薄或腻

茺实（炒）12g、菟丝子（制）12g、鹿角胶（炒珠）12g、杜仲12g、肉桂6g、覆盆子12g、制附子12g、巴戟天12g、肉豆蔻9g、酸枣仁12g、加生姜3片，水煎，日3次，饭前半小时温服。用药3剂后二诊：腹泻次数减少，肛门疼痛无，腹痛少腹无凉感，自觉效果很好。原方药再续服5剂后三诊：睡眠改善，小便次数减少，去鹿角胶、杜仲、肉豆蔻，加当归12g、黄芪15g。再续用药5剂后四诊：自述诸症皆除，性生活也较前改善，遂原方药再续，用药3剂后随访，诸症痊愈，并嘱再出现腹泻者可服用四神丸，用米粥送服。

医案2：闫某某，男，38岁，自述患有特异性支气管炎，每逢入秋，受凉风寒，就会出现咳嗽或气喘，痰涎壅盛，色白黏腻，肺气不宣，胸闷心烦，入夜咳嗽频频，微恶风寒，腰膝酸软，舌态胖大有齿痕、舌质淡、舌苔白中淡黄欠润（图5-52）。遂投以苏子降气汤加味施治，处方药：苏子12g、桔梗12g、法半夏12g、薤白9g、瓜蒌12g、杏仁（蜜炙）

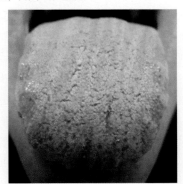

图5-52　舌态胖大有齿痕、舌质淡、舌苔白中淡黄欠润

9g、当归12g、陈皮12g、桑白皮12g、枳壳9g、厚朴9g、肉桂9g、白果12g、甘草（蜜炙）12g，加生姜3片，水煎服。3剂后二诊：咳嗽

减轻，呼吸畅，肺气宣。再续原方药3剂后三诊：咳止喘平，痰易出，睡眠安，去薤白、瓜蒌、苏子、当归、厚朴，加黄芪15g、炒白术15g、酸枣仁8g，再进3剂，以资疗效。并嘱若遇风寒复发时，可按此方药施治。

医案3：张秀芳，女，59岁，自述腹泻，大便溏稀，甚者日溏5次，小便赤短，反复发作两年有余。全身乏力，多汗，恶风恶寒，不思饮食，纳差，喜热喜暖。症见面色无华，体质消瘦，精神不振，语言少气无力，舌质色淡、舌态胖大有齿印、舌苔白腻、舌根部色黄（图5-53），脉象沉细、尺弱且濡、寸关脉不扬，虽在门诊作消炎治疗，仍反复发作。辨证为脾肾虚寒，遂投以附子理中汤加味：红参1g、乌附片12g、茯苓15g、生黄芪50g、炒白术30g、焦三仙各15g、炒鸡内金20g、飞滑石9g、炮姜炭15g、生大黄炭15g、煅龙牡壮30g、山芋肉30g、炙甘草12g。服药7剂后二诊：病情无大改变，腹泻有所缓解。遂拟健脾固肠止泻方药：红参12g、生黄芪15g、炒白术15g、炮干姜12g、焦三仙各9g、炒鸡内金12g、煨诃子9g、乌梅9g、秦皮15g、川黄连7g、升麻9g、炙甘草9g、木香6g（后下）。服药7剂后三诊：服药后大便成型，但7天后又复便溏，遂在原方中加生大黄炭9g、炒白扁豆12g、白头翁9g，用药3剂后症状明显改善，大便成型，日两次。但自述有畏寒肢冷，原方药去川黄连、乌梅、秦皮、鸡内金、升麻、加盐补骨脂12g、吴茱萸9g、制肉豆蔻9g、五味子12g、炒枳壳12g、茯苓12g、再续7剂，调理善后，随追访两月，体质好转，诸症皆除。

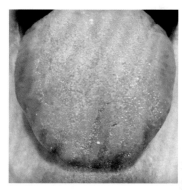

图5-53 舌质色淡、舌态胖大有齿印、舌苔白腻、舌根部色黄

舌胖齿形，又称为齿痕舌，系因舌体胖大所致。其齿痕舌的详细内容，可参阅胖大舌条目。

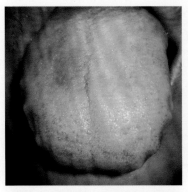
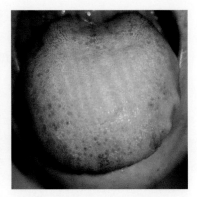

图5-54 舌胖齿形：舌态胖厚大，舌两边深度齿痕，舌质赤，舌苔黄厚腻（辨证：肝脾肾五脏气阴两虚，气虚湿盛，胃肠六腑湿热郁滞证）

图5-55 舌胖齿形：舌态胖厚虚大，两边有深齿印痕，舌质淡红，舌苔薄白，四边呈斑点状剥脱根甚（辨证：心肝脾五脏阳气虚，湿不运化，寒湿内盛，胃肠六腑虚寒证）

第三十节　舌软

源鉴

【索源】清代吴谦等人在《医宗金鉴·杂病心法要诀·黄芪五物汤》中指出："黄芪五物虚经络，偏废虚风无力瘫，心清语謇因舌软，舌强神浊是火痰，补卫黄芪起不用，益营芍桂枣姜煎，左加当归下牛膝，筋瓜骨虎附经添。"

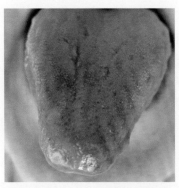

图5-56 舌软：舌态根厚胖软、尖部瘦胀有齿印痕，舌质淡红，苔薄白或浅黄、有小圆点状剥脱（辨证：胃肠六腑虚寒、心肝脾五脏气虚证）

按语 本条文是指黄芪五物汤是为经络中风证而设。中风一证是指风从外中伤肢体，痰火内发病于心官，伤体不仁与不用，心病神昏不语言。当分中络、经、腑、藏，更审虚、实、寒、热、痰。本病在东汉张仲景的《金匮要略》一书中分为四证，曰络、曰经、曰府、曰藏。盖口眼㖞斜，肌肤不仁，邪在络也；左右不遂，筋骨不用，邪在经也；昏不识人，便溺阻膈，邪在腑也；神昏不语，唇缓涎出，邪在藏也。因正虚召风，中经络而病半身不遂者。心清而语謇，舌体软无力难言者，则是营卫不足之病。当用黄芪五物汤治疗。若证见舌强难言，神气不清者，则是痰火为病，不宜用本方。

第三十一节 舌痿

源鉴

【索源一】《灵枢·经脉》指出："足太阴气绝者，则脉不荣肌肉。唇舌者，肌肉之本也。脉不荣则肌肉软，肌肉软则舌萎人中满，人中满则唇反，唇反者肉先死。"

按语 本条文指出口唇和舌体都是肌肉组织，靠脾主运化水谷之精气营运于经脉的充养，脾主太阴之气生于脾。足太阴气厥脾病者，脾无生气化血之源，血脉不能荣养肌肉则肉软松弛无力，则舌体肌肉内萎且软而无力失态，临证可见身重，善饥，肉萎，足不收，舌萎软；因肌肉萎缩则人中穴部位显得平满，人中部位平满则显得口唇外翻，口唇外翻者，是肉先死的征兆。此可用益气养血的归脾汤治疗。

【索源二】清代张璐在《张氏医通·伤寒绪论》中指出："舌痿不能动者，肝绝。"

按语 本条文指出肝病者，两胁下痛，腹部胀满，咽喉干，面色血脱而微苍白，舌痿不可以转；表现出肝主病症与厥阴肝经循行部位所发生的病症。若由暴病风痰内陷厥阴，症见舌痿转动不灵，言语困难，痰声辘辘，脉弦紧有力者，可用祛风豁痰的加味温胆汤治疗。

西医学从解剖学的角度研究认为，舌肌萎缩可因舌下神经受到损伤而形成的。舌下神经是由延髓锥体外侧出脑，经舌下神经管出颅腔，行向前下方，绕过颈内、外动脉的外侧面入舌，支配着舌肌的运动。当某种病变影响到一侧舌下神经损伤时，舌体运动就会发生障碍，在伸舌时舌尖就会偏向患侧，伸不过齿，慢慢出现舌肌痿缩，舌体显得瘦小而干。

医案举例

王某某，女，28岁，1981年5月初诊。自述近两年来，学习紧张，神经衰弱逐渐加重。初期失眠多梦，心烦急躁，头目眩晕，甚则恶心呕吐，记忆力差，精神萎靡不振。近日来症状加重，通宵失眠，精神躁动，心中烦热如焚，急躁不安，如癫似狂，小便赤短，大便秘结，有痔疮便血，面目青赤，口唇色暗紫干燥，舌痿质绛、舌苔干黄（图5-57），六脉细弦。

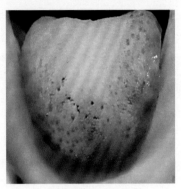

图5-57　舌痿质绛、舌苔干黄

辨证属肝经郁热，阴虚火旺，心神被扰所致。当以通腑滋阴，清泻肝胆，清心安神之剂治之。方药：北沙参15g、麦冬15g、石斛12g、柴胡6g、黄芩6g、龙胆草15g、大黄6g、蝉蜕6g、僵蚕12g、杏仁12g、白芍12g、五味子9g，水煎服3剂。二诊：病势大减，又守上方服3剂。

三诊：神经衰弱症状已除，二便正常，睡眠安。原方中随去杏仁、僵蚕。添加生地12g、百合12g、玄参9g，再用药5剂后，诸症痊愈。

第三十二节 瘦瘪舌

源鉴

【索源】《中医舌诊》中指出："瘦瘪舌，总由于灼血消肉所造成。舌色淡白而瘦瘪的，为阴阳两虚，气血不足，不能充盈舌体，久久失其濡养而成。舌色红绛而瘦瘪的，则为阴虚火旺之故。阴愈虚，火愈旺，血中燥热有增无已，于是发生枯瘪、消瘦等变化。无论新病、久病，见此病舌，均非轻浅。若更枯瘪无津，或色晦暗，预后尤为不良。"

按语 瘦瘪舌，是指舌体肌肉消瘦而小又干枯无津瘪薄而言。西医学认为瘦瘪舌的形成主要是因全身营养不良，舌体的肌肉组织及上皮黏膜组织萎缩所致。临床一般多见于慢性消耗性疾病，多伴有全身消瘦。本条文指出瘦瘪舌主要是因素体阴虚、血虚体质、虚热之邪灼血消肉所致。其病机一为素体气血不足、阴阳两虚的瘦瘪舌，舌质淡白；二为素体阴虚火旺的瘦瘪舌，舌质红绛。同时又指出临床见此种舌象，无论新病、久病，都不属于轻浅之证；若更见枯瘪无津，或舌质晦暗的瘦瘪舌，其病后体质的恢复也尤为不佳。

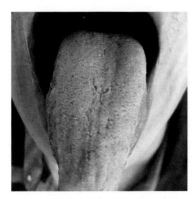

图5-58 瘦瘪舌：舌瘦瘪长，舌质绛、舌苔白厚（辨证：心肝脾五脏气虚气滞虚热、胃肠六腑虚寒冷证）

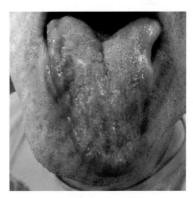

图5-59 瘦瘪舌：舌态瘦瘪扁曲左歪、两边凹凸，舌质绛淡，舌苔薄白（辨证：心肝肾气虚血滞、五脏阴虚风湿证）

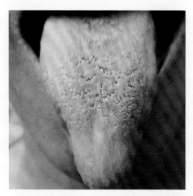

图5-60　瘦瘪舌：舌质绛赤，舌苔黄厚干焦、舌中部呈不规则裂纹、舌根部舌苔无裂痕，舌态体瘦长干糙、舌象黄燥、似导弹头形、舌尖略肿（辨证：心肝五脏炽热、胃胆肠六腑湿遏燥热、脏腑不和、湿浊热交蒸）

医案举例

胡某，男，1岁半，1975年4月7日初诊。一月前患麻疹肺炎，愈后又下利10余日，利止身热不退。半月来，体温波动在37.8～40.2℃之间，西医诊断为败血症。自3月27日出现抽搐3、4次至10余次。

症见患儿形体消瘦，皮肤松弛皱折，精神萎靡不振，两颧微赤，身热无汗，舌质绛瘦干敛无苔，脉象数疾而无力，面部及前胸有小出血点10余个。辨证属温邪久羁，耗伤真阴，筋失濡润而瘛疭。治当填补真阴，柔肝息风。

方药：广牛角6g、鳖甲6g、龟板6g、牡蛎6g（先煎）、生地6g、玄参6g、白芍6g、山茱萸7g、丹皮4.5g、玉竹5g、生麦芽10g。水煎服药两剂后，诸证皆减。再添羚羊角3g（先煎），又服药3剂。身见微汗，身热退，抽搐止。再续药服3剂后，热退神志清静，舌苔渐布。后给予养阴益胃之剂调理20余日，诸证痊愈。

第三十三节　中痞舌

中痞舌，是指中焦闭塞不通、脾胃阻滞而表现出的一种舌象。

症见舌苔中心黑厚而干，此是中焦郁热伤津所致。内容详见黑苔干燥条目。

第三十四节　地图舌

地图舌是指舌苔呈斑块状散在的剥落而呈现不同的形状，犹如地图样不规则，病损部位的大小与形状时有改变，故又称为花剥

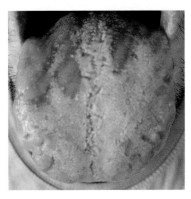

图5-61　舌苔白、中后部呈斑块状剥脱，舌质赤绛，舌态边有裂沟（辨证：肝脾肾气虚发热、胃肠寒湿浊毒）

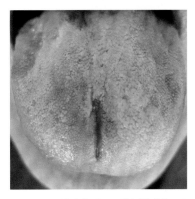

图5-62　舌苔白薄腻、呈花斑样剥脱，舌质淡或淡红，舌态胖厚肿大、尖部有纵向长1~2cm深入裂沟（辨证：心肝脾五脏阳气虚、胃肠腑气不调、寒湿浊内盛）

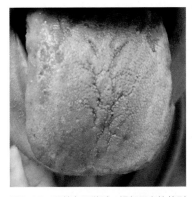

图5-63　舌苔白厚黏腻、根部呈斑块状剥蚀、右边有散在小红点，舌质淡青紫，舌态中有不规则的浅裂沟纹（辨证：心肝肾五脏阳气虚、气滞血瘀、胃肠六腑寒湿证）

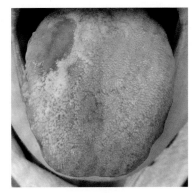

图5-64　舌苔白黄根厚、右边呈斑块状剥蚀，舌质赤紫，舌态肿胖（辨证：心肝五脏气滞实热、肝胃湿热浊）

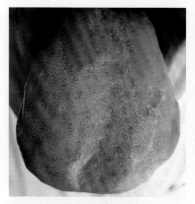

图5-65 舌苔薄白、根部圆斑状花剥，舌质赤，舌态尖部肿胀厚大（辨证：肝脾实热、脾肾阴虚）

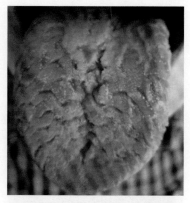

图5-66 舌苔薄白呈花剥斑块状剥脱、舌根部结块厚约1mm、苔色淡黄润腻，舌质红或淡红，舌态质生深1～4mm裂沟纹、中轴呈纵向深裂（辨证：一为先天遗传性舌象，二为中焦脾胃肝胆湿热、心火炽热所致）

苔。也多见于有过敏性体质的儿童。临床常伴有湿疹、哮喘等过敏性疾病；也有因体内有寄生虫存在而诱发过敏所致。经过驱虫，以及哮喘治疗病愈后，其舌象表现的地图舌也随之消失。若在热性病中，舌苔如剥脱状，成为无苔的光绛舌，则为肝肾真阴亏损，正不胜邪，邪气内陷的重证。

地图舌有两种临床类型，一种为散在性环状发亮的"光秃"斑，黏膜呈红斑状，并可见丝状乳头减少，或者萎缩；另一种类型为有明显的环状或环形白色高起的线条，宽度不一，可达2mm。其临床表现和组织学发现与脓疱性银屑病的舌部损害相同，故又把本病称为"游走环"，表现的花剥苔纹也无规则，临床多称为游走性舌炎。

地图舌的形成十分复杂，有多种因素，虽与五脏六腑皆有关系，但临床通常分为中焦脾胃气虚证和脾胃气阴两虚证为主，兼有其他变证。辨证中焦脾胃气虚者，当以大补中气为主，加以利湿、化湿、燥湿之剂，五脏调和，湿邪祛消，舌苔由胃气而生，脾气上布而生苔。党参、黄芪、附子、肉桂、干姜、白术、升麻、柴胡、陈皮、佛手、茯苓、莲子肉、山楂，五脏调理，苔气自复；辨证为气阴两虚者，当以补脾气益胃阴，气阴两补，五脏六腑气阴自调，舌苔自生互补，剥苔自复。黄芪、党参、太子参、山药、石斛、麦冬、五味子、百合、北沙参、地骨皮、银柴胡、龙骨、牡蛎，辨证施治。

一、游走性舌炎

游走性舌炎，也称为反复性口腔溃疡症，口舌发炎。是一种周期性发作并伴有明显疼痛的口腔与舌面黏膜溃疡性的病变。一般7～10天左右，自体由于脏腑气阴互调，阴平阳秘，舌火方可自愈。

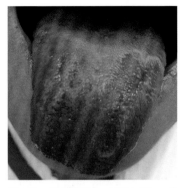

图5-67　游走性舌炎：舌质赤鲜红、前半部无苔、舌黏膜蚀疳糜烂呈椭圆斑状溃疡糜烂、边缘清晰，舌苔后半部薄白（辨证：心肝五脏实热、胃肠湿浊毒热证）

游走性舌炎是指发生在舌背上的黏膜呈局限性剥脱性损害，故又称为剥脱性斑状舌炎。这种舌黏膜呈斑块状的剥脱，一般为暂时性的良性病变。由于被损害的黏膜分布情况颇似地图样的境界，故又名地图样舌。儿童较成人多见。

这种舌与口腔黏膜损害的发生与乳牙的出龈、消化不良、肠道寄生虫、精神不宁、内分泌紊乱、妇女经期、维生素缺乏等多种因素都有密切关系，临床也可见于全身性的脓疱性银屑病。有研究指出并经临床测验表明，在学生考试，成人工作劳累，情绪紧张、焦虑、抑郁与情绪失调时，地图舌症状多发。本病患者的A型性格体质多见。如果其持续存在或不能确定游走性舌炎的诊断时，就应请耳鼻喉科医师会诊检查，对其不太明确的病变，更需要进行全面的检查。

其临床特点是舌背的边缘是好发区域。临床初期表现在舌尖或侧缘发生小的凹陷，病变的黏膜部位较其他部位光滑，呈圆形或椭圆形的红色斑点，其损害的黏膜面积向四周扩展迅速而呈边缘界线清楚的环状或回状红色斑片。每个黏膜损害的边缘都有白色或黄白色的窄环，宽约2～3mm。黏膜已被损害的中央区呈大红色的丝状乳头呈剥脱状，其形态及位置往往在一昼夜即可发生改变，此伏彼现，有明显的游走性特征。病程一般为3～4天，因其无其他临床症状，往往对本病的认识多半有所忽略。

本病在组织学上的主要特征是有显著的经表皮中的中性白细胞游走，并在表皮内形成海绵样小脓疱以及真皮上部圆性的细胞浸润。

本病的治疗一般无指征，可用小量的液氮或固体二氧化碳，有时可使烧灼感减轻，用类固醇凝胶也可减轻症状，还可用无刺激性的消炎含漱剂治疗，但可复发。

二、剥脱性斑状舌炎

本病是指舌苔出现斑驳或光剥状，舌黏膜损害呈炎性改变，剥脱的黏膜部位呈现光秃的斑块，为红色的丝状乳头减少或者萎缩。因其形态及位置有明显的游走性，故也称为游走性舌炎。内容可参阅游走性舌炎条目。有时恶性贫血患者也会表现出游走性舌炎，但它并不是恶性贫血的确诊指征。

口腔内的过敏反应通常是咀嚼时摄入了过敏食物所引起的，可表现出舌体肿胀，舌苔剥脱舌质上皮细胞出现炎性改变。

对气味敏感的患者会不时声称可以闻到难闻的气味，存在有口臭。口臭明显的原因包括耳、鼻、喉部的感染，或者肿瘤，口腔卫生不良，支气管扩张，或肺气肿，肝硬化患者出现的肝臭，胃肠道食滞等所导致的吞气症及嗳气症等。

大蒜的气味可以存留多个小时，这是因为大蒜吸收进入门脉循环后，再通过肝脏进入人体循环。另外应用于破损皮肤，甚至完整皮肤表面的挥发油，在呼吸中也能察觉到其气味的存在。

在一些人群中，小肠的消化酶在反应过程中，会释放出一种具有刺激性气味并可以吸收的气体，一些正常在上消化道不能发现的物质，经直肠导入后可以胃内吸收。这就提示逆蠕动可以将带有气味的物质通过小肠经肾传送到口腔。幽门梗阻的患者在嗳气时的气息具有刺激性的气味。此为脂肪、脂肪酸，脂肪未能完全消化的异常终端的产物等是口臭发生的主要原因。而试用改善低脂肪的饮食可以改善口臭的症状。故此说调整善食可能在某些经过选择的个体中会有所帮助，但是他们需要做个体化的试验。

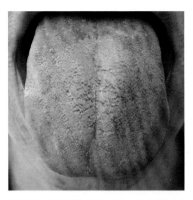

图5-68 剥脱性斑状舌炎：舌苔薄白显微黄、根部完全剥脱见舌质赤红干燥，舌态边有齿印痕（辨证：五脏虚热、肝肾阴虚、脾胃气虚）

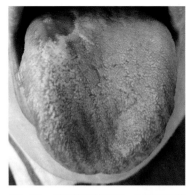

图5-69 剥脱性斑状舌炎：舌质赤绛紫暗，舌苔薄白、根部苔黄厚、右边根部舌苔剥蚀、边缘清晰，舌态右边下肿胀增厚（辨证：心肝五脏气滞血瘀、腑气湿浊郁结证）

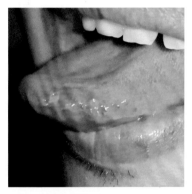

图5-70 剥脱性斑状舌炎：舌质尖鲜红、尖左边黏膜糜烂溃疡化脓，舌苔薄白（辨证：心肝实热、胃火旺盛）

第三十五节 木舌

【索源一】金元时期的窦汉卿在《疮医经验全书》中指出："木舌症硬如穿山甲，见人舌做一拳。外证憎寒壮热，语言謇涩，此心经受热。心者舌之本，因心而病。治法以小刀战神紫黑处，煎药内多加山栀。山栀乃泻火之要品也。"

【索源二】宋代太平惠民和剂局在《太平圣惠和剂局方》中指出："又名舌黄鹅口死舌。舌体肿大，板硬如木。"

按语　本条文是说木舌是由于脏腑壅热，心脾积热，肝胆气滞，胆腑郁阻，胆气不通，其气上冲于舌本而苔黄或腻，满舌似黄鹅口，舌肿尖大，塞满口中，若不急治则害人。故名为死舌也。

【索源三】元代朱震亨在《平治会萃》中指出："木舌者，舌肿硬不和软也。"

【索源四】明代鲁伯嗣在《婴童百问》中指出："舌者心之候，脾之脉络于舌也。脏腑壅滞，心脾积热，热气上冲，故令舌肿，渐渐胀大，塞满口中，是为木舌。"

【索源五】明代孙一奎在《赤水玄珠》中指出："舌肿硬而不柔和，挺然胀满或出口者为木舌。"

【索源六】明代孙一奎在《赤水玄珠》中指出："木舌者，脏腑壅滞，挟心脾之热上冲，故令舌尖肿大，塞满口中，或僵硬如木，不能转掉，不能言语。若不急治，必致殒命。古方用蓖麻子肉捣研，以绵纸取油，将纸抄成条，点火复吹灭，以烟熏之即消。"

按语　以上两条文是说木舌肿胀者，脏腑气血瘀滞，循心脾二脉上冲于舌下络脉，致舌本僵硬如木，治可用绵纸包蓖麻子取油，取纸点燃而灭之，取其热烟熏舌，木舌肿胀即缓消之。

【索源七】明代楼英在《医学纲目》中指出："木舌者，舌肿粗大，渐渐肿硬满口，不急治，即塞杀人也。"

【索源八】明代张介宾在《景岳全书》中指出："忽肿木而硬者，谓之木舌，皆上焦热壅故也。唯宜砭针刺去其血为上策，及内服清胃降火之剂自愈。"

按语　本条文说中上二焦、心脾瘀热上冲于舌，舌肿如大硬肿者，可用针刺舌下舌柱两旁的脉络出血是为上策，另加服清胃火、养胃阴之剂辨证施治。

【索源九】明代汪机在《外科理例》中指出："木舌者，舌肿大如煮猪肝，不能转动，又有一肿生舌根下，状如白枣，有青紫筋，不能速愈。初起不疼，不发寒热，渐渐肿大，速治可愈。迟则难瘥。皆由忧郁所致。"又曰："治口舌证，吹药后，如舌上无涎，或如干橘核者，不治。"又曰："凡遇口舌糜烂无血出者，不治。"又曰："凡舌肿大，用生石膏虽冰片敷。如出血者石膏炒用。"又曰："舌肿胀满口，吐舌在外，难以纳药者，用僵蚕、牙皂制过为极细末，用少许吹鼻中，口自开，痰涎自出。用箸绕丝绵蘸甘草汤润其舌，用四味口疳药多加冰片频吹。"

【索源十】清代焦氏在《焦氏喉科枕秘》中指出："木舌皆由心火盛，舌如木硬紫多痛，壮热憎寒言謇涩。"

按语　本条文是说木舌是由于心火炽盛所致。舌如木硬，舌质色紫，肿而不柔和，转动不灵。小儿患之，则妨碍吮乳、啼哭不安。若不及时治疗，严重者会堵塞呼吸道，出现呼吸困难等症状，治宜泻火解毒，用凉膈散加减；若舌肿满口，质硬而痛，不能言语者，可用清心凉血解毒的黄连解毒汤或犀角地黄汤加减治疗。

【索源十一】清代吴谦等人在《医宗金鉴·幼科杂病心法要诀·初生门木舌证》中指出："木舌心脾积热成，肿胀木硬证多凶，外用川硝敷舌上，内服泻心导赤灵。"

按语　本条文指出木舌是由心脾积热，心营热盛，胃火灼津，郁热上壅所致。盖脾之脉络散于舌下，舌又为心之苗，故临症可见口舌干燥，舌体肿胀如硬木，不能转动，言语困难。此为热毒攻心，病情危重，故名木舌。外用治疗可用川硝散敷于舌体上，内服可用泻心导赤汤治疗。

【索源十二】清代赵学敏在《串雅内编·黑龙膏》中指出："治九种喉风，急喉风，缠喉风，结喉烂，重舌，木舌，凡丝入口。大皂角四十挺切碎，用水三斗浸一夜，煎至一斗半；入人参末五钱，甘草末一两，煎至五升，去渣，入无灰酒一升，釜煤二匕，煎如汤，入瓶封埋地中一夜，每温汤送服一匙，或扫入喉内，以恶涎吐尽为度，后含甘草片少许。"

本条文系指出喉咙闭塞不通所引起的喉痹，临症出现咽喉肿痛，呼吸困难，痰涎壅盛，神志不清，及重舌，或木舌证。可用大皂角、人参末、甘草末共入药剂治之。

木舌一症，临床一般罕见，严重者给患者带来痛苦和危险。本病在症状上与西医学的"舌下间隙感染"相类似，应采用中西医结合，内外施治，或配合手术治疗，以免延误时机。

医案举例

薛某，男，4个月，混合喂养。患儿于3个月前出现舌体肿大，吃奶有声，烦躁哭闹。曾诊断为先天愚型。临症可见：舌体肿大板硬，塞满于口，又伸出唇外，不能转动，吮乳困难，兼见面赤唇红，舌质红，苔黄，大便秘结，小便少，烦躁不安，哭闹。辨证为木舌，证属心脾积热，热气循经上行于口舌所致。

治宜清心泻火，解毒消肿之法。方药用导赤散1.5g，清热散2g，沉瀣散2g，混合均匀，分为3包，每日用1包，分作两次用水煎频服两天后。二诊：诸症减轻，继续服上药9天后，随诊痊愈。

第三十六节　舌强

源鉴

【索源一】汉魏两晋时期的陈延之在《小品方》中指出："治卒中风欲死，身体缓急，口目不正，舌强不能语，奄奄惚惚，精神闷乱，诸风服之皆验。"

按语 本条文是说各种内风、外风所致的中风诸证，皆可见到舌强症状，但见中风舌强症，只要服了小续命方药，都会收到很好的治疗效果。临床脑外伤所致的颅内出血或其他病证所出现的中枢神经系统疾病有舌强症出现者，同样可以运用小续命汤辨证加减施治，都会收到很好的治疗效果。

【索源二】隋代巢元方在《诸病源候论·风舌强不得语候》中指出：

"脾脉络胃，夹咽，连舌本，散舌下。心之别脉①，系②舌本③。今心脾上脏受风邪，故舌强不得语也。"

按语　本条文巢氏指出脾主太阴经脉络于胃，向上过横膈，挟行于咽部，连于舌根，散布于舌下。手少阴心经的支脉，也挟行于咽部，而连接舌根。当心与脾两脏感受了风邪，会出现两脏主病与所主的经脉循行连络的舌本发生舌根强硬，语言障碍等语言不清症状。

【索源三】金代刘完素在《素问病机气宜保命集·中风论》中指出："风本生于热，以热为本，以风为标。凡言风者热也，热极生风，舌强口噤，筋惕肉瞤。"

按语　本条文刘氏指出凡动风之证，源本生于热，热灼阴伤，筋脉失养，热极而动风，证见舌强口噤，言语不清，筋惕而肉瞤，抽搐等症。

　　　　舌强语謇者，针刺哑门、廉泉（均补），通星、关冲（均泻）。

【索源四】明代杨继洲在《针灸大成》中指出："聚泉一穴，在舌上，当舌中，吐出舌出，直有缝陷中是穴……治舌苔、舌强亦可治，用小针出血。"

按语　本条文是说舌强证，可用毫针刺聚泉穴，出血即可。

【索源五】明代方隅在《医林绳墨》中指出："涎痰壅盛，则舌强而难吞。"

按语　脾病则饮涎内积，涎痰相壅结于胸者，临证可见舌强，胸闷气促，痰涎上涌则饮食、语言皆难也。脾阳虚又受风寒者，当以温中散寒为主，用六君子汤加干姜、白附子治之。

【索源六】明代孙一奎在《赤水玄珠全集·胎前产后瘖》中指出："《素问》黄帝曰：人有重身，九月而瘖，此为何也？岐伯曰：胞之络脉绝也。帝曰：何以言之？岐伯曰：胞络

---

① 别脉：经脉的别支。

② 系：连接的意思。

③ 舌本：系指"舌根"。

者系于肾，少阴之脉贯肾系舌本，故不能言。帝曰：治之奈何？岐伯曰：无治也，当十月后……郭氏底产后不语者何？答曰：人身有七孔三毛^①，产后虚弱，多致停积败血，闭于心窍，神志不能明了，心气通于舌，心气闭塞则舌亦强矣。故令不语，但服七珍散。"

【索源七】明代楼英在《医学纲目》中指出："中风，世俗之称也。其证卒然仆倒，口眼喎斜，半身不遂，或舌强不言，唇吻不收是也。然名各有不同，其卒然仆倒者，经称为击仆，世又称为卒中。乃初中风时，其状如此也。其口眼喎斜，半身不遂者，经称为偏枯，世又称为左瘫右痪，及腿风，乃中倒后之症，邪之浅者，状如此也。其舌强不言，唇吻不收者，经称为痱病，世又称为风懿，风气，亦中倒后之症，邪之深者，状如此也。东垣以邪浅为中脉、中腑者易治；中脏为邪深而难治者，得之矣。凡病偏枯，必先仆倒。故《内经》连名称为击仆偏枯也。后世迷失经意，以偏枯为痱病之旨，一以中风名之。遂指偏枯为枯细之枯，而非左瘫右痪之症。习俗之弊，至於如此也。殊不知仲景云：骨伤则痿，名曰枯。盖痿缓不收，则筋骨肌肉无气以生，脉道不利，手足不禀水谷之气，故曰枯。非细之谓也。或积日累月，渐成细者间有之，非可便指枯为细也。"

按语　本条文是说中风一证，有中脉、中腑、中脏，深浅之分，中脏者舌强不语，左瘫右痪，脉道不利，手足失水谷之气濡润，筋骨筋肉无气养生，日久偏枯，痿缓不收，久则难医。

【索源八】清代顾世澄在《疡医大全》中指出："舌瘖，中风而舌不转运，舌强不能言是也。"

---

① 七孔三毛：出之《史记·扁鹊仓公列传》唐代张守节正义曰："心重十二两，中有七孔，三毛，盛精汁三合，主藏神。"心者，君主之官，神明出焉。五脏六腑之大主，精神之所舍也。心为一身之主，虚灵而造化，理应万机，脏腑百骸，唯所是命，聪明智慧，莫不由是，故曰神明出焉。无事不贯于心，日有所新也。系指人的心思与心机变化，皆由心脑主管，以应万事。

按语　此条文是说中风证，舌头转动不灵活，舌肌强硬，不能说话或语言表达不清，欲说不能也。

【索源九】清代吴谦等人在《医宗金鉴·幼科杂病心法要诀》中指出："撮口囊口吮乳难，舌强唇青吐沫痰，面色赤黄胎热极，四肢厥冷命难全。痰盛宜用僵蚕散，便秘须进紫霜丸，惊热龙胆汤极妙，抽搐撮风散自安。"

按语　本条文指出初生小儿若出现口撮如囊，吮乳困难，舌体强，口唇色青，口吐沫痰，面色赤黄，而四肢厥冷者。一为胎中心脾积热；一为小儿初生脐风。病情危重，急当随证治之。若痰热内盛，喉中痰鸣，呼吸困难者，可急用辰砂僵蚕散治疗。若肠燥便秘者，可服紫霜丸；身热易惊动者，可服龙胆汤治疗；四肢抽搐者，可用撮风散治之；若出现口吐白沫，角弓反张，四肢厥冷，虽有神丹，终济无效。

【索源十】清代吴谦等人在《医宗金鉴·杂病心法要诀》中指出："通关星皂细薄半，开关乌梅冰片南，巴油纸皂烟熏鼻，龟尿舌下点难言。"

按语　本条文指出用通关散、开关散，采用熏鼻的方法及解语法，可治疗口噤不开，舌强难言的中风和痫证的急证治疗。

【索源十一】清代沈金鳌在《杂病源流犀烛·口齿唇舌源流》中指出："痰迷而舌强者，宜防己，僵蚕，木通，菖蒲，竹沥，山栀子，南星，半夏，荆芥，陈皮。亦有中风病而舌强，舌卷，不能言者，宜大秦艽汤，若天热加知母五分。"

按语　本条文沈氏指出痰迷心窍而舌强者，痫证也。发作时，神昏而不识人，卒然眩仆倒地，口吐涎沫。可用定痫丸治疗。由卒暴昏仆，不省人事，或突然口眼㖞斜，半身不遂，言语謇涩者的中风病。临证出现舌强，舌卷，语言不清者，可用大秦艽汤除风化痰安神治之。

【索源十二】清代吴鞠通在《温病条辨·下焦篇》中指出："温病误表，津液被劫，心中震震，舌强神昏，宜复脉法，复其津液。舌上津回则生。汗自出，中无所主者，救逆汤主之。"

按语 本条文吴氏指出外感温热之邪误用辛温发汗解表治疗，或者温病不该发汗而误治发汗，使汗出而津伤。汗为血之液，心阴伤，则出现心中震震动荡不安，舌强转动不灵，神识昏糊等症状。当用复其津液的复脉汤治疗。经过复脉益气养阴治疗后，舌面出现滋润状态者，为津液复回，预后佳良。如果自汗不止，心中动荡不安，心神不定者，则非复脉汤所及，当用益阴镇摄的救逆汤治疗。

医案举例

医案1： 焦某某，女，22岁，1983年3月7日就诊。患者难语，由其家人代述。4天前因家庭纠纷，吵架生气后不能言语，烦躁不宁。症见面红焦急，问话语言不清，只能叽叽喳喳，表示其有胸闷、心悸，喉塞，舌强难伸，夜难入睡，入睡易惊醒，舌尖红，舌苔黄，脉弦数。

辨证为暴喑。取耳部穴位"胆""肝""神门""皮质下""舌"，先用0.5寸毫针强刺，留针30分钟。每10分钟行针一次，15分钟后，其手示胸前舒适，表情安静，舌体能活动，20分钟后即能说出："好"字；30分钟后，舌体能卷曲，已能说出："谢谢"等语言。为巩固疗效，起针后在原穴上，埋入耳环针。3月9日后复诊，自述针后回家睡眠安静，醒后语气自如，诸证消除。两年后随诊，情况良好。

暴喑，又名卒喑，也称猝喑，为病证名。是指突然失音或语音嘶哑。多因突然冒寒，或寒包热邪，或肺伤津枯所致。元代朱丹溪云："手少阴君火，心主之脉……主脉络于喉，气热则内结……舌本强。"清代张璐在《张氏医通·喑》中指出："失音大都不越于肺，然须以暴病得之，为邪郁气逆；久病得之。为津枯血槁。盖暴喑总是寒包热邪，或本内热而后受寒，或先外感而食寒物。并宜辛凉和解，稍兼辛温散之，消风散用姜汁调服，缓缓进之，或只一味生姜汁亦可，冷热嗽后失音尤宜。若咽破声嘶而痛，是火邪遏闭伤肺，昔人所谓金实不鸣，金破亦不鸣也。古法用清咽宁肺汤，今改用生脉散合六味丸作汤。"本例患者因吵闹引起烦躁不语，实乃气逆火升，脉气壅塞之故而出现的舌强不语，取耳穴"心""肝""胆"，以疏泻心、肝之气逆，气逆降则内热解，肝气条达则胆气通，脉气畅，而且"神门""皮质下"有宁心安神之功，诸穴相合，经气条达，舌强证除，暴喑自愈。

医案2：曾某，女，62岁，农民。自述18天前，因小孙失足落水溺死，儿媳不快，不食不饥，卧床饮泣二日之后，出现右胸痞闷，时有热气上冲，咽干口燥，舌强痛，左侧起一小结。诊断为口腔炎症，服用消炎药无效。舌上小结逐日长大，扪之略硬，舌强不灵，有时掣痛，痛引耳中、眼及前额，身倦乏力，心烦易怒，情志苦闷时，诸证加重，

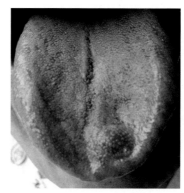

图5-71 舌质红、舌苔黄而厚腻

后又诊为舌癌。患者极度悲观，自认去死不远，面色淡黄，语声低微，舌质红、舌苔黄而厚腻（图5-71），脉弦而缓，舌左侧的肿块约1.5×1×1cm，质硬而痛，将舌挤压，向右歪斜。

根据病情、病因及脉证分析。属气郁湿痰结滞。治当行气开郁，疏肝理脾。方用越鞠丸加减。方药：香附、薏苡仁、淡竹叶、麦冬、藿香各12g，川芎6g、黄连6g、山栀子10g、法半夏10g、乌梅10g、神曲15g、麦芽24g。水煎服药4剂后二诊，症见舌上肿块缩小，诸证显著减轻。

二诊：病情虽有好转，但湿郁气结未除，守原方药再服11剂，肿块明显减轻，诸证消失，又以补益气血，健脾渗湿调治。方药：党参12g、枸杞子12g、刺蒺藜1g、茯苓12g、黄芪24g、当归6g、白芍10g、小茴香10g、薏苡仁10g、大枣15g。水煎服药3剂后，察其舌上肿块已消失，未见痕迹，效佳。

舌上生肿块，发展迅速，证属恶疾，其病因为情志忧郁所致。清代吴谦等人在《医宗金鉴》云："痰核者，心脾痰涎郁热，舌上

生核，强硬作痛。"与本证相似。"忧怒思恐所郁，则舌肿满而不得息。"故以郁病论治，用丹溪越鞠丸加减治疗。痰郁结后，即宗《内经》："大积大聚，其可犯也，衰其大半而止。"之旨，结合年老气血虚衰的特点，改用补益气血、健脾除湿法治之，以扶正祛邪而收功。

第三十七节　舌本强

【索源一】《素问·至真要大论篇》中指出："厥阴司天，风淫所胜，则太虚埃昏，云物以扰，寒生春气，流水不冰。民病胃脘当心而痛，上支两胁，膈咽不通，饮食不下，舌本强，食则呕，冷泄腹胀，溏泄瘕水闭，蛰虫不去，病本于脾。"

按语　本条文指出厥阴风木司天，风邪胜则木旺克土，肝胆脾胃中焦不和，则会引起中焦脾胃发病，临证可见胃脘部痛而引之两胁，嗝咽不利，饮食不下，胃脘疼痛，舌根舌本发强等症状。临症所出现的食不下，食则呕，嗳气，溏泄腹胀，又比作蛰虫藏于中土，土气不舒，故虫不出也，脾主肌肉，舌乃为肌性器官，凡此病舌本强，皆本源于脾脏所主。

【索源二】《灵枢·经脉》中指出："脾足太阴之脉……是动则病舌本强，食则呕，胃脘痛，腹胀善噫，得后与气则快然，如衰，身体皆重。是主脾所生病者，舌本痛，体不能动摇，食不下，烦心，心下急痛，溏、瘕、泄、水闭、黄疸、不能卧、强立股膝内肿厥，足大指不用。"

按语　本条文指出足太阴脾经之病则会表现下列临床病症，舌根部发强，舌体不灵活，吃了就要呕吐，中焦胃脘部疼痛，腹部胀满，喜欢嗳气，得到大便或放屁后腹胀减轻、感到松快，也感觉身体沉重乏力。脾主经络生病者，可出现舌本痛、心烦、心下急痛、腹泻、小便闭、不能卧、强立腿肿等病症。

【索源三】东汉张仲景在《金匮要略·中风历节病脉症并治第五》中指出："寸口脉浮而紧，紧则为寒，浮则为虚，寒虚相搏，邪在皮肤。浮者血虚，络脉空虚，贼邪不泻，或左或右，邪气反缓，正气即急，正气引邪，喎僻不遂。邪在于络，肌肤不仁；邪在于经，即重不胜；邪入于腑，即不识人；邪入于脏，舌即难言，口吐涎。"

按语 本条文指出中风证的脉象与虚、实、寒、热的辨证。寸口的脉象浮而紧者，为外感风寒的表现。浮而无力者为气血不足的虚象。外感寒邪，初在肌表，继而内陷经络而不易外泻，不论中风在左或在右，凡是受到风寒之邪侵袭一侧的经络往往都会表现为弛缓状态，而没有受到风邪侵袭的一侧，因该侧的经络和肌肉的功能正常，反而似乎显得拘急，故把这种现象称为正气牵引邪气所致。其结果使眼睛和口角歪向未病的一侧而出现面瘫或一侧偏瘫，半身不遂。如果风邪侵犯于络、皮肤的感觉就会消失，如果风邪侵犯于经，身体就会感到沉重而转侧活动不灵。如果风邪侵犯于腑，神志就会不清楚；如果风邪侵犯于脏，则舌本发强，语言困难，还可见口吐涎沫等症状。

【索源四】金代张从正在《儒门事亲·喉舌缓急砭药不同解》中指出："余谓一言可了者，火是也。故十二经中，言嗌干嗌痛，咽肿颔肿，舌本强，皆君火为之也。唯喉痹急速，相火之所为也。夫君火者，犹人火也。相火者，犹龙火也。人火焚木其势缓，龙火焚木其热速。《内经》之言喉痹，则咽与舌在其间耳！以其病同是火，故不分也。后之医者，各详其状，强立八名：曰单乳蛾，双乳蛾，单闭喉，子舌胀，木舌胀，缠喉风，走马喉闭。热气上行，结薄于喉之两旁，近外肿作，以其形似，是谓乳蛾。一为单，二为双也。其比乳蛾差小者，名闭喉。热结于舌下，复生一小舌子，名曰子舌胀。热结于舌中，舌为之肿，名曰木舌胀。木者，强而不柔和也。热结于咽，项肿绕于外，且麻且痒，肿而大者，名曰缠喉风。喉痹暴发暴死者，名走马喉痹。此八种之名虽详，若不归之火，则相去远矣。"

按语　　本条文指出火热论病机学派张氏认为凡病多言火与热所
致。喉主天气，咽主地气；咽喉为呼吸与饮食的必经
要道。手少阳三焦之气与手少阴心经之气相合而行于喉
咙。少阳为相火，少阴为君火。相火盛则发为喉痹，君
火旺则咽干而痛，甚则舌本强而转动不灵。由于火性炎
上，故咽喉发病急速。所以十二经病之，临症可见口咽
干燥，咽喉肿痛，颔肿，舌本强，胸满而心烦，此均为
火热上炎之证，心火旺盛也。可用清心泻热、解毒消肿
之药治疗。

【索源五】金代张从正在《儒门事亲·脾之经足太阴湿己土》中指
出："是动则病舌本强，食则呕，胃脘痛，腹胀善噫，得
后与气则快然，如衰，身体皆垂。是主脾所生病者，舌本
痛，体不能动摇，食不下，烦心，心下急痛，溏瘕泄，水
闭，黄疸，不能卧，强立，股膝内肿，厥，足大指不用，
为此诸病。"

按语　　张氏指出不论外因或内因所致脾主太阴经脉发病者，循
经就会出现舌根部发强，吃后呕吐，胃脘部痛，腹部
胀闷，喜欢嗳气，全身感觉沉重无力，大便或者放屁后
就感觉松快了许多，若用针刺或针灸脾主太阴经脉所属
的俞穴就能治疗关于脾经所发生的各种病症，如舌根部
痛，身体不能动摇，吃不下，心胸烦闷，心窝下急痛，
大便溏，腹有痞块，泄利，或大小便闭，黄疸，不能
安睡，大腿和膝部内侧肿，厥冷，足大趾活动障碍等
病症。

【索源六】唐代王焘在《外台秘要·脾劳》中指出："脾劳热，身
体，眼目，口唇悉萎黄，舌本强直，不能得咽唾，生地
黄煎。"

按语　　脾劳一证为病名，因饮食劳倦伤脾所致。王氏指出脾劳
热证者，临症可见身体体表、眼目及口唇均可见到萎黄
也，舌根强直，饮食吞咽或唾吐动作困难，可用生地黄
煎治疗。

【索源七】明代孙一奎在《赤水玄珠全集·主痛门》中指出："《针经》曰：足太阳之脉，其支者，复从胃别上膈，注心中。是动则病，舌本强，食则呕，胃脘痛，腹胀善噫，心下急痛。胃病者腹膜胀，胃脘当心而痛，上支两胁，咽膈不通。"

按语　本条文是说足太阳膀胱经脉的支脉，复从胃别上膈注入心中，如果这一经脉的支脉病者则会循经出现胃肠消化系统的病症，诸如舌本强，胃脘胀痛，心下急痛，肝胃不和，两胁支满等症状。皆是由外感太阳，未治传入阳明胃肠或少阳半表半里肝胆两胁之变，当证鉴别。

【索源八】清代汪宏在《望诊遵经》中指出："舌本强，食则呕者，足太阴之病也。舌强难言，神气不清者，中风之证也。舌强不能言者，手少阴病也。奄忽不知人，喉中噫噫然有声，舌强不能言，发其汗，身转软者生，汗不出，身直者，七日死。风懿候也。小儿撮口脐风，舌强直者，死证也。咽嗌不能言，邪结在舌根者，死证也。"

按语　本条文指出足太阴脾经之脉起于足大趾之端，上属脾，络胃，连舌本，散舌下。病之舌根部发强，胃脘腹胀痛疼，喜嗳气，吃了就要呕。若手少阴中风之证，则出现神志不清，时眩仆，舌强硬，转动不灵，不能言语，喉中有声，神昏不识人。发汗后，身转舌软者，病情较轻。若是汗后身强直，舌强难语者，病情较重。若小儿牙关紧闭，口吐白沫，舌体强直者，脐风死证也。临证若见咽喉肿痛，吞咽困难，邪结于舌根而舌强者，病情较重也。

　　临证若见痰热内阻，脉络失和，中风痰迷心窍，舌强不语者，可用化浊宣窍、祛风镇静的涤痰汤治疗；若舌强久治难愈，则可用资寿解语汤治之。

　　亲家，工部王汉梁，郁怒成痞，形坚而痛甚，攻下太多，遂泄泻不止，1日夜计下100余次，一月之间，肌体骨立，神气昏乱，舌强不能言，已治终事，待毙而已，余诊之曰：在证虽无活理，在脉犹有生机，以真脏脉不见也。举家喜曰：诸医皆曰必死，何法之治，而可再起耶？余曰：大虚之候，法当大温大补。一面用枯矾，龙骨，粟壳，樗根之类以固其肠，另用人参60g，熟附片15g，以救其气。3日之间，泻遂减半，舌转能言，更以补中益气，加生附子，干姜，一日饮尽，如是者一百日，精旺食进，泻减十九。但每日夜犹下四五行，两足痿废，用仙茅，巴戟，丁香，附片为丸，参附汤并进。计140日，步履如常，痞泻悉愈。

　　本病是由肝气郁滞，郁怒成痞，其症结在于肝家。治当采用"木郁达之"之法。今不用达之之法而用下夺，是谓攻伐无辜。数以百计的泻利经月不止，脾气虚乏不知，又出现神气昏乱，舌不能言语，两足痿废不用等证，此不仅脾胃之气虚极，肾中元阳之气亦大受损伤。因其真脏脉未见，知脾胃之气虽衰，但未至于竭绝。故用枯矾、龙骨、粟壳、樗根等药涩其肠滑，其意在"急则治其标"，先固其气下脱之络，再用大剂参、附之剂补气固脱以治其本，待元气稍固，再用补中益气加姜、附，以救治误下之逆。然泄泻不止，足痿不用者，病不在脾而在肾，故以仙茅、巴戟、丁香、附片制丸，大补命门之火而获痊愈。

第三十八节　舌本胀强

【索源一】隋代巢元方在《诸病源候论·蛊毒病诸上·蛊毒诸》中指出："著蛊毒面色青黄者，是蛇毒。其脉洪壮。病发之时，腹内热闷，胸胁支满，舌本胀强，不喜言语，身体恒痛。又心腹似如虫行，颜色赤，唇口干燥。经年不治，肝膈烂而死。"

按语　本条文系指中了蛇毒的，临症面色可见青黄，脉象洪大而有力。发病之时，腹中闷热，胸胁撑满，舌根肿胀强直，不想说话，身体经常疼痛。且在心腹之间出现有虫子爬行的感觉，面部色泽赤，唇口干燥，若不及时治疗，会引起肝膈腐烂而死亡。

【索源二】唐代王焘在《外台秘要·口舌咽喉病》中指出："舌上疮不得食。舌本强。颈两边痛。此因心虚热所致。疗之方。柴胡、升麻、栀子仁、芍药、通草各四两（120g），黄芩、大青叶、杏仁（去皮尖）、生姜各三两（90g），石膏八两（240g），上十味切。以水一斗。煎取三升。分四服。日三夜一。"又曰："疗舌上疮方。猪膏一斤（500g），蜜二升（1000g），甘草如指节三寸，上三味相和，煎相得，即含枣许咽之，日三，瘥止。"

按语　本方是说舌上生疮是因中焦气虚，心火旺盛所致者，可用补中益气，又清心肺清泻虚热之药剂，水煎，日四服之。再者舌上生疮，可用猪油、蜂蜜与甘草，三味相合，煎汤服之，或口含大枣泥，慢慢咽之，舌上疮即愈。

附

舌针

舌针，是指用三棱针针刺舌体上下特定穴位，用于缓解、控制、治疗疾病。

舌为心之苗，又为脾之外候。《灵枢·脉度篇》中指出："心气通于舌，心和则舌能知五味矣。"故舌与全身脏腑经脉都有着直接或间接的联系，这是舌针创立的理论基础。

舌针治疗中风（脑血管意外，脑梗，偏瘫）。

针刺的主要穴位有神根穴，在舌底舌下系带根部凹陷中；佐泉穴，在舌下系带两侧肉阜近舌下腺导管开口处；液帝穴，在舌下左右静脉内侧近舌根部1/3处；支脉穴，在舌下左右静脉外侧距舌根部2/3处。

针刺方法：可选用32～26号的5寸毫针，针刺时用消毒纱布缠手揪住舌体，另一手持针刺入穴位，用捻转、捏掐相结合的手法，留针15～20分钟。

舌强是指舌体失去灵动，在口腔内运动发生障碍，影响吞咽、语言功能者称之为舌强。舌本强是指舌根部发强，是舌强出现的部位不同故名。其病主少阴心经、太阴脾经。舌强与舌本强有别，舌强者体发强，舌本强者其舌舌根部发强也。其病一是外感湿热病邪，脉络失和，二是高热伤阴、气阴两伤、肝肾阴竭、筋脉失荣而出现的动风症。

西医学研究认为舌本强大多由于中枢神经系统的病变所致，一般多见于高热神昏、肝昏迷、中风、脑震荡及脑挫伤等疾患。除此以外，胃部病变致使舌体表面的苔质增厚呈干硬堆积状，其舌体也会发强，与之有别，比较少见。

第三十九节　舌烂

源鉴

【索源】清代吴鞠通在《温病条辨·产后六气为病论》中指出："产后六气为病，除伤寒遵仲景师外（孕妇伤寒，后人有六合汤法），当于前三焦篇中求之，斟酌轻重，或速去其邪，所谓"无粮之师，贵在速战"者是也。或兼护其虚，一面扶正，一面驱邪，大抵初起以速清为要，重证亦必用攻。余治黄氏温热，妊娠七月，胎已欲动，大实大热，目突舌烂，乃前医过于瞻顾所致。用大承气一服，热退胎安，今所生子二十一岁矣。如果六气与痉瘈之因，皦然心目，俗传产后惊风之说可息矣。"

按语　本条文指出产后六气为病，舌烂一症的辨证治疗。产后由于六气所致的疾病，除了因伤寒应遵守仲景的治疗大法外，孕妇伤寒证，后人有用六合汤治疗。另外可根据前面三焦篇中所论述的舌象，观察疾病的深浅轻重，斟酌选方用药，或者采用速去其邪的治疗方法，即所谓："粮草不足的军队，贵在速战速决。"或者兼顾到虚证的一面，一面扶助正气，一面驱除外邪。一般在发病初期，正气未衰之时，应速以清解外邪为要，但重证应用攻邪的方法，也必须速用攻法，以祛邪而安正。我也曾

图解舌诊临证实录

治验一例黄氏妇人患有温热病，然已身孕7个月，症见大实大热，两眼外突，舌烂，医者过于瞻前顾后，不敢妄用攻下的方剂，使病情日趋加重，胎动不安，然在予给予大承气汤一服，身热即退，胎气亦自安。其所生的儿子已21岁了。如果对六气和痉挛的病因，医者心中能够十分明白，那么世俗所说的产后惊风的说法就该否定了。

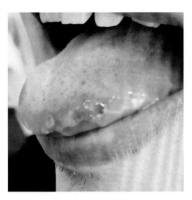

图5-72 舌烂：舌质赤，舌苔白薄，舌态尖与左边糜烂溃疡化脓、肿胀（辨证：心肝内热炽盛、湿热浊毒）

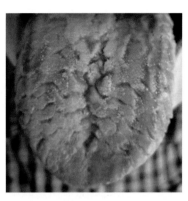

图5-73 舌烂：舌质赤红干燥，舌苔薄白花剥、根部呈块状增厚，舌态两边蚀烂、舌面呈不规则裂沟、纵向裂沟深约2～3mm（辨证：一为先天遗传性舌象；二为脾肝肾五脏阴虚、六腑湿热浊毒）

医案举例

牛某某，男，17岁，自述半月来，肺热咳嗽，干咳无痰，胃脘部时有胀痛或隐隐作痛，嘈杂而心烦，口干喜冷饮，食欲不振，小便赤热短而黄，大便秘结；症见舌质色红，局部有溃疡，痛而难忍，舌苔黄而少津，脉象细数或弦数。

辨证属肺胃阴虚，胃肠热结证。治以滋阴养胃，宽肠润肠理气。方用沙参麦门冬饮加减治疗。方药：沙参15g、麦冬12g、石斛15g、花粉10g、栀子9g、杭白芍15g、甘草6g、枳壳12g、炒麦芽20g、生山楂15g、厚朴12g、大黄9g、竹叶15g、石膏18g。水煎服3剂后，腹痛心烦燥热皆除，大便通，腹痛缓解，余证减轻，又守原方继服3剂后三诊，去栀子、大黄、竹叶、石膏，再续3剂善后，以养肺胃之阴。

第四十节 舌本烂

【索源一】《灵枢·热病》条中指出："热病不可刺者有九,一曰,
汗不出,大颧发赤哕者死;二曰,泄而腹满甚者死;三
曰,目不明,热不已者死;四曰,老人婴儿,热而腹满者
死;五曰,汗不出,呕下血者死;六曰,舌本烂。热不已
者死;七曰,咳而衄,汗不出,出不至足者死;八曰,髓
热者死;九曰,热而痉者死,热而痉者,腰折,瘛疭,齿
噤齘也。凡此九者,不可刺也。"

按语 本条文指出热病有九种临床表现的症状,不可进行针
刺。一是热病不出汗,颧部发红,呃逆的死证,此为阴
阴不足,虚阳上越,胃气败绝所致。二是泄泻而腹部又
胀满严重的死证,此为热病泄下,脾胃之气败绝所致。
三是两眼视物不清,发热不退的死证,此为脏腑精气衰
竭所致。四是老年人和婴儿,发热而又腹部胀满的死
证,此为邪热伤脾所致。五是热病不出汗,呕吐又兼有
下血的死证,此为阴液大伤所致。六是舌根溃烂,发热
不退的死证,此为三阴皆伤所致。七是咯血衄血,又不
出汗,即使出汗也达不到足部的死证,此为真阴枯竭所
致。八是热邪已深入骨髓的死证,此为肾气败竭所致。
九是发热而出现痉病的死证,此为热邪耗伤阴血,热极
生风所致。发热而痉病者,临证可见腰背反张,手足抽
掣,口噤不开以及牙齿相切等证。

凡是临床出现的九种证候,都是热邪太盛、精气阴
血竭绝的死证,故不可刺也。

舌本烂,为一病症,皆由温热毒邪上发于舌根所
致。本条文所指的舌本烂,身热而又不退的是9种热病
不可刺的一种,故见此证者,要认真辨证施治。

【索源二】元代危亦林在《世医得效方》中指出:"舌本烂,热不
止者,逆。"

按语 本条文是说足厥阴肝经与足阳明胃经,阴阳两经湿热并

重，循经上逆则舌本溃烂，舌两边起白点溃烂，口苦善怒，小便短赤，脉象弦数。治宜清泻肝胆胃家湿热，方用龙胆泻肝汤加减。《灵枢·热病》中曰："舌本烂……热不已者死。"则是说舌质溃烂，五脏六腑皆病，重在心肝二经，热毒循经上逆于舌则舌本烂，拟似舌癌诸症，热毒不已则必死矣。方用龙胆泻肝汤泻心火湿热之毒邪。舌本烂为一病证，与五脏六腑同病，症见口舌多处糜烂生疮，疮面红肿，灼热疼痛，舌苔黄腻，中间的基底部凹陷，疮疡四边隆起，红肿热痛，整体可见心烦燥热，口苦口臭，舌质赤鲜，苔黄腻或燥干，小便短赤，大便秘结，脉象弦滑数。

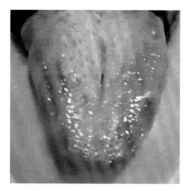

图5-74　舌本烂：舌苔薄白、两边无苔，舌质赤绛，舌态呈尖椒形、边有齿印痕、糜烂湿滑腻（辨证：心肝脾实热浊毒、胃肠湿热）

第四十一节　舌本燥

【索源一】东汉张仲景在《金匮要略·五脏风寒积聚病脉症并治》中指出："肝中寒者，两臂不举，舌本燥，喜太息，胸中痛，不得转侧，食则吐而汗自出也。"

按语　本条文张氏指出肝脏受了寒邪侵袭的患者，临症可见两上肢举不起来，舌根感觉干燥，时常喜欢长长地叹气，胸中疼痛，身体不能转动，吃了东西就呕吐而汗自出等症状。这种症状主要是肝主经脉循经所出现的病症以及肝气郁滞肝胃不和所致。

【索源二】明代孙一奎在《赤水玄珠全集》中指出："肝虚则胸痛

引背胁，实则胸痛不能转侧，喜太息，仲景曰：肝中寒者，两臂不举，舌本燥，喜太息，胸中痛不能转侧，食则吐而出汗也。"

按语　本条文是说肝中寒者，肝主阴，是肝主厥阴的病态，肝气血虚者寒湿之邪气郁滞肝脉，阴寒之邪损及阳气，筋经血脉痹着于表阳时，则两臂不举，似患肩周炎之疾，气机失疏则胸中闷痛，肩背痛不能转侧，故善太息则以缓之。脾主太阴寒湿，中焦脏寒不欲纳谷消食，食之则寒不化则呕吐，表阳不固则汗出。

第四十二节　边舌

首次提出舌边主肝胆理论是明代王肯堂在《医镜·论口舌证》中曰："凡病俱见于舌……舌边主肝胆"。后世以来，这一论述得到了历代医家的认同。百家争鸣，如元代程杏轩在《医述》中曰："舌左属肝，舌右属肺"。清代张筱衫在《厘正按摩要术》中曰："舌左属肝，舌右属脾。"清代高秉钧在《疡科心得集》中曰："舌边属脾。"近代曹炳章在《辨舌指南》中曰："舌边红者，脾热也。"至此舌边与脏腑的关系仍在讨论

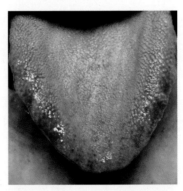

图5-75　边舌：舌苔薄白湿润，舌质绛紫边甚、齿印呈糜烂状、分泌黏液、两边向内卷翘（辨证：胃肠湿热、心肝脾血瘀、实热浊毒）

中。近代朱文锋在《证素辨证学》中曰："舌面与脏腑的分部理论在中医传统理论中占有相当重要的地位，首次将文献研究和临床研究相结合，对舌边与脏腑的关系进行了专门而深入的探讨，证实了舌边与肝胆的关系较为密切，提示舌边主肝胆疾病的理论有一定的实际临床意义，这对中医诊断规范化的发展有一定的促进作用。"

边舌，是指舌的边缘，又名舌边，烂边舌，舌本烂。病证名，

临证可见在舌的两边多起白色溃烂样的小点，口苦善怒，小便短赤，脉象弦数。此证乃由肝、胃二经湿热郁滞所致。治宜清泻肝胆湿热，方药用龙胆泻肝汤施治。

附

舌边

是指舌的两边，又名边舌，烂舌边，舌本烂。病证名。内容详见边舌条目，或舌烂，或舌本烂条目。

第四十三节 舌痈

源鉴

舌痈，又名死舌痈，为病证名。因痈的颜色及所生的部位不同，又分为多种名称。红肿者名为舌红痈；黄肿者名为舌黄、舌黄风；色白木痛者名为死舌痈；生在舌根者名为舌根痈；生在舌的两旁边者名为哑舌痈；痈生于舌上者名为舌上痈。以上所言的六种舌痈，皆因心火炽盛、胃中伏热熏蒸、化毒凝滞而成。初起可见舌赤红肿，不能饮食，言语困难。治宜清热解毒，可用黄连解毒汤加银花，皂角刺，蒲公英，紫花地丁等；或用凉膈散加黄连，外吹冰硼散。已成脓者，治宜清热托毒，用黄连解毒汤加皂角刺，山甲珠，桔梗等。脓已成熟，应切开排脓，另用金银花，薄荷，硼砂，甘草煎水漱口，外吹锡类散。若溃不收口，口中臭腐，可在锡类散中再加入儿茶末，人中白末①等药吹敷局部。

附

天疱疮舌象

天疱疮，是一组由表皮细胞松解引起的自身免疫性慢性、复发

---

① 人中白：指凝结在尿桶里或尿缸中沉淀的灰白色无晶形之薄片或块状物。将其洗干净后干燥研细末而成，临床清热解毒、活血祛瘀。用法用量为3g至9g，水煎服；外用适量。

生强、严重的大疱性皮肤病。其特点是在皮肤及口腔黏膜上出现松弛性的水疱或糜烂性大疱，疱易破溃呈现糜烂面，棘细胞松解征阳性；组织病理为表皮内水疱，血清中和表皮细胞间存在IgG型的抗桥粒芯糖蛋白抗体（天疱疮抗体）。

目前本病病因不明。好发于中年人、男性多于女性。临床多数患者表现为寻常性天疱疮，此外还有增殖性天疱疮、落叶性天疱疮、红斑型天疱疮和特殊性的天疱疮。如药物诱导型天疱疮，副肿瘤性天疱疮、IgA型天疱疮、疱疹样天疱疮。

增殖性天疱疮较少见，是寻常型天疱疮的"亚型"，其抗原与寻常型一致。好发于口腔黏膜、舌肌表面黏膜、鼻唇沟、四肢、腋窝下、乳房下、腹股沟、外阴、肛门周围等部位。其皮损最初表现为皮薄的水疱，尼氏征阳性。溃破后在黏膜糜烂面上形成乳头状的肉芽增殖，舌面呈纵向深裂纹，上面布满白色厚粉质样的分泌物，口唇口角也呈白色厚粉质样结痂状。在皱褶部位易继发细菌及真菌感染，常有臭味，陈旧性的皮损表面略干燥，呈乳头瘤状，慢性病程，预后尚可。

本病的治疗，采取控制新皮损的发生，防止继发性病变，合理应用糖皮质激素等免疫制剂，同时防止并发症。给予易消化的食物，补充血浆或白蛋白，纠正低蛋白血症，防止水、电解质与酸碱平衡紊乱。内服药可用糖皮质激素泼尼松7.5～10mg或皮损内注射；给予免疫抑制剂环磷酰胺（CTX）600～1000mg加入生理盐水滴注；大剂量静脉丙种球蛋白，既能抑制天疱疮抗体的致病作用和炎症介质的产生，又能调理和中和病原维生素，对原发和继发的感染治疗及预防均有利，并减少感染并发症。天疱疮死亡的主要原因是继发感染，要避免给予不必要的糖皮质激素等免疫抑制剂，给予敏感的抗生素治疗。

第四十四节　舌卷

源鉴

【索源一】《素问·刺腰痛篇》中指出："昌阳之脉，令人腰痛，痛引膺，目䀮䀮然，甚则反折，舌卷不能言。"

按语　唐代医家王冰在《注黄帝素问》中注解到："昌阳之脉，阴跷脉也，阴跷者，足少阴之别也。"系指从足少阴经别出的一条阴跷脉，入阴，上循胸里，入属于目内眦，这一经受病会出现阳侧表现弛缓而阴侧表现拘急，所以会出现腰痛连及胸部内侧，目光眩无所见，重则睾丸阴器入腹，舌体卷，语言困难，此证难治也。

【索源二】明代方隅在《医林绳墨》中指出："因风痰之所中，则舌卷而难言……津液结聹，则舌卷而难伸。"

按语　风痰疾者，一指痰扰肝经的病证，在清代李挺的《医学入门》中指出："动于肝，多眩晕头风，眼目眴动昏涩，耳轮瘙痒，胁肋胀痛，左瘫右痪，麻木蜷跛奇证，名曰风痰。"治宜用青州白圆子治之。在明代李中梓的《医宗必读》中指出："在肝经者，名曰风痰，脉弦面青，四肢满闷，便溺秘涩，时有躁怒，其痰青而多泡。"又名肝经风痰，可用水煮金花丸，防风丸，川芎丸治之。二指素体有痰疾，因感受风邪或风热怫郁而发者。在元代王中阳的《泰定养生主论》中指出："风痰者，因感风而发，或因风热怫郁而然也。此皆抱痰疾者，因风、寒、气、热、味而喘咯咳唾，非别有此五种之痰。"风痰之所中心、脾二经，临证则可见到舌卷而言语困难。热甚伤津，内陷厥阴者，临证可见舌卷而缩。

【索源三】清代景冬阳在《嵩崖尊生全书》中指出："舌卷，亦是伤寒见证，系足厥阴肝经，烦满，消渴，谵妄，邪热传脏，宜下。无身热、口渴，四肢厥冷过肘膝，为直中真寒病，急温，直中少阴亦有舌卷囊缩者，急温补。"

按语　本条文指出伤寒一证见舌卷者，系伤寒病在足厥阴肝经。临症可见心烦胀满，消渴，谵妄等症，此为邪热入脏所致。宜用清下法治疗。若伤寒证见有舌卷，而无身热、口渴，见四肢厥冷过肘膝者，为伤寒病邪直中三阴出现的寒厥证，可急以回阳救逆的温法治之。若伤寒病邪直中少阴经筋，临症又见舌卷囊缩者，可急用温阳补肾的方法治疗。

【索源四】清代汪宏在《望诊遵经·舌形容条目》中指出："舌卷
短者，心病也。舌卷，而烦满囊缩者，厥阴病也。喉痹舌
卷，口干烦心，心痛，臂内廉痛，不可及头者，邪客于手
少阳之络也。舌卷不能言者，手少阴之经病也。语声忧惧。"

按语　本条文指出凡邪客于心的经脉或络脉，临证均可出现舌
卷等症状。因手少阴心经出属心系，其支者向上挟咽入
舌根，若出现少阴厥逆，心痛而引喉，舌卷而短，两臂
前部的气血阻逆，还会出现厥冷、麻木、痿痛等症状。
厥阴肝经病者，可见烦满不得安卧，寒邪伤于足厥阴经
筋者，则舌卷阴器囊缩。若外邪伤于手少阳经或手少阳
经的别络，厥逆者可出现循经病变症状，嗌肿、喉痹、
舌卷、口干心烦，重者心胸刺痛，病实者臂内肘关节拘
挛而不伸，向上招举摸不到头部。若手少阴经的别络
发生疾病时，虚证者舌卷而不能言语，或语声微弱而忧
惧，治疗时当取通里穴针刺，穴位在手掌后一寸处取之。

【索源五】《素问·脉要精微论篇》中指出："心脉搏坚而长，当病
舌卷不能言。"

按语　本条文是指心脉弦长而有力，搏击于三关之脉，按之脉
坚弦长，实为脉象太过，心经邪盛热极，必耗津伤阴
伤神，舌肌失其濡养而卷短难言，且神志当昏，故临证
可以见到舌卷而语言困难。若温邪内陷少阴者，高热神
昏，口渴烦躁，当用清热凉血的犀角地黄汤治疗。或舌
卷因少阴虚寒者，下利清谷，口鼻冷气，四肢厥冷，可
用温阳祛寒通营和血的四逆汤治疗。

一、舌卷而焦

源鉴

【索源】清代吴谦等人在《医宗金鉴·伤寒心法要诀·厥阴阳邪脉
证》中指出："阳邪热厥厥而热，消渴热气撞心疼，烦满
囊缩舌焦卷，便硬尚任大承攻，四逆不分四逆散，咳加姜
味下利同，悸加桂枝腹痛附，下重薤白秘尿苓。"

按语　本条文指出厥证者，手足寒也。阳邪入厥阴，厥阴之寒

证则从阳而化热证也。故证见厥而复热，热而复厥，此为热厥也。同时可见胃热口渴，大渴引饮，胃热木郁，热气上冲而胸痛，少腹烦热而满，厥阴肝郁而阴囊紧缩，热气入心经则口舌干燥，舌体焦卷而无津，胃热肠燥大便干硬，可用大承气汤泻实热而攻下。四逆是指四肢厥冷，四逆不分是指手足厥逆证，脘腹疼痛，或泄利下重，均可用四逆散治之，然阴寒内盛的厥证，则非四逆汤不可。四逆散是为身热、脉弦的热厥证而没。兼症见咳嗽者加生姜、五味子、下利者也同样；心下悸者加桂枝，腹痛者加附子，泻利下重者加薤白，小便不利者加茯苓。

二、舌卷而焦黑

源鉴

【索源一】清代吴谦等人在《医宗金鉴》中指出："阳毒热极失汗下，舌卷焦黑熏煤烟、昏噤发狂如见鬼，咽疼唾血赤云斑。六七日前尚可治，表里俱实黑奴丸，热盛解毒里实下，表实三黄石膏煎。"

按语 本条文指出阳毒，谓阳热至极之证也。失汗下，是指应汗解而未用汗解，应用下法而没有用下法，结果，失其汗下的时机后，出现热毒炎炎不已，证见舌体卷状而焦黑，鼻内生如煤烟也。若热毒内攻乘心，临证可见神昏噤栗，发狂如见鬼神，咽疼唾血也。若热毒外薄肌肤，临证可见肌肤发赤，好像锦云之斑也。在外阳毒热邪六、七日前的发病初期，阳热毒邪在表未深入里，故尚可治。若表里俱实，又无汗不大便者，宜用黑奴丸两解治疗。无表里实证而热盛者，宜用黄连解毒汤治疗。兼证燥渴者，可与白虎汤联合应用，以生津而清其内热，里实不便者，可用解毒承气汤下之。表实无汗者，可用三黄石膏汤煎服治疗。

【索源二】清代汪宏在《望诊遵经》中指出："汗出不流。舌卷黑者，心绝也。"

按语　　本条文指出少阴厥逆证，身热而赤，汗出黏腻者，故汗
　　　　不流，舌卷而质黑，为心阳欲脱之证也。

【索源三】清代马之骐在《疹科纂要》中指出："阳毒脉浮数洪大，
　　　　内外结热极深，面赤狂乱，舌卷焦黑，鼻若烟煤，四肢烦
　　　　躁，狂言谵语，如见鬼神，下利频多不安，发点斑烂，名
　　　　为阳毒。"

按语　　本条文指出阳毒证多为热毒郁于营血所引起的斑疹伤
　　　　寒、猩红热以及流行性脑脊髓膜炎菌血症型等疾病。治
　　　　宜清热解毒。方药用清瘟败毒饮加紫草、紫花地丁等解
　　　　毒清热之品，治之。

三、舌卷缩

源鉴

【索源一】《灵枢经·五阅五使》中指出："以官何候？以候五脏。
　　　　故肺病者，喘息鼻胀；肝病者，眦青；脾病者，唇黄；心
　　　　病者，舌卷短，颧赤；肾病者，颧与颜黑。"

按语　　本条文指出疾病反映在五官上是什么征候呢？用五官来
　　　　诊察五脏肺病时，临证可见呼吸喘急，鼻翼扇张；肝病
　　　　时，眼角发青；脾病时，可见口唇色黄；心病时，可见
　　　　舌卷而短缩，两颧部位发红；肾病时，两颧及面部颜色
　　　　发黑，额部与眉目之间黑色为重。这些临床症状都是五
　　　　脏经脉循行部位所发生的病变。

【索源二】《难经·二十四难》中指出："足厥阴气厥，即筋缩引卵
　　　　与舌卷。"

按语　　本条文指出因七情所伤，足厥阴肝气欲厥者，临证可见
　　　　心，腹部急痛，筋挛拘急，筋缩可引睾丸随筋内缩和舌
　　　　卷等症。

【索源三】清代汪宏在《望诊遵经》中指出："舌本卷缩者，木克
　　　　土也。"

【索源四】清代汪宏在《望诊遵经》中指出："舌卷缩如丹，咽唾
　　　　不得，足踝小肿者，肉绝也。"

按语　　木者肝也，土者脾也，木克土也为足厥阴肝经气绝之

证，气厥而逆，故临证可见舌卷而内缩。若见舌卷内缩如丹，吞咽或唾出均困难，两下肢肿胀者，此为危重之证也。肉绝，乃指肌肉羸弱败绝的疾病。在唐代孙思邈的《备急千金要方·脾脏》中指出："肉绝不治，五日死，何以知之？皮肤不通，外不得泄。凡肉应足太阴，太阴气绝则脉不营其肌肉，唇反者气尽，则肉先死。"

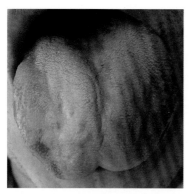

图5-76　舌卷缩：舌苔薄微黄，舌质赤绛，舌态尖下卷内缩似肿胀，向左偏（辨证：五脏炽热、少阴厥阴阴虚化风）

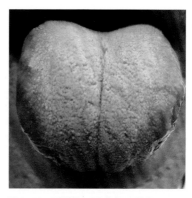

图5-77　舌卷缩：舌态向下卷缩、舌下卷，舌苔黄厚、干燥坚老

四、舌卷卵缩

源鉴

【索源一】《灵枢经·经脉》中指出："足厥阴气绝则筋绝，厥阴者肝脉也，肝者筋之合也，筋者聚于阴器，而脉络于舌本也，故脉弗荣则筋急，筋急则引舌与卵、故唇青舌卷卵缩则筋先死，庚笃辛死，金胜木也。"

按语　本条文指出肝者主筋，为黑极之本，其华在爪，其充在筋。尚若足厥阴肝经经脉气竭绝，则会出现经筋拘急。足厥阴属肝脏的经脉，肝脉外合于筋，经筋又聚合在阴器，而脉又络于舌本。如果肝脉不能营运精微脉气以养经筋，则出现肝主的经筋拘急而牵引至睾丸和舌根，故而出现口唇发青，舌体卷屈，睾丸抽缩等肝主厥阴经脉的证候，这是经筋将要败绝的表现。这种病证，庚日危重，辛日死亡。这是由于肝在五行之中属木，庚辛属金，金能胜木的缘故。

【索源二】清代汪宏在《望诊遵经》中指出："舌本卷缩，嗔喜无度，胸闷恍惚胀满者，脾寒受风也。唇青舌卷，卵上缩者，足厥阴气绝，筋先死也。中热嗌干，善溺，心烦，甚则舌卷。卵上缩者，厥阴绝也。卵上缩而终矣。"

按语　本条文指出脾主太阴经脉虚寒证，出现喜怒无常，伤及肝、脾，又感受风邪。临证可见舌体卷缩，神志恍惚，胸腹胀满。若厥阴气机逆乱，阳气内闭而引起厥证者，可见口唇青紫，舌本卷，阴囊睾丸上缩。此是足厥阴经筋伤于寒邪所致，出现大腿内侧筋痛而抽，卵上缩。若身热如炭，心烦而小便多者，人迎躁盛，喘息气逆，舌卷，卵上缩，太阴脉细如发者，为厥阴肝经之重证，唇青厥逆者为寒厥，嗌干心烦者为热厥，临证可鉴。

五、舌卷囊缩

源鉴

【索源一】明代孙一奎在《赤水玄珠全集》中指出："肝脉亦络舌本，故伤寒邪传至厥阴经则舌卷囊缩。"

按语　本条文孙氏指出肝经之脉也络系于舌根，所以伤寒或热邪内陷厥阴肝经时，则会出现上为舌卷，下为囊缩等厥阴肝经所主的临床症状。

【索源二】清代吴谦等人在《医宗金鉴·难治死证》中指出："伤寒死证阳见阴，大热不止脉失神，阴毒阳毒六七日，色枯声败死多闻。心绝烟熏阳独留，神昏直视及摇头。环口黧黑腹满利，柔汗阴黄脾败由。肺绝脉浮而无胃，汗出如油喘不休。唇吻反青肢冷汗，舌卷囊缩是肝忧。"

按语　本条文指出阴阳邪正有盛衰，正盛邪衰则生，阴盛阳衰则死。伤寒阳证，见有浮大数动滑之阳脉，则易愈而生。若见沉微涩弱弦之阴脉，则难治而死。故曰阴病见阳脉者生，阳病见阴脉者死。大热不退，邪盛脉失神正气虚，正虚邪盛者，死也。阴毒阳毒，亢极不生化。内外两夺者，则出现色枯声败，多死证。形如烟熏，神昏直视又摇头者，为阳邪攻心。环口唇发黑，腹满下利，汗出身黄者，为脾绝之证。脉见浮而无胃气，自汗出如油，喘息不休者，为肺气绝也。临证若见口唇色青者为气绝寒极之证，肢冷汗出者，为亡阳真阴外泄。又见舌体内卷，阴囊紧缩者为气厥，足厥阴肝经循大腿内侧入阴毛中，又过阴器，故为厥阴肝病。

【索源三】清代吴谦等人在《医宗金鉴·杂病心法要诀·霍乱总括》中指出："挥霍变乱生仓卒，心腹大痛吐利兼，吐泻不出干霍乱，舌卷筋缩入腹难。"

按语 本条文指出临证见突然腹中绞痛，欲吐不出，欲泻不下，心烦不安。重者面唇青，肢冷汗出，脉象伏沉，此证为霍乱。是因饮食不节制，又感受了山岚瘴气，秽浊之邪闭塞于中焦胃肠所致。故又名搅肠痧。可用利气宣壅，辟浊解秽法治之。服苏合香丸或来复丹，若见到舌体内卷，筋缩入腹者，就比较难治了。

【索源四】清代程国彭在《医学心悟》中指出："肝主周身之筋，热邪内灼，则津液枯，不能荣养于筋，故舌卷而囊缩，宜急下之。"

按语 本条文指出热邪内陷厥阴，灼津液枯，而筋脉失其荣养之证。经筋者肝之所主，故厥阴肝热者，出现舌卷而囊缩。此系热病深入厥阴之危候，可急下存阴治之，用大承气汤之类。若见四肢厥冷，口鼻冷气，下利清谷，舌卷而囊缩，脉沉迟者，是寒邪直中厥阴的经证，可用当归四逆汤温补，或用代灸涂脐膏贴关元穴位治疗。

六、舌下卷

源鉴

【索源】清代汪宏在《望诊遵经》中指出："吐舌下卷者，死证也。"

按语 本条文汪氏指出吐舌证，舌尖上卷不能，皆系舌下系带舌柱紧牵，舌尖伸不出，反而舌尖向下微卷。可作舌下消毒，稍做剪切舌柱，放松舌柱延伸舌系带。若病在少阴中下二焦，邪犯厥阴下焦肝肾，症见舌头尖向下卷者，色紫或瘀青者，为厥阴竭绝之证死证也。

第四十五节　舌生裂纹

源鉴

【索源一】清代刘恒瑞在《察舌辨症新法·舌质无苔分别诊断法》中指出："中有直沟，如刀背印成，阴液元气皆虚也，舌质横裂，素体阴亏也。舌生裂纹如冰片纹，老年阴虚常见之象也，少年罕见，有此不吉。"

按语　本条文刘氏指出舌面正中有纵向的直沟，像刀背压印而成，此为温热病后，阴液元气两虚之候也。若舌质出现横向裂纹，是素体阴虚之体质的舌象。舌面生裂纹犹如冰片纹理者，乃是老年阴虚之体的常见舌象，一般少年罕见。若少年发病，察舌象而见舌生裂纹者，为病重预后不好的征兆。

【索源二】近代曹炳章在《辨舌指南》中指出："平人之舌无纹也，有纹者血衰也，纹少、纹浅者，衰之微；纹多，纹深者衰之甚，舌生横裂者，素体阴亏也，舌生裂纹如冰片纹者，老年阴虚常见之象也，全舌绛色无苔，兼者横直镂纹而短小者，阴虚液涸也，无苔无点而裂纹者，阴虚火炎也，凡舌见裂纹如人字、川字、爻字及裂如直槽之类，虽多属胃燥液涸，而实热内逼者也有之。淡白舌有发纹满布者，乃脾虚湿浸也……凡舌绛光燥，裂纹为阴液大伤，但裂不光，为胃阴不足，痰热凝结；若舌色绛红，边尖破碎，舌有血痕而痛者，此阴液大亏，心火上炽也；舌大赤裂，大渴引饮者，上消之证也。"

按语　本条文曹氏指出了平人之舌象是无纹裂。凡有纹少纹多，裂浅裂深，横纹直纹，纹裂满布舌面，或其他纹形者。皆为血阴两虚之辨证。同时又要根据临床舌象纹裂的轻重与体征的不同又分为胃燥、脾虚、痰热、上消等多种，故临证舌象当须详细辨证，询问家族史，四诊合参，以辨舌生裂纹的病因与脏腑病理变化的关系，分别从因从脏腑辨证治疗。

【索源三】近代曹炳章在《辨舌指南》中指出："凡舌四边有苔，中心无苔，中心有直裂或横裂，皆心胃阴液不足。"

按语 本条文曹氏指出了一种特殊的舌象是舌面的四边有苔、舌中心无苔，但见有直裂纹或横裂纹。见此状者，皆心胃阴液不足所致。当以滋养心胃之阴、补脾胃之气为主治。

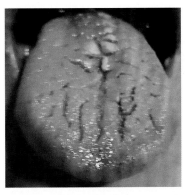

图5-78 舌生不规则裂纹、舌质尖部有青紫瘀斑、舌两边舌苔黄腻

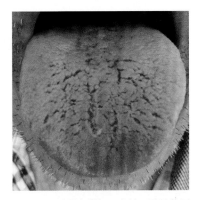

图5-79 舌质赤鲜红、尖甚，舌苔黄厚满布全舌，舌态扁大、舌面有不规则裂沟（辨证：心肝肾实热、中焦脾胃湿热）

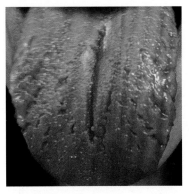

图5-80 舌质赤鲜红，无苔，舌态两边多呈流线型裂沟，中有3mm裂沟（辨证：一为先天性遗传舌象，下为肝脾肾阴虚、五脏实热证）

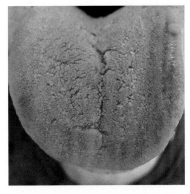

图5-81 舌质淡或淡红，舌苔白薄干糙，舌态扁大、左边呈斑块状糜烂，继后生有黄豆大小肉瘤，中有不规则裂沟（辨证：肝脾气虚、中焦脾胃虚热）

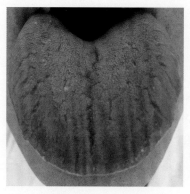

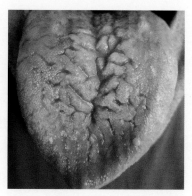

图5-82 舌质嫩淡红，舌苔薄白，舌态胖厚胀大、两边呈流线状裂沟，中有纵向裂沟，两边向内翘卷（辨证：脾肾五脏气虚、中焦脾胃湿热证）

图5-83 舌质鲜红质嫩，无苔、舌根部两侧有少量白苔，舌态中轴呈纵向深裂至舌根部、纵沟的两侧叶脉状裂沟似似爪形深裂、沟裂底部有清澈积液、舌尖边向上翘，舌象似桃形（辨证：萎缩性胃炎、胃气衰败、心肝炽热生风、肝胃恶性病舌象）

一、沟裂舌

沟裂舌，又称沟纹舌。是一种发育畸形的舌象，舌体表面有纵行的裂沟，也称为"裂缝舌"，多是一种良性改病变，通常认为是舌质的先天性缺陷。此症也可见于全身性脓疮性银屑病等感染性疾病。如果有任何其他无法确定的因素，则需要接受耳鼻喉科医师的会诊检查。临床常见的有阴囊舌和皱襞舌两种。

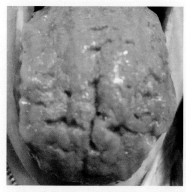

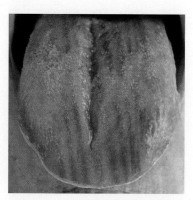

图5-84 阴囊舌：舌态形似核桃外壳状，沟裂凹凸，舌下卷似阴囊，无苔，舌质紫灰暗（辨证：少阴厥阴心肝脾肾五脏阴虚证）

图5-85 沟裂舌：舌态中有纵向裂沟，无叶状分支，舌质赤鲜红，舌苔薄黄湿润滑，根苔部剥蚀（辨证：肝肾气阴两虚，脾肾湿热证）

（一）阴囊舌　是沟裂舌的一种，也称沟纹舌。本病是一种先天性疾病，是家族性疾病。其舌比一般正常舌大，其沟纹深浅不等，也有称其为阴囊神经性皮炎。主要原因是先天家族遗传基因，还由于情志波动、忧虑、焦虑、紧张、兴奋或恐怖等七情过之所伤，致使神经衰弱，引起自主神经系统的功能紊乱，大脑皮质活动不能调节大脑以质与皮肤的协调关系，此时，无论任何

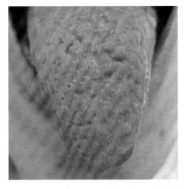

图5-86　阴囊舌：舌态瘦厚长，裂纹呈壁状，舌质赤鲜红质嫩，面有散在突凸小水泡，无苔（辨证：肝脾肾五脏阴虚，胃肠六腑气虚发热证）

的精神刺激，都会使其阴囊部皮肤出现苔藓样改变，并呈持续性表现。此属"皮疹"范畴。也可见于身体的其他部位，如颈后的两侧，两肘后，骶尾以及外阴部等。而发生在肛周与阴囊部位的皮肤出现神经性皮炎的症状。表现在口舌的边缘可见有凹凸的牙印、舌背有较粗长而深的裂纹呈脑回状。阴囊舌大多常见于先天性的愚型患者和Melkerssohn-Rosemthal综合征，以及库登氏综合征，或多发性错构瘤综合征。本病是由于常染色体显性遗传所致。临床症状主要表现为：舌体的体积增大，沟纹深裂，舌乳头呈癣样丘疹、乳头瘤样病变与黏膜病变；可见齿龈乳头瘤性和苔藓样病变，似阴囊状舌，容易滞留食物的残渣，腐浊沉积而变臭，使口腔有异味。面容呈鸟样，上下颌骨发育不全，小口畸形，高腭弓；在处女期其乳房过度发育，呈纤维囊性病，肿瘤；有皮下脂肪瘤；肢端皮肤发生角化病或疣状病变；或二者并存。有甲状腺瘤，胃肠道息肉病。X线影像显示：胃肠道息肉，甲状腺腺瘤，乳腺肿瘤，颌发育不全或畸形。一般不需治疗，可经常漱口或含水漱口，以保持舌体及口腔的洁净卫生；后天者及其他病症者，辨证辨病多从肝肾阴虚，血虚生风，或脾肾湿热，循经直上于舌所致，或从肝郁化热调养施治，预防继发性感染。

（二）皱襞舌　皱襞舌多为家族性遗传基因缺陷性疾病，该病例显示出常染色体显性遗传病，或者是发育中的缺陷所致。这类病

的舌面直观目视可见：舌面形成脑回状或不规则形状，舌面的外形有如阴囊的外皱襞样，在舌背的中央有前后的纵形沟，其两侧有若干支沟纹，形似叶脉，呈放射状或不规则的沟，故此称为阴囊舌。一般无自觉症状，当脏腑湿热疾病继发感染出现炎症时，舌面可有轻度的不适或疼痛，舌面的不规则的放射沟底的乳头则不尽明显。防治的办法是注意保持口腔的洁净，去除滞留在沟裂纹内的食物残渣，继发感染时可按一般感染性炎症对症清热解毒利湿宽肠处治，可内服清热解毒利湿方药，舌面外撒清热解毒收敛的粉散之剂。

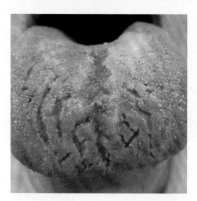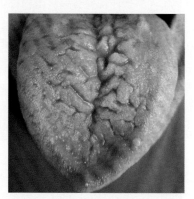

图5-87　皱襞舌：舌态胖厚大呈现扇形，中有纵向深化5mm深裂沟，两边呈波纹外展裂纹，舌质淡或淡红，舌苔薄白根部厚显黄（辨证：脾肾气阴两虚，阴虚甚，胃肠六腑虚热）

图5-88　皱襞舌：舌态似桃形，中呈"非"字形裂沟纹，舌质淡或淡红质嫩尖赤，无苔根部苔薄白黏腻（辨证：脾肝肾气阴两虚，胃肠六腑虚热）

二、沟状舌

沟状舌，系指在舌面的中央几乎近从舌尖部开始纵向至舌根部出现2～4mm的深沟纹，把舌头分为两半，状似大脑的沟回样，或者核桃仁的回沟样。而在纵沟的两侧分支出不等的叶状分支，如同干燥的树叶脉纹一样，舌面中心的裂纹较粗，纵横交错，放射到舌边的裂纹逐渐细浅至无，故又称为"叶脉舌"。舌乳头正常，不影响味觉；如果发生在浅沟裂舌的早期，口腔又感染了增生性念珠菌病，可引起间隙肿胀，舌体也会增大，沟裂舌症状会加重，舌苔黄燥，口干，进食热食品时，舌面会有灼热感。沟状舌主脾肾阴虚，胃热虚火上炎，可用滋肾益脾、平胃养阴之剂施治。

沟状舌常见于面瘫水肿征，通常称为面瘫、水肿、沟状舌综合征，又称Melkersson Rosenthal综合征。是一种具有反复发性作颜面水肿和沟状舌的综合征。病因目前未明，男女均可发生，一般都在20～40岁之间发病。本病临床有3种表现：即颜面水肿，面瘫和沟状舌。三证具全者为全型，只有两种者为不全型。三证中最重要和最早出现的为颜面反复发生水肿，突然出现类似血管性水肿，按发生部位顺序排列为上唇、下唇、颊的一侧或两侧、前额、眼睑和一侧头皮等。水肿无压痛，反复发作后局部呈肉芽肿样的隆肿。每次水肿发作时可有低热及轻微的全身不舒症状。手背也可见有水肿。约有1/3的患者有面瘫，可比颜面水肿早发，也可发病在后。其他脑神经，如嗅觉神经、听神经、舌咽神经和舌下神经也可同时受到影响。约有30%的患者出现沟状舌，水肿开始时病理组织尚无特殊的变化，以后逐渐出现纤维化和灶性淋巴细胞浸润，也有出现肉样瘤的组织病理变化。本病初期不易诊断，反复出现颜面水肿、面瘫，或沟状舌。若出现水肿，或面瘫和沟状舌时，则提示本病不全型发生。如果三证具全时则诊断不难。因此对本病可疑的患者应注意观察。本病尚无特殊的治疗方法，对水肿不能自行消退处可局部注射皮质激素，可用健脾利湿、温阳利水之剂调理，大的可做整形手术。

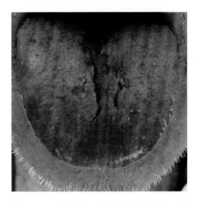

图5-89　舌态胖，中有纵向深裂沟，舌质绛紫，尖边有散在的小红点，舌苔根部薄黄（辨证：心肝肾五脏实热，脾肾六腑阴虚证）

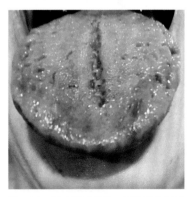

图5-90　舌中轴裂纹深、两边散在深裂孔，舌质赤鲜红、无苔

刘某某，女，39岁。自述行经半月来未止，量多色鲜，午后潮热汗出，头晕，心烦口渴，五心烦热，心悸，夜寐不安，或有盗汗，足跟隐痛，舌质赤、舌中有裂纹干燥（图5-91），脉象虚数。辨证属肝肾阴虚，虚热内扰所致冲任失调。遂投以固经丸加减治之。方药：炒白芍9g、黄柏炭3g、醋炙香附6g、炙椿皮9g、炙龟板15g、炒黄芩6g、侧柏叶炭9g、地榆炭9g、仙鹤草30g、

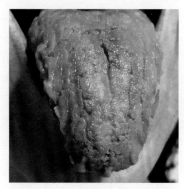

图5-91 舌质赤、舌中有裂纹干燥

生地炭15g、地骨皮12g，服药3剂后二诊，经漏已止，头晕心悸渐缓，夜寐安。遂原方去侧柏叶、地榆、仙鹤草；加旱莲草15g、女贞子15g，续服6剂而善后。

小结

舌生裂纹，又称为舌上龟纹、裂纹舌、裂沟性舌炎等。系指舌表面呈现各种纵横交错的纹裂，一般是从舌的中心线向前或向后，及向侧面辐射呈叶脉状。裂纹可出现于全舌面，也可偏见于舌面的前半部，或者后半部，或者舌尖部，或者舌的两侧缘。主要是由于脾家阴津亏耗，胃家燥热，或多于热病之后，虚热旺盛，脏腑营阴俱虚，耗伤元阴，心苗舌体失养所致。西医学研究认为舌生裂纹产生的机理主要是由于舌黏膜萎缩，乳头倾向于不同的方向，而逐渐形成透出表面的纹裂状。

本证一般常见于营养不良性疾病，慢性消耗性疾病，B族维生素缺乏，复合维生素乙缺乏等引起的慢性舌炎。也多见于温热病、高热、脱水、脾胃热重、胃肾阴虚、大渴引饮的上消证，兼见有口唇干燥，舌纹裂动态时疼痛等现象。

第四十六节　舌下痰包

【索源一】明代陈实功在《外科正宗》中指出:"痰包乃痰饮乘火流行凝注舌下,结而匏肿。绵软不硬,有妨言语,作痛不安,用利剪刀当包剪破,流出黄痰;若蛋清稠黏难断,捺尽以冰硼散搽之。内服二陈汤加芩、连、薄荷。"

按语　本条文是说舌下痰包,又为舌下囊肿,系由痰火热毒互结,随心上注郁滞于舌下脉络而成。症见结肿如匏瓜状,光滑柔软,色黄不痛,肿满胀于舌下。妨碍语方、饮食与吞咽。破之流出淡黄色痰涎如鸡子蛋清色,黏稠不断,或如豆渣,或如粉汁,反复不愈。可作消毒后剪破排脓涎黏液,内服温胆汤加减;局部外撒木舌金丝膏或冰硼散。

【索源二】清代吴谦等人在《医宗金鉴·外科心法要诀·舌部·痰包证》中指出:"痰包每在舌下生,结肿绵软似匏形,痛胀舌下妨食语,火稽痰涎流注成。"

按语　本文指出了舌下痰包形成的病因及临床表现。此证生于舌下,结肿的痰包形似匏形,像瓢葫芦状,疼痛而胀,壅塞于舌下,妨碍饮食和语言功能。痰包色黄,是由火稽痰涎流注而成。局部治疗时要在严格消毒后,将痰包表皮剪破,有鸡子清样的痰涎流出,黏稠不断,拭净后可搽冰硼散,再服加味二陈汤。在治疗期间忌煎炒及火酒类食物。

附

舌下黏液性囊肿

舌下痰包一证,又名为舌下黏液囊肿。近代多认为是舌下腺腺体分泌障碍,腺液生成机制发生变化或黏稠发生潴留而形成的囊肿,也称为黏液滞留性囊肿,可由下唇内侧或舌下腺管的炎症性病变所引起。通常呈圆形突起,因其外形类似青蛙鸣时鼓起的咽囊,

故又名为"蛤蟆肿"。一般常见
于年轻人。舌下囊肿位于口腔底
部,在舌下的根部,或舌系带的
一侧,被覆盖的囊膜略呈现淡白
色或淡蓝色的透明状,无痛、有
波动,其囊壁薄而紧张。当切开
或有时仅仅稍压时,可有一种稻
草黄色的黏液性液体逸出。

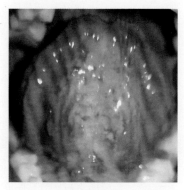

图5-92 舌下黏液性囊肿:舌下润滑,
舌柱两侧有散在多发性红色大小不等的
水泡,刺破黏液质,两侧脉络青紫黑瘀
胀(辨证:少阴心经湿热,厥阴肝经气
滞血瘀证)

黏液囊肿由黏液腺体导管破
裂产生,有唾液黏蛋白流入黏膜
下而引起囊性空腔,伴有强烈的
炎症,舌尖下面起有米粒大小的
水泡,泡刺破后会流出一些白色
的黏性液体,可以反复的发作;水泡下的肉芽组织形成后又有纤维
化。舌下囊肿被覆于其上的口腔黏膜可以移动,病情较重时,肿囊
增大可经舌系带下扩展到对侧,造成在舌系带两侧皆似有囊肿的印
象,还可向口腔的基底部扩展,继而突出到颏下的舌骨上,引起患
者语言障碍及饮食困难。

目前一般采取手术治疗,自口腔舌下的基部将囊肿完全摘除
掉,不要有遗留的囊壁黏膜组织残存,否则容易引起复发。在黏液
导管的破裂处可用苯酚烧灼破坏,或者用电灼烧。这种病在皮肤科
临床工作中颇为常见,舌体部发生的黏液囊肿又分为两种。

(1)舌部黏液性肉芽肿,是由黏液腺的排泄管破裂,黏蛋白外
渗进入周围组织而形成的。黏蛋白中所含黏多糖与组织反应有关。
临床症状表现为有弹性,囊性和境界清楚的肉芽肿,可见于舌尖部
及下唇的内侧面。

(2)皮样囊肿,可发生在口腔底部,特别是在舌下区。舌下
的结肿如包样,渐渐的增大,疼痛不明显,如果肿胀严重者,会有
胀痛感,影响舌体运动,也妨碍语言和饮食;其外表光滑,色质淡
蓝,按之柔软,且有波动感。

舌下黏液性囊肿病,是一种很难治疗的疾病,且容反复发作。
依其临床症状,中医辨证论因有三。一为肝气郁滞,气滞血瘀所

致。临症可见头晕目眩，口苦咽干，胸闷不舒，脘腹胀痛，胁痛，嗳气，耳鸣，舌质红，舌边或有瘀点，舌苔黄腻，脉象弦数或细数；治宜疏肝解郁，清热泻火解毒，方药可用丹栀逍遥散加味施治，加泽兰、刘寄奴、柴胡、郁金、半夏、全瓜蒌等辨证用药。二为上焦肺经外感风热，脾湿聚热生痰所致。临症多见头痛，身困疲乏，胸胁胀满，气短，或有咽痒咳嗽，咯痰，舌苔白或微黄而腻，脉象缓或弦滑；治宜解表散肺寒，化痰理气散结，清热解毒，方药可用益气清金汤加味施治，加栀子、黄芩、半夏、全瓜蒌、葶苈子、连翘、泽兰等辨证用药。三为肺脾气虚，脾失健运，湿痰循经流注所致。症见头重头痛，四肢沉困倦怠，咳嗽，痰涎稀白，量多，不欲饮食，胃纳差，胃脘胀满，舌态胖大，舌质红，舌苔黄腻，小便黄赤，脉象浮数或浮紧。明代李时珍在《濒湖脉学》中指出"痰生百病食生灾"一语高度的概括了湿痰致病的病机病理。治宜益气健脾，化湿利湿消痰，理气通络施治。方药用参苓白术散加味施治，加黄芪、川贝、全瓜蒌、黄芩、苏子、葶苈子、薤白、五味子、乌梅、法半夏、芦根、枳壳、厚朴、旱莲草等辨证用药。

医案举例

柴某某，男，26岁，工人。1978年9月4日初诊。自述4个月前发现咽部有异物感，轻微疼痛，咽部右侧有一黄豆大小的肿物。患者自觉肿物生长较快，咽痛，妨碍吞咽。

检查：见右侧扁桃体连及舌根部有一蚕豆大小肿物，触之较硬，活动度差，后鼻镜及间接喉镜检查未发现异常。全身浅表淋巴结未触及。舌苔薄黄，舌质暗红，有瘀斑，脉弦。

取咽部肿物组织活检，病理报告显示"扁桃体鳞状细胞癌"。中医辨证为血瘀痰凝所致。

治宜活血化瘀，祛痰破气散结。方药：生蒲黄10g、五灵脂10g、土鳖虫10g、穿山甲15g、当归15g、制乳香10g、制没药10g、莪术10g、全瓜蒌25g、川贝母10g、半夏9g、皂角刺10g、地龙10g、桔梗12g、连翘12g。水煎服，每日1剂。另用山豆根120g、山慈菇120g、杏仁150g、急性子50g、孩儿茶150g。共为细末，炼蜜为丸，每丸重3g，含化或徐徐咽下，每日6粒，治疗35天。自觉咽痛已除，肿物略变软，变小，活动度增加，再予前方药中加血竭5g、夏枯草10g，含化药继续服用，又服药治疗35天后，自觉咽部已无不适感。局部检查：肿物已消，又以含化药的半量为末，炼蜜为丸，如法使用1个月后病愈，1年后随访，未见复发。

第四十七节　匏舌

匏舌，又称为痰包、舌下痰包、舌下囊肿。是由痰火互结于舌下所致。临症可见结肿如匏瓜状，光滑柔软，色黄不痛，胀满舌下，妨碍饮食及语言。可用清热化痰之剂治疗，方用二陈汤加黄连、黄芩、竹茹、蒲公黄等。内容详见舌下痰包条目。

第四十八节　中枢性舌瘫

中枢性舌瘫，系中枢性舌下神经损伤所致的舌瘫。舌下神经损伤通常分为两种类型：即中枢性舌下神经损伤和周围性舌下神经损伤。中枢神经系统疾病而引起的中枢性舌体瘫痪与中枢性面瘫和中枢性肢体瘫痪，同时会出现不完全运动性舌强失语，此皆是脑卒中、急性脑梗死的临床表现后遗症。在解剖生理学上会出现双侧核上性瘫痪和一侧核上性舌

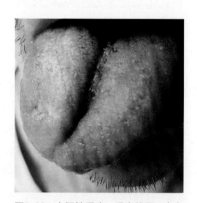

图5-93　中枢性舌瘫：舌态胖厚，中有纵向裂沟，舌质紫绛，无苔（辨证：少阴厥阴心肝肾阳亏受虚阳亢、风寒受之）

肌瘫痪。多数原因系由脑中风的后遗症、脑血管疾病、脑出血、脑栓塞以及颅脑损伤颅内肿瘤等进行性延髓麻痹所致。舌下神经核性病变皆可引起舌下神经损伤而出现舌肌萎缩与瘫痪。伸舌时舌体偏向病灶的对侧，舌肌麻痹侧还常伴有中枢性面神经麻痹与瘫痪。在近代解剖学定位诊断中指出，锥体束纤维在内囊部最为集中，此处发生病变后，容易使一侧的锥体束全部受损从而引起对侧比较完全

的偏瘫，即刻出现对侧的中枢性面瘫、舌瘫和肢体瘫痪，并常常合并成对侧半身的感觉障碍，又称为"三偏"征。临床针对不同的舌下神经损伤的病因采取不同的治疗方法。应用中医药辨证施治，再加上针灸和按摩，需要时间持久，坚持治疗，对中枢神经系统病变所引起的中枢神经性舌瘫会有很好的康复治疗效果。

第四十九节　周围性舌瘫

周围性舌瘫，又称为周围性舌下神经损伤所引起的舌瘫，与中枢性舌瘫不同，周围性舌下神经损伤是由舌下神经周围性神经的病变所引起的。中老年人最常见的原因是面部突然遭受风寒湿邪的侵袭，或虚邪贼风中其面部所致周围性舌瘫；另外，遭受外力撞伤所致的颅底骨折、动脉瘤、舌下神经原发性肿瘤，或做舌下神经与面神经吻合术等多种原因

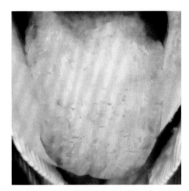

图5-94　周围性舌瘫：舌质赤绛，舌苔薄黄根厚，舌态瘦瘪欠润滑，系少阴阳明二经又上焦太阳风寒辨证

也可诱发周围性舌瘫。临症表现除见舌体麻痹瘫痪外，还见有舌肌萎缩及舌肌纤维颤动，伸舌时舌体偏向病灶一侧。其他的与舌下神经核的损害病理改变基本上相似。又分为单纯性和复合性两类。

①单纯性的周围舌下神经损伤时，会出现单侧性的舌下神经麻痹，病侧的舌肌会瘫痪，伸舌时其舌尖偏向患侧，患病侧的肌肉逐渐萎缩，如果两侧的舌下神经麻痹时，则舌肌会完全瘫痪，舌体会滞位于口腔的底部，不能自主的伸出口外，并且出现言语与吞咽动作困难。②伴有后组脑神经损伤的舌下神经损伤，即指延髓麻痹症，会出现舌肌萎缩，舌肌活动瘫痪，吞咽困难，舌肌束性纤维性颤动，发音困难，讲话困难，语言不清等。

中枢性舌瘫和周围性舌瘫，是两种不同的疾病，重点区别在于以下方面。

（1）发病的原因不同：中枢性舌瘫系由核上组织，包括脑皮质、皮质脑干纤维、脑桥与内囊等多组织受到损伤所引起。多见于脑血管病变、脑出血、脑梗死、颈内动脉栓塞、脑肿瘤等多种疾病；而周围性舌瘫则是由于面部神经核突然受到风寒、寒湿所伤，俗称面部受风或面部中风所致，或因耳部感染、面部神经纤维瘤及脑膜感染性疾病，或颜面部神经遭受外伤损伤所引起的。

（2）病变的部位不同：中枢性舌瘫表现为在病变的对侧连及颜面的下部出现震颤或麻痹，而周围性舌瘫则表现在患病灶的一侧出现全部的舌肌或面部肌肉瘫痪。

（3）表现的症状不同：若出现中枢性舌瘫，即会在眼睑以上的面部表情肌尚未出现瘫痪，故患者可以闭眼、皱眉、扬眉目的动作均为正常，两侧的面额肌的深度，以及眉毛的高度，眼睑的大小均无异常出现。只是在病变对侧的眼睑以下的表情肌出现瘫痪，即指颊肌、口轮匝肌、上提唇肌等出现麻痹或瘫痪。还可见到患者的鼻唇沟变浅，口角肌肉皮肤下垂，在示做咬齿动作时，口角会歪向其健侧。其他如味觉、眼泪液、唾液的分泌尚无障碍，不伴有听力改变。面瘫的同一侧肢体也会出现瘫痪，学会出现腱反射异常。

而周围性舌瘫病变则会出现同侧的面部肌肉出现瘫痪，患者不能进行皱眉目、皱额头、闭眼睛、张口露牙齿、闭口鼓腮等面部多项颜面表情动作；同时伴有鼻唇沟变浅及口角下垂；在患病侧的舌前2/3的味觉会出现减退，并伴有唾液腺体分泌障碍等功能障碍表现。

第五十节　雀舌

雀舌，为病证名。是由于过食辛辣炙煿，热毒之邪结于心胃两经所致。临症可见舌上复生小舌，初感疼痛，继则发熏溃烂，可引起两腮红肿。治宜清心凉膈。方用凉膈散加黄连、黄柏。或以三棱针挑破，吹敷锡类散。

第五十一节 重舌

源鉴

【索源一】隋代巢元方在《诸病源候论·唇口病诸候·重舌候》中指出："舌，心之候也。脾之脉起于足大指，入连于舌本。心脾有热，热气随脉冲于舌本，血脉胀起，变生如舌之状，生于舌本之下，谓之重舌。"

按语 本条文指出舌为心之外候。太阴脾脉起于足大趾，上连于舌本。如若心、脾积热，热气可随心、脾二经脉上

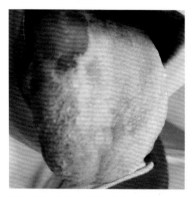

图5-95 重舌：舌质赤绛，舌态肥厚胀，左边下缘生一小舌，舌苔薄、根部厚黄燥，小舌部后缘呈圆斑状剥脱（辨证：少阴心阳明胃二经实热证，复生小舌，胃肠湿热）

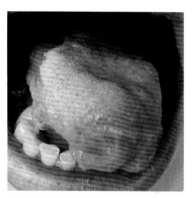

图5-96 重舌

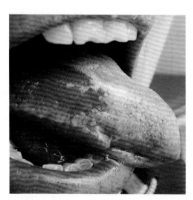

图5-97 重舌

冲于舌根，使舌下的脉络充血瘀肿胀大，即是舌系带两旁的舌下腺肥大，状如双重舌头而故名。小儿初生六七日后可以见到，一般不属病态。如果局部红肿，妨碍吮乳时，可用黄连、黄柏的水煎液点之局部，若见局部溃烂者，可用锡类散外吹撒布治疗。内服可用清心泻脾之剂，如清胃散、黄连解毒汤、犀角地黄汤。

【索源二】隋代巢元方在《诸病源候论·小儿杂病诸候四·重舌候》中指出："小儿重舌者，心脾热故也。心候于舌，而主于血，脾之络脉，又出舌下。心火脾土二脏，母子也，有热即血气俱盛，其状，附舌下，近舌根，生形如舌而短，故谓之重舌。"

按语　本条文指出临症见小儿重舌，是心、脾有热所致。因心的证候可呈现于舌，心又主血脉，脾之络脉又布散于舌下。心脾又为火土母子关系，心脾有热则其脉气俱盛而发生重舌，附于舌下靠近舌根部位，肿起一肿物，外形如舌且较短，故此称为重舌。

【索源三】唐代孙思邈在《备急千金要方》中指出："可以棉裹长针，留锋粟许，以刺决之，令气泄，刺出青赤黄汁，一刺止。如未消，次日又刺。三刺自消。刺后用盐汤洗之，掺一字散，甚者服金朱散。如生于舌下者为重舌；生于颊里及上颚者为重颚。生于齿龈者名重齿，皆刺敷如前。"

按语　本条文指出用针刺方法治疗重舌，皆当掺一字散，并当服金朱散。婴幼儿凡生重舌或生重颚、重齿者，皆因外感风热，调护喂养不当，内生湿热；或父母素体少阳阳明体质，致使胎中火旺，胎毒上冲，肺胃湿热上蒸，心经火毒炽盛血壅；小儿又为纯阳之体，致胎中热毒，又胃中湿热，二毒相结于舌，则生重舌，重颚，重齿也。

【索源四】明代杨继洲在《针灸大成》中指出："在舌下两旁紫脉、上是穴，卷舌取之，治重舌肿痛喉闭，用白汤煮三棱针出血。"

按语　本条文是说凡见舌下两脉瘀紫肿胀，必是心肝脾三脏瘀热湿毒，可用消毒的三棱针刺破二脉出血以缓之，再辨证施药治之。

【索源五】明代孙一奎在《赤水玄珠全集》中指出："重舌，亦为心脾蕴热所致。盖脾脉络于舌底，舌为心苗，心脾有热，则血气沸腾，火性炎上，如风潮之上壅，故热毒附于舌根，而肉壅肿叠出，短小如舌者是也。"

按语　本条文是说心脾蕴热，热毒循经入于舌下发为壅肿胀大是为小舌，谓之重舌是也。可急刺舌柱或金津玉液穴，出血则安，再服清心脾解毒之剂以解之。

【索源六】清代吴谦等人在《医宗金鉴·幼科杂病心法要诀·初生门·重舌证》中指出："舌下肿突似舌形，心脾积热上攻冲，内服宜以清热饮，外敷凉心功最灵。"

按语　本条文指出重舌形成的病因、临床表现及治疗方法。重舌的形成是热毒之邪内积于心脾二经，上攻于舌本，结肿于舌下所致。其肿形似舌而故名重舌。临症可见面赤心烦、饮食及语言困难，可用清心泻热解毒的清热饮内服，外搽凉心散治疗。

【索源七】清代尚宗康在《万金至宝》中指出："重舌风，无论男妇，舌尖底下又生一舌，渐比正舌犹长，以致正舌不能转动。先用角药取痰，次用冰硼散，三用紫地汤，可用破皮刀按舌下弦，先破一边，如不效，又破一边。重舌之用亦不详，或生左右或中间，医家识得此等症，便使针刀割不妨。"

一、舌疔

源鉴

【索源一】清代吴谦等人在《医宗金鉴·外科心法要诀·舌部》中指出："舌证发于心脾经，其证皆由积热成。重舌舌下血脉胀，痰核舌上一核生。重舌生于口上腭，时觉心烦梅子形，舌疔舌上生紫疱，其形如豆寒热增。"

按语　舌疔，系指由五脏实热热毒或虚热热毒循经上逆致使舌面生长豆状紫色疱疹坚硬剧痛的病症。本条文指出无论大人、小儿，心脾积热都可以发生重舌、痰核、重腭、舌疔，这4种病证。心脾蕴热，循经上冲舌本，舌下血脉热郁而胀起，状如小舌、故名重舌，可用冰硼散搽治。若心脾二经痰热郁滞，上及舌本而生核，强硬作痛，可用三棱针点破，再搽冰硼散，内服加味二陈汤。若是心脾有热，循经上腭生疮，形如梅子，外无寒热，内时作心烦，此属热极，禁用针刺，宜服用黄连解毒汤加桔梗，不时可用紫雪散噙化。若是心脾火毒，舌生紫疱，其形如豆，寒热而坚硬，疼痛应心，初起宜用蟾酥丸含于舌下，随化随咽，或内服三粒，以解内毒，甚者刺之，可服用黄连解毒汤，兼搽紫雪散，徐徐咽之即可获效。

【索源二】明代李梴在《医学入门》中指出："赤眼迎香出血奇，口舌生疮舌下窍，三棱刺血非粗卤（系指舌下舌注两侧的紫色筋脉）。"

按语 上条文李氏是说凡患眼睛疾患，红肿赤痛，用针刺迎香穴出血者，会获得奇效，若用泻法加刺太冲穴，效果会更好；若患眼睛红肿，瞳仁肿痛，眼睑出血，烂弦风眼者，用泻法针刺足临泣穴，或者配太冲穴和合谷穴；若是眼毛倒睫，可用泻法针刺合谷穴和足三里穴。

若是口舌生疮，可用三棱针刺舌下两边的紫色青筋、津液所出之处的金津和玉泉两穴，刺其出血止；若是舌裂出血者可刺内关穴、太冲穴、阴交穴，皆走上头面部；舌上生苔刺合谷；若舌头风舞吐弄不停者，可用泻法刺手三里，舌动立止；若像驴嘴口唇肿胀张不开者，可用泻法针刺手三里穴即可。

二、舌淋巴管瘤

淋巴管瘤，毛细淋巴管瘤，又称为单纯性淋巴管瘤，舌是口腔中淋巴管瘤最常发生的部位，其次是口唇、颊黏膜、软腭以及口腔底部，许多concord葡萄样的成串状损害而累及到舌体部，常如黄豆大小，颜色淡黄或淡红透明，无压痛，呈卵石花纹状，在破损的溃疡面会有黏液渗出，有时混有微细管渗血而呈淡红色或紫红色，血性渗出成斑块状聚集，未破损的淋巴管瘤的表面黏膜光滑柔软并具有压缩性，呈张力性水疱样，单个水疱在1~3mm，一般不超过1mm，水疱下的黏膜组织有轻度弥散性水肿，症状严重者，会使病损部位逐渐增大，其结果会发展成为占位性病变。应当引起重视，应尽快手术根治，可考虑冷冻或激光治疗，囊性及海绵状者对放射线不敏感者，应行手术根治性切除治疗，并做病理检验对照。

■■■■■■■■ 医案举例 ■■■■■■■■

　　姚某某，男，67岁，1981年3月17日初诊，症见舌体前部偏右侧出现肿块已月余，肿物隆起呈核状，直径药1cm，按之坚硬不移，稍有压痛，曾经某院口腔科检查。诊断为舌体血管瘤。作肿块穿刺，有空腔感，但未吸出任何液体，退针时带有少许血液，其肿物明显缩小，但片刻又恢复原状。平时常感头晕目昏，口干腹胀，舌苔黄腻，舌边有紫点，脉弦。证属肝郁化热、灼津成痰、痰热循心脾二经，上攻舌本，络脉瘀阻，发为痰核。

　　当以化痰软坚、化瘀解毒清热施治。方药：生白术9g、制半夏9g、夏枯草9g、丹参9g、牡丹皮9g、赤芍15g、连翘9g、紫草9g、海藻12g、煅瓦楞15g、生薏仁30g、炒神曲9g、炒山楂9g、白花蛇草30g。水煎服药3剂后。

　　二诊：1981年3月24日，舌部肿块依然存在，余症同上，脉弦，苔黄腻。心气通于舌，脾脉连舌本，散舌下，痰热挟瘀结聚，难求速效，宜缓缓图治，随原方去炒山楂，炒神曲，加生牡蛎30g（先煎）、炒黄芩9g、紫草9g，又进药3剂后。

　　三诊：1981年4月28日，舌体肿块已见缩小，但根底仍硬，口干，目昏，脘腹胀满，舌苔黄腻，脉弦。痰瘀略化，肝脾未和。再宗效法，方药：生白术9g、制半夏5g、炒陈皮5g、丹参9g、炒赤芍15g、炒丹皮9g、紫草9g、连翘9g、夏枯草9g、生薏仁30g、煅瓦楞15g、生牡蛎30g（先煎）、海藻12g、白花蛇草30g、香谷芽12g。用药3剂后。

　　四诊：1981年5月28日四诊，舌部肿块明显缩小，约绿豆大。再守上方药服3剂后，症见舌体隆起肿块逐渐缩小，以致平复，根底也软化，一年后随访至今，病愈未见复发。

舌体血管瘤一病，颇与清代吴谦等人在《医宗金鉴》中所称的痰核相似。如在清代祁宏源在《外科心法要诀》中写道："痰核舌上一核生。"注解为：痰核者，心脾痰涎郁热所致。舌上生核，强硬作痛。可见舌苔黄腻，舌边有紫点，脉见弦象。皆系痰热内乘心脾二经，上冲舌本，血脉壅瘀，痰热瘀滞而成。当责脾虚湿盛及肝郁气滞所致。病之标在痰热挟瘀，病之本则在肝与脾。西医学认为是血管炎症性增生物而形成的舌体血管瘤。

本例舌体血管瘤，治标则用连翘、白花蛇草，清热解毒；丹参、赤芍、丹皮，凉血祛瘀；半夏、陈皮、煅瓦楞、夏枯草、海藻、生牡蛎，化痰软坚。治其本则用白术健脾运湿、紫草，气味苦寒，色紫而入血分，能清解血分之热毒；配伍应用以奏清热凉血之功效，促使血管炎症性增生物的消退，饵服数月，获良效。

第五十二节　舌柱

源鉴

【索源一】《灵枢·始终》中指出："膺腧①中膺，背腧②中背，肩髆③虚者，取之上④。重舌⑤，刺舌柱⑥以铍⑦针也。手屈而不伸者，其病在筋。伸而不屈者，其病在骨，在骨守骨，在筋守筋。"

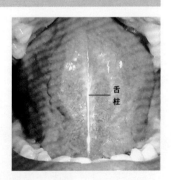

图5-98　舌柱

---

① 膺腧：指胸部两旁的穴位，如中府、云门、天池等穴。

② 背腧：指分布于背部的穴位，如肩髎（髎：系指骨节间的空隙，穴位名。）、天宗、曲垣等穴。

③ 髆：作"膊""肩"解。汉代许慎的《说文》骨部："髆，肩甲也。"

④ 取之上：补肩髃（髃：系指肩的前部）、肩井等穴，称之为取之上也。

⑤ 重舌：指舌下生一肿物，状如小舌，故名重舌。

⑥ 舌柱：《类经》："舌注，即舌下之筋如柱也。"

⑦ 铍：作针灸针"针砭用的长针"解。

按语 本条文指出经脉有阴经、阳经之分。膺腧是指胸部两旁的穴位，属阴经。治阴经所主的病，应刺中膺部的穴位。背腧是指背部的一些穴位，属阳经。治阳经所主的病，应刺中背部的穴位。若肩髆部位出现酸麻木胀等属虚的病证时，可取刺与该部有经脉相通的腧穴，如肩髃、肩井等穴，并施以补法。治疗重舌病，可用铍针刺舌下的舌柱（指舌下两经脉因气血瘀滞而呈现瘀阻肿胀如圆柱状）筋脉，排出恶血。若见两手弯曲而不能伸者，或只能伸不能弯曲的，是骨病，病在骨的当治骨，病在筋的当治筋，分类证治。本条文指出用铍针针刺舌下中柱穴，最取其舌柱气血瘀滞，色紫肿胀，其舌质亦为紫，病主实热气血瘀滞之证，病主少阴厥阴，急治可取舌下取栓，点刺出血，即可胸闷解，胸不痛，心不慌，呼吸畅，即可神安气爽。

【索源二】西晋皇甫谧在《针灸甲乙经》中指出："重舌，刺舌柱以排针。"

【索源三】明代张景岳在《类经》中指出："舌下生小舌，谓之重舌，舌柱即舌下之筋如柱者也，当用第五针曰铍会者刺之。"

按语 舌柱，系指舌下有两解，一指是舌下系带，形如舌柱故名；二指为经外奇穴名。位于口腔的底部，在舌系带上与舌下襞最底凹陷处是舌柱穴，在经外奇穴海泉穴的下方即是，共1穴。

舌柱穴位下分布有颌神经的舌神经，舌下神经和面神经鼓索的神经纤维，舌动脉的分支舌深动脉和舌静脉的属支舌深静脉。大凡血脂高、血液黏稠度增高者、高血压、冠状动脉硬化症者的舌下舌柱色多紫青曲胀，黏膜壁薄，表现明显。

用三棱针点刺舌柱穴出血数滴，主治口干，重舌，言语不清，消渴，喉痹，口腔溃疡，舌体肿硬；近代针刺舌柱穴，常用于治疗口干，舌体肿硬，或舌肿强，言语不清，口腔溃疡，口舌糜烂，口内异味感，高血压，高血脂，血液黏稠度增高，头目眩晕，头昏脑胀，头痛，心脑血管疾病和脏腑经络气血瘀滞性疾病诸症。

第五十三节　舌岩

舌岩，又称为舌菌。岩者，与癌通，舌癌是口腔颌面部常见的舌部恶性肿瘤，男性发病率多于女性，西医学称之为鳞状细胞癌。病发多在舌面前部的2/3部位，外症初起状如结核，或发于舌缘，或发于舌的腹面，或发于舌尖部，发无定处。以后坚硬如石而不痛，病程时间较长，多为溃疡型的或浸润型的，一般与几年后出现溃烂，浸润性极强，发病较快，局部流血水，无脓，疼痛彻心，病变很快会向深部及组织周围扩散与扩展，继而在病变中心区域出现呈翻花状的溃疡，久久则有少量脓液蔓延及疮面，并有恶臭，晚期癌肿的扩散累及到舌肌，妨碍说话和吞咽动作功能，并会出现大量的流涎，肿瘤体浸润至口底或超过中线波及全舌时，致使舌体完全处于固定有状态，开口困难。因其疮面溃疡处高低不平而故名舌岩；腺癌比较少见，腺癌多位于舌的根部，比较少见。

舌岩一般多发于舌体的两侧边缘或舌尖的下面，常为溃疡型或浸润型，多发于舌头前2/3部位，初期肿物如豆，坚硬，渐渐突出如菌，又名舌菌。头大蒂小，色红紫而疼痛，久而溃破，向四周蔓延，边缘隆起如鸡冠状，触之易出血，有渗出液，恶臭。病变的后期出现舌本缩短，痛不可忍，若因怒气所冲，可致菌面崩裂而出血难止。

舌岩的发病多与心脾肾与经络的关系极为密切。素体阴虚又喜食酒肉厚腻者，心火炽盛独亢，心脉系于舌下，湿热毒之邪随心火上炎于舌发为痈肿，腐肌溃烂为岩。

源鉴

【索源一】南宋杨士瀛在《仁斋直指方论》中指出："癌者，上高下深，岩穴之状，颗颗累垂，裂如瞽眼，其中带青，由是簇头，各露一舌，毒根深藏，穿孔通里，男子多发于腹，女子多发于乳，或项或肩或臂，外症令人昏迷。"

【索源二】元代朱震亨在《格致余论·乳硬论》中指出："若夫不得于夫，不得于舅姑，忧怒郁闷，昕夕积累，脾气消阻，肝气横逆，遂成隐核，如大棋子，不痛不痒，数十年后方为疮陷，名曰奶岩，以其疮形嵌凹似岩穴也。"

【索源三】清代高秉钧在《谦益斋外科医案》中指出："心开窍于舌，心邪郁滞，舌尖结粒，时大时小，久成舌岩重症。"

按语 舌岩，乃由心脾热毒炽盛，肝气郁结，肝气上逆，热毒上循经脉结于舌本，遂成隐核所致，气结血瘀，久而为岩痛，溃烂出血不愈。在《医源资料库》中曰："舌岩，病名，岩通癌讲，为恶性肿瘤。"

一、舌菌

源鉴

【索源一】《尤氏喉科秘书·舌菌》中指出："舌菌，属心经火多，因气郁而生。生舌上，或如木耳，或如菌状，其色红紫。"

按语 舌菌，又名舌岩、舌疳，类于舌癌肿，是在舌体上赘生的菌体肿块，触摸坚硬，痰火瘀毒从内向外继续生长溃烂者，表现像肿瘤样疾病。多由七情所伤、气血郁结于心脾二经，化火化毒，循经上发于舌体所致。本病初起时肿物如豆而坚，头大蒂小又如菌。可用清火解毒的导赤散加黄连、大黄治之。若肿物溃破，红烂无皮，朝轻暮重，疼痛不已。治宜养阴清热解毒的清咽润燥汤加犀角、黄连治之。若日久时流臭涎，颈生肿块，或服用消癌片；如若中焦脾胃气虚，食少便溏者，宜益气养血健脾扶正的归脾汤加白芍治之；或施用扶正祛邪的方法治疗。若溃破处呈烂棉翻花状，透舌而穿腮，恶臭，可突然发生破裂而出血，病危难医，可以引起死亡。其内容详见舌疳条目。

二、舌癌

舌癌是口腔颌面部常见的一种恶性肿瘤，恶性程度高，且局部复发及颈部转移率较高，需要手术根治。

舌癌根治术与舌的修复，在如何保证舌体癌症根治的前提下，又最大限度恢复患者舌体与口腔的功能，则是口腔与颌面外科医师所面临的重要课题。舌体组织缺损修补与重建的目的是在于覆盖舌缺损的创面，修复舌的形态与体积，恢复舌的运动功能、感觉与发音功能。

舌癌多为鳞状细胞癌，一般常见于40岁以上的患者，男性显较女性为多。舌癌的发生与舌的白斑症，尖锐突出的齿缘或假牙对舌黏膜的长期损伤有一定关系。舌癌常发生于舌的侧面或下侧面。初期分为两种类型：①为浅在性的硬性溃疡。②深部的位于舌肌实质内的硬结，很容易溃破而形成溃疡。其溃疡面逐渐向深部及周围扩张，其边缘隆起不平，触之容易出血，有恶臭分泌物，由于疼痛使舌体运动受到限制，使患者出现语言障碍和进食困难。舌癌转移的早期可至颈下和颌下淋巴结，以及沿颈内静脉的颈深淋巴结，往往出现对侧淋巴结的转移，远处的转移则不多常见。

在诊断方面须与舌黏膜单纯性溃疡，梅毒性溃疡和结核性的溃疡作以鉴别。单纯的溃疡也多位于舌的一侧，其原因也常因为尖锐的齿端、龋齿或假牙的刺激所致，在除去该齿后应在两周内愈合，如果溃疡仍然存在不愈，则当疑为舌癌。可早期施行活组织病理检查，这对舌癌的早期诊断和治疗都有很重要的意义。为了达到较好的远期治疗效果，即先施行根治手术，再配合放射线治疗。其根治手术宜先在颈侧开始，再自口腔进行，将舌的前半部和同侧的口腔底部的舌肌、舌下腺、颌下腺和其附近的颌下淋巴结、颏下淋巴结以及颈深淋巴结和其周围的脂肪组织一期切除掉。同时可施行气管切开手术以有利于手术的进行和术后的处理。如果舌癌接近中线，则在手术三周后彻底切除对侧的淋巴结组织，同时进行放射线化疗。

舌的重建，当患有舌癌或舌头邻近组织的癌症时，为了防止局部癌细胞的扩散，往往要将舌头的部分或全部切除掉。人若一旦失去了舌头，正常的吞咽活动就会发生困难，讲话受到很大的影响。因此在把患有舌癌病的舌头组织切除后必须要考虑如何进行舌头的重建手术。

传统的舌头重建手术，是在前额或颈部取下皮肤组织，移植到口腔内，这种方法重建舌体，患者的舌体活动受限较大，效果多不理想。

国外采取了一种新的方法重建舌体，是先从患者的胸部做一块带皮的肌肉移植片，它的根部仍留在胸部。这样，这块移植片就可以由胸部的血液供应与营养。手术的第二步，是在颌下和颈下切一个通往口腔的口子，然后把胸部的肌肉移植片的游离端伸入在这个口子里，并按舌头的形状，大小与舌头切除术中留下的舌组织缝合在一起。最后再把胸部和颈部的切口缝合，缝合时要使移植片周围的皮瓣包裹在移植组织的外面。为了使移植后的"舌头"能够活动自如，可把舌根部的舌下神经与移植组织的神经做吻合，如果移植片的神经太细不能吻合，残留在舌头里的小神经可逐渐生长进入移植的组织内。

这种手术在一定程度上，可以恢复患者的说话能力，手术的切口瘢痕也可以降低到最小的程度。这种舌头重建术也还有缺点，如移植片没有味觉，可能还没有其他的感觉，说起话来有些含糊。尽管如此，对于用其他肌肉移植手术来说，这种手术也是一个很有希望的起点，为其他各种不同的肌肉组织发挥新的作用开拓了新的领域。

近年来，对舌癌根治术后重建舌外形与功能都进行了许多的探索。目前普遍认为：前臂桡侧游离皮瓣不失为舌癌术后缺损修复优良皮瓣的选择。孙弘等人利用前臂桡侧皮瓣行舌缺损再造修复获得了成功。该皮瓣的皮下脂肪少，厚薄适中，质地柔软，可塑性好；血管解剖恒定，蒂长，与颌面部的血管口径相似，便于切取及吻合；供血丰富，抗感染性强，很适宜口腔内的不规则形状舌缺损组织的重建；再因供皮瓣区远离面部和颈部，此又避免了因局部带蒂的皮瓣移植造成的外形破坏。但这种取皮瓣也存在着供瓣区植皮后的组织瘢痕及牺牲血管的缺点，取皮瓣修复的舌缺损全部成活后，舌体外形丰满，舌体活动自如，移植皮瓣表面的色泽与健侧舌体表面的黏膜基本相似，舌体功能逐渐恢复，活动灵活，且还恢复了语言、饮食咀嚼、食物搅拌与吞咽等功能。伴有牙列缺损者，可行义齿修复，采取功能训练。供瓣区手臂的皮肤虽因取皮瓣术后留下的瘢痕与色素沉着影响着美观外，但无一例功能障碍。

早期舌癌单用切除术或单用放射治疗均可以获得很好的治疗效果，但无论是单纯根治性手术或进行放射化疗最终治愈的机会都不多。先做放射化疗，然后再实行联合根治性手术，可以提高治愈率。

关于舌鳞状细胞癌局部复发和远处转移问题，因其舌癌的恶性程度高与复发和阻止转移，除了与所选病例的原发病灶大小有关外，还要对原发病灶进行较大范围的切除，切除患侧部分舌根组织及舌中线直至健侧，往往采取距离肿瘤的边缘1.5cm以上扩大切除加淋巴结清扫术。若侵犯下颌骨者还须切除部分下颌骨，就会严重影响到着患者的生活质量。同时，对缺损的舌组织进行必要的修复，在最大限度的切除癌病灶的基础上保存了舌的功能。最新近的研究也认为，口腔舌癌根治术影响到预后的直接因素是手术切除边缘呈阳性及淋巴结转移，对于术后发现有淋巴结转移者，再辅以放疗，以此更能够达到控制鳞状细胞转移及消灭颈区微病灶转移的目的。

对于口腔部舌鳞状细胞癌进行舌部分切除术，是一个有效的局部控制率很高的治疗方法，影响患者生存率最重要的因素是检查颈部有无淋巴结转移，颈部淋巴结转移者其预后不良。目前我们还无法发现无临床症状的隐性转移淋巴结，因此建议舌癌局部病变小于2cm者则实行舌部分切除，同时进行预防性颈淋巴结清扫术或放射化疗，如若患者已有颈部淋巴结转移，那么术前可实行放射治疗，然后再进行联合根治性手术。如此可以为患者提供较好的治愈机会。

三、颗粒细胞神经鞘瘤

颗粒细胞神经鞘瘤这种少见的肿瘤，好发于口腔黏膜，典型的发生在舌部。其他也好发于屈侧有较大神经所在的部位，诸如面部、颈部、头皮、眼睛、眼眶部。肿瘤为散在的柔软的肿块，多发或单发，大小不等。通常无自觉症状，时痛可有压痛感、疼痛或麻木。实质性的包块质硬，包块表面光滑，界限清楚，与周围的组织无粘连。如源自听神经的神经鞘瘤可以引起耳聋，听力下降，面部麻木或疼痛，病变面积较大者可以引起吞咽困难，饮水呛咳，颅脑内积水等。确诊需要活检，一旦确诊，仍需手术治疗，将完整的包块从包膜上剥离切除。

颗粒细胞神经鞘瘤，又称为神经纤维肉瘤，生长迅速，常侵犯周围组织而引起局部麻木，张口困难，局部有溃疡出血，也多发生转移，其恶性程度较高，最好的治疗办法就是行手术扩大切除，可以采用清热解毒抗癌、化瘀止痛的中药辨证治疗。根据手术部位大小与深浅，选用抗革兰氏阳性菌药物与抗肿瘤的药物联合用药治疗。

四、神经鞘瘤（许旺氏鞘瘤）

神经鞘瘤，又称为许旺细胞瘤，是由周围神经的Schwann鞘（系指神经鞘）所形成的肿瘤，来源于神经鞘，也称为神经瘤，为良性肿瘤。头颈部的神经鞘瘤主要发生于颅神经，如听神经、面神经、舌下神经、迷走神经，其次好发于头面部、舌部的周围神经，发生于交感神经的最为少见。通常为孤立性的神经鞘肿瘤。最常发生于女性。其临床表现：周围神经鞘瘤几乎沿着四肢的主要神经干发生，皮肤损害常发生在四肢，尤其是臂、腕和膝的屈面较大神经所循行的部位，但亦可见于头皮，面部，眼及眼眶部，颈部的两侧和舌部。有时肿瘤为多发性的，而且通常与神经纤维瘤病并发。

原发的肿瘤直径为3～30mm大小不等的结节。病损部位柔软或坚硬，呈淡红色或黄色，疼痛或不痛。神经鞘瘤有完整的包膜，由称为Antoni A型和B型的两种组织组成，若发现有Verocay小体，便可确定本病的诊断。Bodian染色显示神经纤维很少或没有。瘤内可有大量的肥大细胞。

源自于听神经的神经鞘瘤可以累及附近的组织时，可以发生感觉障碍，特别是在相应的部位发生疼痛和麻木，引起耳鸣，听力下降，面部皮肤麻木或疼痛，病变面积或体积较大者，还可以引起面瘫，饮水呛咳，吞咽困难，积水等症状。

治疗本病最有效的方法是手术切除，因其包膜完整，将包膜剥离切除即可，再行中医药辨证辅助治疗。

第五十四节　死舌

源鉴

【索源一】元代杜清碧在《伤寒金镜录》中指出："黄心舌，舌有黄心色者，必初白苔而变黄色也。皆表而传里，热已入胃，宜急下之，若下迟，必变黑色为恶症也……"

【索源二】清代沈金鳌在《杂病源流犀烛》中指出："舌痛，舌红而肿大，属心经火盛。"

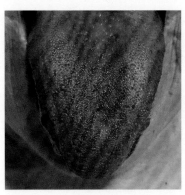

图5-99　死舌：舌质全紫黑胀厚，两边有紫斑，无苔、根部苔灰滑腻（辨证：心肝肾五脏气滞血液瘀、少阴厥阴气阴两竭）

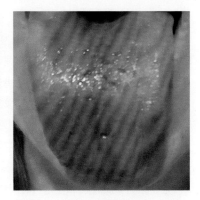

图5-100　死舌：舌质紫绛光亮，无苔无津欠润，如去膜状猪腰子（辨证：脾肝肾五脏阴虚，气滞血瘀）

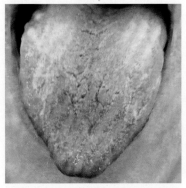

图5-101　死舌：舌糙刺如砂皮而干枯燥裂，舌尖部舌质赤烂、舌中部有裂沟，舌苔淡黄干燥板结

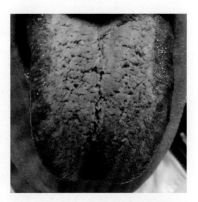

图5-102　死舌：舌燥苔黄，中黑通尖，利下臭水者，舌质紫暗、舌苔黄灰焦躁干裂、舌焦躁苔老（辨证：肺脾肾气滞血瘀证）

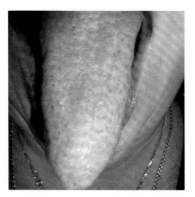 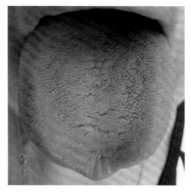

图5-103　死舌：舌态干瘦长、纵硬强直、舌边有凹凸不均，舌质尖部色淡红、根部灰绛或灰紫色，舌苔尖薄、有散在梅花点状剥脱、显露淡红舌质（辨证：肝肾少阴厥阴病兆，疑难证，列为死舌）

图5-104　死舌：舌质灰青、舌右边显示紫黑色大块状瘀斑，舌苔灰色白、舌中部与舌根部的舌苔厚腻，舌态圆满胖大、舌中部凹陷、舌两边微向上卷櫊、似倒放的桃形，舌象淡灰青，死舌证，不治。

【索源三】清代焦氏（佚名）在《喉科枕秘》中指出："死舌名木舌，坚硬不能舒。"

按语　本条文焦氏指出死舌者，舌质坚硬而不能伸展，不能如意运动。又称为木舌，气不至则麻，血不至则木。舌为心之苗，手少阴经脉主之，心脉气血阻滞，舌脉失养，舌态强硬，活动不灵，则舌不辨五味，麻木是也。医之有难者，定为死舌。内容详见木舌条目。

【索源四】近代曹炳章在《辨舌指南》中指出："滋润者其常，燥涩者其变；滋润者为津液未伤，燥涩者津液已耗。"又曰："舌苔有由白而黄，由黄而黑者，顺症也；有由白而灰，由灰而黑，不由黄转者，此谓之黑陷苔，逆症也。此因误用温燥之药过多之故，难得挽救。其由黄而黑者，乃阳明热结之故，润下得法，胃腑炎气得以外出也，故曰顺症也。若黄转黑枯者，真阴将绝也。"

【索源五】清代刘恒瑞在《察舌辨症新法》中指出："总之，黄苔为正，白次之。无论何症，若用药当，皆由白而黄，由黄而退，由退复生新薄白苔，此谓顺象。无论何症，若用药不当，则由黄而白，由白而灰，由灰而黑，由活苔变为死苔，此逆象也。骤退骤无，不由渐退，此陷象也。"

【索源六】清代周学海在《形色外诊简摩》中指出："舌质既变，即当察其色之死活。活者，细察底里，隐隐犹见红活，此不过气血之有阻滞，非脏器之败坏也；死者，底里全变干晦枯痿，毫无生气，是脏器不至矣，所谓真脏之色也。故治病必察其舌，而察病之吉凶，则关乎舌质也。"

按语　舌为心之苗，荣润泽灵谓之神。舌质淡红，舌苔薄白，舌象润泽，谓脏腑气血阴津阴阳调和，此为正常舌象。以上条文指出：邪之所凑，其气必虚。病邪顺传舌象顺变者为顺症；大凡邪之所凑，六经传变、三焦传变，正传顺传舌象顺变为正常的发病传变规律，舌象亦是如此，五脏为阴六腑为阳，阳形于外，阴藏于内，舌苔即为六腑（胃、胆、小肠、大肠、膀胱、三焦）功能通调正常与否在身体的最先表象，食入于口，首入于胃，故曰舌苔者为胃气所发，此乃可曰胃气为六腑之最，后天之本，有胃气则生即是此理矣。故曰舌苔主表证腑证，舌质主里证脏证。邪之所凑，舌苔的厚薄、色象与润泽皆会随邪正相搏而出现变化与传变，正传者苔由正常的白苔薄白会由脾气与胆气相搏上泛逐渐变为浅黄色薄苔；不治或误治，腑气失调郁遏，化热苔色变黄，浊气上泛舌苔变厚；腑气不通，热盛苔色可焦黄或焦躁、苔厚口气浊重；再至苔色或灰或黑或，苔厚或燥裂；观其苔象示病情逐渐由轻加重。量变到质变，腑证与脏证随之并现，舌质的色泽亦随腑证顺逆出现了变化，舌质由淡红渐为红，再为赤红，再为红绛，再为绛紫，再为紫黑，则示为脏证逐渐加重。若舌苔由白转黑，或由白陷灰、由黄陷黑者，由活苔骤变死苔，此乃逆象、陷象，均谓死舌也。死舌者，一曰用药误治，二曰真阴竭绝，真阳竭绝。故《灵枢·本经》中指出："视其外应，以知其内脏，则知所病矣。"在清代吴坤安的《伤寒指掌·察舌辨证法》中指出："病之经络脏腑，营卫气血，表里阴阳，寒热虚实，毕形于舌，故辨证以舌为主，而以脉症兼参之，此要法也。"察看舌象辨吉凶，观察舌象预测生死存亡，施方投药，力挽生机再现。

【索源七】清代叶天士在《外感温热篇》中指出："再有热传营，其人素有瘀伤宿血在胸膈中，挟热而搏，其舌色必紫而暗，扪之湿，当加入散血之品，如琥珀、丹参、桃仁、丹皮等。不尔，瘀血与热为伍，阻遏正气，遂变如狂，发狂之证。若紫而肿大者，乃酒毒冲心。若紫而干晦者，肾肝色泛也，难治。"

按语 本条文是说感温热毒邪直传营血厥阴心肝肾者，乃此人素体内热阳盛，又挟外热相搏，其舌色必紫暗多湿滑，血瘀者必气滞，气滞者湿不运化，湿渗营血之外肌肤之内则多湿，或肿或胀，身体沉困。治当和血散血，散血者必先行气，理气化滞化瘀；气和则瘀化，不然的话，瘀血温热互结，大伤营血之阴，心肝脾阴血所伤，则心神失养而心神不安，再瘀热扰心神，即遂变发狂症。另若舌质紫而舌肿大者，乃酒毒攻肝攻心则血瘀；若舌质紫而干晦者，乃肝之本色，湿热浊毒气血瘀滞，或酒毒滞肝而血瘀硬化，则为死舌证，难医也。

【索源八】清代章虚谷在《医门棒喝》中指出："舌本或短，或痿，而赤色苔厚者，为邪闭；色淡白如煮熟猪肝而痿者，不论有苔无苔，皆为正败，死不可治。"

按语 本条文章氏指出症见舌短，或舌痿，而舌质色赤绛，舌苔增厚色泽黄燥或灰褐燥者，为外邪入内形成的闭证所致。心肝脾肺肾五脏阴阳气血俱瘀中竭；舌苔厚、舌质色深紫黑者，胃肠六腑腑气不通，五脏气竭，六腑气血衰败，脏腑气血二闭。若临证见舌质如煮热猪肝淡白色而痿者，不论有苔或无苔，都为正气衰败之证，死不可救治。

【索源九】原北京中医学院诊断教研组在《中医舌诊》中指出："瘦瘪舌，总由于热灼血阴消肉所造成。舌色淡白而瘦瘪的，为阴阳两虚，气血不足，不能充盈舌体，久久失其濡养而成。舌色红绛而瘦瘪的，则为阴虚火旺之故。阴愈虚，火愈旺，血中燥热有增无已，于是发生枯瘪、消瘦等变化。无论新病、久病，见此病舌，均非轻浅。若更枯瘪无津，或色晦暗，预后尤为不良。"

【索源十】近代陈泽霖，陈梅芳在《舌诊研究》中在总结医家前人的经验时认为，在临证验舌时若出现以下几种舌象，则表示病情危殆。

1. 舌如烘糕者，危。

2. 舌忽变棕黑色，危。

3. 舌质见深蓝色者，危。

4. 舌卷而囊缩者，不治。

5. 舌如去膜猪腰子者，危。

6. 舌焦干黑而脉代者，危。

7. 舌如火红柿子之色者，危。

8. 舌卷短痿软枯小者，难医。

9. 舌干晦枯萎而无神者，难医。

10. 舌质全黑，而不见赤色者，不治。

11. 舌光无苔，表示胃气已绝也，不治。

12. 舌糙刺如砂皮，而干枯燥裂者，危。

13. 舌因误服芩连，而出现人字纹者，不治。

14. 舌如镜面，光滑柔嫩，津液全无者，危。

15. 舌燥苔黄，中黑通尖，利下臭水者，难医。

16. 舌敛束如荔枝肉，色白嫩而绝无津液者，危。

17. 舌本强直，转动不灵活，而语言謇涩者，危。

18. 舌及口腔生白衣如霉苔，或生糜点者，不治。

19. 舌起白花如雪花片状者，脾冷而气闭者，不治。

20. 舌淡灰转黑，淡紫转篮，示邪毒攻心已甚，危。

按语　以上所列的20种临床舌象均属于病情危重之舌象，皆垂死危候也，其舌质及舌态多出现很明显的病理变化。临床若遇到这种舌象，已示预后不良，急当详细辨证，投以救急之剂，方能起死回生，转危为安。然有不必如此而死者；有即如此，而灼见脏腑阴阳虚实，竭力挽回，则亦得生者。实为前人医病之验，后人吾辈之师，破格出奇，大医精诚之心，然而反之吾心，回之无愧也。亦作为我们进行舌象辨证施治，以救危难疾患之借鉴。

第五十五节　其他

一、舌本

源鉴

【索源一】《灵枢·经脉》中指出："脾主太阴之脉，起于大指之端，
循指内侧白肉际，过核骨后，上内踝前廉，上踹内，循胫
骨后，交出厥阴之前，上膝股内前廉，入腹属脾络胃，上
膈，挟咽，连舌本，散舌下；其支者，复从胃，别上膈，
注心中。是动则病舌本强，食则呕，胃脘痛，腹胀善噫，
得后与气则快然如衰，身体皆重。是脾所生病者，舌本
痛，体不能支援，食不下，烦心，心下急痛，溏、瘕、
泄、水闭、黄疸，不能卧，强立股膝内肿厥，足大指不用。"

按语　舌本的本意有两种，①是指人体部位的名称，指舌的根
部。②是指人体的经穴别名，一指廉泉：为经穴名，
出自《灵枢·刺节真邪》。别名为本池、舌本。位于结
喉的上方，在舌骨上缘的凹陷处、属任脉。为阴维、任
脉之会。此处分布有颈皮神经的分支，舌下神经及舌咽
神经的分枝，并有颈前静脉通过。主治舌强不语，舌缓
流涎，舌下肿，哑，暴暗，咳嗽，咽喉肿痛，以及支管
管炎，舌炎，舌肌麻痹，急慢性咽炎等。治疗方法：针
刺向上直刺0.5～1寸。二指风府：为经穴名。出自《素
问·骨空论篇》。别名为舌本、曹谿、鬼穴、鬼枕。位
于项正中线，入后发际1寸，当枕骨粗隆下两侧斜方肌
之间的凹陷处，属督脉。为督脉、阳维之会。此处分布
有第三枕神经与枕大神经分支，枕动脉分支。针刺舌本
穴，主治头痛，项强，目眩，鼻衄，咽喉肿痛，中风不
语，以及癫痫，精神分裂症，神经性头痛，流行性感冒
等。可直刺0.5～1寸，禁深刺。

【索源二】《素问·刺疟篇》中指出："十二疟者，其发各不同时，
察其病形，以知其何脉之病也，先其发时，如食顷而刺
之，一刺则衰，二刺则知，三刺则已，不已，刺舌下两
脉，出血，不已，刺郄中盛经，出血，又刺项以下侠脊

者，必已。舌下两脉者，廉泉也。"

按语 本条文指出三阴与三阳，合为十二经脉。病发于疟，则为十二疟。但其各发作不同时，当先辨其时，而察其病形，以知其何脉之病也，已知其病之所在，则按其病先发之时，如食顷而刺之，刺之得宜，一刺则邪气少去也；二刺小便利，腹中和也；三刺则病邪皆去，正将复也。倘若三刺不效，更刺舌下的两脉，出血，若还不已，更刺郄中盛经，出血，又刺项以下侠脊，其病心已，舌下的两脉及颈喉部正中线结喉上方的凹陷与横纹的交叉处取廉泉穴也，刺之，以治疗舌下肿痛，舌根急缩，舌纵涎出，舌强，中风失语，口干舌燥，口舌生疮，暴喑，喉痹，聋哑，咳嗽，哮喘，消渴与饮食不下等口咽消化与呼吸系统疾病。

【索源三】明代楼英在《医学纲目》中指出："舌下肿，难言，口疮，舌纵，涎出，及舌根急缩，廉泉三分，得气即泻，灸三壮。"

按语 本条文指出针灸廉泉穴所治的舌下肿等病症。廉泉穴的定位与取穴位于颈部，甲状软骨切迹上凹陷与平胸锁乳突肌前缘连线之中点处取之，左右计两穴。局部解剖部位在胸锁乳突肌前缘，有甲状腺上动脉，约当颈内与外动脉分支处，有颈前浅动脉，外为颈内静脉。分布有颈皮神经，面神经颈支，深层为颈动脉球前上缘，最深层为交感神经干，外侧有舌下神经支及迷走神经。可直刺0.3～0.5寸。主治舌下肿，难言，舌根急缩，口疮，舌纵，涎出，疟疾，中风不语，失音等症。

二、舌厌

舌厌系经穴的别名。又称为厌舌，舌横，喑门穴，瘖门，舌肿，哑门穴。

============ 源鉴 ============

【索源】《素问·气穴论篇》中指出："喑门一穴。"

按语　气穴是指脏腑经络之气与穴位相近。一身之气，循行365穴，所以将这365穴命名为"气穴"。喑门一穴，在后发际正中，入系舌本。在唐代孙思邈的《千金翼方》中也作哑门穴。属督脉。为督脉、阳维脉之会。位于后颈部正中线上，入发际0.5寸（5分）处，在第一与第二颈椎棘突之间。第二颈椎棘突上际的凹陷中，分布有第三枕神经和枕动、静脉分支。

舌厌穴解剖：哑门穴位下为皮肤与皮下组织，在左右斜方肌之间，在左右头半棘肌之间有颈韧带。浅层有第三枕神经和皮下静脉，有第三颈神后支及其伴行的动脉分支；其深层有第二与第三颈神经后支的分支，椎外（后）静脉丛和枕动、静脉的分支或属支；再深层可以穿透被膜，损伤到脊髓。

舌厌穴取穴：正坐姿，头稍前倾取穴。

舌厌穴，是阳维脉与督脉的交会穴，亦为回阳九针穴位之一。

舌厌穴的功效：具有清热散风、息风，开窍通窍，清神志、醒神的作用。

舌厌穴的主治：舌厌穴，主要治疗口舌，头项，神志系统疾病。如暴喑，音哑，失语，言语涩滞，重舌，头痛或顽固性头痛，头风头痛，失眠，精神烦躁，咽喉肿痛，鼻出血，呕吐，项强，颈项强急，脊强反折，项后痛，聋哑，癫痫，以及神经分裂症，癔症，大脑发育不全，中风，脑性瘫痪，舌缓不语，或舌强不语，脑膜炎，脊髓炎等。在治疗头、颈部疾病时可作为必选穴位。

针刺舌厌穴：直刺0.5～1寸，禁深刺，以防伤及延髓。

针灸舌厌穴研究：针刺舌厌穴、华盖穴可以改善与促进骨髓的造血功能；使白细胞总数及中性粒细胞百分比增加，尤其针刺舌厌穴对改善微循环、化瘀活血、血液流变的作用更为突出。

三、舌横

舌横，属督脉，也是督脉与阳维脉的交会穴，为经穴的别名。历代医家称其为横舌、舌肿、舌厌、厌舌、瘖门、哑门穴的别名。

【索源】西晋皇甫谧在《针灸甲乙经》中指出："舌缓，瘖不能言，刺瘖门。"

按语 瘖门，在东汉许慎在《说文解字》中指出："瘖，不能言也。"在明代张自烈在《正字通》中曰："瘂与瘖音别义同。"瘂通哑，瘖通喑；门者，出入之关，重要之地。瘖者，舌头强硬不动，舌本不用所致不能言语也。缓者，可谓软，失动也，可选瘖门穴针刺以解。

舌横穴的定位与取穴：正坐姿，在头后的项部，后发际正中直上0.5寸，第一颈椎下、第二颈椎棘突上际的凹陷中取之。

舌横穴解剖：在舌横穴下分布有皮肤，皮下组织，在左右斜方肌之间，颈韧带左右头半棘肌之间。其浅层布有第三枕神经和皮下静脉。其深层布有第二、第三颈神经后支的分支，布有椎外与椎后静脉丛和枕动、静脉的分支或属支。

针刺舌横穴：取正位坐姿，头微向前倾，颈项肌肉放松，针尖右向下颌方向缓慢刺入，一般可直刺0.5～1寸；不可向上方斜刺，以免伤及延髓。舌横穴，又名为哑门穴，哑主音，主声；门者主出入关键之处。因其经络通脑，虽曰有通经络，开神窍，治失语治音哑之效，且又是致哑之门，故慎之又慎也。

针刺舌横穴，具有散风，息风，安神，开窍，醒神之效。临床可用以治疗喑哑，失语，神经系统疾病与督脉循行所过部位之处的病症。针刺该穴主治喑哑，重舌，舌缓不语，舌强不语，舌骨肌麻痹，言语涩滞，神经系统精神障碍性疾病，以及失语、癫狂、癫痫等口舌疾患。

明代杨继洲在《针灸大成》中曰：此穴禁灸，灸之令人哑。因其深部相近舌咽及脑部延髓，故禁火攻。虽曰针刺舌横，具有通经络，开神窍，治失语，治音治哑之神效，但且古人又曰：哑门哑门，又是致哑之门，医家慎之又慎也。

其内容详见舌厌条目。

四、舌骨

舌骨，U型的舌骨的名字来源于希腊语"hyoeidses"，意思为舌骨的形状像字母U，呈半环形。舌骨为一软骨，是中轴骨中非常独特的一枚骨头，它不与其他任何骨头形成关节，而单单依靠衔接于一对舌骨小角（Lesser horn）的茎突舌骨韧带连系于下颌两侧的茎突。如同悬挂于颈前的半环状"项链"。状如马蹄样，系于舌根部，而是以韧带及舌体肌肉悬挂在颞骨的茎突，茎

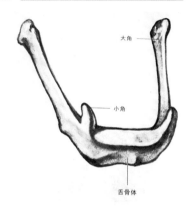

图5-105　舌骨

突舌骨韧带将舌骨牢牢的牵附于颞骨与甲状软骨之间。舌骨是由舌骨体、舌骨大角和舌骨小角构成，也是颈前部肌肉的一个附着点，起着保护气管的开合作用。舌骨位于颈部，在下颌骨与喉之间支持着舌头，也是舌体肌肉的附着处，与筋脉相连，主司舌体的活动。对饮食及发音和吞咽、口腔内的自洁作用的舌体动作都有着直接关系，故又称为"语言骨"，舌骨与其周围的肌肉组织"相濡以沫"。

五、舌下穴

【索源一】西晋皇甫谧在《针灸甲乙经》中指出："重舌，刺青柱以排针。"

按语　青柱，系指舌下脉络由于瘀血阻滞所形成的青柱状或似蚯蚓曲折皱褶状。本条文是说针刺舌柱两旁的青色脉络，金津玉液二穴在其上，或以排针刺血，治重舌、舌强诸证。

【索源二】唐代孙思邈在《备急千金要方》中指出："舌下穴，挟舌两边。"

按语　舌下穴有三，皆为经外奇穴，金津、玉液、海泉三穴也。本条文指出舌下穴的定位。在挟舌下两边正位于舌柱的两侧缘的络脉上，即是舌柱两侧青紫色筋脉上的、左为金津、右为玉液两穴；舌柱下端的基底部为海泉穴。令患者将舌抵住上牙齿内侧齿龈部的上腭部位，即可见到舌柱的基底部有一小圆形的凹陷处即为海泉穴，舌柱两侧络脉的正中点处，左侧为金津穴，右侧为玉液穴。近代局部解剖在舌下的舌肌中，分布有舌下动、静脉，布有舌下神经与舌神经的分支。

针刺舌下穴或舌下含服药物的治疗方法，即是临床治疗给药的一种方式，近代临床医学研究：药物吸收的速度按其快慢程度排序依次为：气雾吸入—腹腔注射—舌下给药—肌肉注射—皮下注射—口服—直肠给药—皮肤给药。可见舌下穴、舌下腺体、舌下黏膜其综合作用对药物的吸收是比较快的，排在第三位，仅次于口腔吸入的气雾剂与腹腔给药。优越快速于肌肉或皮下注射。但是舌下给药时，药效持续的时间比口服用药时间短，所以临床仅用于急救的一种快捷方式。

现在临床常用于急救胸中憋闷、心绞痛等急性心血管疾病的中药复方制剂，如复方丹参滴丸、速效救心丸，以及硝酸甘油、硝酸异山梨醇（消心痛）、用于变异型心绞痛的硝苯地平等，皆系在医师的指导下，详细地掌握使用时的剂量与方式方法，是直接将药物置于舌下，或是将药物嚼碎后再置于舌下，这些内容直系家属或是监管责任人都要十分清楚，当然患者更要知道，随时带在身边上衣口袋中，便于取出，以备急用。

舌下给药的方式，在急救情况时，首先将患者身体取座位或半座位，口腔干燥时，给予口内少许温水，有利于药物有溶解与吸收；迅速地取出药物，患者张口困难者，先将药物碾碎，强迫置于舌下，通过舌下黏膜的快速吸收而快速地发挥药效作用。此当注意的是不能像吃糖果一样，把药物放在舌体表面，作用不大或是药效很慢。是因为在舌头的表面因人而异，皆有厚薄不均的舌苔与角质层，阻碍药物的吸收速度与速效，而舌下奇穴为任脉之大会，主少阴心经，与舌下腺体黏膜吸收无障碍，丰富的动静脉丛，速度之快直通任脉心脑与五脏，速效救心与醒神开窍即是此理。

【索源三】唐代孙思邈在《备急千金要方》中指出："舌下穴，挟舌两边针，治黄疸等病。"

按语 本条文指出了用针刺舌下穴的作用。可用消毒针直刺舌下金津、玉泉二穴0.1～0.2寸的手法，或者用三棱针点刺出血，祛瘀除湿，改善肝胆疏泄功能，也是辅助治疗黄疸的一种手法。

主治舌体胖大胀痛，舌紫，舌强，舌肿强，喉痹，急喉风，喉蛾痧，吐血，黄疸，脑血管疾病，脑血管痉挛供血障碍，脑出血吞咽障碍等病症。分析针刺舌下穴出血，皆有活血祛瘀、开关启闭、通经活络的作用，舌下筋脉怒胀，乃营血瘀滞，针刺出血，则瘀血祛，新血生，改善血循。另针刺舌下经脉，即通过刺激舌咽、迷走神经，舌下神经，三叉神经，面神经，颈颌神经，颈部脊神经的神经末梢，即增强其神经反射功能，从而可以促进口、舌、咽、喉肌肉的灵活与协调性，达到改善口腔与舌头疾病的康复，又能通过经络的生理机制调节调理脏腑的阴阳互根与平衡，起到疏肝利胆，利湿除黄治疗肝胆疾病外，又可健脾和胃，助运化理中焦，清金肃肺、宣降利咽的综合作用。

【索源四】明代张介宾在《类经图翼》中指出："左金津，右玉液，在舌下两旁紫脉上，主治消渴、口疮、舌肿、喉痹，三棱针出血。"

按语 本文是说会刺舌下经外金津、玉液奇穴，特别是针刺出血，对治疗口腔、舌、牙齿与咽喉实热疾病都会收到很好的效果。

【索源五】明代张介宾在《类经图翼》中指出："海泉，在舌下中央脉上，主治消渴。针出血。"

【索源六】明代杨继洲在《针灸大成》中指出："海泉一穴，在舌下中央上是穴，治消渴。用三棱针出血。"

【索源七】明代张景岳在《类经》中指出："舌下生小舌，谓之重舌，舌柱即舌下之筋如柱者也，当用第五针曰铍针[1]者刺之。"

---

[1] 铍针：古代针具名，亦称铍刀、剑针、鈚针，亦是九针之一。形如宝剑，两边有刃的针具。多用于外科，刺破疮痈，排出脓血。《灵枢·九针论》中曰："铍针，取法于剑锋，广二分半，长四寸，主大痈脓，两热争者也。"

【索源八】近代郝金凯在《针灸经外奇穴图谱》中指出："唇里，
主治肝病、齿龈炎、口噤、口臭、口腔炎、面颊肿、蚂蟥
黄疸。针法：三棱针刺出血。"

【索源九】近代承澹盦在《中国针灸学》中指出："舌下中央系带
上，金津、玉液之中间微后些，针二分，出血，主治消
渴、呃逆。"

按语　以上三条文皆是说针刺舌下海泉穴、金津穴、玉液穴，
特别针刺出血，对治疗消渴、肝胃不和、肝气横逆致
胃气上逆所致的呃逆、呕吐、噎膈；以及气血瘀滞的高
脂血症、高血压、心脑血管疾病眩晕等都有很好的治疗
效果。

【索源十】近代柯传灏在《针灸经外奇穴治疗诀》中指出："金津、
玉液，口内舌下面正中舌系两侧之静脉上，左名金津，右
名玉液，主治口疮、舌炎、消渴、扁桃体炎、绞肠痧、喉
痹，针二分出血。"

【索源十一】近代池澄溥在《针灸孔穴及其疗法便览》中指出："金
津玉液，奇穴。舌下正中系带两侧静脉上，左名金津，
右名玉液，卷舌取之，针2～3分出血，或用小三棱针刺出
血，主治口疮、舌炎、扁桃体炎、消渴；一说亦治重舌、
喉闭。"

按语　以上两条文是说大凡头颈部上焦疾病，皆可用舌下刺血
疗法治疗，除了用药治疗外。

医案举例

范某某，女，59岁，全家为其过生日，喜庆之余，略有饮酒。
素体患有高血压病史，一直在服药控制。第二天凌晨，无明显诱
因，范氏出现意识障碍，医院核磁共振检查报告：脑干出血，入院
治疗月余后，患者右侧关身轻度偏瘫，行走困难，仍有神志朦胧，
意识障碍，舌强难语，语言不清，吞咽困难，时用胃管进流食。出
院诊断为脑出血术后恢复期，脑干出血术后改变；颅内动脉多发性
粥样硬化性改变。

中医会诊见右侧半身不遂，肢体麻木，言语謇涩，语言不清，

舌态强舌质紫暗，口舌歪斜偏左，舌质紫暗，舌苔白薄或腻，脉象弦紧；舌下望诊见其舌下血脉弯曲紫青怒胀，病属于脑中风喉痹范畴，当用活血化瘀，开窍醒神，通经活络法施治，在服用活血化瘀、通经活络、开窍醒神中药的同时，采用舌下点刺祛瘀活血针刺放血法辅助治疗。在行清开灵注射液或醒脑静注射液输液的同时，投天麻钩藤汤加减给予鼻饲或口服施治。处方药：天麻12g、钩藤15g、石决明12g、12g、川牛膝18g、杜仲15g、桑寄生18g、土元12g、白芷9g、川芎15g、赤芍9g、丹参15g、地龙12g桃仁9g、红花9g、郁金15g，7剂用药。并嘱其病情恢复慢，须耐心坚持用药。在患病的早期同时采用针灸与按摩，辅助配合治疗。坚持3个月治疗后，说话语言慢而可让人听懂，饮食在帮助下基本可以自理，肢体活动行走仍需他人扶助，仍在继续康复期治疗中，给家属说明，这是一个漫长的康复过程，也是唐代医家孙思邈在《大医精诚》中的医者所向："至精至微，博学至精，明德至善。感同身受之心，大慈恻隐之灵，普救含灵之苦。"

舌下穴点刺放血疗法操作方法。

选穴在舌下系带的舌柱两侧旁开0.5cm的金津、玉泉二穴，又称为阿是穴。

首先给患者口服300~500ml的淡盐水，或糖盐水，注意糖尿病者不可用糖盐水。

（1）嘱患者心理平静，坐姿，张口，或用开口器辅助张口。

（2）左手取消毒无菌的4层方块纱布，上下盖在舌尖前部，左手摄住舌体，向上抬起，显露出舌下曲张的两侧脉络。行舌下75%酒精棉球消毒处理后，用右手持小号三棱针或消毒好的注射针头，快速稳准的一次性刺破左侧的脉络，或刺两次；再用相同手法刺破右侧的脉络。让其舌下自动出血，嘱患者吐出口内的瘀血和唾液，吐在卫生盆中，患者意识障碍者，可用粗吸管将口内瘀血黏液吸出口外，稍息，患者张口欲语言，虽有不清，但神识已渐清醒。

（3）行半月时间刺血1次，行舌下点刺排出瘀血，有活血化瘀，通经活络作用。

历时60余天，坚持口服中药，并舌下刺血排瘀6次，患者神识清楚，可以明示，语言欠佳，可以喂食流质，功能锻炼，肢体活动均有改善。

若中枢神经系统受到损害，可以影响到舌下神经麻痹，舌肌萎缩，常伴有偏瘫，此症多见于脑血管意外。行活血化瘀，化痰通络，行气止痛的中药内服内治外，同时采用针刺舌下脉络排栓排瘀，也是通过刺激舌咽神经、颈部脊神经的末梢、迷走神经、舌下神经、三叉神经、面神经，可以调整神经反射的增强，促进口、舌、咽、喉部肌肉组织的灵活性和协调性。身体阴阳自主调整，促进脑出血后血肿病灶的清除与修复，改善心功能与微循环，有利于改善临床偏瘫症状的恢复。更易改善头部的微循环，同时改善大脑供血，消除颅内瘀滞及水肿。

对脑神经，为舌的运动神经，其神经根丝是由延髓发出的，以多个分支分布于舌体，支配着茎突舌肌、舌骨舌肌、颏舌肌和全部舌内肌。一侧的舌下神经完全损伤，同侧的舌肌就会瘫痪，继而出现舌肌萎缩，伸舌时舌尖会向患侧歪斜。

运动性神经起源于延髓内的舌下神经核，在延髓锥体和橄榄体之间的前外侧沟出脑，并合成一干，经舌下神经出管出颅。出颅后，先在迷走神经的外侧，在颈内动、静脉之间下降到舌骨的上方，呈弓状转向前内方，再沿着舌骨舌肌的外侧，以多支束分布于舌肌，支配着全部舌内肌和舌外肌，包括茎突舌肌、舌骨舌肌和颏舌肌，支配着舌骨下肌群等。

目前有"舌下取栓"之说，就是中医在长期的临床实践中总结出的一种祛瘀生新早期预防血栓性疾病的简便预防与治疗方法。

操作手法为以下几方面。

（1）做好记录与准备，测血压，常规生化检测。

（2）医者载无菌手套，准备消毒好的4层无菌纱布块，消毒三棱针或注射针头，止血钳，75%酒精棉球，卫生小脸盆。

（3）准备温热的糖盐水和盐水各300～500ml，让患者适度的喝下。血糖高者，可服温热的淡盐水。

（4）嘱患者张开口，医者用左手持纱布块，摄住舌头，向上抬起，显露出舌下两侧的青紫筋脉，右持止血钳酒精棉球，作舌下清洁与消毒后，右手持三棱针，快速刺破舌下两侧的脉络金津玉泉穴。因其经脉管内的压力较大，瘀紫血液自然会向外慢慢溢出。医嘱患者闭住嘴，作3~5次或多次的吸气法，再把口内的瘀血唾液吐在小脸盆中。

（5）重复检测测血压：让受术者稍作休息，测查血压，留观患者，基本情况正常者，即取栓结束。

目前认为血脂增高是血液黏稠度增高的主要因素之一。高血脂可以引起很多严重危害身体健康的疾病，心血管疾病，如高血压、冠心病、动脉粥样硬化症；代谢性疾病，如糖尿病、肥胖、胰腺炎等。这些疾病都会影响到血液的微循环，出现气滞血瘀，会不同程度的通过经络气血循行显现在舌象上，供医者察舌辨证，施治方药。舌下刺血排瘀亦是一简便的辅助疗法。

第六章

舌苔、舌质、舌态与辨证施治

源鉴

【索源一】清代周学海在《形色外诊简摩·舌质舌苔辨篇》中指出："前人之论舌诊详矣，而只论舌苔，不论舌质。非不论舌质也，混苔与质而不分也。夫舌为心窍，其伸缩展转，则筋之所为，肝之用也。其尖上红粒，细于粟者，心气挟命门真火而鼓起者也。其正面白色软刺如毫毛者，肺气挟命门真火而生出者也。至于苔，乃胃气之所熏蒸，五脏皆禀气于胃，故可籍以诊五脏之寒热虚实也。若推其专义，必当以舌苔主六腑，以舌质主五脏。舌苔可刮而去者，气分之事，属于六腑；不可刮，即渐浸血分，内连于脏矣。舌质有变，全属血分与五脏之事。前人书中，有所谓舌苔当分有地无地者，地即苔之里层，不可刮去者也，亦无与于舌之质也。尝见人无它苔，但若常滑遗，视其舌，中心如钱大，光滑无苔，其色淡紫。又见患胃气痛者，其舌质常见通体隐隐蓝色，此皆瘀血阻于胃与包络之脉中，使真气不能上潮，故光滑不起软刺，是血因寒而瘀也，通体隐兰，是浊血满布于细络也。故舌苔无论何色，皆属易治；舌质既变，即当察其色之死活。活者，细察柢里，隐隐犹见红活，此不过血气之有阻滞，非脏气之败坏也。死者，柢里全变干晦枯痿，毫无生气，是脏气不至矣，所谓真脏之色也。故治病必察舌苔，而察病之吉凶，则关乎舌质也。"

按语 本条文周氏指出临证察舌，舌苔、舌质及舌态都要认真辨证。虽说舌为心之苗窍，但舌体神态的伸缩展转活动皆为筋脉之所主，故又说皆为肝之所用也。其舌质尖部生细红粟者，皆是心经邪热挟命门真火鼓起所致。舌尖部生白色软刺毫毛者，皆为肺气郁热挟命门真火所致。因舌苔乃由胃气所生，五脏又由胃气所濡养，故曰察舌苔可以诊五脏之寒热虚实之证也。详细地说，舌苔主六腑之为病，舌质主五脏之为病。若舌苔刮之可去者，多为卫分、气分之病；刮之复生，则表明病邪已内传营血而入脏病。同时又指出舌苔无论何种苔色，皆为标证易治，但舌苔即为病者，即为里证、脏证，又可谓主病之本，难治为重。但此时要辨舌质色泽的死活，而从速诊治。故一般说治病要察舌验苔，但要辨病之吉凶安危，则要认真地视察舌质而辨证施治。

【索源二】清代周学海在《诊家直诀》中指出："凡察舌须分舌苔、舌质，舌苔虽恶，舌质如常，胃气浊秽而已。"

按语 本条文周氏指出凡临症察舌都要详细认真地查验舌苔和舌质。若见舌苔变化极恶，但见舌质如常者，此多为胃气浊秽，六腑之病变而已，辨证易治。

【索源三】清代杨云峰在《临证验舌法·临证验舌法为准结语》中指出："临证以验舌为准。而验舌以浮肿坚敛分虚实，干燥滑润分阴阳，黑白青黄分脏腑。盖本至中至正之理，以立至简至易之法。轩岐复起，当不易吾言也。至于阴阳虚实四柱，所配补泻诸方，虽是为临症者举其大略，然而无一症不从亲身经历；无一方不从亲手试验者。诚以医寄死生，只字不容率笔；理原性命，短语无可粗心也。唯是加减出入，因病制宜，神明于规矩绳墨之中；得心应手，变化于规矩绳墨之外。运斤成风，则存乎其人耳。而究之神明变化，仍不离夫规矩绳墨也。临症者，若知赤子元无罪，合有人间父母心。则余此一编也，虽只望诊中之一节乎，亦未始非切脉审症之证据，回生起死之范围也。倘出厥范围，而不凭此为证据，则恐其所操以活人者，反以杀人也已。"

按语 本条文是说临证验舌质是以舌态的浮胖坚敛，辨证脏腑之虚实；依据苔质的干燥滑润营津阴液的多少，辨证疾病之阴证阳证；根据苔质的黑白青黄颜色，辨证病之在脏或病之在腑。最后话语特别强调指出的是医者医德至上，大医精诚之心，审证处方，医者父母之心。此虽所言之舌诊，切脉问闻取证，若不据此，虽有活人之心，反以误治杀人之为惩戒是也。

第一节　舌苔与舌质辨证施治

一、正常舌象

源鉴

【索源一】清代吴坤安在《伤寒指掌》中指出："平人舌中常有浮白苔一层或浮黄苔一层，夏月湿土司令，苔每较厚而微黄，但不满不板滞。"

按语　本条文吴氏指出平人可因时令季节气候之变，其也会影响到人体舌象改变，长夏时令多暑挟湿，故平人的舌象也多见苔厚而微黄，但这种舌象的舌苔不满布不板结，不滞腻。

【索源二】近代曹炳章在《辨舌指南》中引用《利济外乘》指出："无病之舌，形色各有不同，有常清洁者，有稍生苔层者，有鲜红者，有淡白色者，或为紧而尖，或为松而软，并有牙印者……此因无病时各有禀体之不同，故舌质亦异也。"

按语　本条文指出在临床查验舌象时，无病之舌的正常舌象，可因人体体质禀赋的差异也会有所不同表现，故在临床进行舌象诊断时除四诊合参外，还要从望诊中结合体质禀赋的不同进行舌象辨证。

【索源三】近代曹炳章在《辨舌指南》中指出："……或常舌淡红，素不饮酒，而强饮至醉，则舌亦变深红，甚则红紫……亦有平时苔润，在卧时口不紧闭，则醒后舌必干燥……凡吸烟之人，无病常见燥苔。"

按语　本条文曹氏指出平时素不好嗜饮酒之人，因强饮酒至舌质呈深红或紫红；或卧时习惯张口呼吸而使口干舌燥；以及好嗜烟酒之人，常见舌苔干燥而黄者，一般不为病理舌象，临证要注意辨证。

【索源四】清代傅松元在《舌苔统志》中指出："舌为心之苗，其色当红，红不娇艳，其质当泽，泽非光滑，其象当毛，毛无芒刺必得淡红上有薄白之胎气，方是无邪之舌。"

又曰："舌色淡红平人之候……红者心之气，淡者胃之气。"

【索源五】近代曹炳章在《察舌指南·辨舌之神气》中指出："若

舌质有光有体，不论黄白灰黑，刮之而里面红润，神气荣
华者，诸病皆吉。"

按语 本条文是说凡有神之舌，舌色红活润泽，运动灵活自
如，是谓荣舌，津液充、精神健旺，是正常的舌象。

【索源六】清代徐大椿在《舌鉴总论》中指出："舌乃心苗，心属
火，其色赤，心居肺中，肺属金，其色白，故当舌地淡
红，舌苔微白，红必红润内充，白必苔微不厚，或略厚有
花。然皆干湿适中，不滑不燥。斯为无病之舌，乃火藏金
内之象。"

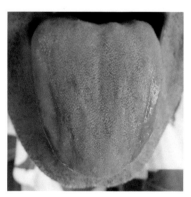

图6-1 舌质淡红，舌苔薄白，润泽

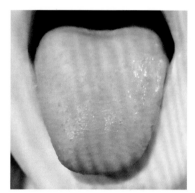

图6-2 舌质淡红、舌尖赤，舌苔薄白、
舌根部微黄

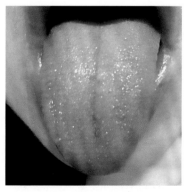

图6-3 无病之舌象，舌面清洁、舌质淡
红、舌态柔软灵动、舌苔薄白、舌象润泽

二、舌黄胀

【索源】近代曹炳章在《辨舌指南》中指出："黄腻满布者，由湿
热郁而化毒，宜清湿火化毒；白腻黄腻者，痰浊相搏上溢
为胀也，宜蠲痰化浊；舌黄胀大满口者，乃胃府湿热蕴结
不消也。"

按语 舌黄胀属于足太阴脾经的病证，临床表现时有胃脘胀
痛，嗳气，恶心呕吐，上腹胀满，身重无力，便溏，黄
疸，下肢内侧肿胀，或下肢大部肢冷，由于脾经与手少
阴心经相接，故见舌苔见黄，舌本浮肿胀大，舌苔多腻
者，舌根强痛。脾经者阴寒湿之气至盛，故病主湿热痰
浊内结而郁胀也，胀者舌胀，气不化湿，湿郁化热生
痰，湿热结则舌态胀黄腻，治宜利湿降浊，清热化痰。

医案举例

医案1：郑某某，女，26岁，大学生。夏日七月在田野劳动，适与
月经期，事后月经停止3个月，经中医调理康复。后每于月经前数
天，身感发热，烦躁，失眠，口干口苦，时有鼻出血，行经时心情
烦躁，遇事不顺时，摔盆砸碗，兴奋时多言，詈骂家人。月经干净
后又清静如常人。

自述来医院就诊时，时值经期，面色赤红，身形瘦弱，手心灼
热多湿，头发蓬乱，目光逼人，言多好怒，坐立不安，唇赤干燥，
耳旁有汗，舌态胀大，舌质青灰赤且有齿印，舌苔淡黄腻，脉洪数
有力。辨证属于阳性体质，心肝火旺，神志不安，适时月经期所
致，遂投以朱砂安神丸加味施治：黄连20g、生地30g、白芍12g、
郁金9g、生甘草12g、当归12g、生栀子（捣碎）18g、女贞子15g、
旱莲草15g、煅龙骨9g、煅牡蛎9g、石菖蒲6g、朱砂1g（分三服）、
水煎，餐前温服，日三次。服药3剂后二诊：月经净，神志大安，
遂续原方药再进3剂，心静，口舌润。并嘱以后经行前，有无此症
状出现，皆可此方药用药5天，3个月共服15剂后，随访，诸症除，
狂病得安。

医案2：陈某某，男，38岁，自述近5天来突然腹部隐痛，里急后重，赤白下痢，舌质赤、舌苔黄腻或黄胀感（图6-4），脉象弦数。遂予以白头翁汤加味治之。

方药：白头翁18g、黄柏6g、黄连3g、鲜马齿苋60g、秦皮9g、广木香3g。水煎，餐前服，日3次。服药两剂后二诊：痢止痛减，诸症除，遂嘱善食养胃调理。

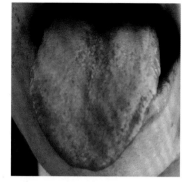

图6-4 舌质赤、舌苔黄腻或黄胀感

三、镜面舌

镜面舌，又称为"光滑舌""平滑舌""秃舌""萎缩性胃炎舌"，是指舌面光滑无苔，舌质鲜红光泽如镜而故名。主要是舌乳头整个萎缩，甚至消失，舌上皮黏膜变薄，呈现红色或粉红色，称其为营养不良的典型舌象。犹如脏腑阴虚者，五脏阴虚者，上消、中消、下消三消证者，肺痨肺脾阴虚者，老年性阴虚症者，干燥综合征者，恶性贫血者，萎缩性胃炎与胃癌患者，皆可见到镜面舌，舌背光滑，颜色鲜红光亮，头晕耳鸣，视物昏花，口干舌燥，嘴角糜烂，皮肤黏膜松弛，皮肤干燥苍白，皮肤瘙痒，记忆力减退，小便赤短热，大便秘等阴血两虚证，热盛阴伤证，大病后气阴两虚证皆可见之。"有胃气则生，无胃气则死"无论是从脏腑辨证，还是从气血辨证，皆与胃阴与胃气欲绝，胃气无以升发，无胃气欲绝有密切关系，也预示着预后不良。

源鉴

【索源一】清代张筱衫在《厘正按摩要术·验舌苔》中指出："舌上无苔，如去油猪腰，为亡液，名镜面舌。"

按语 本条文是说镜面舌，亦为无根无苔的舌象。是胃阴欲绝，气阴竭绝之舌象，形容好像去油的猪腰色一样。

【索源二】清代周学海在《形色外诊简摩》中指出："无苔者，胃阴不能上蒸也，胃阴不能上濡也。"

【索源三】清代叶天士在《南病别鉴·温病条辨篇》中指出:"湿热证,四五日,口大渴,胸闷欲绝,干呕不止,脉细数,舌光如镜,胃液受劫,胆火上冲。宜西瓜汁、金汁、鲜生地汁、甘蔗汁、磨服郁金、木香、香附、乌药等味。"

按语 本条文是说素体虚热体质,木火素旺,又感热毒之邪,传遍快,由气直入营血,木乘阳明,中焦脾胃耗津伤液,心肝营阴两伤,故舌光如镜,肝胆之热木旺气逆上冲则呕吐,治如:一清阳明脾胃之热。二散少阳肝胆之湿热毒邪。三西瓜汁、生地汁、甘蔗汁、清热滋养胃阴;用郁金、木香、香附、乌药理气疏肝,降气化湿开热郁内结;用金汁清热解毒以安神。此也提示湿热证胃阴大伤,肝胆气逆,干呕不止,肝胃不和,胸闷欲绝的证治大法。

【索源四】清代薛生白在《湿热病篇》中指出:"湿热证,经水适来,状元热口渴,谵语神昏,胸腹痛,或舌无苔,脉滑数,邪陷营分。宜大剂犀角、紫草、茜草、贯众、连翘、鲜菖蒲、黄花露等味。"

按语 本条文是说妇人经水适来,又湿热证,壮热口渴,本证舌上无苔,乃湿热毒之邪已不在气分,已经内陷营血分,营血之阴大伤,主肝主心主神志,血热扰心则神昏谵语,必须要用清热凉血解毒之品,还要并用益阴安神之重剂;此湿热毒邪内陷厥阴重证不独是妇人,多在经水适来而受之,而男人亦有之,不第凉血,并须解毒,然必重剂方可奏功。

【索源五】清代章虚谷在《伤寒论本旨·辨舌苔》中指出:"舌苔由胃中生气所现,而胃气是由心脾发生,故无病之人常有薄苔,是胃中之生气,如地上之嫩草也,若不毛之地,则土无生气也。"

按语 以上两条是说舌苔的有无与消长变化,测知脾胃之气旺盛与衰退的生化正常与否。正是"有胃气则生,无胃气则死"是把镜面舌作为望舌苔辨证疾病之危重与否与预后的一项客观指标,颇具中医的一大特色。

【索源六】元代朱震亨在《丹溪治法心要·口疮第九十二条》中指出："服凉药不愈者，此中焦气不足，虚火泛上无制，理中汤，甚者加附。实热口生疮，凉膈散、甘桔汤、赴筵散。口糜烂，野蔷薇根煎汤漱之。酒色过度，劳倦不睡，舌上光滑而无皮者，或因忧思，损伤中气，不得睡卧劳倦者，理中汤加附子，冷饮之。口疮，若因中焦土虚且不能食，相火冲上无所阻碍，用理中汤者，参、术、甘草以补土之虚，干姜以散火之熛，甚者加附子……治重舌，用好胆矾研细，贴之。蔓荆子汤。"

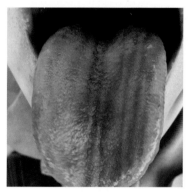

图6-5　舌质赤鲜红，无苔或根部苔黄腻，舌态扁凹（辨证：五脏实热，脾肾湿浊证）

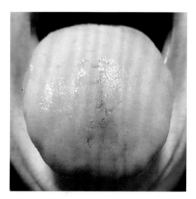

图6-6　舌质淡红、无苔，舌态肿胀（辨证：为气虚型，主脾肾阳气虚，气不化湿，气不利湿，功能低下所致）

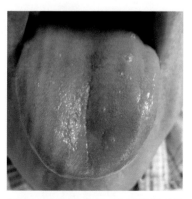

图6-7　舌质淡红无苔，舌态胖厚大（辨证：五脏阳气虚，寒湿内盛）

本条文朱氏指出临症见中气虚，虚火上炎，又服凉药滋阴清热不效者，当用补中益气的理中汤，见中焦阳气虚者，加附子以温补中阳。因酒色过度，湿热内盛，舌上光滑者，用附子理中汤，煎汤冷饮为要。并指出用胆矾研末外用，内服蔓荆子汤可治疗重舌证。

医案举例

医案1：杨某某，女，62岁，自述年轻时曾患有肺结核，反复咳嗽10余年，经治病愈。近来又感寒而发，症见干咳无痰，胸闷疼痛，大便秘结，舌光质赤无苔（图6-8），是为镜面舌，脉象细数。辨证为肺胃阴虚所致。方药用麦门冬汤或生脉散加味：麦门冬30g、半夏9g、北沙参15g、党参12g、五味子女2g、全瓜蒌

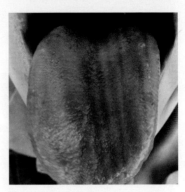

图6-8　舌光质赤无苔

12g、大云12g、胡麻仁12g、甘草9g。用药5剂后随诊：诸证大减，后再按原方药3剂续服，以资其本。

医案2：方某某，女，38岁，身体素虚，经常腰酸腿软，精神倦怠，咽喉时有肿痛，口唇及口腔内黏膜有白色的溃疡，舌质赤润如镜面（图6-9），消谷善饥，食欲尚可，大便时有干燥，脉象弦细。辨证为肝胃肾阴虚，治宜养阴清胃的玉女煎加味治之。方药：生地黄15g、玄参12g、知母12g、葛根15g、麦门冬15g、牛膝12g、天花粉12g、生石膏

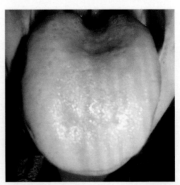

图6-9　舌质赤润如镜面

15g。水煎，温服3剂后二诊：自觉诸证好转，遂去生石膏，又续服5剂而善后。

医案3：余某某，女，25岁，自述曾患有肺结核，1年前结婚后病情加剧。春节饮酒后致咳痰咯血，颧红盗汗，五心烦热，伴有精神不振，神疲气短，食少体瘦，咽燥声音嘶哑，舌质红、舌少苔或无苔，或镜面舌（图6-10），脉象虚细或细弱。辨证属于肺肾气阴两虚、燥热伤肺证。投以滋阴润养肺肾的百合固金汤治之，服药7剂后二诊，自觉疗效甚佳，续原方药再进7剂，以资疗效。

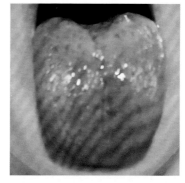

图6-10 舌质红、舌少苔或无苔，或镜面舌

医案4：黄某某，男，60岁。患者自述患有高血压，近半月来，头晕，眼底出血，白睛中布满瘀血丝，头汗多，干咳，口渴，咽痒咽干，咽痛，痰少不易咳出，且痰中带血丝，舌质红或绛、舌苔黄而干燥，脉象细数。辨证为素体肝肾阴虚、又外感风温燥证。投以清宣润肺的桑杏汤去梨皮，加麦冬30g、赤芍10g、桔梗10g、玄参10g、甘草6g，水煎服5剂后二诊：咳嗽，痰血等诸证除，仍续原方进服5剂，半月后诸证痊愈。

　　总之，镜面舌主五脏阴虚，脏腑气阴两虚综合征。民间自有"不怕舌头脏，就怕舌头光"一说，舌上脏，是说舌上有物，舌苔也，有苔者，脾气升，胃气生；无苔者，舌上光，脾气不升，胃气不生，脏腑气阴两竭者则死，见之当辨证，宜大补气阴，益阴固阳，养胃阴补脾气，温肾回阳救治。就是说舌苔厚腻或黄燥或现其他苔色，则提示脏腑代谢紊乱，需要脏腑辨证施治用药；如果舌上无苔，光洁光亮如镜者，则提示为肾阴肾阳耗伤，中焦气阴两虚，阴虚为重，胃气耗竭，脾气不升所致。临症凡见舌面无苔，舌质色绛，又光滑如镜者，为气阴两伤所致，多主肝肾元阴元阳竭绝之病证，当急辨证施治。

四、舌苔剥蚀

【索源一】清代陈念祖在《医学三字经》中指出："虫痛，时痛时止，唇舌上有白花点，得食愈痛。虫为厥阴风木之化，宜乌梅丸。"又指出："厥阴，阴之尽也。阴尽阳生，且属风木，木中有火，主热症而言。论以消渴、气上冲心、心中疼热、饥不欲食、食则吐蛔、下之利不止为提纲，乌梅丸主之。"

按语 以上两条文指出虫积蛔厥证者，其口唇与舌上生有白花点，又称为剥苔，当用乌梅丸主治。

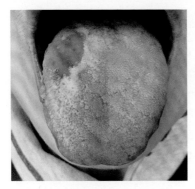

图6-11　白苔白薄根厚，右边缘及后部呈圆斑状剥蚀，舌质赤绛，舌态胀厚（辨证：心肝五脏实热，脾肾湿遏气滞）

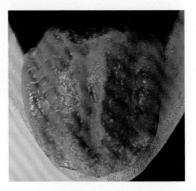

图6-12　舌苔薄，边尖根部全剥蚀，唯舌中未剥，在剥蚀面生弥漫性白色水泡，舌质赤烂鲜红，舌态凹凸不均，糜烂溃疡（辨证：五脏实热毒，胃肠六腑湿热浊毒）

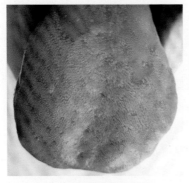

图6-13　舌苔薄白，根部呈斑块状剥蚀，舌质赤，尖部散在凸起小红点，舌态尖部胖厚大强根瘦（辨证：五脏气滞，脾肾湿热）

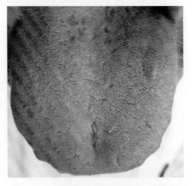

图6-14　舌苔薄淡黄、边根部呈梅花点状剥蚀，舌质赤，舌态胖，边尖有齿印痕（辨证：五脏实热，脾肾湿热）

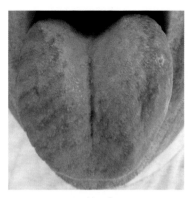

图6-15 舌苔黄厚腻滑，中根部甚，边尖部呈剥蚀，舌质淡红，舌态中部有纵向裂沟（辨证：五脏虚热，胃肠六腑脾肾湿热）

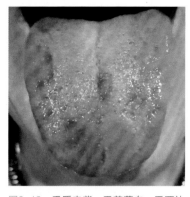

图6-16 舌质赤紫，舌苔薄白、舌两边及舌中部舌苔花剥，舌泽鲜明

【索源二】近代曹炳章在《辨舌指南》中指出："舌苔忽剥蚀而糙干为阴虚，剥蚀边仍有腻苔为痰湿。"

按语　本条文指出剥苔见舌质多光红，未剥苔处苔糙干者，状如地图状，辨证多属虫积。若见剥苔的边缘有腻苔者，为湿痰证。在热性病中，舌苔若于1、2日内全部剥蚀，舌质出现光绛少津者，此又称为镜面舌，为正虚邪盛、肝肾真阴亏损、邪气内陷之重证。痰湿者，当以利湿化痰理气；阴虚者，当以滋养肝肾之阴为主，兼温阳理气化湿为辅。

五、舌质赤舌苔黄

源鉴

【索源】清代吴鞠通在《温病条辨·上焦篇》中指出："热多昏狂，谵语烦渴，舌赤中黄，脉弱而数，名曰心疟，加减银翘散主之；兼秽，舌浊口气重者，安宫牛黄丸主之。"

按语　心疟者，乃五脏疟之一。在《素问·刺疟篇》中指出："心疟者，令人烦心甚，欲得清水，反寒多，不甚热，刺少阴。"本条文所指的心疟乃为外感温病所发，临证可见热重，神志昏迷，发狂谵语，心中烦闷，口渴，舌质色赤，而中心部有黄苔，脉弱而无力或数。此可用加

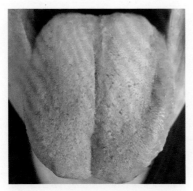

图6-17 舌质赤绛，舌苔薄黄燥根厚，舌态中有纵向裂沟（辨证：心肝脾实热，胃肠六腑湿热证）

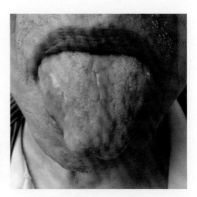

图6-18 舌质赤绛，舌苔黄燥，两边苔白干，舌态胀厚胖，干燥（辨证：肝肾五脏气滞血瘀，胃肠湿热、热盛）

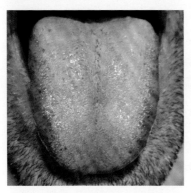

图6-19 舌质赤绛鲜红，舌苔黄腻，由舌尖部向舌根部逐渐增厚加重

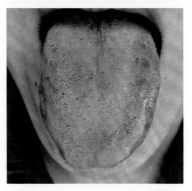

图6-20 舌质赤绛紫，舌苔薄黄根厚干燥，舌态边有微齿印痕（辨证：心肝气滞血瘀，胃肠六腑燥热证）

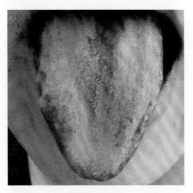

图6-21 舌质赤鲜红，舌苔两边黄，中呈纵向剥脱，舌态两边齿印痕（辨证：心肝五脏实热，胃肠六腑湿热、热盛证）

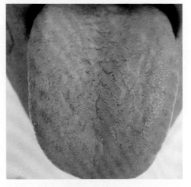

图6-22 舌质淡红，尖赤绛，舌苔薄黄根厚，舌态面有浅裂沟纹

减银翘散治疗；若见邪气重，暑温秽浊之邪蒙蔽心窍，出现舌苔浊腻，口气味重者，应防有内闭外脱之危险。当用芳香化浊，清心开窍的安宫牛黄丸治疗。

医案举例

医案1： 王某某，男，25岁，1976年6月12日因背部右侧肩胛骨与胸椎之间处生一痈肿而初诊，症见红肿热痛，触之肿硬疼痛，肿头尚未化脓，咳嗽，痰黏稠，口干渴，舌苔黄燥、舌质赤绛（图6-23），脉象滑数。

辨证，背为阳，肩胛与胸椎之间，上为心肺所属，属热毒瘀血蕴结证。治则，宜清热解毒、

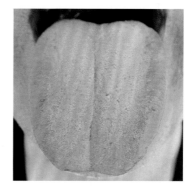

图6-23 舌质黄燥、舌质赤绛

化瘀消肿。方药：用仙方活命饮加减：银花24g、连翘24g、白芷12g、黄芩9g、防风10g、当归15g、大贝10g、乳香12g、没药12g、红花10g、丹皮10g、川芎10g、败酱草30g、地丁24g、天花粉15g、甘草10g，并嘱忌烟酒辛辣刺激饮食，水煎。服药7剂后二诊：热痛大减，触之痛缓。续原方药再进7剂后三诊：肿消皮软，舌质红舌苔淡黄或腻，诸症除。

医案2： 周某某，女，46岁，工人，1983年4月2日初诊。患者平素情志抑郁不伸，近3个月来，心烦易怒，自觉咽喉干痛，如有物梗阻，咯之不出，咽之不下，胸部窒闷，抬头捶胸自觉舒畅，善太息，晨起有少量黏稠痰，不易吐出，两目懒睁，多眠，月经先期量少，色红黑有块，腰酸乏力，手足心热，小便黄，大便干，舌边尖红、舌苔薄黄（图6-24），脉弦细。

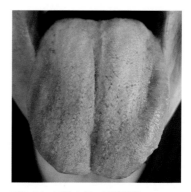

图6-24 舌边尖红、舌苔薄黄

辨证为阴虚内热，气滞痰郁，冲任失调。治则宜养阴清热，解郁化痰，活血调经。取穴：八脉交会穴列缺，照海一组为主穴，加天突、太溪、三阴交、足三里、关元等先后选用。从天突穴快速进针，稍加捻转，待咽及胸部有憋胀感即出针，其余各穴得气后留针30分钟，隔日一次。患者又加服六味地黄丸和加味逍遥饮，诸症有所好转，但缠绵反复。又按上法针刺半月后，诸症皆除，继续针刺半月，以善其后。

六、舌质赤舌苔老

源鉴

【索源一】清代吴鞠通在《温病条辨·下焦篇》中指出："汗下后，口燥咽干，神倦欲眠，舌赤苔老，与复脉汤。"

按语 本条文吴氏指出外感温病初期，应用发汗解表或攻下法以后，出现口燥咽干，精神困倦，昏昏欲睡，舌质红色，舌苔坚老而干燥。是因汗为营血之液，大肠之津液亦为上焦心肺雾露肃降布道之营血之液，故曰汗之下之，营血之阴大伤，心肝脾肾主神明主神志，少阴、太阴、厥阴阴液耗伤不能上承神明的缘故，故可用甘润益阴、生津大补营血之阴的加减复脉汤施治。辨证汗者，宜敛汗养阴大复营血，可加太子参、黄芪、防风麦冬、天冬、五味子、黄精、玉竹、枸杞子、大枣等；下者本着唐代医家陈藏器抽言："涩可去脱"的治则，大可用止泻、缩尿、止带、止血以及固精之法，分类施治。误用泻下或下之过者，大可补中气固中焦，止泻涩肠固脱，标本兼治，在辨证施用止泻收敛方药中，当配伍补气养阴、固精止遗缩尿之品，诸如五味子、五倍子、乌贼骨、乌梅、浮小麦、麻黄根、诃子、石榴皮、肉豆蔻、赤石脂、芡实、莲子、金樱子、桑螵蛸、覆盆子等。

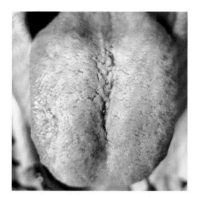
图6-25 舌质赤，舌苔厚黄老黏或腻，舌中有纵沟纹（辨证：心肝五脏实热，胃肠六腑气滞湿热浊毒热盛）

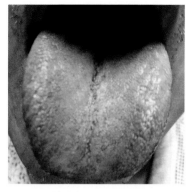
图6-26 舌质绛紫，苔白厚腻，舌态肿厚强。中有纵沟（辨证：心肝气滞血瘀，胃肠寒湿证）

【索源二】清代吴鞠通在《温病条辨·中焦篇》中指出："面目俱黄，语声重浊，呼吸俱粗，大便闭，小便涩，舌苔老黄，甚则黑有芒刺，但恶热，不恶寒，日晡益甚者，传至中焦，阳明温病也……"

按语 本条文吴氏指出舌苔老黄，热甚苔黑有芒刺者，示热邪由表及里已传至中焦阳明温病胃肠腑证，热盛伤津，无腑实证者，素体气阴两虚感受温热之邪，舌苔由黄转黑，且生芒刺，无燥结者可用甘寒益阴清热之剂，忌不可苦寒泻热。

医案举例

医案1：王某某，女，49岁。自述曾患有湿热病，出现心烦不安，夜间入睡困难，心中烦热甚，口干咽燥，夜间尤甚；身体消瘦，纳差，舌质赤、舌苔薄黄、少津而干燥（图6-27），脉象弦细而数。辨证属心肝阴血两虚证。当以养心养肝滋阴安神的酸枣仁汤加减用药。方药：酸枣

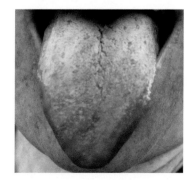
图6-27 舌质赤、舌苔薄黄

仁（干炒研细粉、睡前冲服。）15g、百合30g、知母12g、甘草1.5g、北沙参15g、麦冬20g、丹参20g、生谷芽20g。水煎，日3次。用药6剂后二诊：患者已能安静入眠，但有易惊，醒后又难以入眠。再续服原方药6剂后三诊：患者睡眠，饮食都已正常，烦热除，大便略干，遂加伯子仁20g、大云15g，又续服4剂，以资疗效。

医案2：池某某，女，38岁。自述近日咳嗽、痰中带血5天，血色鲜红，量中，伴有气急，口苦干，心烦，思饮，小便黄赤，舌苔黄老，舌质赤，脉象细数。辨证为阴虚肺燥，木火伐金。投以清热润肺、清肝凉血的咯血方加炒荆芥穗9g、海浮石30g、白芍15g、藕节40g、金钱草30g、牛膝9g、茅草根30g，水煎服。用药两剂后二诊：咳嗽大减，痰中血少，遂去金钱草、海浮石、诃子、牛膝，加桔梗9g、桑叶6g、杏仁6g、连翘9g。更方后服药两剂后三诊：痰血全无、咳嗽大减、又按此方再进两剂，嘱用梨、百合、冰糖煮水服之，以养阴清热，病告愈；后随访咳嗽咯血未再发作。

七、舌质绛舌苔少

源鉴

【索源一】清代吴鞠通在《温病条辨·中焦篇》中指出："暑温蔓延三焦，舌滑微黄，邪在气分者，三石汤主之；邪气久留，舌绛苔少，热搏血分者，加味清宫汤主之；神识不清，热闭内窍者，先与紫雪丹，再与清宫汤。"

按语 外感暑温邪热蔓延到上、中、下三焦的时候，临床可见到不同的症状。症见舌苔微黄而滑者，是邪在三焦气分，可以用三石汤清热利湿。如果气分热邪久滞，从气分转入营、血者，其舌质色绛而苔少，可用加味清宫汤治疗；宫者，膻中也，指膻中为心的宫城。若见神识昏迷，热闭内窍，应先用清热开窍的紫雪丹，而后再用清宫汤治疗。

本条文论述了初感暑温病邪，可辨舌苔；邪热深入营、血，则辨舌质。故曰：审苔垢可知病邪之寒热深浅；观舌质可验病之阴阳虚实。

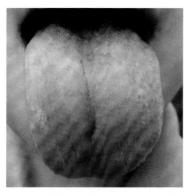

图6-28　舌质绛舌苔少：舌质绛紫光润无苔，舌态肿瘤强（辨证：肝脾气滞，脾胃寒湿证）

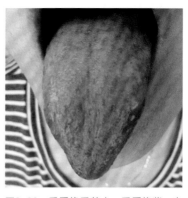

图6-29　舌质绛舌苔少：舌质绛紫，尖边甚有瘀斑，无苔或根部苔白薄，舌态瘦长（辨证：心肝五脏实热，胃家虚热证）

【索源二】清代吴鞠通在《温病条辨·下焦篇》中指出："温病七、八日以后，脉虚数，舌绛苔少，下利日数十行，完谷不化，身虽热者，桃花粥主之。"

按语　本条文吴氏指出外感温病已经7、8天以后，脉象虚数，舌质色绛舌苔少，一天之中下利几十次，排泄物是未消化的食物残渣样粪便。这是肾阳虚衰不能温健脾土、致使脾阳下陷所致。身热者为脾气虚而发热、又称为气虚发热，当用补法治之，可用桃花粥汤甘温固涩、以补中焦脾胃之阳气。

医案举例

医案1：刘某某，男，20岁，患者夏令患温热病，愈后常感头转耳鸣，项背拘急，筋脉蠕动，甚则瘈疭。患者自述头晕耳鸣，多梦遗精，咽干口燥，舌质绛紫、舌苔黄干燥（图6-30），遇事健忘，视物昏瞀，筋脉挛急，行动则左右跌蹼，大便干结，小便短赤。

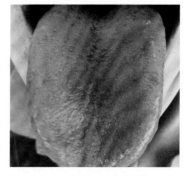

图6-30　舌质绛紫、舌苔黄干燥

症见患者面色黧暗，身体羸弱，指鼻试验不准，睁眼闭眼难立症阳性，咽红，舌体瘦，舌质绛少苔，脉象细数，左右两尺脉沉弱。辨证属肾阴亏耗，肝风旋扰。治宜滋肾养肝，育阴息风。

方用左归饮合大定风珠汤加减治疗。方药：熟地90g、龟板60g、鳖甲45g、白芍60g、五味子9g、石斛45g、枸杞子45g、钩藤45g、杜仲30g、麦冬30g、山萸肉30g、木瓜30g、络石藤30g、丹皮15g、甘草15g。共为细末，炼蜜为丸，每服10g，每日3次。服上方治疗1个月后。

二诊：患者步态稍稳，跌蹎少，诸证均有改善，药已奏效，仍照上方服用蜜丸一料后。

三诊：步态平稳，时有梦遗，腰膝酸软，脉象较前有力。此仍为肾精阴血大亏之故，非用血肉有情之品难挽沉疴，继用专翁大生膏加减，方药：红参15g、五味子15g、熟地90g、枸杞30g、山萸肉30g、龟板30g、沙苑子30g、麦冬30g、鳖甲30g、石斛30g、杜仲30、木瓜30g、阿胶60g、肉苁蓉60g、白芍60g、莲子肉60g、芡实60g、鹿茸100g，诸药共为细末，炼蜜为丸，每丸10g，日服3次，服药治疗后，身体完全康复，随访至今，未见复发。

本证属于温病后期，误用温补之变证。故使热邪久羁，肾阴受灼而产生一系列水不涵木、虚风内动的证候，治疗上应用"酸甘化阴"法，若妄用温补，犹如火上添油，故病有增无减。肾为"封藏之本"，肾主藏精、肝主藏血、精血同源。本例前因邪热伤阴，后又误用辛温使阴液精血亏损更甚。最终选用专翁大生膏施治，取其血肉有情之品大补肾之精髓，《内经》指出："精不足者，补之以味，故此取得良效。"

医案2：霍某某，男，30岁，患者素体喜饮酒，又时春节饮酒过至，出现呕吐，心慌，不得眠，心烦躁热烦乱，惊恐怵惕，头昏昏沉沉，困乏无力，舌质赤绛、舌苔少或黄（图6-31），脉象弦滑数大。辨证属于热盛扰心

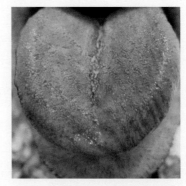

图6-31　舌质赤绛、舌苔少或黄

所致。遂投以清热泻火的黄连解毒汤加川木通7g，水煎服。服药3剂后二诊：呕吐止，睡眠佳，症状明显改善。后因家中盖新房，待客饮食过多，诸症又复发，舌苔白厚，脉象弦数，遂在原方中又添加茵陈30g、滑石15g、藿香12g、苍术10g、川厚朴10g，再进3剂后给予饮食调养，历时半月，诸证愈。

医案3：葛某某，女，55岁，1998年8月20日初诊。患者自述：近3个月来，身体消瘦，全身乏力，四肢沉困，心烦胸闷，气短，时有头晕，时有心慌，面红身热，午后低热，无汗，时有失眠，大便秘，三五一行，小便黄少，口干口渴，舌质赤绛、舌苔少或无苔（图6-32），心有动悸，心律不齐，脉象细缓或有结代。心电图心率65次/分，窦性心动过缓，

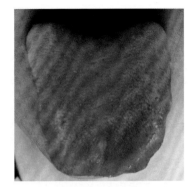

图6-32 舌质赤绛、舌苔少或无苔

方用炙甘草汤加味施治，太子参12g、黄芪15g、桂枝6g、炙甘草9g、阿胶6g、川芎12g、五味子12g、酸枣仁12g、生地黄15g、麦门冬9g、火麻仁9g、黄精9g、玉竹9g、生姜9g为引。用药5剂后二诊：诸症明显缓解，复查心电图心率70次/分，精神状况好转，守原方再进7剂后三诊：自述心慌动悸已不明显，大便畅，诸症消失，心电图心率75次/分。

八、舌质绛舌苔白

源鉴

【索源一】清代叶天士在《温热论》中指出："外感风寒……若白苔绛底者，湿遏热伏也，当先泄湿透热，防其就干也。"

按语　本条文是说外感风寒之初，舌苔白而舌质色绛，乃素体内热始感风寒，当先解表散寒，内泄湿透热，以防风寒之邪再入少阳阳明，化热伤及胃津而舌干。

【索源二】近代曹炳章在《辨舌指南》中指出："苔白底绛，为湿遏热伏。苔白底红，脉形弦细者，阴虚而挟湿热也。深绛

而苔白厚腻者，温邪入里而兼伏湿也。"

按语　本条文曹氏指出舌苔白而舌质绛者，为热邪在里，又外感湿邪，湿性留滞，遏热于内而不易外解。若苔白而舌质红，脉象又弦细者，为素体阴虚，又挟湿热外感所致。若见舌质深绛而舌苔白厚腻者，为温邪入里，又与伏湿相结所致。

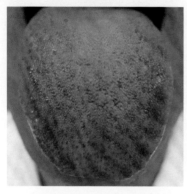

图6-33　舌质赤绛紫，边尖甚有瘀斑，舌苔白薄根厚，舌态木胀强（辨证：五脏实热，心肝气滞血瘀）

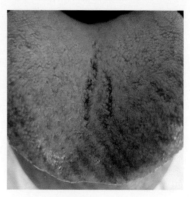

图6-34　舌质绛尖赤红，舌苔白厚，舌态胖厚胀，中有纵向长约1cm裂沟（辨证：五脏气滞，胃肠六腑寒湿）

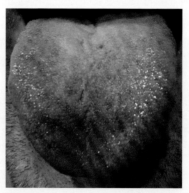

图6-35　舌质绛紫润，舌苔薄白，根厚腻，舌态胖胀大，边有齿印痕（辨证：心肝气滞血瘀，五脏实热，胃肠六腑湿热证）

医案举例

医案1：董某某，女，38岁，未婚，自述近3年来，每隔数日会有梦幻梦交，婚恋障碍，心情不舒，自闭症障碍，未曾咨询与治疗。自述多有身体疲劳，记忆力减退，性格急躁，时有恶风恶寒，口干口渴，失眠，并夜有盗汗，唇焦发枯，心力交瘁，小便赤热，大便时有秘结，大有症状逐渐加剧之势。症见面色潮红，

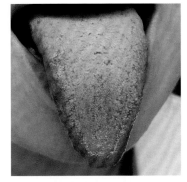

图6-36 舌质赤或绛、舌苔白薄而干

触之颜面两颧部发热，口干，舌质赤或绛、舌苔白薄而干（图6-36），脉象弦细而数，辨证为心肝肾三阴亏虚，肝火旺盛，相火冲动。治宜滋补肝肾之阴，填补下元、滋肾水清虚热，引火归元。遂以消阴霾的大补阴丸加味施治。处方药：熟地黄12g、炙龟板15g、知母2g、黄柏9g、生地9g、芡实9g、莲子9g、金樱子18g、麦冬15g、五味子15g、山茱萸15g、枸杞子15g、桑椹子15g、益智仁12g、酸枣仁15g、生龙骨15g、炙甘草9g、大枣6枚。水煎服药5剂后二诊：自述诸症明显减轻，症状改善，遂原方药再续服7剂后三诊：睡眠好，几无梦幻，神志大安，遂去金樱子、生龙骨、酸枣仁、知母、黄柏、加麦冬12g、百合12g、女贞子12g、沙参9g，再进5剂后随访，诸症愈，效佳。

医案2：曾某某，男，20岁，自述3天来身体发热，微恶风寒，头身疼痛，咳逆气胸闷，口唇焦躁，渴喜冷饮，舌苔白厚而干燥、舌质绛（图6-37），小便短赤，便秘，脉象浮数。辨证为春温病，外寒邪闭肺卫，遂成表寒里热之证。投以麻杏石甘汤服药1剂后二诊：汗出淋漓，身凉脉静，又原方减量服药1剂，诸症除。

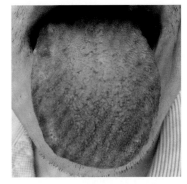

图6-37 舌苔白厚而干燥、舌质绛

九、舌质紫无苔

源鉴

【索源】清代刘恒瑞在《察舌辨证新法》中指出："质紫无苔，热在阴分也，质干如刺无苔，紫而干者，热伤阴也。"

按语　本条文刘氏指出舌质紫色无苔者，主热证，热在三阴，紫而干者，阴津大伤也，当以清营、血分之热邪的益阴解毒之剂治疗。

医案举例

医案1：张某某，男，38岁，自述齿龈反复出血迄今已有两年余，曾服用西药维生素C、维生素K、维生素B2、利血生等，均无明显效果。尤在熬夜或劳累之后出血加重，时有头晕，耳鸣，多梦，舌质鲜红或紫而干燥，舌苔薄黄，大便秘结，脉象弦数。辨证属肝肾阴虚，虚热伤胃。治宜滋肾养肝胃之阴，清胃热的清胃散加味治疗。方药：生地12g、丹皮9g、黄连9g、当归

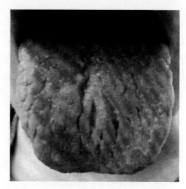

图6-38　舌质紫无苔：舌质紫，尖部黏膜剥蚀，有散在小白水泡，舌态生纵向裂纹沟（辨证：一为先天遗传性舌象；二为心肝脾五脏阴虚，脏腑热毒炽盛）

9g、升麻6g、炙鳖甲片15g、柏子仁12g、火麻仁12g、制首乌12g、枳壳6g、旱莲草12g、仙鹤草18g。水煎服12剂后二诊：头晕大减，齿龈出血已止，耳鸣已除，大便日行1次，唯有睡眠欠安。遂在原方中去枳壳、火麻仁、加夜交藤30g，又续服药7剂而善后。

医案2：刘某某，女，40岁，自述素体内热，大便燥结不通，5、6日一行，少腹部胀痛，而每次大便困难之极，燥结不下，用力过大，急汗出，口唇发干，焦躁起皮，望舌质色赤或绛，舌苔黄燥，脉象弦紧。辨证属脾虚胃热肠燥便秘证，又称为习惯性便秘。当以润肠行气通便的麻子仁丸加味施治，服药5天而愈。处方药：麻子仁12g、太子参12g、白术12g、炙枳实12g、大黄6g、炙厚朴12g、杏仁

12g、百合12g、厚朴9g、枳壳9g、槟榔6g、玄参12g。3剂，水煎，餐前30分钟服，日3次，每次要在药液中兑入蜂蜜20g，调匀温服。二诊：大便已通顺。遂嘱再进药3剂后三诊：自述大便两天一解，大便顺畅。并嘱咐：坚持做提肛收腹叩齿养生保健功，经常叩齿，唾液生润胃肠；做提肛收腹操，可以改善胃肠功能，再纤维清淡饮食调理。1月后随访，诸症除，效果很好。

医案3：谭某某，女，46岁，自述近月余时间来，两季肋处隐隐作痛，右侧较重，有时痛如锥刺不能忍，饮食尚可，无反胃呕吐，二便正常。经B超查体，未发现异常，曾被认为"肋间神经痛"。再询问：两个月前撞车，肋间有外伤史，查体，属于外伤后没有及时用药调理，外伤肋间肌筋膜撕裂、腠理气血瘀滞

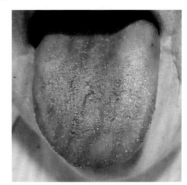

图6-39 舌质紫暗无苔

所致。有五心烦热，望舌质紫暗无苔（图6-39），脉象弦数。投以疏肝通络，活血化瘀的复元活血汤加减施治。处方药：柴胡9g、全瓜蒌12g、当归12g、川芎9g、红花6g、穿山甲（炮制，捣碎）6g、乳香（制）6g、没药（制）6g、大黄（酒制）3g、桃仁（酒炙）12g，并嘱近期不可用力过之，康复为要。水煎服药3剂后二诊：疼痛大减，遂去大黄、乳香、没药，又续服原方药5剂，以资疗效，后随访，症状痊愈。

医案4：郭某某，男，48岁，自述一年来，右侧胁肋部隐隐作痛不适反复1年有余，全身乏力，精神不振。近3个月来工作劳累，右胁肋部隐痛加重，伴食后脘腹胀满，夜寐多汗，舌质绛或紫、少苔或无苔（图6-40），脉象细数或弦。病史：曾患有乙肝小三阳五年；肝、肾功能

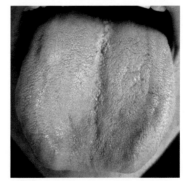

图6-40 舌质绛或紫、少苔或无苔

正常；B超示肝硬化早期。西医诊断为慢性肝炎并早期肝硬化；中医辨证为肝肾阴虚、肝气瘀滞。投以一贯煎加减，方药；生地黄15g、麦冬15g、当归15g、佛手15g、枳实15g、厚朴15g、玄胡索15g、鸡内金18g、生黄芪18g、沙参18g、川楝子18g、枸杞18g、女贞子18g、丹参30g、板蓝根30g、生牡蛎30g。水煎，温服，日3次，餐前服药10剂。

二诊：右胁肋部疼痛减轻，食欲改善，腹胀缓解，精神感觉大有好转。舌质转绛，舌苔薄白，脉象细数。效不更方，守上方继服10剂。

三诊：右胁肋部疼痛消失，夜寐汗止。因患者压力较大，遂上方去枳实、玄胡索、生牡蛎，加土鳖虫（土元）15g、醋炙鳖甲20g。10剂共为细粉，炼蜜和丸，10g重，每服1粒（血糖高者制作水丸，每服10g），日3次，餐前服。半年后随访，症状基本消除，B超肝胆胰脾均未见异常，肝硬化消失。随继续做乙肝病毒与肝功能检测，继续用抗乙肝病毒加保肝药物，定期复查。

在一贯煎功效的基础上，加佛手疏肝理气；鸡内金健胃消食；厚朴下气宽中、消积导滞；生黄芪补中益气、女贞子补肝益肾，养阴扶正提高免疫；丹参、土鳖虫（土元）活血化瘀，对迁延和慢性肝炎，丹参有改善肝脏生理功能、促进肝纤维化降低脾代谢正常；醋炙鳖甲养阴清热、软坚散结。清代陈士铎在《本草新编》中曰："鳖甲善能攻坚，又不损气，阴阳上下有痞滞不除者，皆宜用之。"板蓝根清热抗病毒。诸药配伍，消补并用，扶正祛邪，疗效确切。

十、红根黑尖舌

源鉴

【索源】清代梁玉瑜传，陶保廉撰录的《舌鉴辨证》中指出："红内黑尖舌，为脏腑皆热，而心经尤热也。"

按语 本条文指出舌质的舌根部无苔而色红，而舌尖部布满黑苔。这种舌象表明脏腑里热炽盛，少阴热邪尤重，心经内热循经上泛所致。伤寒，温病，均可见到这种舌象，当以清心泻热之剂主治。

医案举例

丁某某，女，61岁。患者自述近5天来头目眩晕，颈项强胀，面部麻木已有两月余，遇有不愉快的事情症状就加重，口干，腰膝酸软，舌质红，舌尖苔灰或黑，舌麻，脉象弦细。辨证属内风肝阳上亢所致。治以平肝潜阳，益肝肾活血除风的天麻钩藤饮去栀子、加僵蚕20g、甘草6g，水煎服。服药7剂后二诊：诸症大减，遂又续上方药再进10剂，以资疗效，随访诸症愈。

十一、黑根红尖舌

源鉴

【索源一】清代梁玉瑜传，陶保廉撰录的《舌鉴辨正》中指出："红尖黑根舌，心肾火炽，脾胃受困也。伤寒邪入阴分，瘟疫毒中阴经，实热郁伤阴分皆有之。"

按语　本条文指出舌质的舌尖部位色鲜红而无苔，在舌根部位苔黑满布，这种舌象表明心肾火炽，热及中焦，脾胃受困所致。同时也指出这种舌象也可见于伤寒邪入阴分，瘟疫毒邪内传阴经，实热之邪郁滞伤及阴分，是三焦邪热炽盛的临床表现。可以用"急下存阴"的方法治疗。

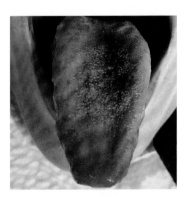

图6-41　舌根黑舌尖赤甚，舌苔焦黑干燥，舌态瘦长（辨证：心肝肾少阴实热炽盛，五脏阴虚，胃肠实热郁阻阳明气分）

近代曹炳章在《辨舌指南》中指出："若黑根无积腻白苔薄滑,刮之即净,口不渴,或渴而不消水者,真寒假热也。宜十全辛温救补汤加减;若黑根黏腻粗涩,干厚刮之不净,燥苔无津,口渴引饮,真热假寒也。宜十全苦寒救补汤加减。"

按语 本条文是说凡见舌根舌苔黑者,是寒是热真假之辨证的要点,真寒者,当用十全辛温救补汤,真热者,宜十全苦寒救补汤。

医案举例

张某某,男,57岁。自述患胃病多年,胃脘部绵绵作痛,时感有灼热感,嘈杂似饥,不思饮食,食则作痛,口干苔燥,舌质红少津。舌前半部舌苔光剥,舌的后根部糙垢,脉象弦数细小。

辨证:属年高多病,胃阴不足,兼有肝胃不和郁热。

治则:宜养阴益胃,参以疏肝理气清热。

方药:南沙参15g、麦门冬9g、川石斛12g、大白芍9g、炙甘草3g、川黄连1.5g、川楝子4.5g、旋复花6g(包煎)、炙乌梅3g。水煎服5剂后。二诊:胃脘部疼痛消除,嘈杂灼热感减轻,仍按原方药调理服用5剂而善后,未再发作。

十二、舌根白舌尖红

源鉴

【索源】清代薛生白在《湿热病篇》中指出:"湿热证,舌根白,舌尖红,湿渐化热,余湿犹滞,宜辛泄佐清热,如蔻仁、半夏、干菖蒲、大豆黄卷、连翘、绿豆衣、六一散等味。"

按语 本条文薛氏指出外感湿热证初期,症见舌根部苔色薄白,而舌质尖部赤红者,则为湿邪已经入里化热,心火炽盛循经上炎所致。但湿邪犹滞肺脾半表里,故宜辛开清化湿热之品六一散治疗。

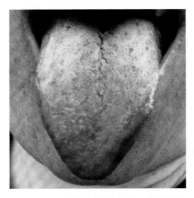

图6-42 舌尖苔白薄根白厚，舌质赤绛紫，尖红绛弥漫小红点，舌态根部纵向浅裂纹（辨证：五脏心肝气滞血瘀，脾肾寒湿内热证）

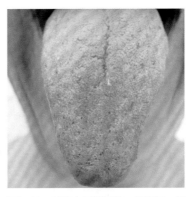

图6-43 舌苔白干燥如粉，舌根厚，舌质淡或淡红尖赤，舌态瘦长，舌前部有散在凸起小红点（辨证：气血与气阴两虚，胃肠六腑寒湿证）

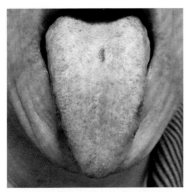

图6-44 舌苔白厚腻根甚，舌质边绛紫、尖无苔赤红，舌态瘦长干扁（辨证：胃肠六腑气滞寒湿，心肝五脏气滞血瘀证）

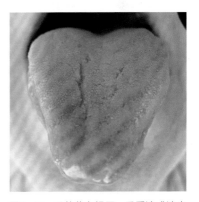

图6-45 舌苔薄白根厚，舌质淡或淡光亮赤肿，舌态厚长蛇头状（辨证：气阴气血两虚，心火旺，脾肾湿热证）

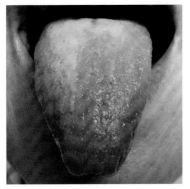

图6-46 舌质赤，尖部甚生有小红点，尖部无苔根部黄厚滑（辨证：心肝实热虚火旺盛，胃肠湿热证）

427

十三、舌根红舌尖白

【索源】清代梁玉瑜传，陶保廉撰录在《舌鉴辨正》中指出："白尖红根舌。邪在半表半里也。其证寒热往来。耳聋。口苦。胁痛。脉浮弦。小柴胡汤和解之。"

按语 本条文指出临症见到的舌尖部苔色白，而舌质的根部见红色，为邪在半表半里之舌象，若证见口苦咽干，胸胁苦满，寒热往来，脉象浮弦，则为伤寒少阳证，可用小柴胡汤和解少阳治疗。

医案举例

李某某，女，38岁。患者自述患有慢性胆囊炎多年，右肋胁部隐隐作痛，并有压痛感，伴有恶心，发热，食欲不振，腹部胀满，鼓肠嗳气，舌根部质红色、舌尖部苔白或黄（图6-47），脉象弦大。辨证属少阳肝胆湿热证。投以和解少阳，理气疏泄肝胆的大柴胡汤加金钱草24g、滑石12g、鸡内金12g，连续服药7

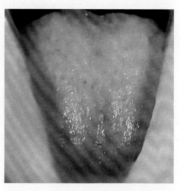

图6-47 舌根部质红色、舌尖部苔白或黄

剂后二诊：食欲改善，胸满嗳气除；遂去大黄，再加鳖甲12g、青蒿15g、秦艽9g、郁金9g，又续服两剂后诸证除。

十四、舌质红舌苔干黑

源鉴

【索源】清代梁玉瑜传，陶保廉撰录的《舌鉴辨正》中指出："边红通尖黑干舌。脏腑实热。而心肺脾胃尤甚也。伤寒传少阴证，燥暑中少阴证，瘟疫症杂病实热皆有之。"

按语 本条文指了出舌质通尖红色，舌苔干黑者，为实热里证，多主上、中二焦心肺脾胃热极。同时可见于伤寒之邪传入少阴或者燥暑之热邪直入少阴，寒郁化火。热灼津伤。瘟疫热毒等杂病热证也可见到。实热而无燥结者当以清热解毒为治，热重而津伤者，则以清热养阴治疗。

医案举例

聂某某，男，41岁。患者自述近日来，时有周身颤抖，头晕目眩，手足麻木不仁，血压160/95mmHg，睡眠多梦易惊醒，舌质红绛、舌苔焦躁或干黑（图6-48），脉象弦数。辨证为肝经热盛动风。遂以凉肝息风、养阴舒筋的羚羊钩藤汤加当归20g、龙骨20g、牡蛎20g，水煎服药7剂后二诊：手足麻木、身体颤抖

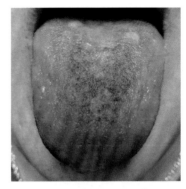

图6-48 舌质红绛、舌苔焦燥或干黑

大减、神志安、睡眠佳。将白芍量增至30g，再加夏枯草15g、白芷9g，再进7剂后诸症皆愈。

十五、舌质红舌苔黑滑

源鉴

【索源一】清代张登在《伤寒舌鉴》中指出："红边中黑滑舌，必表热里寒。"

按语 本条文张氏指出舌质红而舌苔黑滑者，多见于寒热杂证。舌质红可见于表热证或里热证，苔黑滑者，必热中挟湿，如表证不解，郁而外热，又过食生冷而寒湿内积所致。当以解表温中化湿治疗。

【索源二】清代梁玉瑜传，陶保廉录的《舌鉴辨正》中指出："红边中黑滑舌。是脾胃肝胆俱热，而夹有湿邪也。"

按语 本条文指出舌质两边色红，多主肝胆热证；舌质中部色红为脾胃热证；舌苔黑滑为热中挟湿，脾胃热中挟有寒湿之证。

　　唐某某，男，10岁。患者因两天来小便尿血来院，诊断为"急性肾炎"。当时肉眼可见血尿，排尿时尿道的灼热感、无尿痛，舌质赤，舌苔灰黑而滑，脉象弦数。辨证为膀胱湿热下注所致。投以清泻下焦湿热的小蓟饮子。服药3剂后二诊，血尿色渐浅，尿常规为蛋白（＋）或极少，红细胞由原来满视野减至8~10个，但血沉仍为39mm/h，仍以小蓟饮子加减服药3剂，再以六味地黄（熟地6g、茯苓6g、丹皮6g、泽泻6g、山萸肉6g、山药6g），滋阴调养而愈。

十六、舌质绛舌苔灰

【索源】清代梁玉瑜传，陶保廉撰录的《舌鉴辨正》中指出："灰色重晕舌，此瘟病热毒传遍三阴也。热毒传内一次，舌增灰晕一层，最危之证，急用凉膈散或双解散，黄连解毒汤，大承气汤下之。一晕尚轻，二晕为重，三晕必死，亦有横纹二三层者……用十全苦寒救补汤四倍加石膏，不次急投，服至灰晕退净为止，虽见二三重晕均能救活。"

按语　本条文指出瘟病热毒之邪深入下焦，传遍三阴，其舌质色绛而舌苔呈灰色，上布有灰黑色苔晕，叠积成二三层不等，热毒愈盛，苔晕愈深，表明病情危重。可用清下解毒之剂治疗；不效者可急投十全苦寒救补汤治之。

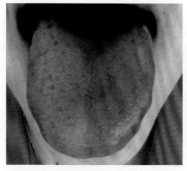

图6-49　舌质绛舌苔灰

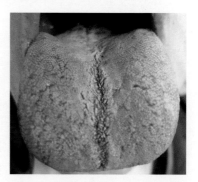

图6-50　舌质绛舌苔灰：舌质赤绛，舌苔薄白粗糙根厚，舌态肿厚大、中有纵向裂沟，沟内生刺（辨证：脾肾气虚湿热证）

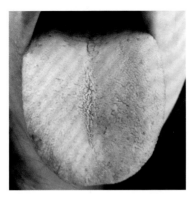

图6-51　舌质绛舌苔灰：舌质绛紫，舌苔薄白根厚微腻，舌态扁薄干燥（辨证：肝肾五脏阳虚气滞，胃肠六腑虚寒证）

十七、舌质绛红无苔

源鉴

【索源】清代梁玉瑜传，陶保廉撰录的《舌鉴辨正》中指出："色绛红无苔无点，光亮如镜……或无津液，而咽干带涩不等，红光不活，绛色难明，水涸火炎，阴虚已极也。"

按语　本条文指出红绛舌的形成，主要是由于阴虚所致。临证可见舌质红绛而口不甚渴，或虽渴而不欲饮，或漱水而

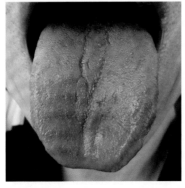

图6-52　舌质绛边尖赤紫，无苔，舌态中有纵向浅裂沟（辨证：心肝五脏气滞血瘀阴虚证）

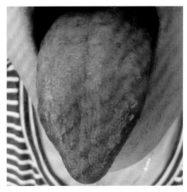

图6-53　舌质绛紫红，边有瘀斑，边根部蚀烂，舌苔薄白欠润，舌态瘦长（辨证：心肝脾五脏实热，胃热证）

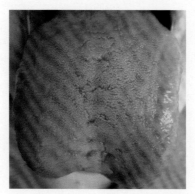

图6-54　舌质紫青欠润质嫩，无苔，舌态舌尖下卷，舌面有不规则横向浅裂纹（辨证：肝肾阴虚证）

不欲咽，其脉象可见细数无力、舌质光亮如镜者，临床上又把这种舌象称为镜面舌，主五脏之阴液大伤，可予以大剂滋阴生津清虚热之剂调理阴阳进行治疗。

<hr>

医案举例

赖某某，男，60岁，自述近半月来内热汗出，有恶寒，反复午后发作，精神倦怠，时时欲睡，寐则微热身烦，醒则热退，舌质绛苔少或无苔，脉象沉细或数。辨证属温热病后阴虚内热证。予以青蒿鳖甲汤加味主之。方药：青蒿6g、鳖甲9g、天花粉6g、知母6g、生地12g、丹皮6g。水煎服3剂后，身热退，诸症愈。嘱以百合、大枣煮粥食疗调养之。

十八、舌质绛舌苔黄燥

源鉴

【索源】清代吴鞠通在《温病条辨·中焦篇》中指出："阳明温病，舌黄燥，肉色绛，不渴者，邪在血分，清营汤主之；若滑者不可与也，当于湿温中求之。"

按语　本条文指出阳明温病，临证见到舌苔黄燥，舌质深红，口反不渴者，提示温病已入气分，故舌苔黄燥；温热之邪又入营分，血分，故见舌质色绛。温邪既入血分，则逼阴气外溢，上润于口，故口反不渴。此可用清营分和清血分邪热的清营汤治疗。若见舌苔淡黄而滑，或苔白而滑，或苔灰而滑，口不渴者，则是湿气内逼，温邪蒸腾之象，不可用清营汤治疗，当从湿温证的辨证方法去治疗。

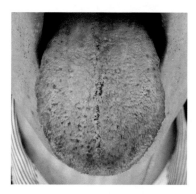

图6-55　舌质绛紫，舌苔黄干厚燥，根甚，中有纵向浅裂纹，舌态边有齿印痕

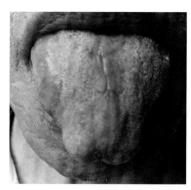

图6-56　舌质绛紫，舌苔黄燥，舌态厚胀（辨证：心肝气滞血瘀，五脏实热，胃肠六腑湿热）

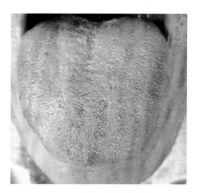

图6-57　舌质紫赤，舌苔黄燥舌根甚，舌态瘀胀胖大（辨证：心肝脾五脏气滞血瘀，胃所六腑湿润热热甚）

医案举例

医案1：赵某某，男，32岁，建筑工人，三夏伏暑天，烈日高温作业，忽然神昏头晕，大汗淋漓，语言错乱，呼吸气粗，面赤、身热烦躁，口干，小便短赤，舌质绛、舌苔黄少津干燥（图6-58），脉象滑

数。遂投以宣肺化浊开窍，清热
解毒的至宝丹治之。服药3天后
二诊：身热退，神志安静，呼吸
平缓，言语清楚。后减量再续服
两剂，诸症好转，嘱改善饮食，
调养康体。

医案2：樊某某，女，29岁，初
诊因患"流脑"住院，症见高热
烦躁不安，衄血，夜则谵语，神
志时清时昧，舌质绛，舌苔黄
燥，脉象细洪数。辨证为瘟邪入

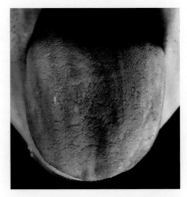

图6-58　舌质绛、舌苔黄少津干燥

营血证，且时作抽搐痉厥，此乃热极生风、风火相煽、筋脉失养所
致。投以清营凉血解毒的清营汤加紫雪丹25g，分两次灌送服药两剂
后二诊：谵语，痉厥抽搐除，随去紫雪丹后又续服药3剂，热退神志
安，再犀角减量为15g、黄连3g，再续服两剂，诸证除。

十九、舌质紫舌苔黄燥

源鉴

【索源】清代梁玉瑜传，陶保廉撰录的《舌鉴辨正》中指出："紫
上黄苔干燥舌，乃脏腑素热，脾胃尤甚，或嗜酒积热，或
燥火入里，或误服温补所致，皆实热里证。"

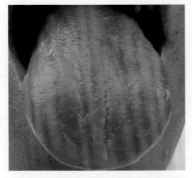

图6-59　舌质赤，舌苔橘黄鲜明，舌中
剥蚀，舌态胀大厚（辨证：心肝五脏实
热，胃肠六腑郁遏湿热证）

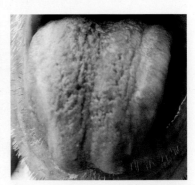

图6-60　舌质紫灰，舌苔黄燥两边无
苔，舌态尖下卷（辨证：肝肾阴虚，胃肠
六腑燥热证）

按语 本条文指出临证见舌色紫绛，舌苔黄而干燥，此为素体脏腑积热，脾胃实热积滞尤重，或因素体内热，又酒毒内结所致，或因素体内热，又误服温补之剂，致使里热炽盛。以上均为实热里证。当以清营凉血，荡涤肠胃积滞施治。

医案举例

医案1： 常某某，男，26岁，自述肚脐右下一寸处腹痛反复多日，甚至拒按，或有右足屈而不伸，伸而疼痛加剧，舌质绛紫、舌苔厚黄而燥或腻（图6-61），脉象洪大而实。西医诊断为盲肠炎；辨证为温热瘀滞，肠痈初起证。当清热解毒活血下之，投以仲景泻热破瘀消肿的大黄牡丹皮汤治之，水煎服药两剂后二诊：

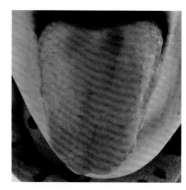

图6-61　舌质绛紫、舌苔厚黄而燥或腻

痛势略缓，但右足拘急，不得屈伸，伸则牵腹中痛，更以芍药甘草汤3剂服药后三诊：右足可伸，腹中剧痛如故，仍以大黄牡丹皮汤3剂后，右足可伸，腹中痛大减，再服1剂，诸症除。

医案2： 席某某，男，46岁，自述近7天来胸膈胀满，少腹急痛，大便不下，面红身热心烦，咽痛鼻衄，口角破溃，心烦胸闷，望舌质赤或紫、舌苔黄燥（图6-62），脉象弦紧数。辨证为素体内热，阳性体质，又外感温热之邪所致。当以解表泻热通便的凉膈散加减施治。处方药：生大黄6g、芒硝6g、黄芩6g、连翘9g、薄荷9g、栀子9g、淡豆豉12g、枳壳12g、槟榔6g，侧柏叶9g、藕

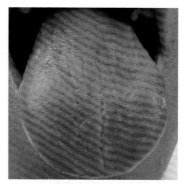

图6-62　舌质赤或紫、舌苔黄燥

节12g、生甘草9g，水煎服药3剂后二诊：大便已通，身热退，遂去生大黄、芒硝、槟榔、加细生地9g、麦冬9g、黄连3g，再服3剂后三诊：口角溃疡渐无，心烦除，舌质赤，舌苔黄，诸证尽解。

二十、舌质紫舌苔黄润

【索源】清代梁玉瑜传，陶保廉撰录在《舌鉴辨正》中指出："紫上黄苔湿润舌，外淡青紫，而中有黄苔湿滑润泽，食伤太阴也。"

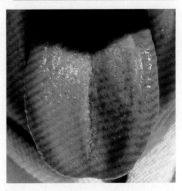

图6-63 舌质紫红嫩，舌苔黄润滑，舌态中有纵向浅裂沟（辨证：心肝五脏实热、胃肠六腑湿热）

按语 本条文指出舌质色紫，舌苔黄而湿润者，多主寒凝气滞，气滞血瘀，或是饮食停滞中焦，食伤太阴所致。治以温经散寒，健脾导滞之法。

医案1： 施某某，男，48岁，自述下痢已有9天，便有脓血，见有少量黏液腐肉，精神不振，全身乏力，大便前小腹急痛难忍，里急后重；甚者达6次之多，饮食尚可，舌质赤绛，舌苔黄润或腻，脉象弦滑。辨证：时逢长夏，饮食不洁，湿热毒邪蕴结于胃肠，伤及胃肠血络。当以行血和血、清热解毒的芍药汤加减施治。处方药：白芍12g、黄芩10g、黄连3g、肉桂6g、槟榔10g、马齿苋30g、木香6g、栀子12g、大黄6g、白头翁6g、牡丹皮9g、大枣9枚，水煎，日3次。餐前半小时温服两剂后二诊：脓血便少，腹痛明显减轻，唯觉口渴、恶风，此为胃家气阴两伤，去黄芩、槟榔、丹皮、大黄，加葛根12g、石榴10g、藿香5g、桔梗9g。续服3剂后三诊：泻痢止，大便日两次，肛门热痛，腹痛解，食欲欠佳，口有干渴，舌质赤，脉细数，遂拟太子参9g、沙参9g、百合9g、细生地6g、玉竹9g、生山楂12g，水煎服，再进3剂，调养胃肠之气阴，后随访，诸证除，病愈。

医案2： 于某某，男，30岁，自述反复胃痛已半年余，时口渴，胃中嘈杂，食后脘腹痞满，小便赤短，舌苔黄润或黄腻、舌质赤或紫，脉象滑数。辨证属中焦脾胃湿热证，投以苦降辛开的半夏泻心汤加减，方药：法半夏12g、黄连6g、党参12g、黄芩10g、炙甘草6g、砂仁6g、蒲公英18g，水煎服药4剂后二诊：胃脘痛止，又续服两剂以资疗效。

二十一、舌质紫舌苔白滑

源鉴

【索源一】清代梁玉瑜传，陶保廉撰录在《舌鉴辨正》中指出："紫上白滑苔，此脏腑本热，或因感冒时邪……若白苔不滑而厚腻，则实热内蓄也。"

按语 本条文指出舌质色紫白而滑，主脏腑本热、滑者、湿也，故热中挟湿，或是因于感受时疫热邪所致。若见舌苔白而不滑但厚腻者，则为实热内结所致。这种舌象也可见于酒嗜好饮者，积酒而化生湿热。当以泻热渗湿之剂主治。

【索源二】清代张登在《伤寒舌鉴》中指出："舌紫而中心见白滑

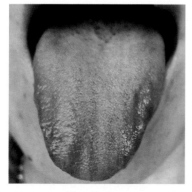

图6-64　舌质四边青紫，舌苔白滑根厚（辨证：肝肾阳虚，肝脾气滞血瘀证）

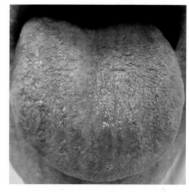

图6-65　舌质紫暗，两边缘与尖部有瘀斑，舌苔白滑腻，舌态胖胀肿大（辨证：心肝五脏阳虚，气滞血瘀，六腑寒湿证）

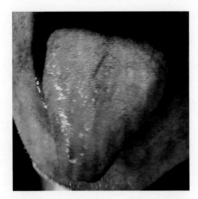

图6-66　舌质紫绛尖甚，舌苔白厚滑腻，舌态瘦尖（辨证：心肝五脏实热气滞血瘀，六腑寒湿证）

苔者，此醉后伤寒，或误饮冷酒，停积不散，亦令人头痛、身热、恶寒。"

按语　本条文张氏指出舌质色紫，而见中心苔白而滑者，多见于嗜好饮酒而外感者，因嗜酒而积内热，酒毒之邪内陷血分而舌质色紫；又因醉酒之后，再感受风寒之邪病初，素体酒热兼挟湿，故症见舌质色紫苔白而滑，还可见头痛、身热而恶寒，当以解表化湿主治。

医案举例

医案1：高某某，女，46岁，干部。自述曾患有慢性肾盂肾炎。因体质差，抗病力减退，怕风怕冷，易外感。发作时有高热，头痛，腰酸，腰痛，食欲不振，舌质紫，舌苔滑润多湿，尿急，尿意窘迫，排尿少，尿痛不尽。尿检：混有脓球，上皮细胞，红、白细胞等；尿培养：有大肠杆菌。中医辨证为湿热下注所致，属淋证范畴。治宜清利下焦湿热，方药用猪苓汤加味治之，猪苓12g、茯苓12g、滑石12g、泽泻18g、阿胶9g（烊化后兑服）还可加防己12g、白术12g、黄柏9g，水煎日3服。用药6剂后二诊：诸症皆除，再续两剂善后。

医案2：斐某某，女，70岁，因心衰合并肾衰住肾病科。经治疗，心衰得到控制，已可以透析。但患者发热半月不愈，因用各种抗菌素无效。血液培养有金黄色葡萄球菌生长，诊断为慢性肾衰合并金黄色葡萄球菌败血症。患者每天发热，下午更甚，可达39℃以上，无汗，不恶寒，时有咳嗽，喉中有痰鸣声，痰黏不易咳出，口不渴，大便3天未解，腹胀无食欲，小便尚可，舌质紫、舌苔白腻或白滑，或白稍黄（图6-67），脉象弦细。

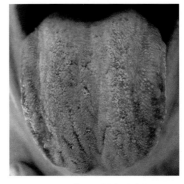

图6-67　舌质紫、舌苔白腻或白滑，或白稍黄

　　经药敏试验患者对万古霉素敏感，但万古霉素为肾毒性药物，迫于无乃，只得小剂量使用治疗一周仍无效。即采取中医辨证：证属正虚邪恋，虚滞而不解。用扶正祛邪的小柴胡汤加治之，方药：柴胡30g、黄芩30g、白人参10g、半夏10g、炙甘草9g、杏仁12g、全栝蒌15g、生大黄6g（后下）、生姜10g、大枣4枚。水煎液，日3次，餐前服，用药1剂后二诊：日泻大便3次，体温降至38℃，且发热时间明显缩短，食欲增加。又原方续服3剂后，体温正常，食欲恢复。

　　对于这种具有耐药性疾病的细菌，近代称为"超级细菌"。也就是说细菌对多种抗生素具有耐药性，超级就是说该细菌对所有抗生素都有耐受性，一旦被这种细菌感染，也就无药可治。而中医认为疾病的发生与人体内的免疫状态有关。病因是导致疾病的原因，但是病因并不是决定因素。在疾病的发生过程中，人体的免疫抵抗力才是决定因素。因耐药导致感染又无法控制而死亡的病例并非罕见，耐药性也是医学界当前普遍存在的棘手问题。中医药用辨证扶正祛邪法为解决这一难题给予了新的用药方向。

二十二、舌质红舌苔白如霜

源鉴

【索源】清代吴坤安在《察舌辨证歌》中指出："舌质深红，如红萝卜干有盐霜，此乃热邪深入久留，误服攻燥之药、胃阴大伤之候。温热未传危症也。"

按语 本条文吴氏指出舌苔犹如白砂盐晶样附在色象红萝卜干样的舌质上，这种舌象为内热重、胃阴大伤之候。其证因一为内热炽盛，二为舌质红而干因误服攻燥伤阴之剂所致。辨证为温热之邪滞留阳明与少阴，病情较重，当以补阴救液施治。

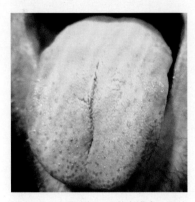

图6-68 舌质淡红，舌苔白满布，两边缘无苔根甚，舌态边有齿痕，舌前面有弥漫梅花点状的白色小点（辨证：心肝五脏气滞血瘀，六腑胃肠寒湿内盛，脾肾湿郁化热）

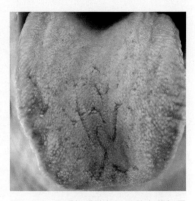

图6-69 舌质红或淡红，舌苔白薄如霜根部微黄，舌态扁大，两边显齿痕向内翘，舌中有不规则M形浅裂沟纹（辨证：气阴气血两虚，六腑寒湿）

医案举例

刘某某，男，57岁。患者自述患感冒一周来，每日夜间汗出不止，夜间睡醒时，全身冷汗淋漓，内衣全湿透，甚至夜间还要换衣一次。近日来还出现饮食无味，全身乏力。诊见：精神不振，面色无华，语言低微，皮肤湿润，四肢发凉，舌质赤，舌苔白如霜或白厚腻，脉缓而无力。辨证属于卫阳虚，卫阳腠理不固，又素体中焦脾胃虚弱，有似胃肠型感冒。治宜健脾益气，固表止汗的牡蛎散加味治之。方药：黄芪30g、浮小麦30g、龙骨30g、麻黄根15g、白术15g、茯苓12g、陈皮12g、薏苡仁20g、砂仁6g、甘草3g，水煎日3次。餐前温服2剂后，二诊：夜汗大减。遂再以原方续服5剂后再诊：夜汗止，食欲改善，精神饱满。

二十三、舌质红绛舌苔薄白

源鉴

【索源】《中医舌诊》中指出："外感初起，舌色淡红，其后逐渐转变为红绛而苔仍薄白。为外感之邪渐次化热入营，表证未罢。倘病初就见如此舌苔，是风寒在外，内有伏热。"

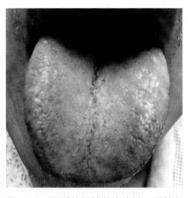

图6-70　舌质红绛挟紫尖边甚，舌苔白滑，舌态胀厚两边向内翘，中有纵向浅裂沟根甚（辨证：心肝五脏气滞血瘀，六腑胃肠寒湿郁滞）

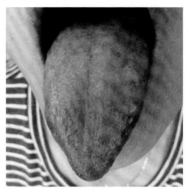

图6-71　舌质红绛尖边甚，有瘀斑，舌苔薄或无，舌态胀厚（辨证：心肝五脏气滞血瘀，六腑实热内盛）

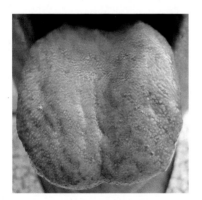

图6-72　舌质红绛尖部弥散小红点，舌苔薄白湿润，舌态胖胀厚，边有齿痕（辨证：心肝五脏气滞血瘀，六腑气滞湿热）

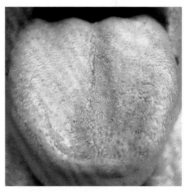

图6-73　舌质红绛尖甚，有弥漫性小红点，舌苔薄白，舌态尖部扁薄，尖边向上翘（辨证：心肝五脏阴虚，胃肠寒冷湿证）

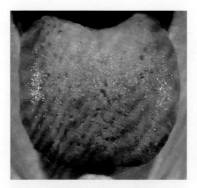

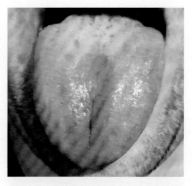

图6-74　舌质嫩红绛鲜明、两边缘少苔，舌苔白薄显腻，舌态边缘有齿印痕，舌尖部显微裂孔、有散在的白色小水泡（辨证：心肝五脏气阴两虚，六腑胃肠寒湿证）

图6-75　舌质前半部无苔光亮，舌根部舌苔薄黄呈斑块状分布（辨证：心肝五脏气阴两虚，脾肾湿浊湿热互结）

医案举例

医案1：熊某某，男，52岁，时年入深秋就诊。患者主诉感受寒邪多日，有恶寒发热，咳嗽少痰，两天后咳嗽夜晚加重，多汗，难寐，缠绵月余，纳滞食少，大便秘结，精神不振，口舌干燥，舌质赤绛、舌苔少而薄白（图6-76），脉象虚细无力。辨证属外感秋燥，脾肺阴虚，虚热伤津，胃肠气阴两虚，脾土阴虚肺金化燥、肠失布润而致肠燥便秘。亦为老年性胃肠型感冒综合征。

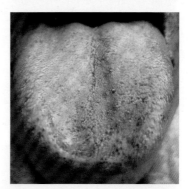

图6-76　舌质赤绛、舌苔少而薄白

治宜清燥救肺、益气养阴、润肠通便。遂用清燥救肺汤加减施治，处方药：霜桑叶15g、葛根12g、淡豆豉9g、石膏（煅）18g、太子参9g、百合12g、胡麻仁（炒）9g、阿胶6g、麦门冬12g、杏仁（蜜炙）9g、枇杷叶（蜜炙）6g，枳壳12g、甘草（蜜炙）9g，服药两剂后二诊，咳嗽大减，夜寐改善，大便解。去石膏、淡豆豉、阿胶、枇杷叶，加前胡6g、桔梗6g、全瓜蒌9g，再续进3剂后随诊，发热咳嗽已解，大便通，食欲改善，再拟太子参12g、葛根9g、百合12g两剂资固，随访诸证除。

医案2：邓某某，男，7岁，患儿发热两天，测体温38.6℃，伴有咳嗽，打喷嚏，流鼻涕，全身皮肤遍起红疹，小便黄，大便干，舌苔薄白或润滑，舌质红或绛，脉象浮数。辨证为瘟邪犯肺，肺气不宣，邪热由卫入营所致的皮肤红疹的风温证。遂投以辛凉解表，宣肺透疹的银翘散加减施治。处方药：金银花6g、连翘6g、栀子3g、桔梗44g、薄荷6g、竹叶6g、荆芥6g、牛蒡子3g、石膏9g、芦根15g、浮萍6g。水煎服药两剂后二诊：自述服药1剂后热即退，热退疹消，再续服1剂，固资疗效，随访病愈。

二十四、舌质淡红舌苔白腻

源鉴

【索源】清代傅松元在《舌苔统志》中指出："淡红舌中心白腻，为寒食伤中，为冷饮蓄积；两傍白腻，寒伏膜原；舌根白腻，为寒在丹田，为肠鸣溏泄；满舌白腻，为痞满塞痛，为痰嗽气急。"

按语 本条文傅氏指出淡红舌质而中心舌苔白腻者，当从舌苔辨证，一般为寒食伤中，冷饮蓄积所致。若见舌两边苔白腻者，为寒气客于肠胃之间，膜原之下，此是指邪在胸膜与膈肌之间的位置，在温病辨证中是指邪在半表半里的位置。证见舌根部白腻苔者，是其寒气客于丹田

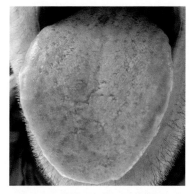

图6-77 舌质淡红，舌苔白腻根厚，舌态扁大边有齿痕（辨证：五脏气阴气血两虚，六腑胃肠寒湿证）

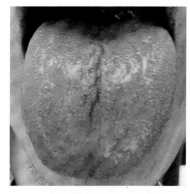

图6-78 舌质淡红挟瘀，舌苔薄滑腻，舌态胖胀厚大，中有纵向裂沟纹（辨证：五脏气滞血瘀，六腑湿滞）

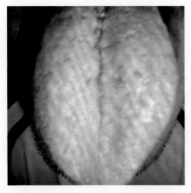

图6-79 舌质淡红尖赤，舌苔白厚腻根微黄，舌态瘦长微胀，中有纵向裂沟纹（辨证：气滞血瘀，六腑气滞阻遏，胃肠寒湿内盛）

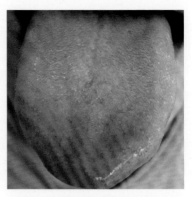

图6-80 舌质淡红尖赤，舌苔薄白、舌中苔薄白腻，舌态表面圆滑润泽

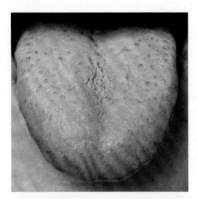

图6-81 舌质淡红尖赤有小红点，舌苔白厚微黄根甚厚，有散在梅花点状剥蚀，舌态胖胀厚（辨证：心肝五脏气滞，六腑胃肠湿浊郁遏）

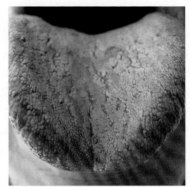

图6-82 舌质淡红嫩，舌苔白厚根甚，中有斑块状剥蚀，舌态边缘弥散疣状凸起（辨证：五脏气阴两虚，六腑寒湿浊遏）

部位，丹田又作关元穴别名，道家指是男子精室，女子的胞宫所在处。又为肾之本，证见肠鸣溏泄，为肾气虚也，证见满舌白腻，可见于肺脾两虚，胸膈痞满，痰嗽气急等证。

============ 医案举例 ============

医案1： 石某某，男，63岁，自述多年来脾胃虚弱，自3个月前外感寒凉后，出现慢性腹泻已经3月有余，每日大便3~4次，饮食欠佳，完谷不化，胃腹胀满，食后加重，或有头晕，血压不高，时有嗳气，呕吐，四肢不温，望舌质淡红、舌苔薄白润或腻（图6-83），脉象细缓或濡。辨证为脾肾虚寒、脾胃升阳失和所致。投以温补脾肾益中气、和胃化饮的理中汤加味施治。处方药：党参15g、黄芪（蜜炙）15g、干姜

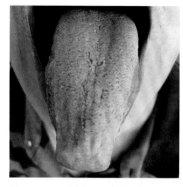

图6-83　舌质淡红、舌苔薄白润或腻

（炮）9g、白术（麸炒）9g、山药（麸炒）12g、肉桂6g、乌药6g、炙甘草6g、炒扁豆9g、焦山楂12g、陈皮15g。水服药5剂后二诊：腹泻基本止，腹胀明显减轻，又续上方药继服5剂后三诊：腹泻止，胃部胀满无，食欲改善，遂去干姜、白术、肉桂、乌药，加茯苓9g、干旱姜6g、大枣6枚，再续3剂后随访，诸证除。

医案2：钟某某，女，42岁，自述每饮食寒凉食品后腹痛即作，自己就用胡椒粉和生姜煮汤服之，腹痛大减，按之有隐痛，牵及腰胁，舌质淡红，舌苔白润或黏腻，大便3日一行，少而不畅，小便尚可。脉象沉弦而紧。辨证属中焦脾胃阳虚、寒湿积滞，非温不能去其寒、非下不能去其积，当以温下并行。即以温里散寒、泻积通便止痛的大黄附子汤施治。方药：大黄12g、炮乌附片9g、细辛2g、木香3g、枳壳9g、厚朴9g、吴茱萸（甘草水制）6g、青皮6g、枳实6g、佛手9g，水煎，日3次。餐前温服3剂后二诊：胃部痛减，腰胁肋部舒缓，大便畅，症状改善，遂去大黄、乌附片、细辛、木香、青皮，加葛根9g、炒白术12g。再进药3剂后三诊：胃部及腰胁恢复正常，诸症除。此方为金匮要略方，屡用有效。在用药两剂后寒积即除，大便已通，诸症已解，后续再用药，何矣？意在资固疗效，后嘱以温热善食温养调之为佳是也。

医案3：欧某某，女，43岁，时值5月，自述近几天寒热往来，无汗耳聋，胸闷肋痛，口干作苦，不思饮食，舌质淡红、舌苔白腻（图6-84），脉象弦数。辨证属春温伏邪证。投以清透气分伏热的

蒿芩清胆汤加炒建曲9g、防风
6g、郁金6g、葱白6g，水煎服
药两剂后三诊：服药后得汗、
寒热已止，仍有胸闷不舒，舌
苔白腻大减，遂在原方中去
青蒿、防风、葱白，加全瓜蒌
12g、薤白9g、桔梗15g，以宽
胸化痰再服3剂后三诊：胸闷
除，饮食大增而愈。

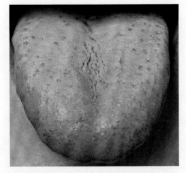

图6-84　舌质淡红、舌苔白腻

二十五、舌质淡白舌苔白

源鉴

【索源】清代傅松元在《舌苔统志》中指出："淡白舌而白苔者，
为疟作，为殕泄，为喘满，为膈塞，总之不离乎寒饮凝
伏，阳分衰微……原淡白之舌，定无热实，一定之理
也……淡白舌短缩者，为中寒；薄大者，为气虚；尖削
者，阴阳两虚；透明光润者，系阴精极绝，或关格，皆难
治……舌色淡白者，中焦气滞，脾胃不宣，必食少体倦，
阳虚之病也。"

按语　本条文傅氏指出淡白舌为阳虚证，定无热实，淡白舌质
而苔白者，是主素体阳虚而寒饮内伏；舌质淡白而短缩
者为中寒，阳虚则寒，寒凝经脉所致；舌体薄大者，气
不化湿所致；舌质淡白尖瘦者，为阴阳两虚之证；舌质
淡白透明光亮如镜者，主脾肾阴精大伤，或指体内阴阳
偏衰，阳不生阴，阴不伏阳，不能互根互生相互协调的
病机变化。在《灵枢·脉度》中指出："阴气太盛则阳
气不能荣也，故曰关；阳气大盛，则阴气弗能荣也，故
曰格；阴阳俱盛，不得相荣，故曰关格。关格者，不得
尽期而死也。"这种舌象都属于危重难治之证。总之，
舌质淡白，主中焦脾阳气虚弱之证，中气虚，脾胃
不宣，必会出现食少便溏，体倦无力等证，皆由阳虚
所致。

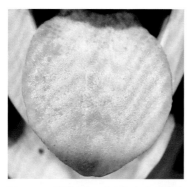

图6-85 舌质淡白，尖有红白小和疮蚀斑，舌苔边根呈花剥状，舌态扁大有齿印痕（辨证：气阴气血两阳虚，六腑虚寒证）

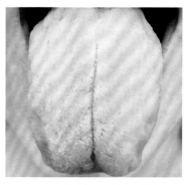

图6-86 舌质淡白，舌苔白干薄布，舌态两边有齿印痕，中有纵向裂沟（辨证：气阴气血两虚，胃肠六腑虚寒证）

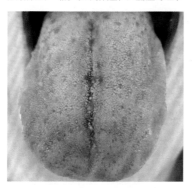

图6-87 舌质淡白，舌苔薄白、呈梅花斑点状、舌边少苔，舌态两边显齿印痕、舌中轴有纵向裂沟、两边无叶状分支沟

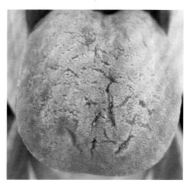

图6-88 舌质淡白甚，舌苔白厚如粉，两边苔无或无苔，舌态胖厚，有不规则裂沟（辨证：脾肾五脏气阴气血两虚，六腑胃肠虚寒证）

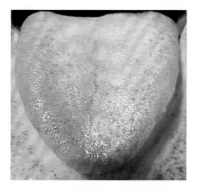

图6-89 舌质嫩淡白，尖部有青紫色瘀斑，舌苔白薄滑腻根厚（辨证：五脏气阴气血阳虚，六腑虚寒证）

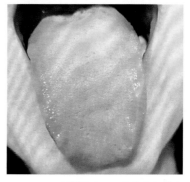

图6-90 舌质嫩淡白，舌苔白薄根黄白厚，舌态扁、边有齿印痕（辨证：五脏气阴气血阳虚，胃肠虚寒证）

医案1：颜某某，女，36岁。自诉体质虚弱，近3个月来，头昏目眩，胸闷纳差，肩背部寒冷，微恶风寒，精神萎靡不振，常唾清稀涎沫，望舌质淡白虚胖有齿印、舌苔白润、舌根部苔薄淡黄（图6-91），脉象细濡缓滑。辨证：属于太阴人体质，中下二焦脾胃肾虚寒，寒湿停饮证，施用苓桂术甘汤加味苓桂术甘汤治疗。处方药：党参12g、黄芪

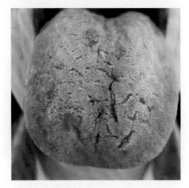

图6-91　舌质淡白虚胖有齿印、舌苔白润、舌根部苔薄淡黄

（蜜炙）12g、炒白术12g、茯苓15g、吴茱萸（甘草水制）6g、桂枝10g、制乌附片9g、炮干姜9g、法半夏12g、巴戟天9g、补骨脂9g、陈皮6g、甘草3g。水煎服，日3次。3剂药服后二诊：头目昏眩明显减轻，食欲纳佳。效不更方，按原方药再续服5剂后三诊：自述胃部泛酸口涎少，症状基本好转。遂去吴茱萸、乌附片、炮干姜、法半夏，再续服药5剂调理施治，以资疗效。后随访，诸症痊愈。

医案2：鲁某某，女，41岁。自诉患有"皮肌炎""类风湿"8年有余。皮肤肌肉经及周身关节疼痛，曾经服用西药激素类药物治疗，出现大便秘结，一周一解，或必须借用"开塞露"润滑刺激排便。身困乏力，不欲饮食，时有咳嗽，低热，心慌，皮肤多发性皮疹，皮质角化性增厚或皲裂，望舌质淡红微有齿印、舌苔薄白湿润（图6-92）脉象弦细或

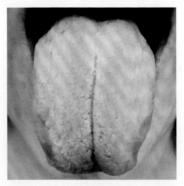

图6-92　舌质淡红微有齿印、舌苔薄白湿润

数。辨证：为肝脾肾气阴两虚，属于精气血不足所致，遂投以温肾助阳、补精益血、调其气机的济川煎加减施治。处方药：全当归15g、泽泻10g、怀牛膝12g、肉苁蓉15g、补骨脂9g、升麻6g、炒枳壳12g、炒杜

仲12g、菟丝子18g、麦门冬12g、丹参15g、百合12g、玄参12g、炙甘草9g，水煎服药3剂后二诊：疼痛大减，大便隔日一解，自述效果很好，又遂续原方药再进3剂后三诊：周身疼痛除，大便每日一解，后又将原方药倍其量，共为细末，炼蜜为丸，每丸重9g，日3服，每次1丸，用药近两年，随访：二便正常，皮肌炎与类风湿症状也得到了改善。

医案3：廖某某，女，55岁。自诉近半年来全身性浮肿，腰腿痛有宿疾多年。经查血、尿、便常规正常；胸透、肝功、肾功、心电图、甲状腺功能试验及妇科检查均正常。表现面部浮肿，腹胀，足肿，恶寒，腰腿痛甚，小便不利，舌质淡、舌态胖、舌苔白而滑腻，舌边有瘀斑（图6-93），脉象沉细。辨证为虚寒

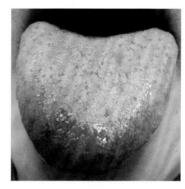

图6-93　舌质淡、舌态胖、舌苔白而滑腻

性水肿。治宜温阳散寒利湿法，方药用真武汤加减，7剂，水煎服；外用温经益气、活血本化瘀利水的中药熏蒸治疗，取艾叶20g、桂枝18g、荆芥20g、防风18g、红花15g、丹参15g、川芎15g、干姜15g，加水2000ml，煮水，将两腿放置盆上，上覆薄膜，熏蒸。如此法每天熏蒸膝关节至双足30分钟，另再加热药液，浸泡双脚30分钟。以微汗为度，治疗3天后，症状减轻，半月后全身水肿消尽。

二十六、舌质青紫舌苔黄厚

源鉴

【索源】清代张璐在《伤寒绪论》中指出："舌色青紫，而苔却黄厚，甚则裂纹，但觉口燥，舌仍不干者，此阴证夹食也。"

按语　本条文张氏指出临证若见舌质青紫色，而舌苔却色黄而厚，病情重者可见有裂纹。但觉口干燥，又不干渴者，不为实热所致。此为夏日感受暑湿热邪，又恣食生冷，而形成中寒吐泻证，或是因为阴盛于内，逼热上浮，而成为真寒假热证。属于寒湿蕴积，深陷于血分的病变。当以温中散寒之剂治之。

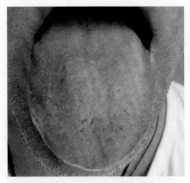

图6-94 舌质青紫、舌两边微显紫黑色瘀斑、舌尖部微有浅裂纹，舌苔厚黄、舌中与后根部甚（辨证：气滞血瘀、中下二焦湿热盛、胆气郁热、腑气不通、中焦脾胃肝胆郁滞）

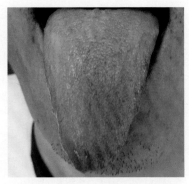

图6-95 舌质青紫，舌苔薄黄根厚，舌态胖胀长（辨证：心肝五脏气滞血瘀，六腑寒湿郁热）

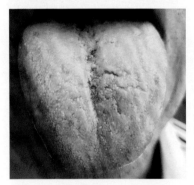

图6-96 舌质青紫赤红、右舌边有紫黑色瘀斑，舌苔厚呈蘑菇云状、苔色淡黄、舌轴苔呈纵向裂沟直至舌根部、左侧呈不规则裂沟（辨证：胆胃肠六腑气滞湿浊郁热、心肝五脏气滞血瘀）

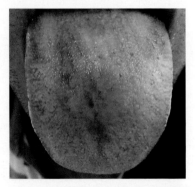

图6-97 舌质青紫显蓝根甚，舌苔薄黄腻，局部色褐，舌态胖胀厚（辨证：少阴厥阴阳虚寒滞，胃肠寒湿证）

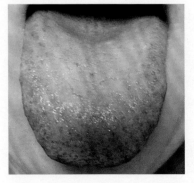

图6-98 舌质青紫瘀黑，舌苔黄厚腻根甚，舌态胀木硬（辨证：心肝五脏气滞血瘀阳虚，胃肠六腑寒湿证）

二十七、舌质淡紫舌苔青紫

源鉴

【索源】清代张登在《伤寒舌鉴》中指出："淡紫舌，中心生薄青
紫苔，或略带灰黑，而不燥不湿，此湿中生热，热伤血
分也。"

按语 本条文张氏指出舌质淡紫色，中心部的舌苔青紫，这种
舌象是热邪侵入营分的表现。尤以瘟疫热毒证为其多
见；或者舌苔呈灰黑色，不燥又不湿，多属湿热兼证，
热伤血分所致。当以清热凉血之剂施治。

医案举例

郭某某，男，22岁，大学
生，时值7月，顿患泄泻两日，
少腹急痛，肛门热痛，症见高
热，气促，汗出，大便色黄且
臭，肢体酸痛，胸中烦闷，胃脘
不舒，反胃欲吐，望舌质淡紫
微胖有齿印、舌苔白厚腻（图
6-99），小便短赤，脉数细。经
云："暴注下迫，皆属于热。"辨
证属素体内热，同学聚餐，厚腻
饮食，又饮凉啤酒，外感暑湿

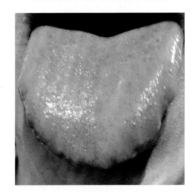

图6-99 舌质淡紫微胖有齿印、舌苔白
厚腻

之邪所致。遂投以仲景的葛根黄芩黄连汤加减施治。处方药：葛根
15g、黄芩9g、黄连6g、薄荷9g、淡豆豉9g、枳壳9g、厚朴6g、马齿
苋9g、炙甘草6g。水煎服2剂，并针灸天枢、中脘、神厥、隐白、关
元、中极6穴，并施艾灸以上6穴两次后二诊：高热退，呼吸畅，汗
静，腹泻顿止，大便日两次，腹痛大缓。遂原方药再进药两剂后三
诊：痢止，无腹痛，体温正常，周身酸痛无，痊愈，嘱芡实15g、莲
子12g、百合15g、大枣9枚、红糖6g、粳米15g，煮粥，以食疗润养
胃肠调养之。

二十八、舌苔粉白四边舌质紫绛

【索源】清代叶天士在《外感温热篇》中指出："若舌白如粉而滑，
四边色紫绛者，温疫病初入膜原，未归胃府，急急透解，
莫待传陷而入，为险恶之病，且见此舌者，病必见凶，须
要小心。"

按语 本条文叶氏指出湿热疫证，邪在膜原常可见到舌苔色白
而滑腻，或状如积粉，其舌尖及四边舌质呈紫绛色，
并有裂纹。这是秽湿之邪内阻，遏伏化热伤阴化燥所
致，邪热尚在膜原半表半里，尚未内传入中焦胃府。宜
急予开泄透解施治。因瘟疫证传变极速，每见此舌象，
若治疗不及时，易
造成邪陷内传而致
病情恶化。故医者
不可轻视，方药可
主用达原饮，随证
加减。兼太阳证者
加羌活，阳明证者
加葛根、少阳证者
加柴胡。若舌苔变
黄干燥者，疫热之
邪入胃也，可加大
黄下之。若舌苔变
黑，里热已深，可
用承气汤下之。

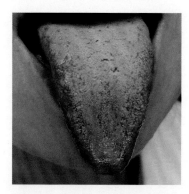

图6-100　舌苔粉白、舌前尖部少薄、
舌根部厚干，舌质四边呈紫绛青黑、舌
尖部甚、舌态尖边部向上内翘（辨证：
胃肠腑气不通，心肝五脏气滞血瘀，实
热证）

　　裘某某，男，56岁，自述近年来时常感到胸闷气窒，心绞痛时
有发作，胸闷疼痛，舌质紫绛、舌苔粉白状或白滑腻（图6-101），
脉象沉细，时有结代象。西医诊断为"冠状动脉粥样硬化性心脏病"
中医辨证为心气不足，胸阳痹阻，气滞血瘀，心包脉络阻滞证。治

宜理气化瘀、行气解郁、通阳散
结、祛痰宽胸的瓜蒌薤白半夏汤
和血府逐瘀汤加减组方施治。
处方药：栝蒌实12g、薤白12g、
半夏12g、桃仁9g、红花6g、当
归9g、生地黄9g、川芎9g、赤
芍6g、牛膝9g、桔梗9g、柴胡6g
广枳壳6g、郁金9g。水煎，日3
次，餐前服药3剂后二诊：自述
服药后，心绞痛缓解，胸闷除，
呼吸畅；效不更方，随又续原

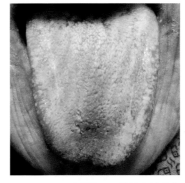

图6-101　舌质紫绛、舌苔粉白状或白
滑腻

方药再进3剂三诊：诸症缓解，结脉亦消失。遂去桃仁、红花、生地
黄、柴胡、牛膝、郁金。再续用药5剂，回资疗效，后随访，胸部无
痛感，呼吸可，舌质见红，舌苔白滑，其他皆可，体征改善。

第二节　舌质与舌态分类辨证施治

一、舌质黑舌态短

源鉴

【索源】清代吴鞠通在《温病条辨》中指出："唐宋以来，治温热
　　　病者，初用辛温发表，见病不为药衰，则恣用苦寒，大队
　　　芩连知柏，愈服愈燥，河间且犯此弊。善苦先入心，其化
　　　以燥，燥气化火，反见齿板黑，舌短黑，唇裂黑之象，火
　　　极而似水也。吴又可非之诚是，但又不识苦寒化燥之理，
　　　以为黄连守而不走，大黄走而不守。夫黄连不可轻用，
　　　大黄与黄连同一苦寒药，迅利于黄连百倍，反可轻用哉？
　　　余用普济消毒饮，于温病初起，必去芩连，畏其入里而犯
　　　中下焦也。于应用芩连方内，必大队甘寒以监之，但令清
　　　热化阴，不令化燥。如阳亢不寐，火腑不通等证，于洒客
　　　便溏频数者，则重用之。湿温门则不唯不忌芩连，仍重赖
　　　之，盖欲其化燥也。语云："药用当而通神"，医者之于
　　　药，何好何恶，唯当是求。"

按语 本条文所指出的舌短黑、唇焦躁黑之象，是指舌质黑舌态短，系因用药之误致使病势直入三阴所致。其本意为自唐宋以来，大凡治疗热病的，初起一般都是用辛凉解表药发表治疗。如若见到病势没有被药力而缓解，就毫无顾忌地使用寒苦药物，大量的投用黄芩、黄连、知母、黄柏之类的苦寒药物，这样治热病反而更易有化燥之弊。金元时代有名的医家刘完素也犯有这样的弊病。

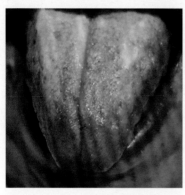

图6-102 舌质赤绛紫，舌苔老黄厚腻、舌面前1/3无苔、中后部苔厚，舌态舌轴纵向有深裂沟、无叶状支沟，色泽干焦状（辨证：心肝 五脏实热，胃肠六腑湿热）

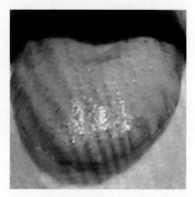

图6-103 舌质紫黑，舌尖赤红，舌中舌苔白薄润泽光亮（辨证：心肝五脏实热或虚热，六腑气滞不和）

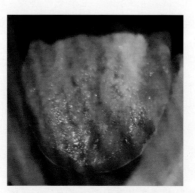

图6-104 舌质紫绛、舌尖部赤绛鲜红，局部舌苔白厚、色泽欠润，舌态厚胀，表面凸凹，舌两边轻度齿印痕（辨证：心肝五脏实热或虚热，六腑气滞湿盛）

故要知道苦先入心，能伤阴化燥，燥盛又能化火，火势愈加灼及津阴而气阴两者大伤。所以热证用大剂苦寒之品后，热不解反而化燥者，则病势必转重，临证即可出现连牙齿都会出现焦黑，舌质舌苔也焦黑，舌体也会短缩，甚者口唇也燥裂而干黑。这就是因为心属火其色赤，肾属水其色黑，本应水能克火，但由于心火炽盛，阴津大伤，故反而出现胜己的颜色，故此称为"火极似水"肾水侮及心火的真热假寒之体征，临证当辨。

大凡热病者，明代医家吴又可是反对使用这类苦寒药物的，但从他说的："黄连守而不走，大黄走而不守。"这句话里，可以看出他还不明了苦寒之品能够伤阴化燥之理。黄连是不可轻而宜用的，大黄与黄连，都是苦寒之品，且大黄的苦寒通利之性甚于黄连的百倍，难道就可以轻而易用的吗？吾于温病初起就常用普济消毒饮施治，但一定要去掉黄芩、黄连，恐怕其苦寒伤及阴津引邪而入里，而侵犯到中焦和下焦。即使是应该应用芩、连的方药时，也必需佐以大量的甘寒之品，以监制桔杭反则苦寒化燥的之偏。使其只发挥清热而不伤及阴津，又不化燥的效果，一是去其芩连，二是注意扶阴化燥而求其解毒清热为上。如若见阳亢不寐和六腑不通等证，或见酒客大便溏数者，就是要重用而且用其苦寒清降和燥能胜湿的作用。在湿温证中不仅不忌芩、连，反而依赖芩、连的苦寒化燥之功。故曰："用药如调兵，药物用得确当，就会收到意想不到的良效。"由此可知，医者对使用任何一种药物，不应该有喜好或者厌恶之成见，当于辨病该不该用，用得恰到好处，医好疾病方是。

二、舌质红舌态长

源鉴

【索源一】清代梁玉瑜传，陶保廉撰录在《舌鉴辨证·红色舌总论》中指出："红长胀出口外舌，热毒乘心也。内服三黄泻心汤，大黄、黄连、黄芩。外用银针砭去恶血，从舌之脾经轻针，以出毒，若误中筋络，来血不止，亦足误人。以龙脑香，即上冰片也，人中黄渗之，即愈。旧说是也。若不针，则合用大承气三黄泻心汤，不次，急投必大泻频泻乃愈。"

按语 本条文指出临症见舌态长胀出口外且舌质鲜红无苔或少苔，是热毒之邪滞留于少阴心肾与厥阴肝经所致，可用三黄泻心汤水煎后凉服。不愈者，可急用大承气汤与三黄泻心汤，水煎凉服之，后若出现大泻者病则愈。另外也可用银针轻刺破太阴脾经散布于舌下的舌柱或金津玉泉穴，或海泉穴部位，血出以泄其心肝肾内热湿毒之邪。若血出甚者，可急用冰片与青黛、人中黄细粉撒敷之则愈。

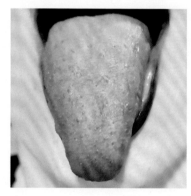

图6-105　舌态瘦长，舌质尖赤，舌苔白薄欠润

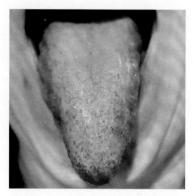

图6-106　舌态瘦长、左边有轻度齿印痕，舌质赤绛、舌尖赤烂，舌苔薄白微黄欠润

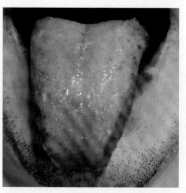

图6-107　舌质赤绛，舌苔白滑腻，舌态长红

【索源二】清代尚宗康在《万金至宝·舌喉门》中指出："舌长数寸，番木鳖（净毛、切片）四个，黄连四钱，水煎，将舌浸入良久自收。"

按语　心经内热舌长者，可用经炮制过的番木鳖（马前子）和黄连加水煎后放凉，将水煎液涂擦舌体或将舌体浸入水煎液中，许久，舌体自收。因番木鳖入脾经，黄连入心经，可双解心脾二经热毒之邪，通络消肿又散结。

【索源三】明代龚廷贤在《寿世保元·口舌》中指出："一治舌长过寸，研冰片敷之即收。"

按语　本条文是说舌长者，心脾内热，可用清热解毒除风之剂浸泡与内服治疗外，也可急用冰片研末外散敷舌收之，也可用冰片溶注射用水，涂擦带个舌本，舌本自收入口。平时可内服清心泻火静心安神之剂。

三、舌质紫舌态胀

源鉴

【索源一】清代吴谦等在《医宗金鉴·外科心法要诀·舌部·紫舌胀证》中指出："紫舌胀属心经火，热盛血壅肿硬疼，舌肿满口宜针刺，血色紫重色红轻。"

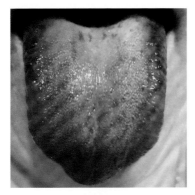

图6-108　舌质绛紫黑，舌态肿胀、舌两边脉络紫黑肿胀呈条索状，舌根部舌态白薄腻

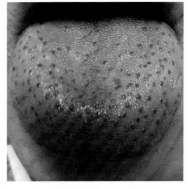

图6-109　舌质青紫挟瘀，无苔，舌态肿胀厚，全舌弥漫散在出现小米粒样突起的大红点（辨证：少阴厥阴肝肾阳气虚，气滞血瘀，六腑湿浊毒内盛）

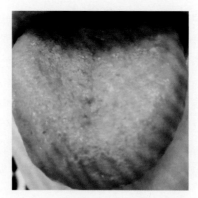

图6-110 舌质色紫绛干，无苔，舌态厚胀厚（辨证：心肝实热，五脏气滞，六腑虚热）

按语 本条文指出紫舌胀证，是由心经热邪炽盛，血气循经上壅所致。症见舌体瘀肿，质坚硬疼痛，肿满全口。肿满全口者，急证可用针刺法治疗：宜用衣针扎箸头上，露锋分许，刺数十刺，令血出，以泻血热肿痛。血色红色者轻，血色紫色者重。还可以用温水漱口，搽上冰硼散，内服凉膈散去朴硝、大黄，另加牛蒡子、荆芥，加倍用栀子，服之可获其效。

【索源二】明代龚廷贤在《寿世保元·口舌》中指出："一治舌忽胀退场门外，俗云蜈蚣毒。用雄鸡冠血一小盏，浸之即缩入。"

四、舌质紫舌态肿大

源鉴

【索源】清代石寿棠在《医原·温热辨舌心法》中指出："舌紫肿大，或生大红点者，乃热毒乘心，用导赤，犀角，加黄连，金汁①治之；或稍加大黄汁利之。"

---

① 金汁：是中药有名称，其制法是在每年冬至前后的一个月的时间段，选用十二岁男童的粪便，将在打好的原粪中加入五桶上好的井水或泉水搅拌均匀后，经过竹筛和纱布两道过滤液装入瓦罐之中，再加入一小碗甘草水。最后用碗或碟子盖住瓦罐口。用赤土密封口隙一周，埋入两米深的泥土里。与酿酒相似，最少也要埋10年以上才能用。打开后，其分为3层，取上层清者入药即为金汁。其汁呈微黄，无毒，无味，疗暑热与湿毒极效。功效清热解毒，凉血消斑。常与生地、水牛角同用。

按语　舌质紫舌态肿大者，寒厥、热厥、瘀血证皆有之。临床表现为舌质局部，或舌体全部色紫肿大，见有大红点者，为热毒攻心；色紫瘀暗乃五脏瘀血证，有斑点者，主心肝病气滞血瘀证；色紫如猪肝色，枯晦无泽者，为肝肾阴阳两竭危证。本条文石氏指出的舌质色紫而肿大，或者生有大红点者，为内热毒邪攻心所致。可用清心解毒之品重剂治疗，用导赤汤加犀角、黄连、金汁治之；或稍加生大黄汁液，以助清热之力。

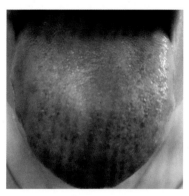

图6-111　舌质紫绛，尖部有散在弥漫大红点，舌苔薄白根腻，舌态胖胀厚大（辨证：心肝五脏气滞血瘀，六腑寒湿内盛）

五、葡萄疫舌

源鉴

【索源】清代张登在《伤寒舌鉴》中指出："葡萄瘟疫，乃瘟病中之一，原杂病气，尸气与杂气蕴酿而成，其舌或青，或紫，或酱，或黄，或蓝。"

按语　葡萄疫舌，首先了解葡萄疫，是指体内血管壁的通透性增高或血管壁的脆性增高所致的黏膜或皮下出现出血性有瘀点或斑的一种血管性疾病。有似于皮下出血过敏性紫癜。临床表现多与关节疾病与肾病有关。在明代陈实功的《外科正宗》中首称"葡萄疫"，为素体内热，又外感温热毒邪，热毒之邪伤及肝脾所致；或由湿热内滞，脉络瘀阻伤信经络四肢关节则关节发病疼痛；肺脾肾三气亏损，心脉气虚，脾不摄血，营血不和，血溢脉外所致。症见舌质赤绛，有小青紫斑点，色如葡萄点而故名葡萄疫舌。临床分为：单纯型、关节型、脐腹型、肾型、复合型五类，当辨证施治。此病多发于小儿，牙龈糜烂，牙龈出血味臭，类似牙疳。

本条文张氏指出的葡萄疫舌，是因感受瘟疫毒邪证表现症状之一，五脏血热壅盛，迫血妄行，血不循经，溢于脉络，凝脂成斑，发无定处，全身与皮下或舌上泛起葡萄色状水泡而得名。临症可见葡萄泡内含水，或为蓝色，或为紫色，在口腔内的其他黏膜部位也可出现，舌质赤绛，苔薄黄，呈现青一块、紫一块，舌苔也呈现黄一块、黑一块，并有咽喉疼痛，唇肿，口秽喷人等症状。这是由于瘟疫热毒之邪遏伏于体内，秽浊郁结，熏蒸上涌所致。当以清热解毒为主治。可服用羚羊角散，胃脾汤以清虚热安心神，凉血解毒可解。

六、舌质绛舌态痿

源鉴

【索源一】清代吴坤安在《伤寒指掌》中指出："舌形敛束，伸不过齿，紫绛痿软，为肝肾阴夜枯涸而致。若其舌色红绛而光，或其色鲜红者，属胃阴干涸，犹可滋养胃阴。"

按语 本条文吴氏指出舌质色紫绛而痿软者，为肝肾之阴液枯竭所致，当以大剂滋养肾阴而涵养肝木。若见舌质鲜红而痿者，为胃阴大伤，心肺虚热所致，见此证者当以滋养胃阴为主，再清其内热。

【索源二】近代曹炳章在《辨舌指南》中指出："暴痿多由于热灼，故常现红干之舌，如深红者宜清凉气血。若病久舌色绛而痿软者，阴亏已极，津气不能分布于舌体，为不治。"

按语 本条文曹氏指出舌质鲜红者，内热炽盛而伤阴；治宜清热滋阴；舌质深红或紫红者，热入营血，治宜清营凉血；舌质淡红者治宜补气养血。舌质色绛而痿软者，实热内盛，阴液大伤，阴津营气不能濡养经脉，上注于舌体所致。此证多属危重，当以大剂滋阴清热解毒之剂治疗。

【索源三】清代叶天士在《温热论》中指出："若舌绛而不鲜，干枯而痿者，肾阴涸也。"

按语 叶氏指出临证见舌质绛而不鲜，是指津液不足，舌质干涩。若见舌质干枯而痿软者，皆为肾阴涸竭所致。当以滋肾阴养肝肾治疗。

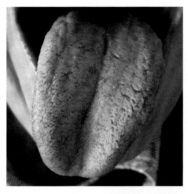

图6-112 舌质紫绛，舌苔白厚干硬板结，舌态干瘪瘦歪斜（辨证：少阴厥阴肝肾阴虚，气滞血瘀，胃肠六腑实热）

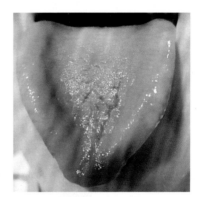

图6-113 舌质紫绛灰、舌尖部黏膜下色紫暗有瘀斑，舌态两边向内卷翘，舌象润滑（辨证：少阴厥阴肝肾气滞血瘀，六腑寒湿）

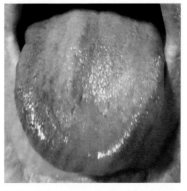

图6-114 舌质紫绛显蓝，边有紫色瘀斑，舌苔黄腻，舌态前面凹陷，尖边向内翘卷（辨证：少阴厥阴肝肾气滞血瘀，胃肠六腑寒湿）

七、舌质绛舌态短

源鉴

【索源】清代石寿棠在《医原·温热辨舌心法》中指出:"舌绛欲
伸舌而抵齿难伸者,此痰阻舌窍,肝风内动,宜于清化剂
中加竹沥、姜汁、胆星、川贝等味,以化热痰,切忽滋腻
遏伏火邪,其有因寒凉阴柔遏伏者,往往愈清愈燥,愈滋
愈干,又宜甘平、甘润、佐以辛润透邪,其津乃回。"

按语 本条文指出舌色质绛难伸抵齿而舌短者,多由热痰阻遏
舌窍、肝风内动所致。此可用清热化痰之剂,加味竹
沥、姜汁、胆星、川贝等除风化痰之品治疗。切不可妄
投滋腻之剂,以遏伏痰热反使病情加重。若是因阴虚阳
亢的肝风内动之证,而误用寒凉之剂以重清其热,则会
出现愈清愈燥,应以甘平、甘润之剂养阴清热,增液行
舟,则阴津复而虚热自清,经脉得到濡养,舌伸自如,
舌质色泽而缓也。

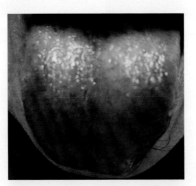

图6-115 舌质紫暗瘀斑,舌苔白黄厚
腻,舌态胀厚尖下卷(辨证:少阴厥阴心肝
肾五脏气滞血瘀,胃肠六腑湿热浊毒内盛)

八、舌质焦红舌态缩

【索源】清代薛生白在《湿热病篇》中指出："湿热证，壮热烦渴，舌焦红或缩，斑疹，胸痞，生利，神昏痉厥，热邪充斥表里三焦，宜大剂犀角、羚羊角、生地、玄参、银花露、紫草、方诸水①、金汁、鲜菖蒲等味。"

按语　本条文薛氏指出湿热证，湿热化燥，阳明气分热甚。症见壮热烦渴，舌质焦红或缩，外发斑疹，胸痞，自利，热毒燔于血分，内陷于手足厥阴者则出现痉厥而神识不清，皆属湿热毒邪充斥于表里三焦致。故急以大剂凉血解毒、清热生津、开窍息风之品治疗，以防热闭心包之变。

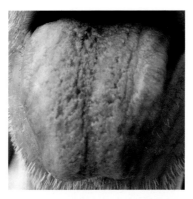

图6-116　舌质绛紫，舌态焦红或焦黄干燥呈凹凸状，舌态下卷内缩（辨证：肝肾阴虚，五脏虚热，胃肠六腑阴伤燥热）

---

① 方诸水：又称为明水，释名为方诸。方诸是一种大蚌的名字。在月明之夜，捕得方诸，取其壳中的贮水，清明纯洁，即是方诸水。其气味甘、寒，无毒。主治用于洗眼治疗目疾，可以去雾明目；若饮此水，可有安神作用，可以祛小儿烦热。有日可止消渴，治虫癣皮病，祛白癜风，令皮肤鲜明美容之效。

九、舌态短舌苔滑黑

━━━━━━━━━━━━━━ 源鉴 ━━━━━━━━━━━━━━

【索源】清代吴谦等人在《医宗金鉴·伤寒心法要诀·厥阴阴邪脉证篇》中指出:"厥阴阴邪微细厥,肤冷藏厥躁难安,囊缩舌短胎滑黑,四逆当归四逆先,少满痛厥姜萸入,蛔厥静而复时烦,得食而呕蛔闻臭,烦因蛔动乌梅圆。"

按语 厥阴阴邪,是指邪从阴化的寒证也。微细,指厥阴阴邪脉也。厥,指四肢厥冷也。肤冷,指肌肤冷。藏厥,指寒阴藏厥也。躁难安,指烦躁没有安定之时也。囊缩,指外肾为寒收引缩入腹也,妇人则乳缩阴收也。舌短,指舌缩短也。胎滑黑,指舌苔过于润而又色黑也。四逆,指四逆汤也。当归四逆,指当归四逆汤也。先者,指先服当归四逆汤也。少满痛,指少腹满,按之痛也。厥,指厥冷也。干姜、吴茱萸入,指在当归四逆汤中加入干姜、吴茱萸也。蛔厥,指厥而吐蛔也。静而复时烦,指时而静,时而烦也。得食而呕蛔闻臭鼻,指呕因蛔闻食臭而始呕也。烦因蛔动,指烦因蛔动而始烦也。蛔动乌梅圆,指蛔厥证可用乌梅丸治疗。

━━━━━━━━━━━━━━ 医案举例 ━━━━━━━━━━━━━━

李某某,男,52岁,自述曾患乙肝多年,四肢乏力,近来出现食后腹胀,时有反胃恶心,反复少腹部隐隐作痛与腹泻1年,时而腹泻如清水,或里急后重,过食生冷油腻时症状加重,经医院检查:诊断为慢性胆囊炎、慢性胃溃疡、慢性胃肠炎。每遇发作均经西医常规消炎抗菌、解痉止痛输液治疗。虽症状缓解,但反复发作,病久出现面色萎黄,肌体消瘦,身困嗜睡,纳差,恶寒身倦,腹部冷痛,喜温喜热,甚至出现腰酸肢软,阳痿早泄,症见舌质青灰,舌苔白厚滑腻,脉象沉细濡弱。辨证为病初中焦脾胃胃肠阳虚,升清降浊运化失司,失治久而出现脾肾阳虚,遂成脾肾泻泄,虽用参苓白术仍然不解,以六经辨证,证属太阴少阴并病,脾主太阴,肾主少阴,少腹冷痛,脾肾两虚,水湿不化走胃肠腑道则腹泻不止,当从脾肾辨证论治，施四逆汤加味：红参20g、熟附子30g、肉桂9g、炮干姜30g、厚朴20g、炙甘草20g、煅龙骨30g、煅牡蛎30g、赤石脂20g、海螵蛸30g、益智仁20g，补骨脂30g、白芍15g、粳米30g。5剂后二诊：自述腹暖泻止，精神佳。效不更方继服7剂后三诊：手足温，四肢暖，腰酸除，泻泄止。大便日1次或2次。随将红参改人参，大补中气，熟附片固肾阳，易肉桂、干姜、赤石脂、白芍，诸药减量，继服10剂，随访，腹泻止，腰酸无，诸证除，体重渐增，精神佳。

十、舌下脉络青黑

源鉴

【索源一】隋代巢元方在《诸病源候论·黄病诸候·噤黄候》中指出："心脾二脏有瘀热所为。心主于舌，脾之络脉，出于舌下。若身面发黄，舌下大脉起青黑色，舌噤强[1]不能语，名为噤黄也。"

按语　本条文指出噤黄一证，是由心脾二经脉受病瘀热所致。舌者，心之窍；脾之络脉又散舌下，若心、脾二脏瘀热，就会沿二脏所主经脉循行的部位出现身面发黄，舌下脉络静脉显青黑色，舌态强而发不出声音，不能言语者，称这种症候为噤黄症。

【索源二】隋代巢元方在《诸病源候论·黄病诸候·五色黄候》中指出："凡人著黄，五种黄皆同。其人身热发黄白，视其舌下白垢生者是，此由脾移热于肺，肺色白也。其人身热发黑黄，视其唇黑眼黄，舌下脉黑者，此由脾移热于肾，肾色黑也。故其身热则发黑黄也。"

按语　本条文论述身染黄病的诊断内容。主要从观察目、面、唇、舌的色泽来鉴别，以判断病症的轻重吉凶。倘若患者染黄出现身体发热，色见黄白，舌体下生有白垢（或称白胎），这是由脾热上移于肺的表现，因为肺主白色，如果患者身体发热，色又见黑黄，口唇色发黑，眼

---

[1]　舌噤强：噤当"闭"解。指舌强不能发声。

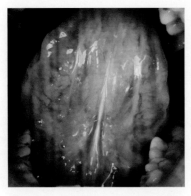

图6-117 舌下脉青黑：舌下脉络青黑轻度瘀紫，为舌下脉络的2/3，根部紫甚，舌质赤绛，舌边有齿印痕（辨证：心肝脾气滞血瘀证）

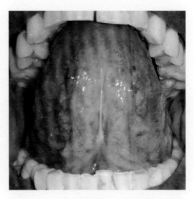

图6-118 舌下脉青黑：舌质赤，舌下脉青黑1度（辨证：肝脾气阴两虚，虚中血滞，气血不和）

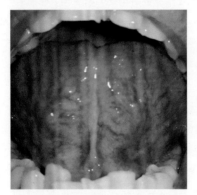

图6-119 舌下脉青黑：舌质赤绛，舌下脉络青黑弯曲似蚯蚓状，2度（辨证：肝心五脏气滞血瘀证）

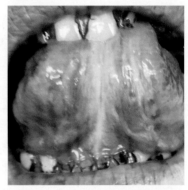

图6-120 舌下脉青黑：舌下脉络青紫黑，重2度，舌质绛（辨证：心肝五脏气滞血瘀证）

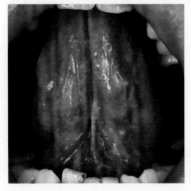

图6-121 舌下脉青黑：舌下脉络青黑瘀紫，黑粗胀3度，舌质绛紫（辨证：心肝五脏气滞血瘀证）

睛泛黄，又见舌下的脉络色黑，这是由于脾热下移于肾所致。因为色黑属肾，脾热移于肾，故临证可见身热色黑黄。

舌下脉，是指舌下舌系带两侧各有一条纵行的大络脉，又称舌下大络脉。舌下黏膜正中线开有成的一条连于口腔底部的明显皱襞称为舌系带。身体健康者，在舌系带两侧透过黏膜可以看见有浅蓝色的舌下静脉，称为舌下脉络，也称为舌脉。直径不超过2.7cm，其长度不超过舌尖至舌下肉阜连线的3/5，脉络无怒张，无紧缩，无变曲，无增生，多为单支，双支极少见。若舌下脉络异常，脉络的分支增多，静脉丛增粗，舌脉暴起增粗，舌脉颜色变深变暗或变紫，则示五脏瘀血；肝病者两侧的脉络肝瘿线质硬色深，此与血液流变学循环障碍出现瘀阻有很大关系。大凡肝硬化、高血压、冠心病、闭经者，脏躁症、中风、肿瘤癌症、气血瘀滞患者的舌下络脉皆怒张紫暗，曲涨又弯曲瘿起或呈现囊状。故此把察看舌下脉络作为瘀血证的一个新指标。

临床将舌下脉络青黑的程度分为4级：0度为舌下脉络正常，呈现颜色淡红，脉络没有明显的色泽与粗细变化，表示肌体五脏气血平和，五脏六腑调和运化正常；Ⅰ度为舌下脉络色泽出现青紫，脉络显示瘀阻，其程度不超过整个舌下脉络长度的下1/3，脉络稍显增粗，表示为五脏肺脾气血轻度郁滞，体内五脏已经有气滞血瘀早期症状与气血不和的临床症状；Ⅱ度为舌下脉络色泽出现青紫显黑，脉络增粗并稍有弯曲，其瘀胀程度超过整个舌下脉络长度的2/3，表示为体内五脏心肝有气滞血瘀加重的临床症状，尤为心肝气滞血瘀为重；Ⅲ度为舌下脉络的色泽出现重度的青紫黑，且脉络增粗壮如蚯蚓样弯曲肿胀，且其瘀滞的长度几乎是整个舌下脉络长度的全部，表示体内心肝脾肺肾五脏气滞血瘀，脏腑不调，特别是心肝肾气阴两虚，阴虚为重，气滞则血瘀，心肾脉络络于舌下，故望舌象一定要再望舌下脉络，四诊合参，则更有助于临床分类辨证施治。

十一、舌质赤短舌苔厚

源鉴

【索源】清代章虚谷在《医门棒喝》中指出："舌本或短，或痿，而赤色苔厚者，为邪闭；色淡白如煮熟猪肝而痿者，不论有苔无苔，皆为正败，死不可治。"

按语　本条文章氏指出症见舌短，或舌痿，或舌质色赤绛，舌苔增厚，色泽黄燥或灰褐燥者，为外邪入内形成的闭证所致。心肝脾肺肾五脏气血阴阳俱瘀中竭；舌苔厚，舌质色深暗者，胃肠六腑腑气不通，腑气衰败，脏腑气血二闭。在清代李用粹在《证治汇补》中指出："闭者，邪气闭塞于外，气犹然在内，但与开关利气：则邪自散。"在清代陆以湉在《冷庐医话》中指出："闭证口噤目张，两手握固，痰气壅塞，语言謇涩，宜用开窍通络，清火豁痰之剂。如稀涎散，至宝丹之类。"若证见舌质如煮热猪肝淡白色而痿者，不论有苔或无苔，皆为正气气血阴阳衰败竭绝之证，或为死舌，死不可救治也。

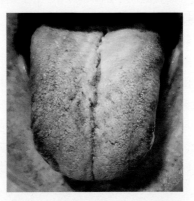

图6-122　舌质赤绛紫短期，尖部有瘀斑，舌苔白厚微黄厚腻，舌中纵向裂沟（辨证：心肝肾五脏气滞血瘀，六腑胃肠景内盛）

十二、舌苔黑舌质软而滑

源鉴

【索源一】元代杜清碧在《伤寒金镜录》中指出："如舌之黑而紫；黑而湿润、黑而濡滑、黑而柔软，皆寒症也；黑而肿、黑而焦、黑而干涩、黑而卷缩、黑而坚硬、黑而芒刺、黑而拆裂，皆热症也。"

按语　在临床上黑苔虽然不常见到，但它也是一种病理舌象。本条文指出了舌苔黑者、舌质与润泽阴津的辨证皆为里热证的辨证。总之舌见黑苔，热极三阴营血耗伤阴竭者有之，当清下实热急下存阴救之；阳竭阴寒内盛者苔黑滑湿润，舌质嫩胖，当以温阳散寒，以消阴翳。此还要说的是在《素问·至真要大论篇》中指出："诸寒之而热者，取之阴；热之而寒者，取之阳。此所谓求其属也。"《素问·至真要大论篇》中又自解释曰："治其王气，是以反也。"即是说"王气"是一种表现或是现象，系指热证服用寒药而热反胜者，寒证服热药而寒反胜者，唐代王冰注解曰："益火之源，以消阴翳，壮水之主，以治阳光。故曰求其属也。"故后世医家又解释曰：有寒证者用辛热的药物治疗寒证，病不愈反而见寒甚者，非实寒证也，实乃阳气不足，阳虚生寒所致用薄寒也，治当取之阳，即用温阳补气药施治，即为益火之源，以消阴翳。有热证者投用寒药而热不退或反热甚者，是其热非有余之实热，而是阴虚所致的虚热，阴虚证所致的虚火，多为心肝肾三阴虚证，即非火之有余，实乃水之不足，当用补阴增水之剂；寒证投用热药而寒反不解者，当补其阳。此后再进一步又曰：由阴虚而引起的发热投用苦寒或辛寒之剂，清解泄热而热反不退者，当用补阴法施治；此即王冰所言之："壮水之主，以治阳光。"因阳虚而引起的寒证，投用温热辛热之剂，散寒而寒反不去者，当用补阳法施治。此即王冰所言之："益火之源，以消阴翳。"

以上所说的补阴、补阳，不是指治法，而是指病的属性，属阴或属阳。取之阴，是说病性属阴，就应该用寒性药施治，此乃壮水之主，以治阳光之理。病性属阳，就应用温热药施治，即是益火之源，以消阴翳。才能起到调整阴阳之偏盛或偏衰，以平和阴阳为期。

【索源二】元代杜清碧在《伤寒金镜录》中指出："舌见红色，内有黑形如小舌者乃邪热结于里也。君火盛，反兼水化，宜凉膈散、大柴胡汤下之。"

【索源三】清代汪宏在《望诊遵经》中指出："胎如黑软润而滑者，水克火，寒证也。"

按语　本条文汪氏指出临症若见舌苔色黑又润滑者，是阳虚寒湿内盛，肾水克心火，属少阴寒湿证也，当用温心肾回阳，利湿消肿施治。

十三、舌质红瘦舌苔黑

源鉴

【索源】清代张璐在《伤寒绪论》中指出："色虽黑而中无积苔，舌形枯瘦，舌质亦不甚赤，此为津枯血燥之候。"

按语　本条文指出临证见舌形态枯瘦，舌质红而不荣润，舌苔薄而色黑。此表明热盛而津伤，或素体阴虚火旺，津枯血燥，将绝生化之源。主病情危重，体质较差。当以滋补肾阴，益阴养血之剂主治。

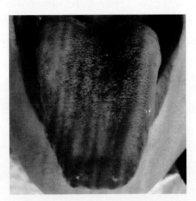

图6-123　舌质红瘦舌苔黑：舌质赤，舌尖色赤鲜红，舌苔黑焦躁，舌态瘦长（辨证：心肝脾肾五脏实热，心火旺盛，胃肠实热阴津耗伤）

医案举例

　　杨某某，男，42岁，曾患肺结核，经治疗已愈。近一周来咽喉痛痒，干咳无痰，口干渴，胸闷，不思饮食，时有头痛，身困无力，大便秘结，小便短赤，舌体瘦小、舌质干红、舌苔薄黑（图6-124），脉象沉细。

　　辨证属阴虚挟外感风热，余热未尽所致。当以养阴辛凉轻透之剂治疗。

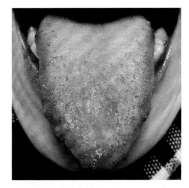

图6-124 舌体瘦小、舌质干红、舌苔薄黑

　　方药：北沙参12g、麦冬12g、玄参12g、太子参9g、蝉蜕6g、防风6g、白薇9g、金银花9g、桔梗9大多、火麻仁9g、甘草9g。水煎服4剂后二诊：身得微汗，热解津复，舌苔转黄，遂去沙参、蝉蜕、防风，加太子参15g、百合12g、浙贝母12g、石斛12g、五味子12g。续用5剂后三诊：咳嗽渐轻，口渴大减，二便正常，遂去火麻仁、白薇。再续用药5剂后四诊：药后精神爽，身体康复，诸症皆除。

　　本例患者曾患肺结核，虽经治愈，但素体肺脾肾皆气阴两虚，肺金阴伤则虚热，肺失清润，大肠燥热则便秘，五脏六腑气阴皆有大损。素体气阴两虚体质，时又外感风热，又误用汗解则更伤其肺脾胃肠之阴津，故当用益气滋阴、辛凉汗解宣透之剂施治。

十四、舌质绛舌苔黄裂纹

源鉴

【索源一】清代张登在《伤寒舌鉴》中指出："舌黄干涩而有隔瓣者，乃邪热入胃，毒结已深。"

按语 本条文张氏指出症见黄苔满布于舌上，干涩无津，苔生裂纹，形状如隔瓣者，舌苔裂纹，舌根部可见舌质红绛色。此为邪热已入阳明太阴，入及胃肠，胃肠燥结腑实，热毒炽盛伤津的表现。一般主阳明腑实证，当以泻热解毒，清下存阴法施治。

【索源二】清代吴坤安在《伤寒指掌》中指出："舌苔老黄燥裂，为阳明实满。"

按语 本条文吴氏指出临证见舌苔老黄干燥裂纹者，为伤寒阳明腑实证，经热炽盛者为白虎汤证；腑实燥结者为承气汤证，本条文以泻实热除胀为主治，可用急下存阴的大承气汤治疗。

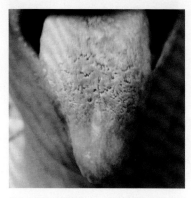 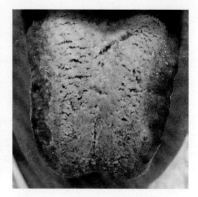

图6-125 舌质绛赤，舌苔黄厚干焦、舌中部呈不规则裂纹、舌根部舌苔无裂痕，舌态体瘦长干糙（辨证：心肝五脏炽热，胃胆肠六腑湿遏燥热、脏腑不和、湿浊热相互交蒸）

图6-126 舌质绛紫，舌苔黄厚板结焦躁干裂纹（辨证：心肝肾五脏气滞血瘀，胃肠六腑燥热证）

【索源三】清代张登在《伤寒舌鉴》中指出："舌见干黄，里热已极，急下勿缓。"

按语 本条文指出舌苔见干黄如炒枳壳色，或如焦黄饭粑，干而糙刺，或生裂纹，表明邪已入气分、热炽伤津所致。此时无论其舌质色绛或是紫色，都可应用急下存阴之法，除热邪而保其津液。

医案举例

席某某，男，38岁，自述近7天来，面红身热，烦躁不安，咽痛鼻衄，唇裂，口角溃疡，心烦胸闷，舌质绛，舌苔黄焦而燥裂，大便秘结，脉象弦数。治宜清热泻火通便的新加黄龙汤服药3剂后二诊：大便通、身热退、心烦除，遂去芒硝，大黄量减为6g，再续用药3剂后，诸证解，又嘱善食调养之。

十五、舌质紫黑舌态肿舒弄

源鉴

【索源一】清代吴谦等人在《医宗金鉴·痘疹心法要诀·痘中杂证》中指出："舌乃心苗五内通，毒火一犯先见形，赤紫黑肿并舒弄，总以清热犀角平。"

【索源二】清代吴谦等人在《医宗金鉴·痘疹心法要决·痘中杂证》中指出："舌为心之苗，内通五脏，毒热举发，舌先受之，或赤或紫或黑或肿，舒舌，弄舌，种种不一，要皆热留于心而使然也。治宜清热为主，以加味犀角汤治之。荆芥，防风，牛蒡子（炒），生甘草，桔梗，升麻，犀角，麦冬（去心），栀子，黄连，石膏（煅），水煎服。"

按语　本条文指出舌为心之苗，舌内以经脉而通五脏。凡毒热之邪内犯少阴，热毒循经上逆，舌先受之其象，临症所见舌或赤，或紫，或黑，或肿，或舒舌，或弄舌，表现种种不一。皆为热毒之邪滞留于五脏犯及心经而使然也。其治疗当以辛凉解表解毒，疏散风热毒邪，内以清热解毒、安神镇静之剂，继而以清热解毒为主，以加味犀角汤治疗。

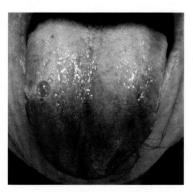

图6-127　舌质紫黑，舌苔白黄黏腻，舌态肿舒弄（辨证：少阴厥阴心肝肾五脏气滞血瘀，脾肾寒湿证）

第七章
舌象与职业病

第一节　舌苔墨绿色

钒中毒

钒是一种光亮的银白色金属，用途很广，它的化合物可用作颜料，玻璃着色，照相用的显影剂等。钒还是人体内所必需的微量元素之一，作用于含硫氨基酸、辅酶A、硫辛酸、胆固醇、胆碱、脂类、单胺氧化酶的代谢，作用于造血系统，可促使细胞成熟，并可抑制龋齿的发生。

成人每日钒的平均摄入量约为2mg。人体内钒的总量约为30mg。一般分布于骨、齿、肾、肺、脾及脂肪中。90%的人血钒浓度达不到1μg%。钒在组织内存留的时间短暂，体内蓄积的量很少，所以当接触到大量的钒尘后，在1小时内便会很快出现鼻和眼的刺激症状，在数小时内，便可出现上呼吸道的刺激症状，继而出现消化系统及神经系统的症状。

出现消化道症状，最典型的是发生恶心、呕吐、腹痛，并可见到舌体胖、舌乳头肿大、舌苔出现墨绿色。墨绿色舌苔的出现与

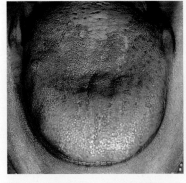

图7-1　舌苔墨绿色：舌苔墨绿根甚，舌尖部无苔，舌质赤绛，舌态肿胀厚（辨证：心肝五脏气滞实热，脾肾胃肠湿热证）

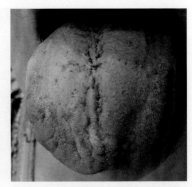

图7-2　舌苔墨绿色：舌苔墨绿显微黄根甚，舌质绛紫，舌态胀胖厚木，右边肥厚（辨证：少阴厥阴心肝肾阳虚气滞，脾肾胃肠寒湿证）

空气中钒的浓度有很大的关系，是五氧化二钒还原成三氧化二钒，并通过口腔内唾液淀粉酶和细菌的作用而形成的绿色钒盐。临症若见到墨绿色舌苔，一般可诊断为接触属钒元素的最实证据。但见到墨绿色舌苔，并不表明机体已经中毒，也要注意排除特异性体质的人接触解到钒并未出现此种舌苔。其治疗可采用益气养阴、生津利尿、解毒之品及中西医结合的方法进行治疗。

第二节　舌苔蓝色

铜中毒

铜是红棕色金属，与硫和氮配合形成络合物，与蛋白结合的能力较强，是人体内必需的微量元素之一，人体内有多种含铜金属酶。

成人每天由食物进入体内2.5～5mg的铜元素。离子铜由胃、十二指肠、空肠吸收后，铜在肝脏内可与d2球蛋白牢固地结合成铜蓝蛋白，铜蓝蛋白约占成人血浆铜的95%。成人体内约含铜为100mg。在工业生产及日常

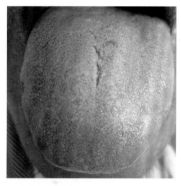

图7-3　舌苔蓝色：舌苔蓝灰色根甚，舌质蓝青，舌态胖胀厚，边有齿印痕，中有浅裂沟纹（辨证：少阴厥阴心肝肾五脏阳虚气滞，肝肾寒湿证）

生活中，由于吸入铜尘，或意外过量的接触铜杀虫剂，或者误服了有毒铜盐，均可以造成铜中毒的发生。

长期从事熔炼铜、焊接、磨光、镀铜、油漆厂研磨氧化铜粉末，或长期接触多量铜尘和铜烟的工人，或食入硫酸铜过量，食用含铜绿的铜器存放及烹调的食品，均可以发生急性中毒，出现发冷、发热、大量出汗、体温高达39℃以上、口渴咽干、头痛头晕、咳嗽胸痛的症状。非职业性急性铜中毒者有口服铜盐的历史，在临床上表现为急性胃肠炎。一般口服硫酸铜0.06～0.13g即可产生症状。出现舌苔蓝染，口中有金属味，牙齿及齿龈也出现蓝染，伴有恶心、呕吐、流涎、呕吐物呈染色状，服硫酸铜染蓝色，服铜绿者

染绿色，严重者可出现呕血和黑便样的腹泻，反复性呕吐，丢失水分而造成休克发生。

第三节　舌质蓝色

铋中毒

铋是质硬而脆的银白色金属。常见的化合物有氧化铋（Bi_2O_3），三氯化铋（$BiCl_3$）和硝酸铋（$Bi(NO_3)_3 \cdot 5H_2O$）等。进入体内的铋，可分布于各个组织器官，以肾脏最多，肝脏次之，在组织中可形成不易溶解的硫化铋，可栓塞毛细血管引起局部组织溃疡及坏死。硝酸铋在肠道细菌的作用下，可被还原为亚硝酸铋，从而引起高铁血红蛋白血症。

一般职业性的铋中毒也极为少见。某些病例也多是由于口服了可溶性铋盐或药物治疗引起的，其主要表现为齿龈及舌缘口腔黏膜溃疡，可以见到蓝色色素沉着，其舌质呈现蓝色，还可以见到全身的皮肤色素沉着，出现过敏反应、皮炎、发热，甚至形成剥脱性皮炎。经注射应用铋剂后，可发生黄疸，肝脏肿大，蛋白尿，管型尿，严重者可出现肝昏迷及无尿症。可用清热解毒利尿之品治疗。

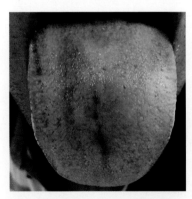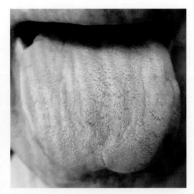

图7-4　舌质蓝色：舌质蓝色青紫根甚，舌苔薄黄腻，局部色褐，舌态胖胀厚（辨证：少阴厥阴阳虚寒滞，胃肠寒湿证）

图7-5　舌质蓝色：舌质色蓝灰，舌苔薄白灰、欠润，舌态舌面舌边凹凸不平、舌尖稍下卷（辨证：心肝肾五脏阳气虚、气滞血瘀，胃肠六腑寒冷湿内盛，脏腑阳气虚衰）

第四节 舌质紫色

一、氨基及硝基烃化合物中毒

芳香族氨基及硝基烃化合物中毒后，可以见到舌质色紫。在这类芳香族氨基和硝基烃化合物中，苯或其同系物苯环上的氢原子被一个或几个氨基（NH_2）或硝基（NO_2）取代后，即形成了芳香族氨基或硝基化合物。苯的氨基和硝基化合物是化学工业中最为广泛使用的原料，广泛应用于染料、制药、橡胶、炸药、印刷、农药、涂料、香料、油墨及塑料等工业之中。这类化合物可直接污染皮肤，这是引起机体中毒的主要原因。其次，这是化合物的粉尘或蒸汽也可经呼吸道吸入而引起中毒。

这类化合物引起的急性中毒的临床表现，主要是以高铁血红蛋白血症为首先出现，当高铁血红蛋白低于10%时，往往无明显的症状，紫绀不明显。若达到10%～15%时，患者的黏膜和皮肤便开始出现紫绀，以口唇、舌尖、指甲、耳朵等处的紫绀最为明显。高铁血红蛋白的浓度继续增高时，可以出现全身性的症状，并逐渐加重。达到30%以上时，可见有头胀、头痛、头晕、恶心、呕吐、胸闷、舌质瘀紫色、手指发麻、全身无力、神志恍惚等症状。当高铁血红蛋白高达50%时，紫绀则更加明显，并遍及全身。可出现心悸、气息、烦躁不安、步态不稳等症状。若中毒较重，高铁血红蛋白会进一步的升高，患者可以发生休克、呼吸、脉搏均加快，心律失常，惊厥以至昏迷或呼吸抑制。除此之外，还可以引起泌尿系统受到损害。临证可用宣肺理气、活血祛瘀之品加减治疗。

二、三硝基甲苯中毒

这类化合物较常见的多为三硝基甲苯（TNT）中毒。硝基烃化合物三硝基甲苯，为淡黄色的针状结晶，脂溶性物质，难溶于水，易溶于乙醚、酒精、丙酮等有机溶剂中。在碱性酒精溶液中，能生成紫色。在生产TNT及使用过程中，主要是以粉尘状态或以蒸汽形成有毒物质，通过呼吸道及污染皮肤而被吸收，通过消化道吸收的量较少，居民若饮用了被TNT污染过的水源，也可以引起吸收而中毒。

一次大量的接触高浓度的TNT以后，在短时间内患者可出现头晕、头痛、发绀、恶心、呕吐、上腹痛、无力、食欲不振、口苦等症状，同时可见到面色苍白，唇、舌、耳郭部出现紫绀色，这是由于形成高铁血红蛋白的原因。血液中往往出现不同程度的赫恩滋小体，网织红细胞增多，高铁血红蛋白增高等。

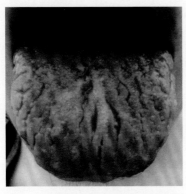

图7-6　舌质紫红色，舌苔几无，舌态肿胀，呈纵向不规则裂纹（辨证：心肝肾五脏阴虚，胃肠六腑虚热证）

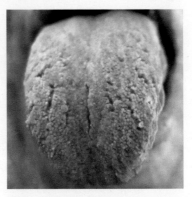

图7-7　舌质紫灰，舌苔灰白干，舌态中部及两边呈不规则裂纹，尖与根部几无（辨证：五脏心肝肾阴虚气滞，胃肠六腑虚寒证）

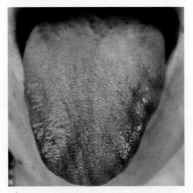

图7-8　舌质紫青，尖边甚，根部舌苔白腻（辨证：肝心五脏气滞血瘀，胃肠六腑寒湿证）

三、卤烃中毒

卤烃类化合物3-氯丙烯（烯丙基氯）在常态下，为无色、透明、具有辛辣味、易于挥发的液体，难溶于水，可溶于各种有机溶剂。本品可经呼吸道、消化道及皮肤吸收，在机体内代谢为羟丙巯基尿酸，由尿中排出。其急性毒理作用除对皮肤黏膜有刺激外，可以使动物的肝脏，肾脏明显受损，并出现侧卧，震颤以及四肢瘫痪等症状。

这类化合物的接触者，可以出现咽干、鼻子发呛、胸闷、头晕、头沉、嗜睡、全身无力等神经系统等症状。其主要表现为中毒性多发性神经炎，起病缓慢，多数患者开始感觉两腿沉重无力，两手发麻，进而出现两下肢无力，走路两腿发软，不能走远或走快，有时还会跌跤。两手肌力亦相继慢慢减退，严重时，湿毛巾拧不干，包饺子捏不紧，手持不稳，拿针落地，舌质色紫暗，时感舌体发木，味觉不好。经常感觉手指，脚趾端及足部麻木，小腿酸痛等症状。

肢体血统图检查，可见手指血管的紧张度增高，弹性减弱，或搏动性血流量减少。中毒患者的血巯基测定可低于正常。

第五节　舌颤

一、汞中毒

金属汞，又称为水银，是一种银白色液态的金属。汞在常温下即能蒸发，而且温度愈高，蒸发量愈大。汞溅洒在地面或桌面上时，会形成许多小的汞珠，从而增加了汞蒸发的面积。同时，汞蒸气易被墙壁或衣物所吸收。所以，在缺乏有效的劳动保护，通风不良，有汞蒸气积聚的环境中长时间工作，当其空间空气含汞浓度高于容许最高浓度的数倍时，接触者尿汞增高而自觉症状尚不明显时，即称为"汞吸收"，或者称为"带汞状态""尿汞偏高"。在这种情况下，如果接触的时间较长，则可以出现神经衰弱、容易兴奋、汞性震颤等精神神经系统障碍等症状，以及口腔炎为主的慢性汞中毒等症候群。

精神神经系统的障碍可见早期轻度中毒症状以头昏为最多，其次为乏力、失眠、多梦、健忘、心烦、容易激动、周身乏力、两腿酸沉、食欲减退、体重下降等神衰症状日趋明显加重。

汞中毒可引起肌肉震颤，又称为汞毒性震颤，为慢性汞中毒时临床症状的特处之一，震颤常先从手指开始，而后延及舌体、眼睑等其他部位，即称为"三颤"。在震颤的初期是非对称性的、无节律性的细小震颤，逐渐发展成为中等或粗大的意向性震颤，就是说越想控制震颤其震颤就越剧烈，严重的时候诸如细小的动作，如吃饭、系衣服扣子、书写笔记等都会发生困难。且在睡眠的时候震颤会平息消失。神经系统的检查可以见到肌腱反射普遍活跃或亢进，舌体、手指、眼睑出现震颤，手心多汗。其震颤往往先从手指开始，而后逐渐延及到舌体、眼睑、口唇及上下肢，情绪紧张时症状加重。

张口时，可以见到舌体明显震颤，还可见到口腔炎，牙龈乏血，流涎增多，齿龈处可出现因硫化汞沉着明显有深蓝色的"汞线"。

临床治疗，一般多采用对因对症综合治疗，可选用柏子仁、酸枣仁、远志、珍珠母、夜交藤、北沙参、麦冬、五味子、当归、玄参、桔梗、茯苓、枸杞子等养心安神与滋阴之剂辨证加减治疗。保持口腔卫生，还可用中药刷牙粉，处方：茯苓30g、石膏30g、龙骨30g、细辛30g、旱莲草30g、食盐30g、寒水石60g、白芷15g共8味中药，研成细末，每服9g，日3次，饭前用温开水冲服，或煎成汤剂，漱口用牙刷轻微的刷牙，经常应用，可以减轻牙龈肿疼及出血症状。应用中西药物治疗汞中毒震颤，一般都不易取得很满意的治疗效果。最好的办法就是要严格加强生产汞作业场所的各种劳动防护措施；定期脱离汞作业环境，调换工作环境，其汞中毒的症状便会随着自身的代谢逐渐的减轻或消失。

二、锰中毒

锰是一种灰色硬脆有光泽的金属。是正常机体内必需的微量元素之一。正常人每日红从食物中摄取锰3～9mg。食物中含锰酸较高的有谷类及坚果，约20～22ppm，茶叶中含锰量为1～7ppm，海产品中锰的含量约为0.25ppm。

食入体内的锰主要经十二指肠吸收，97%以上是由粪便排出，只有在口服大量的锰化合物损伤了胃黏膜之后，才会由消化道吸收而造成慢性锰中毒。呼吸道是锰吸收的主要途径，锰烟及小于5μ的猛尘，由肺泡壁吸收后，被巨噬细胞吞噬，经淋巴管而入血液。长期地吸入含猛浓度较高的烟尘，就可以引起职业性锰中毒。

锰中毒的早期表现主要为神经衰弱症候群和自主神经功能紊乱，继续发展可以出现明显的锥体外系神经损伤的症状。轻度锰中毒时，一般会出现神经衰弱，嗜睡，精神萎靡，失眠，头昏，头痛，乏力，食欲不振，四肢麻木等症状；在重度锰中毒时，可出现锥体束的神经性损害，患者出现四肢强直，舌体震颤，说话语言含糊不清，下颌及口唇也出现震颤，在精神紧张时，症状会明显的加重。由于在污染的生产作业环境中，大量的吸入了新生的氧化锰烟雾后，可以出现咽干，气短，恶心，胸闷，若经口腔中毒者，口腔黏膜，咽喉及消化道即刻会被腐蚀，出现口咽肿胀，说话及吞咽困难，口唇及舌表面的苔质呈现棕黑色，严重时可呈现肿胀糜烂，呕吐，便血及休克。中药治疗可选用黄芪、党参、白术、茯神、薏苡仁、半夏、当归、炒枣仁、远志、炙甘草等益气利湿，理气化痰安神之剂。也可采用中西医结合的治疗方法，随症加减用药治疗。

三、钡中毒

金属钡呈银白色，略具有光泽，含氮时，则呈黄色。钡不是机体内必需的微量元素，但正常人体和动物体内都含有微量的钡。金属钡几乎没有毒性，钡盐的毒性与其溶解度有关。其溶解度愈高、其毒性就愈大。可溶性的钡盐如氯化钡、硝酸钡、醋酸钡等都有剧毒。碳酸钡虽不溶于水，但食入后与胃酸起反应，可变为氯化钡而有毒，其他的不溶性钡盐如硫酸钡则无毒。

钡是一种肌肉毒，大量钡离子进入体内后，可对各种肌肉组织产生强烈的刺激和兴奋作用。刺激骨骼肌可使四肢肌肉产生抽搐和肌纤维性震颤，最终导致肢体的麻痹性瘫痪。长时期接触钡盐，可产生口腔炎、鼻咽炎、支气管炎、食欲不振、胃部的溃疡灼热感等消化道症状。

日常生活中误服了可溶性钡盐可以引起中毒，在我国某些地区，如四川省产的井盐，有的氯化钡的含量较高，食后可发生中毒，称之为"痹病"或"麻脚瘟"。一般口服氯化钡的中毒剂量为 $0.2 \sim 0.5g$，但中毒症状的轻重与食后是否发生呕吐及洗胃抢救是否及时有很大的关系。因口服引起的急性中毒，最早出现的症状为口干、口苦、咽喉及胃部灼热、恶心、呕吐、腹痛、腹泻等胃肠道刺激症状。续而出现头晕、耳鸣、复视、四肢无力、心悸、气短、步态不稳、口唇、舌体、面部及四肢部位发麻，肌麻痹呈向心性和进行性，从腿肌依次向臂肌，颈肌，舌肌，膈肌，呼吸肌发展，出现震颤，痉挛，伸舌困难。但神志大多清晰，感觉均无明显变化。临床治疗可采用中西医结合的方法辨证治疗，用益阴解毒、舒筋通络的中药加减应用。

四、农药中毒

在现代工业和农业生产中，每年要生产和使用大量的农药，如杀虫剂、杀菌剂、除草剂，来用以杀灭对人体传播疾病的昆虫和毁坏农作物及谷物的病虫害。但农药的生产和广泛应用也带来一些问题，凡能杀灭病虫害的各种农药，对人往往也产生毒性，在生产、贮存、运输和使用的过程中，都要靠人去接触操作，由于缺乏经验或预防措施不够完善，便可能引起人的中毒。

有机汞化合物的品种很多，我国曾经生产和使用的有机汞农药有氯化乙基汞、醋酸苯汞、磷酸乙基汞、磺胺汞等，以上农药皆可以用来拌种、浸种，或田间喷洒，具有良好的杀菌作用。有机汞农药的毒性很大，过量使用或污染食物，往往易造成严重中毒。

一般有机汞农药中毒发生，有机汞类化合物中毒后的临床症状及严重程度，取决于不同的品种、侵入途径、吸收量和个体的耐受性等因素。当吸入了大量的有机汞蒸气或粉尘引起的急性中毒，可出现上呼吸道刺激症状，见有头昏、头痛、恶心、胸闷等反应，严重者周身无力、发热、口腔黏膜及齿龈红肿、溃疡。若呈现中毒性脑脊髓病症状的损害，可以出现脑部不同部位的播散性损害，引起各种精神症状，如语言过多、幻听、表情淡漠、忧郁、不同程度的意识障碍，以至于深度昏迷。锥体外系神经受到损害时，表现为舌体、下颌及手指出现粗大的静止性震颤，呈阵发性肌紧张，还可出现小脑症状、语言不清、自发性水平性眼球震颤、张口困难等其他临床症状。

五、四乙基铅中毒

四乙基铅为无色油状略有水果香味的液体。主要用作动力汽油的抗爆剂。在汽油加铅，运输乙基汽油等长期接触低浓度的四乙基铅，或皮肤长期直接接触乙基汽油者，都有发生慢性中毒的可能。

四乙基铅慢性中毒，主要表现为神衰症候群和自主神经功能紊乱。慢性中毒的患者可有严重的失眠和顽固性的头痛。头痛系持续性钝痛。枕部钝痛明显，晚间发作较重。多噩梦、健忘、头晕、乏力、多汗、肢体酸痛、性情急躁、性欲功能减退较为多见。女性患者可发生月经紊乱。兼有体温、脉搏、血压、三项指标偏低，但不多见。临症还可见舌体、眼睑、手指及腱反射亢进外，神经系统一般无特殊体征。患者感到食欲减退，上腹部不适，早晨起床时可有恶心，不伴呕吐体重往往降低，部分患者可发现有肝大。

临床治疗，对谵妄兴奋型患者，可用中药枣仁温胆汤治疗。病情较重者也可用安宫牛黄丸或铁落饮枣仁汤治疗。这对控制癔症样的发作型症状有一定的疗效。

六、烃类化合物中毒

（一）不饱和脂肪族烃类中毒

不饱和脂肪族烃类丁二烯中毒。丁二烯又称丁间二烯。常态下，为无色略具甜味和芳香气味的气体。是合成丁苯橡胶、丁腈橡胶、ABS树脂、己二腈和癸二酸的原料。具有麻醉及刺激作用。主要经呼吸道吸入及排出。

长期接触一定浓度的丁二烯，可以出现头痛、头晕、全身乏力、易激动或表情淡漠、失眠、多梦、记忆力减退、注意力不集中、鼻及咽喉部位不适、恶心、嗳气、胃部有烧灼感、心悸、嗅觉减退等症状。还可出现角膜反射迟钝、腱反射亢进、眼睑、舌体及手指震颤，或伴有多发性的周围神经类。实验室检查可发现血沉偏速，血液中白细胞吞噬活动减低，C-反应蛋白呈阳性。

（二）混合烃类中毒

混合烃类汽油中毒。汽油的主要成分是C4～C12脂肪烃和环烃类。并含有小量的芳香烃和硫化物。汽油是无色或淡黄色的液体，易挥发，易燃，具有特殊的气味。汽油主要是以蒸汽的形态经呼吸道吸收，经皮肤吸收的较少，也可因液体吸入肺内或误服后经消化道吸收，而出现慢性中毒症状。

汽油慢性中毒后可引起神经衰弱，轻度中毒患者常出现头痛、头晕、精神不振、乏力、记忆力减退、睡眠障碍、性格改变、易激动、肌肉关节酸痛、食欲不振、心悸等，眼睑、舌体、手指可出现明显的震颤，继而发生周围神经炎、四肢发冷、麻木等浅感觉障碍。

七、环氧化合物中毒

环氧化合物环氧乙烷中毒。环氧乙烷，又称氧化乙烯。为无色，具有醚样气味的液体或气体。除了工业生产外，还可以熏蒸杀虫及作为杀菌剂，并可用于外科消毒。

大量的环氧乙烷蒸气吸入，或者长期接触环氧乙烷，还可以见到神经衰弱症候群和植物功能紊乱。患者往往陈诉有头痛、头沉、全身沉困、倦怠、失眠、记忆力减退、兴奋易怒和性欲减退、腓肠肌痉挛。明显出现手指和舌体震颤，指鼻实验时，手指摆头不定，以及手足发绀、发凉、多汗及有手套、袜套样的肢端浅感觉减退等植物型多发性神经炎的表现。

八、氯乙烯（乙烯基氯）中毒

氯乙烯为无色、略呈芳香气味的气体。长期接触氯乙烯对人体各系统均有不同程度的影响，称之为"氯乙烯病"或氯乙烯综合征。除了影响消化系统的功能外，神经系统的症状也可出现有眩晕、头痛、乏力、失眠、嗜睡、多梦、噩梦、易惊醒、记忆力减退及烦躁不安等神经症状。清釜工在作业后可见有瘙痒感、烧灼感、重听、手掌或足底部发热，手、脚或者个别的手指、脚趾发凉等多发性神经炎的表现，舌体、眼球及手指可出现震颤，抑郁和定向力障碍等。另外还会影响到呼吸系统、造血系统和内分泌系统的功能障碍。

第六节　舌麻

一、铊中毒

铊为银蓝白色柔软的金属，铊及其化合物类属于高毒类并具有蓄积性，其毒性高于铅和汞等重金属中毒。常用的化合物有醋酸铊和硫酸铊等。铊可由呼吸道、皮肤和消化道吸收，进入体内的铊，可均匀地分布于各个脏器。

急性职业性铊中毒，主要表现在神经系统症状，早期可以出现周围神经炎，两脚着地时有明显的灼热样疼痛，行走不能，而检查时又无阳性体征，头痛，耳鸣，头晕，嗜睡障碍或失眠，记忆力减低，性格容易激动，出现消化道症状，如口腔麻木、舌觉味蕾麻痹、味道丧失、口腔炎、呕吐、不欲饮食、脘腹疼痛、麻痹性肠梗阻，或出现腹泻、便秘大便出血等胃肠道症状；脱发、胡须、眉毛、腋毛和阴毛可成片状的脱落，在月余时间里会全部脱尽光，但随着病情的恢复，在半年之内毛发又可再生新毛发；指甲变白、变脆，在指甲的根部可出现米氏点状纹，且皮肤的色素沉着，皮肤干燥或脱屑，或出现皮疹等症状；眼睛视力减退，视野缩小及眼后神经炎；慢性中毒者除有上述症状外，还可出现神经衰弱症候群、神经炎、肢体麻木、双下肢痿弱无力，或有肢体偏瘫、舌体麻木肿胀、视力减退、视物模糊，少数严重中毒者可完全失明。一经发现，查明原因，对因治疗。

二、甲醇中毒

甲醇，又称木醇或木酒精。系无色、易燃、透明、具有高度挥发性的液体。甲醇可经呼吸道、胃肠道吸收，经皮肤也可部分的吸收。吸收入体后，因甲醇在水和体液中的溶解度极高，可迅速的分布在机体的各组织内，其含量与该组织的含水量成正比。

无论吸入或经口服中毒后，一般均有8～36小时的潜伏期。如果同时饮酒，潜伏期可更长。在潜伏期内，除吸入中毒者可有轻度的黏膜刺激征及口内发苦外，一般无明显不适。中毒症状以神经系统的症状为主，如头晕、头痛、眩晕、舌体麻木、呈酒醉状态，表情淡漠及失眠等。严重者可出现意识朦胧、语言不清、谵妄、昏迷等症状。

三、氰和腈类化合物中毒

氰化物是重要的化工原料。广泛用于制造药物、合成纤维和塑料，也应用于电镀、钢的淬火和选矿等工业。其中的某些化合物为军用毒剂，某些植物的果实或根部中，如苦杏仁、桃仁、木薯、白果等都含有氰化物，如果进食过量，尤其是儿童，可以引起急性中毒甚至死亡。

职业性无机氰化物中毒，主要是从呼吸道吸入氰化氢的气体或氰化物盐类的粉尘所致。高浓度的氰化氢也能够通过皮肤吸收一部分。有机氰化物中毒，除了吸入其蒸气外，经皮肤吸收占有重要地位。生活性氰化物中毒多是以误服为主。氰化物以胃肠道吸收一般较为完全，有的经口腔黏膜即可吸收。

简单盐类中毒的发展特别迅速。人在吸入高浓度氰化氢或吞服了致死量的氰化钠或氰化钾后，几乎可在几秒钟内立即停止呼吸，造成骤死。非骤死者，其早期临床症状可出现呼出的气体具有杏仁样气味，眼和呼吸道有轻度的刺激症状，呼吸加快加深，出现乏力、头昏、头痛、胸闷。经口轻度中毒者，舌尖部、口腔和黏膜有发麻及灼热感、流涎、偶有恶心和呕吐。前驱症状一般较短暂，继而出现呼吸困难，血压随之升高，脉搏加快，心慌，皮肤黏膜呈现鲜红色，进一步出现强直性和阵发性的抽搐，角方反张，昏迷，心率也减慢，紫绀，肺水肿，呼吸衰竭，全身肌肉松弛，呼吸停止，反射消失，随后心脏停搏而死亡。

第八章
舌象辨证鉴别证治

第一节　六经辨证与舌象鉴别证治简表

分类	证类	舌质	舌苔	脉象	主症候	治则	方药
太阳病	经证 表实	红	薄白微黄而腻	浮紧	伤寒表实证 恶寒重 发热轻 头身骨节痛 汗出而喘	辛温解表	麻黄汤
	经证 表虚	淡红	苔少白薄而腻	浮缓无力	表虚自汗证 恶寒 发热 自汗 恶风 身痛 干呕	调和营卫	桂枝汤
	经证 表热	舌尖红	薄白而干	浮数细	外感风热表证 头痛 发热 汗出 不畅 口渴 咽痛	辛凉解表	银翘散
	腑证 蓄水	淡白体胖	薄白而黏腻	浮数	阳明经证 热在气分 发热 汗出 烦渴 饮水则吐 小便不利	解表温里化饮止咳化气行水	小青龙汤
	腑证 蓄血	绛暗有瘀斑点	薄黄而少津	浮弦有力	下焦蓄血证 头痛 发热 少腹急结 小便自利 谵语烦渴	涤热化瘀破结	桃仁承气汤
阳明证	经证	红绛	黄干少津	洪大有力	阳明经证 热在气分 大热大汗 大渴 热重	清热生津	白虎汤

分类	证类	舌质	舌苔	脉象	主症候	治则	方药
阳明证	腑证	暗绛	黄厚干燥起芒刺	沉实滑数	阳明腑实证高热谵语腹满胀硬大便秘结潮热神昏	泻热通便	大承气汤
少阳病		质红少津	白微黄而干	弦	伤寒少阳证寒热往来胸胁苦满口苦咽干心烦欲呕	解表和里和解少阳	小柴胡汤
太阴病		淡白	色白而滑	迟缓	脾肾虚寒证腹满呕吐喜温喜按口不渴食欲不振	温阳健脾	附子理中汤
少阴病	虚寒	淡白灰白	白微微厚	沉细	三阴虚寒证恶寒倦卧下利清谷呕吐腹痛四肢厥逆	温中补虚降逆止呕	吴茱萸汤
	虚热	红绛	无苔镜面样少津	细微	阴血两虚证五心烦热咽干口燥潮热盗汗消瘦无力	养阴清热补心安神	补心丹
厥阴病	寒厥	紫青	厚腻兼灰	沉弦细	少阴寒湿证唇淡色清少气无力语言低微手足厥冷	回阳救逆温阳利水	真武汤
	热厥	紫绛	厚燥裂纹无津	沉细数	厥阴壮热动风证烦热口渴口唇紫绀神昏谵语手足厥冷	清热安神息风镇静	羚羊钩藤汤

第二节　卫气营血辨证与舌象鉴别证治简表

类别	舌质	舌苔	脉象	主证候	治则	方药
卫分	尖红	薄白欠润	浮数	外感热风表证 发热恶寒　头身尽痛 微汗咳嗽　咽痛口渴	辛凉解表 宣肺解毒	银翘散
气分	红绛	黄厚腻	洪大	阳明经证　热在气分 但恶热不恶寒 腹部胀满　呕吐腹胀 大便秘结　小便赤短	清热 养阴 泻火	白虎汤
营分	绛暗	黄燥无津	细数	热入营血证 烦躁不安　斑疹隐现 潮热神昏　谵语发狂	清心开窍	清营汤
血分	绛紫	光剥无善 镜面样	沉弱	温热内陷　热入心包 谵语发狂　昼静夜躁 口渴唇焦　吐衄便血 斑疹痉挛　大便色黑	清热解毒 镇静安神 息风开窍	紫雪丹

第三节　三焦辨证与舌象鉴别证治简表

分类	病程	属脏	舌质	舌苔	脉象	主证候	治则	方药
上焦	初期	肺	尖红	薄白 微干	浮数	外感风热表证 发热恶寒 自汗微渴 头痛咳嗽 咽痛口干	辛凉发表 宣肺解热	银翘散
		心包	绛紫 强直	光剥无苔 镜面样 无津	沉数 弱	厥阴壮热动风证 高热烦躁 汗出口渴 神昏谵语 四肢厥逆	清热解毒 芳香开窍 息风镇静	羚羊钩 藤汤
中焦	极期	胃	红	黄厚燥 或干起 芒刺	洪数 有力	阳明腑实证 发热恶寒 汗出口渴 胸闷气粗 潮热便秘	清热泻下	大承 气汤

分类	病程	属脏	舌质	舌苔	脉象	主证候	治则	方药
中焦	极期	脾	绛	黄厚腻	濡数	湿温证 胸闷呕吐 肢体倦怠 身热烦躁 小便短赤	宣阳气机 清热化湿	藿朴夏苓汤
下焦	末期	肝	绛紫瘀血	灰黑干燥	弦数	热入营血证 热深厥深 手足蠕动 五心烦热 神昏谵语	清热凉血 养肝息风 解毒散瘀	犀角地黄汤
	末期	肾	淡红	薄黄而干	虚细或数	瘟病阴虚证 身热面赤 神倦欲眠 手足心热 少气无力	滋阴养血	三甲复脉汤

第四节　脏腑辨证与舌象鉴别证治

　　脏腑辨证是根据脏腑的生理功能和病理变化，对表现在体表的精、气、神及舌象、脉象的不同症状进行综合分析，是用于判断病变的部位、性质与正邪盛衰的一种辨证方法。脏腑辨证是临床诊断疾病的基本方法之一。

一、心与小肠辨证与舌象鉴别证治简表

证候	舌象	脉象	主病证	治则	方药
心气虚	苔白 质淡胖嫩	脉虚	面色无华　体倦无力　心悸 气短　自汗	补益心气	养心汤
心阳虚	舌质淡 或紫暗	细弱结代	形寒肢冷　面色苍白　心胸憋闷 心悸　气短　自汗	温通心阳	桂枝甘草汤
心阳虚脱	舌质紫暗	脉微欲绝	大汗淋漓　四肢厥冷　口唇青紫 呼吸微弱　心悸　气短　自汗	回阳救逆	四逆汤

证候	舌象	脉象	主病证	治则	方药
水气凌心	苔白滑质灰	沉弦	心下逆满　气上冲胸　胸闷　咯吐稀白痰涎	通阳化饮	苓桂术甘汤
	苔白滑质灰或灰暗	脉沉	肩背酸困　肢体浮肿　心悸气短　头目眩晕　筋惊肉颤　小便不利	通阳利水	真武汤
心血虚	苔薄白少津质淡	细弱	面色无华　头目眩晕　心悸易惊　虚烦失眠　健忘　口唇淡白	养血安神	加味四物汤
心阴虚	少苔或无苔质红少津	细数	五心烦热　低热盗汗　口干　心悸　易惊　虚烦失眠　健忘	养阴安神	补心丹
心火亢盛	质红糜烂	脉数	烦躁　口渴　吐血　衄血　失眠	清心泻火	泻心汤导赤散
心血瘀阻	质暗红有紫斑	微细或涩	口唇青紫　心悸不宁　心前区痛　痛引臂内　时作时止　肢冷甲紫	通阳化瘀	瓜蒌薤白半夏汤
痰迷心窍	苔白腻舌强	弦滑	神志不清　自言自语　痴呆　或突然昏倒　喉中痰鸣	涤痰开窍	导痰汤
痰火扰心	苔黄腻舌强	脉滑有力	精神反常　心烦失眠　易惊狂躁　语无伦次　哭笑无常　打人骂人	清心豁痰	牛黄清心丸

二、肺与大肠辨证与舌象鉴别证治简表

证候	舌象	脉象	主病证	治则	方药
肺气虚	苔白厚质淡	虚弱	面色无华　周身无力　气短懒言　咳喘乏力　自汗	补益肺气	保元汤
肺阴虚	苔厚腻质红	脉细无力	身体消瘦　咳重无痰　痰少而黏　咽喉干痒	滋阴养肺	百合固金汤
	质红	细数	口中干渴　咯血盗汗　午后潮热	滋阴降火	滋阴降火汤
风寒束肺	苔薄白	浮或弦紧	咳嗽声重有力　气喘　流清涕　恶寒发热　身痛	宣肺散寒	杏苏散
风热犯肺	质尖红	浮数	咳嗽痰黄而黏　流浊涕　咽痛　咯脓血痰	宣散肺热	桑菊饮

证候	舌象	脉象	主病证	治则	方药
燥热伤肺	质尖红少津	浮细而数	干咳无痰 痰少而黏 鼻燥咽干 胸痛发热 头痛	清肺润燥	桑杏汤
痰浊阻肺	苔白腻	脉滑	咳嗽 痰白黏量多 呕恶 胸闷气喘	燥湿化痰	二陈汤
大肠湿热	苔黄腻质红	弦滑而数	腹痛下痢 里急后重 便下脓血 肛门灼热 小便赤短	清热利湿	芍药汤白头翁汤
大肠燥热	苔黄燥质红少津	脉涩或细	肺热咳嗽 肠燥便秘 口臭 腹胀 心烦	益阴润肠通便	麻子仁丸

三、脾与胃辨证与舌象鉴别证治简表

证候	舌象	脉象	主病证	治则	方药
脾气虚	苔白质淡胖嫩	虚弱	腹胀 食后胀满尤甚 气短 懒言 纳少 身倦 便溏	益气健脾	参苓白术散
	苔白质淡	脉虚或弱	身倦乏力 面色萎黄 胃下垂 久泻久痢 脱肛 子宫下垂	益气升阳	补中益气汤
	质淡	细弱	面色苍白 头晕眼花 便血 妇女月经过多 崩漏 肌衄	益气摄血	归脾汤
脾阳虚	苔白质淡	沉细	腹中冷痛 得温则舒 形寒肢冷 完谷不化 泄泻	温中健脾	理中汤
寒湿困脾	苔白厚腻	迟缓而濡	身重体倦 纳呆腹胀 恶心谷吐 或 呕吐 口不渴 便溏稀薄 妇人白带多	温中化湿	胃苓汤
脾胃湿热	苔黄腻	濡数	体倦身重 食少腹胀 恶心呕吐 口苦肤黄 肛门灼热 便溏秽臭 尿少色黄	清利湿热	葛根芩连汤
脾胃虚寒	苔薄白而滑质淡体胖	虚软濡迟	胃痛隐隐 喜暖喜按 得食则缓 泛吐 酸水 手足不温 面色无华 大便溏薄	温中补虚	黄芪建中汤
胃寒证	苔白滑	沉迟沉弦	胃脘疼痛 轻者隐隐 重者剧痛 喜暖得缓	温胃散寒	良附丸

证候	舌象	脉象	主病证	治则	方药
胃热证	苔黄质红少津	滑数或细	胃脘灼痛 烦渴多饮 消谷善饥 泛酸嘈杂 牙龈肿痛 口臭烦热	清胃泻火	清胃散
食滞胃脘	苔黄腻	脉滑	脘腹胀满 不思饮食 呕吐酸腐 大便泄泻 矢气酸臭或便秘	消食导滞	保和丸
胃阴虚	苔少质红（镜面舌）	细数	心烦发热 口干咽燥 干呕作呃 饥不欲食	益胃养阴	益胃汤

四、肝与胆辨证与舌象鉴别证治简表

证候	舌象	脉象	主病证	治则	方药
肝阳上亢	质红少津	脉弦有力	头晕目眩 烦躁易怒 两目干涩 耳鸣耳聋 失眠健忘 肢麻震颤	滋阴潜阳	六味地黄丸
肝火上炎	苔黄质红	弦数	面红目赤 头晕目眩 耳鸣耳聋 烦躁易怒 吐血咯血 衄血口苦 小便赤短	清肝泻火	龙胆泻肝汤
肝风内动	质红舌强	脉弦	头晕耳鸣 猝然昏倒 语言不利 半身不遂	平肝息风	天麻钩藤饮
	质红舌强	弦数	高热神昏 角弓反张 项强	清热益阴息风	羚羊钩藤汤
	苔少质淡	弦细	面色萎黄 视物不清 头目眩晕 手臂发麻	益阴养血息风	复脉汤
肝气郁结	舌苔白滑	脉弦	胸胁胀闷 两肋胀痛 月经不调 乳房作胀 痛经	疏肝解郁	柴胡舒肝散
肝胆湿热	苔黄腻	弦数	胸胁疼痛 黄疸 小便赤短 睾丸疼痛 红肿热痛 带下色黄 腥臭 外阴瘙痒	清热利湿	龙胆泻肝汤
寒滞肝脉	苔白而润	沉弦	少腹胀满 痛引睾丸 肿大下坠 阴囊冷缩	暖肝散寒理气散结	暖肝煎

五、肾与膀胱辨证与舌象鉴别证治简表

证候	舌象	脉象	主病证			治则	方药
肾阳虚衰	苔白质淡	脉迟无力	腰膝瘫软 畏寒肢冷 面色苍白 精神不振 阳痿不举 腰痛腿软			温补肾阳	肾气丸
肾气不固	苔白质淡少津	细弱	形寒肢冷 腰膝酸困 早泄滑精 小便频数 尿后余沥 小便不禁			温肾固摄	金锁固精丸
肾不纳气	苔腻质淡干燥	虚浮	腰膝酸痛 畏寒肢冷 呼多吸少 喘促多汗 动则喘甚 小便不固			补肾纳气	人参蛤蚧散
肾虚水泛	苔白质淡胖大	沉细	周身浮肿 下肢尤甚 按之凹陷 腰膝酸软 腹部胀满 呼吸气促 喘咳痰鸣 小便清长			温阳利水	真武汤
肾阴虚	苔薄或苔黄质红	细数	头目眩晕 耳鸣耳聋 五心烦热 口烟干燥 骨蒸盗汗 腰膝酸软 失眠 遗精 小便赤短			补肾滋阴	六味地黄丸
膀胱湿热	苔黄腻质红	脉数	小便不畅 尿频尿急 砂淋 尿色深浊 尿痛脓血 膏淋			清利湿热	八正散

六、脏腑兼证辨证与舌象鉴别证治简表

证候	舌象	脉象	主病证			治则	方药
心肺气虚	苔白质淡或灰	细弱或迟	面色苍白 气短自汗 久咳不已 口唇青紫			补益心肺	保元汤
心脾两虚	苔白质淡或灰	细弱	心悸怔忡 失眠多梦 健忘头晕 不思饮食 倦怠无力 大便溏泻			补益心脾	归脾汤
心肾不交	无苔质红干燥	细数	虚烦失眠 头晕耳鸣 心悸健忘 潮热盗汗 多梦遗精 小便赤短			交通心肾	补心丹
肺脾两虚	苔白或灰质淡或灰	细弱	久咳不已 短气无力 痰多清稀 不思饮食 腹胀便溏 足面浮肿			补脾益肺	参苓白术散
肺脾两虚	舌苔薄黄质红	弦数	胸胁窜痛 干咳无痰 咳吐鲜血 心急善怒 烦热口苦 头胀目赤			清肝泻肺	黛蛤散
脾肾阳虚	舌苔薄黄质红	细数	畏寒肢冷 体倦无力 气短懒言 大便溏泻 腹满鼓胀 五更泄泻			温补脾肾	实脾饮
肺肾阴虚	苔少黄质红少津	细数	腰膝酸软 骨蒸潮热 盗汗消瘦 咳嗽痰少 动则气喘 颧红咯血			补肺滋肾	麦味地黄丸

证候	舌象	脉象	主病证	治则	方药
肝脾不调	苔白或灰	弦数	精神抑郁　性情急躁　胸胁胀满 胃脘满痛　肠鸣矢气　大便稀薄	疏肝健脾	逍遥散
肝胃不和	舌苔薄黄	弦紧	胃脘胀满　暖气吞酸 胸胁胀痛　嘈杂呕恶	疏肝和胃	柴平煎
肝肾阴虚	无苔质红少津	细数	腰膝酸软　头目眩晕　颧红咽干 胁痛耳鸣　五心烦热　盗汗遗精 月经不调　月经前期	滋补肝肾	杞菊地黄丸

第五节　虚实寒热辨证与舌象鉴别证治简表

证类	舌质	舌苔	脉象	主证候	治则	方药
表寒	淡白	白薄欠润	浮缓	表虚自汗证 发热轻　恶寒重 恶风自汗　身痛项强	解肌发表调和营卫	桂桂汤
表热	舌尖红	薄白而干	浮数	外感风　热表证 发热重　恶寒轻 微汗口渴	辛凉解表	银翘散
表虚	淡红	白薄微腻	浮缓无力	气虚痰滞又 外感风寒证 汗出恶风　发热头痛	益气发汗解表化痰理气	参苏饮
表实	红	薄白微黄	浮紧有力	伤寒表实证 恶寒发热　头身疼痛 无汗而喘	辛温解表	麻黄汤
阳虚	淡白微灰	白腻	沉迟	下元虚寒证 畏寒肢冷　呕吐腹痛 大便稀泻　小便清长	温阳补肾	肾气丸
阴虚	鲜红干燥	透明薄白或光剥无津	细数无力	肝肾阴虚证 烦热微汗　口渴咽干 倦怠无力　头晕目眩 腰膝无力	养阴补肾	六味地黄丸
实热	红绛	黄厚干燥	洪大有力	阳明经证　热在气分 发热口渴　汗出烦热 小便短赤	清热泻火养阴	白虎汤

证类	舌质	舌苔	脉象	主证候	治则	方药
虚热	鲜红	少苔微黄无津	细数无力	阴血两虚证 潮热盗汗 五心烦热 口咽干燥 消瘦无力	养阴清热 补心安神	补心丹
气虚	淡白有齿印	白腻	沉伏	脾胃气虚证 面色萎黄 恶寒肢冷 腹部冷痛 体倦无力	甘温益气 补气健脾	四君子汤
血虚	淡白体大	薄白少苔微干	细虚无力	心气心血 两虚证 肌肤枯涩 唇淡无味 面色无华 头目眩晕 心烦失眠	养血补气 滋阴复脉	炙甘草汤
真寒假热	灰暗	薄腻淡灰	沉细无力	少阴虚寒 厥阴证 口渴不喜饮冷 身热反欲近衣 手足扰躁 声微小而冷汗	回阳救逆	四逆汤
真热假寒	红绛有瘀斑	黄厚干燥	洪数有力	高热便秘证 或水湿内停 阳水症 身冷反不近衣 肢冷而身热 唇焦口燥 腹胀便秘	泻热通里 逐水行气	舟车丸
气瘀	暗红有瘀斑	薄黄而腻	弦紧	热厥或腹痛 下利证 寒热往来 两胁作痛 头痛目胀 口燥咽干 心烦躁急 月经不调 乳房作胀	疏肝解郁 养血健脾	逍遥散
血瘀	暗紫有瘀斑	灰而黏腻	沉弦	瘀血证 胸闷刺痛 痛有定处 脘腹痞满 癥瘕积聚	活血化瘀 理气疏肝	血府逐瘀汤

第六节 新感寒邪、瘟邪辨证与舌象鉴别诊断简表

病因 \ 症状	发热	恶寒	头身痛	舌质	舌苔	口渴	脉象	小便
寒邪	较轻	较重	重	淡白	薄白润	不渴	浮紧	清利
温邪	较重	较轻	轻	尖边红	薄白少津	微渴	浮数	黄赤

第七节　杂病辨证与舌象鉴别证治简表

证类	舌质	舌苔	脉象	治则	方药
湿痰	淡白胖大	薄白滑	濡滑	渗湿 健脾 温阳 化痰	苓桂术甘汤
内痈	鲜红 舌尖 部起小红点	黄厚燥	濡数	清热解毒 化湿 逐瘀排脓	大黄牡 丹皮汤
蛔厥	淡灰或灰青	白色呈 花剥状	弦紧	温里祛蛔	乌梅丸
痰饮	灰青	白腻	浮紧	祛风 健脾 化痰	半夏白术 天麻汤
痰热	红绛	黄腻	滑数	清热化痰	礞石滚痰丸
太阴湿盛	淡白或灰	白腻	沉缓	燥湿和中	平胃散
湿温	淡红或灰	色黄厚腻	濡缓	清热宣化 利湿	三仁汤
表湿	淡白	白而黏腻	浮濡	发汗祛湿	羌活胜湿汤
心经热盛	赤红 有溃疡面	薄黄腻	细数	清心利尿	导赤散
阳明腑实	红绛有瘀斑	黄而 干厚燥	实大有力	峻下热结	大承气汤
癃闭	淡白胖大	薄白湿润	实而数	化气利水	五苓散
石淋	鲜红有 小红点	黄厚或腻	沉实滑数	消热利湿 利水通淋	八正散
上消	鲜红无津	无苔干燥	细数	养阴清热 润肺除烦	百合固金汤
中消	鲜红无津	苔黄干燥	沉细而数	清热润燥 养阴增液	增液汤
下消	鲜红无津	薄黄干燥	沉细而数	滋阴清热 固表止汗	当归六黄汤
虫积	红有小点	花剥白苔	细数	温脏安蛔	乌梅丸
不眠 （不寐）	淡红少津 生疮	薄黄或腻	沉细而数	滋阴清热 补心安神	补心丹

舌诊拾遗

第一节　舌与保健

养生保健话"气功"。"气"，一是物质基础，气随经脉运行流通辐射到全身，即指通过气化作用循着经脉络脉循行并作用于全身各个部位，达到濡养五脏六腑的作用；二是"气"又从物质基础转化为生理功能，推动着五脏六腑相生、相克与平衡协调的功能；扶正祛邪与无病防病，有病治病与强身健体的作用。

"气"即作为物质基础的存在依据有三点，一是以"气"的形式治疗疾病有效；二是生物工程研究机构通过科学试验发现了"气"的多种物质效应；三是"气"有物质基础，是客观存在的，随体液的循环而发挥生物与生理效应。

然而我们用科学的思维方法审视一下，"气"的生物工程效应与生物个体的心理差异也有着十分密切的关系。心理上的差异也就意味着"气"的生物工程效应受着医生的语言作用于患者体后的思维而产生不同的生物效应；而患者的思维同时也受着医生的语言、行为等多方面的心理暗示的影响。此又称为"意念"。特别是心理暗示，是通过言语、手势、动作、眼神、表现或其他形式的不同手段而对患者起到很好的生物治疗效应。

所以说"赤龙搅海"，叩齿咽津下归丹田，以养元阴，就能起到益阴养气，益气养阴，扶正祛邪，却病养生保健的生理作用。舌与气功的保健，正是说，赤龙搅海生玉液，舌与津液的生理形成及服玉泉，下丹田，益元阴，可延年的生物效应。

再言舌与人体保健的话题，上面已经说到"气"，即是物质基础，也是物质基础所表现在外形象的综合统一体。"气"字里包含着津气，实则是精、气、神三种物质在体内外的综合表现。气里有津，津里有液，津液即为唾液也，下面从舌与唾液的生理作用与唾液养生术说起。

近些年来，随着人民生活水平的提高，人们已经认识到提高生活质量，身体保健的重要性，开始追求气功与太极养生的多种保健方法。我们从汉朝许慎的《说文解字》中"活"字的解法中也能悟出人生保健长寿之理。将"活"字解体为二，即为"水"与"舌"二字，寓为舌下生津之意，如果再解，则一字分为三，即由"水""千""口"三字组成。此意寓为只要将舌下所生的大量津液，俗称口水，一口一口地吞咽下去，持之以恒，就能维持生命。故此经传至今，把服玉泉、服灵泉可延年作为一种保健养生的方法。

附录 舌诊拾遗

一、舌与气功

（一）唾液的养生与保健作用

源鉴

【索源一】《素问·刺法论篇》中指出："所有自来肾有久病者，可以寅时面向南，净神不乱思，闭气不息亡七遍，以引颈咽气顺之，如咽甚硬物，如此七遍后，饵舌下津令无数。"

按语 本条文是说肾虚久病者，可以在寅时（即指凌晨3时至5时），打坐面向正南，净心气而神不乱思时，闭住呼吸反复操作7遍，以引颈咽呼吸气顺，如此7遍后，咽津玉液满口，咽下津液可益肾，养肾，补益肾水摄纳肾气，强身健体。

【索源二】《素问·宣明五气篇》中指出："五脏化五液，肾为唾。"

【索源三】《素问·上古天真论篇》中指出："呼吸精气，独立守神，肌肉若一。"

按语 本条文从气功调养生息养生做法强调指出呼吸新鲜空气者为气调；全身放松，肌肉若者为身松；静心安神而不乱思者为意守。通过"气调""身松""意守"三种意境意念调理气血，舒筋活络，达到精神内守。增强机体内脏腑生理功能的协调，气血相生而畅达，通过脏腑与气血的调理，从而促进脉络经气的循行，纠其偏盛志偏衰，而使其阴阳平衡、阴平阳秘、通其阻滞而使之筋脉舒畅。

　　有报告研究指出：美国哈佛大学的生理学家和德国研究人员共同选择了30名健康的学生，这些学生大多具有较强的集中意识的能力。研究人员把学生又分成了放松组、意念组和对照组三个实验小组。前两个组在每天早晨上一小时课，内容是使受试者把注意力集中在调节自己的呼吸和逐渐进行肌肉的放松上面。其中意念组想象他们身体内有强大的免疫抵抗系统，向侵入机体的感冒或流感病毒发起进攻。

研究结果表明：意念组的免疫系统作用明显增强，包括体液免疫和细胞免疫力均得到加强；放松组只有体液免疫力有所增强；对照组则没有侨何反应。为此认为精神放松技术可以有助于抵御感冒，如果同时使用意念想象，那么对身体健康会更有好处。

【索源四】西晋魏华存在《黄庭经》中指出："体内光泽气香兰，却无百邪玉炼颜。"

【索源五】西晋魏华存在《黄庭经》中指出："玉池清水灌灵根，审能修之可长存。"

按语 上两条文是说叩齿生津，服玉泉天池圣水，滋肾水灵根，心肾相济，神清意平，百节皆宁，终进其天年，度百岁乃去矣。

【索源六】北宋时期日本的丹波康赖在《医心方》中指出："口为华池，中有醴泉，漱而咽之，既润脏身，活利百脉，化养万神。"

【索源七】隋代巢元方在《诸病源候论·养生导引·虚劳病诸候下·虚劳口干燥候》中指出："养生方导引法云：东向坐，仰头不息五通，以舌撩口，漱满二七，咽。愈口干。若引肾水①，发醴泉②，来至咽喉、醴泉甘美，能除口苦，恒香洁，食甘味和正。久行不已，味如甘露，无有饥渴。"

【索源八】《素问·至真要大论篇》中指出："夫五味入胃，各归所喜，故酸先入肝，苦先入心，甘先入脾，辛先入肺，咸先入肾。"

---

① 肾水：《素问·逆调论篇》曰："肾者水脏，主津液。"水者，作津液解。

② 醴泉：唐代孙思邈在《医心方》中曰："唾者凑为醴泉。"系指甘美的甘水，作唾液解。

按语 此条文就是说饮食五味入胃，中焦如沤，是包括脾胃的消化与转输作用，将消化饮食吸收的精微，通过脾的蒸化津液，使其精微物质上输于肺，再通过肺脉的输布化生为营血而故名。也是言及化其五味精微上注于肺脉而各归入其五味所各之五脏。精微之中的五味，五味之中的某味先入其某脏，既足以言明五味的藏象归属是有主次与轻重之分的，气味精微循环与经络运行濡养五脏也是脏经与气味的亲和各有所偏，各有所依与各有所归的。五味精微所选择的脏腑与经络也各有其运行所偏，各经循运各味，各归其脏属。这也与脏腑组织器官的本性与受邪六淫的性质也是有所区别的，故有脏证与腑证之分。故也提示医者根据脏腑与经络的五味之偏，医者所选择的治法亦各有不同。后世医家之所以选择某药入其某经，入其某脏，或选用"引经药"皆是以药之五味投其五脏经络五味之偏相合的，以此达到预防与治疗疾病的效果。故有《素问·脏气法时论篇》中所曰的："肝苦急，急食甘以缓之……心苦缓，急食酸以收之……脾苦湿，急食苦以燥之……肺苦气上逆，急食苦以泄之……肾苦燥，急食辛以润之。"之论理。

【索源九】西汉时期刘安及其门客集体在《淮南子·原道训》中指出："夫形者，生之舍也；气者，生之充也；神者，生之制也，一失位则三者伤矣，是故圣人使人各处其位，守其职，而不得相干也。故夫形者，非其所安也而处之，则废；气不当其所充而用之，则泄；神非其所宜而行之，则昧。此三者，不可不慎守也。"

【索源十】西晋时期魏华存在《黄庭经》中曰："咽唾者，口为华池太和宫。漱咽灵液灾不干。体生光华气香兰，却灭百邪玉炼颜……玉池清水灌灵根，审能修之可长存。玉池清水上生肥，灵根坚固老不衰。津液醴泉通六腑，随鼻上下开两耳，窥视天地存童子，调和精华治发齿，颜色光泽不复白。"

按语 西晋时期的魏华存的《黄庭经》系道教的重要经典。分为《黄庭内景经》和《黄庭外景经》两部。较详细地论述了解剖学与养生学，经中重点论述了心乃脏腑之王，能知寒热，通血脉，和营卫，调阴阳；心开窍于口舌，能吐纳行五脏之气，识五行之味，能安心安神，勤于咽津保精固精，永持恬淡克欲，巩守合一，调养真气，内养意守丹田，存思黄庭不舍，自会消除疾病，延寿不老。本条文是说唾液甘露，久服玉泉，下归丹田，灌注灵根，乌发齿坚，身体自安的保养大法。

【索源十一】南北朝时期的陶弘景在《养性延命录》中指出："每餐前后漱玉泉，满口咽下，可治发血之穷，齿骨之窍，爪筋之穷。"

【索源十二】隋代巢元方在《诸病源候论》中指出："养生方法云：朝朝服玉泉，使人丁壮，有颜色，去中牢齿也。玉泉，口中唾也。朝未起，早漱口中唾，满口乃吞之，辄琢齿二七过。如此者三乃止，名曰练精。"

【索源十三】隋代巢元方在《诸病源候论》中指出："咽之三过乃至，补养虚劳，令人强壮。"

按语 以上两条文指出了养身健体的方法时说：玉泉穴在舌下，主司唾液腺体的分泌。在每天清晨吞咽玉泉，会使人体强健、面色荣华、又杀虫防病使牙齿牢固。也可在未起床时，用舌尖舔齿根部，玉泉泌唾液渐渐满口，以唾液漱口然后咽下。再以上下牙齿叩击14次，如此做法3遍为止，称为练精。服玉液3次、补虚劳而强筋健体。

古代医家皆详细地论述了舌与气功养生保健的机理，并阐述了舌与气功的保健方法。其理亦为呼吸、意识与导引三大要素。从舌柱抵联上腭的齿龈根部，鹊桥联通天地督任二脉，开通大小周天，聚气聚阴聚精于天池，液满口，鼓漱咽津吞液，下归丹田益养肝肾之元阴，经络循行于周天，濡养五脏六腑，四肢百骸，阴平阳秘，方可延年益寿。正如唐代孙思邈所曰："可以使身体悦泽，面色光辉，鬓毛润泽，耳目精明，令人食美，气力强健，百病皆去。"

在鼻腔与口腔之间处，即是上腭处称之为"金桥"，又称之为"上鹊桥"，如果将舌尖沿着上腭向里滑至上腭最后的无骨坑凹处再向里是咽喉部位时，则舌尖向内弯过之，久至发酸。故曰"气功修炼，重在调心"。任脉始源于会阴穴，沿腹正中线直上至终于承浆穴，止于下颏唇沟的中点处；而督脉始源于长强穴，沿背脊柱正中线向上至于上齿根部的龈交穴，位于上唇系带与上齿龈的连结处。舌尖抵住上腭，即上承督脉之龈交穴，上为阳，而下接任脉之承浆穴，下为阴，督脉为纯阳，任脉为纯阴，纯阳合纯阴，形成连通任督二脉"周天①运转"。古人称之为"搭鹊桥"寓意契机故此矣。

正确的方法是把上下口唇轻轻地闭合，牙齿自然扣拢时，舌尖就会自然的抵在上腭与上牙龈的根部，也就是龈交穴牙齿的内侧，舌尖是自然抵住上腭龈交穴的。舌体宜直不宜卷，宜轻不宜重。恰好舌尖前缘靠在上齿龈的根部。也称之为闭口藏舌。

西医学研究指出人体唾液中含有多种维生素、无机盐、蛋白质及唾液腺激素。而维生素 E 具有防止人体衰老的作用，而激素又具有调节人体功能的作用。唾液腺激素分泌的数量与人体衰老的时间有着密切的关系，如缺乏唾液可以出现皮肤萎缩、干枯、脱发、色素沉着、皮脂腺分泌减少等衰老的体征。舌体在口腔内搅动，可以促使唾液腺的分泌，预防唾液腺功能减退。练功时将产生的唾液鼓漱后再咽下，则可以增强唾液腺激素的吸收，从而使得体内的唾液腺激素增多，起到抗衰老的作用。正是由于这种作用机理，练功者消化好、吸收好、面色红润、精力充沛。同时还研究指出口腔内的唾液是一道防癌线。致癌物质首先要导致细胞突变而形成癌细胞，而唾液包含的各种酶中，氧化酶和过氧化酶能消除某些致癌物质的毒性。把各种致癌物质经唾液处理后作用于细胞，结果发现细胞的突变现象逐渐减少了。

近年来，社会已经进入人口老年化，人到老年的卫生保健也大大的得到重视。在老年群体中做好身体保健就成为当前一项大事来抓来做。其中要做的也有舐腭、吞咽、弹舌三个保健气功法。

舐腭：就是要经常地用舌头舐上腭，以刺激唾液腺分泌唾液。

吞咽：是要经常地做吞咽动作，将唾液吞下，这样可使舌头、

----

① 周天：道教术语，周者，圆也，周而复始，是指经气循行的路径。此又分为小周天，大周天。

牙齿和腮部的肌肉经常得到运动，防止老年人的口腔功能降低。

弹舌：是指微微张口，让舌头在口腔里弹动，发出"嗒嗒"的响声，以使舌肌组织转动灵活、语言灵畅清楚。同时可以防止舌头、口腔黏膜和咀嚼肌肉萎缩退化。这些保健功都能有效增强津液的分泌，不仅可以润喉，还可预防和治疗"慢性咽喉炎"及老年"口腔干燥综合征"。这些都是中国古代劳动人民创造的行之有效的医疗保健方法，能够坚持做下去是具有很好的防病、治病与延年益寿的特殊功效。

综上所述，人生百年，各种养生保健的练功法全在于修心养心安神至为上策，舌与气功的保健方法有如下4点。

1.舌柱上腭法

人在静坐或在打坐时要闭目冥心，心神至静，闭口，舌尖向上轻舐上腭天池，心静则气息调和，稍息片刻，舌下金津玉液自生津液。当津液满口时，默默地分3次鼓漱咽下，咽下津液要汩汩有声，等液归丹田。久行液归丹田之法，五脏邪热虚火皆不上炎，气血畅，百脉调顺。

2.赤龙搅海法

人在静坐或在打坐时要闭目冥寿心，心神至静。闭口，用舌头先从口腔的右侧上牙齿的内侧齿龈处开始，顺序舐摩向左侧齿龈处止，再下移至下牙齿左侧内侧的齿龈处开始，顺序舐摩向右移至右侧端的齿龈处止。依次方法反复轮做9次，再将舌尖伸至牙齿外侧端的牙龈处开始，依据上述方法，从牙齿右侧端开始依次舐摩至左侧端牙龈处止，再下移至左下牙齿端的牙龈处开始，依次舐摩至右侧端牙龈处止。依此方法反复轮做9次。再将口内津液咽下，归丹田益肾气。久行赤龙搅海法，可固齿健肾，健脾胃养后天。

3.鼓漱华池法

人在静坐或在打坐时要闭目冥心，心神至静。闭口，舌在心神的指令下，反复地在口内前后的蠕动。当津液自生时，闭口鼓漱36次有声，分3次咽下津液，用意念引导玉液下归丹田。久行玉液灌五脏，润六腑，轻身健体，百病除。

4.赤龙吐信法

赤龙吐信，意为吐弄舌。人在静坐或在打坐时要闭目冥心，心神至静。把口张大，舌尖尽量向前外伸出口外，使舌根有伸拉的感觉，当舌头不能再伸长时，把舌头缩回口齿内。如此动作反复伸缩9次，面部与舌头也会随舌体伸缩一紧一松，一张一弛。久行此法，强脾健胃，利五脏，驻颜祛皱。

（二）唾液的防病与医病作用

源鉴

【索源一】《素问·五运行大论篇》中就更加详细地说到："东方生风，风生木，木生酸，酸生肝，肝生筋，筋生心……苦生心，心生血，血生脾……甘生脾，脾生肉，肉生肺……辛生肺，肺生皮毛，皮毛生肾……咸生肾，肾生骨髓，髓生肝。"

按语　本条文是说五脏与五行与五味都有着特定的亲和作用。按五脏与五味法则曰：心喜苦，肺喜辛，肝喜酸，脾喜甘，肾喜咸。也与五脏所主所生肌肉气血四肢百骸皆有着密切的关系。按推演法曰：肝属于木，则肝主"筋"和肝开窍于"目"的"筋"和"目"皆属于木；心属于火，则"脉"和"舌"皆属于火；脾属于土，则"肉"和"口"皆属于土；肺怕啥于金，则"皮毛"和"鼻"亦属于金；肾属于水，则"骨"和"耳"皆属于水。在疾病诊断上以五脏所主的色、味、脉来指导疾病的诊断时则曰：见面色青，喜食酸味，脉象见弦者，多以肝病论治；若面见赤色，口味苦，脉象洪者，多以心火论治；如若面色青，多为木来乘土，口味甜，脉象腻者，多以脾病论治；如若面色红，口味辛，脉象浮者，多以肺金论治；如若面色灰青，口味咸，脉象沉者多以肾病论治。再论青色多主肝风，赤色多主心火，黄色多主脾湿，白色多主肺寒，黑色多主肾虚虚寒之证也。

【索源二】《素问·生气通天论篇》中指出："是故谨和五味，骨正筋柔，气血以流，腠理以密，如是则骨气以精，谨道如法，长有天命。"

按语　综述以上两条文皆是说口内的唾液（津液）亦有酸、苦、甘、辛、咸五味之分，在结合十二时辰分泌津液之时别，归及十二经脉，其五味之用皆有所变化，也是随各经与五味之偏好所宜。是入肝者唾酸液，走肝经明目而睛明，肝生筋主筋乃生心，乃木生火也（气血以流）；入心者苦唾液，走心经主舌窍而神清，心生血主血乃生土，乃火生土（腠理以密）也；入脾者唾甘液，走脾经润养肌肉百骸而成人，肉生肺，辛生肺主气乃脾生肺，乃土生金（肉以成人）也；入肺者唾辛液，走肺经主润养皮毛而肺生肾，乃金生水（骨气以精）也；入肾者唾咸液，走肾经生骨髓生血主心肝主神灵，肾藏精生髓生血主肝，乃水生木（骨正柔筋）也。谨道如法，长有天命。故此可曰人体的生理功能活动与五味的作用密切相关，足见五味的生成对五脏的生理活动非常的重要。

【索源三】《素问·奇病论篇》中指出："帝曰：有病口甘者，病名为何？何以得之？岐伯曰：此五气之溢也，名曰脾瘅[①]。夫五味入口，藏于胃，脾为之行其精气，津液在脾，故令人口甘也。此肥美之所发也。此人必数食甘美而多肥，肥者令人内热，甘者令人中满，故其气上溢，转为消渴。"

【索源四】日本森立之在《素问考注》中指出："脾好燥而恶湿，今脾伤于肥甘，而内热熏灼，故名曰脾瘅。"

【索源五】《素问·生气通天论篇》中曰："味过于酸，肝气以津，脾所乃绝；味过于咸，大骨气劳，短肌，心气抑；味过于甘，心气喘满，色黑，肾气不衡；味过于苦，脾气不濡，胃气乃厚；味过于辛，筋脉沮弛，精神乃央。"

按语 本条文是说五脏的资生依赖于五味，如若五味过之，或五味偏盛与偏衰，或五脏盛衰之过，皆能够损害五脏与五味的协调关系，影响对病邪的医治与脏腑功能的恢复。即谈养生，饮食有节，五味适中，厚味油腻，不可多之过之，清淡饮食，五志五欲皆有节制，不可过之，只可不及，以此方可谈及养和保健。如若饮食不节，

---

① 脾瘅：瘅者，是热的意思。为脾热，脾家热病也。系指过食甘肥所致口中甜腻的疾病。

又厚味油腻，房劳不节，尽情纵欲，岂谈保健，何谈养生？

【索源六】梁代陶弘景在《养性延命录》中指出："每餐前后漱玉泉，满口咽下，可治发血之穷，齿骨之穷，爪筋之穷。"

【索源七】北宋时期张君房在《云笈七签》中指出："多咳唾失肌汁。"

【索源八】北宋时期温革在《琐碎录》中指出："远唾损气，多唾损神。"

【索源九】隋代巢元方在《诸病源候论》中曰："舐唇，漱口，舌聊上齿表，咽之三过，杀虫，补虚劳，令人强壮。"又曰："咽唾三过，常数行之，使人齿不痛，发牢不白。"

按语　此是言咽津吞液3次，下归丹田，伏阳入阴，阴平阳秘，有杀虫补虚之功，有滋补元阴，健体强身，齿健发黑，精气神旺之效。

【索源十】隋代巢元方在《诸病源候论》指出："养生方导引法云：鸡鸣时，叩齿三十六通讫，舐唇漱口，舌撩上齿表，咽之三过。杀虫补虚劳，令人强壮。"

【索源十一】隋代巢元方在《诸病源候论》中曰："清净，以鸡鸣，漱口，三咽之。可调和五脏，杀蛊虫，令人长生，治心腹病。"

按语　以上两条文指出养生的方法之一，是指在早晨鸡鸣之时，以上下牙齿叩击36次后，用舌舐嘴唇，用唾液漱口，用舌头尖挑弄上牙齿外表面，咽唾3次，这样坚持做下去，可以补虚劳、强壮身体、防治心腹疼痛与杀虫防病的作用，健身延年益寿。

【索源十二】隋代巢元方在《诸病源候论》中指出："舐唇，漱口，舌聊上齿表，咽之三过，杀虫，补虚劳，令人强壮。"又曰："咽唾三过，常数行之，使人齿不痛，发牢不白。"

按语　此是言咽津吞液，下归丹田，伏阳入阴，阴平阳秘，滋元阴健体强身，齿健肾气足，发黑血气盛，精气神旺，形神合一。

【索源十三】隋代巢元方在《诸病源候论》中指出："东向坐，仰头不息五通，以舌撩口，漱满二七，咽。治口苦干燥。"

　以上两条文指出了养生的方法为面向东方坐，仰头闭气不呼吸5次，用舌撩搅口内，唾液漱口满14次，咽下，养阴润口。引来肾脏的阴液，上至玉泉为唾液，又送至咽喉。唾液甘美，能消除口苦，使口腔经常保持香洁，吃东西甘美，味道好。经常坚持做下去，味如甘美的露水，没有饥饿、口苦与口渴的感觉。

【索源十四】宋代温革在《琐碎录》中指出："远唾损气，多唾损神。医家李时珍，独列'口津唾'一节，明确地作了阐述，告诫人若能'终日不唾'则精气常留，颜色不枯。若久唾，则损精气，成肺病，皮肤枯涸。"

按语　本条文细说唾液，虽言唾液是个小事，细说言之有理。随口唾唾液有远近之分，用力远唾气在肺肾，故曰远唾伤损肺肾之气；多唾损津伤精，津精之伤在二脾，口干舌燥，身困乏力则无精神。故明代大医李时珍专列"口津唾"一节详尽论述之：终日不唾液，则肺家气、脾家阴、肾家精，三家气阴精，固守上中下三焦，则面色荣华滋润、颜色不枯反而面色红润；如若经常唾液，则大伤肺脾肾三脏之阴精之气，上焦肺家气阴两伤则无神，口干舌燥，又肺主皮毛则皮肤失润，皮枯干燥，风起瘙痒。

古代医家所言唾液养生法是由西汉三国著名养生家、大寿星蒯京首次提出，相传178岁时因久服玉泉，而身体面色红润，齿坚发乌，清风道骨。唐代孙思邈也在《备急千金要方》养性序文中记载了魏武帝丞相曹操试问三国魏著名养生家、大寿星皇甫隆，问曰："闻卿年出百岁，而体力不衰，耳目聪明，颜色和悦，此盛事也。所服食施行导引，可得闻乎？若有可传，想可密示封内。隆上书对曰：臣闻天地之性，唯人力贵。人之所贵，莫贵于生。唐荒无始，劫运无穷。人生其间，忽如电过，每一思比，罔然心热，生不再来，逝不可追，何不抑情养性以自保。惜今四海垂定，太平之际又当须展才布德当由万年。万年无穷，当由修道，道甚易知，但莫能行。臣尝闻道人蒯京，已年178，而甚丁壮，言人当朝朝服食玉泉，啄齿使人丁壮有颜色，去三虫而齿坚。玉泉者，口中唾也。朝旦未起，早漱津，令满口，乃吞之。啄齿二七遍。如此者，乃名曰练精。"语意为你至今已经100多岁还是耳聪目明，齿坚乌发，体力不衰，面色荣华，如壮丁一般，何也？皇甫隆回禀曰：蒯京活了178岁都还是那么的健壮，靠的就是清晨起床始做叩齿九十和吞咽唾液，吾就是依他之习而长寿至今也。此关于蒯京暨其"食玉泉啄齿长寿"之法，当属实可言可信。此言此事是曰古人十分重视唾液养生术。

唾液是由肾精气化生成，再经肾气沿少阴肾经的推动作沿少阴肾经上升循经过肝、过膈、入肺、入气管脉络直达舌下金津玉泉二穴分泌津液而出，故曰唾为肾之液。肾为水脏，肾气上布，阴随气上，润泽口腔，致口中和；再者肾气有输布与摄纳固藏之功，肾主纳气，控制唾液的渗泄之量，不过之不及之，过之为湿，不及之则阴虚为热。

对唾液的研究指出口腔中分泌的唾液，实则就是运行于脉外的营阴之液，也是先天水谷之津与后天元阴相合行之于经脉之外的阴液。唾液中包含了血浆中的各种成分与十多种消化与合成酶，还有十几种维生素、多种矿物质，以及有机酸和激素。唾液中还含有一种唾液腺激素，它能够刺激人体的造血功能。唾液中还含有一种过氧化物酶，可以抑制致癌物质的毒性。唾液还具有消炎、解不经意、帮助消化和润养肌肤与减肥等多项作用。所以认为唾液中所含有的这些生物活性物质皆与增强人体素质和延缓组织器官细胞的衰老有密切关系。一项研究显示：会致癌的黄曲霉素、亚硝酸盐若与唾液接触30秒后就会稀释制，换言之就是说唾液有很强的防癌效果，也是最天然的抗癌的消化与合成酶剂。唾液还可以消除从氧气和食物中产生的对人体有毒有害的自由基，唾液中的溶菌酶可以杀灭致病毒和致病细菌，促使伤口自身的修复与康复。

综上所述，人们习惯把口中的涎液称为唾液，口为脾官之窍，脾气通于口，在杨上善在《太素》中曰：脾为太阴之脉，五谷之液，脾气上输，上出廉泉，入口散舌下为涎，故曰涎为脾之液。临床各种胃炎，萎缩性胃炎，胃酸过多症，胃溃疡，皆与脾肾涎唾有密切的关系。而唾液也有很好的治疗效果。这是因为在唾液中除了淀粉酶能够帮助消化外，唾液中的黏蛋白不仅有润滑胃所黏膜的功能，还具有中和胃酸、降低胃液的酸度及增强胃黏膜的抵抗胃酸腐蚀的功能，从而可以帮助消化、抑制胃酸分泌过多、减轻疼痛的作用。此外，唾液淀粉酶刺激前后酶的活性比值已经作为辨证脾虚的参考指标，并且纳入到1993年卫生部颁发的《中药新药治疗脾虚证临床研究指导原则》之中了。民间古人俗传："口咽口水三百口，保你活到九十九。"依古人名言，依法炮制，持之以恒，坚持叩齿服玉泉，体健目明耳聪，即可延年寿命延缓衰老的时间。俗言又曰："三分医，七分养，十分防。"或是言三分治十分保养，既是此理矣。

二、却病要诀

却病养生之要，还在于调养法时。人体是一个有机动态平衡的系统，它的内在节律是和整个宇宙的节律是相互协调的。则乃于阴阳平衡，善养生者，必须保持人体的阴阳平衡，不至于失调，并使人体节律顺应日月运转的自然节律。

源鉴

【索源一】《素问·上古天真论篇》中指出："夫四时阴阳者，万物之根本也。所以圣人春夏养阳，秋科养阴，以从其根。故与万物沉浮于生长之门。"

按语 早在远古医家《黄帝内经》一书中就已经明确地提出了人类要顺势四时阴阳的平衡之气，对人体进行各种健康的调养，也要按照春生、夏长、秋收、冬藏的日月运行时间阴阳平衡的规律进行。知其顺势阴阳四时养生其一，养生之法，却病知术才是防病于未然的关键。因此对人体的调养，也要顺应天时春生、夏长、秋收、冬藏的日月运行时间规律而进行。养生之法，却病之术，也有很多要注意的地方。

【索源二】元代忽思慧在《饮膳正要》中指出："故善服药者，不若善保养，不善保养不若善服药。"在《东坡志林》中指出："养生者，不过慎起居饮食，节声色而已。节慎在未病之前，服药在已病之后。"

【索源三】明代石天基在《却病歌》中指出："人或生长气血弱，不会快活疾病作。病一作，心要乐，心一乐，病都却。心病还将心药医，便是长生不老药。"明代·万全·在《养生四要》中云："目者神之舍也，目宜常暝，暝则不昏。发者血之余也。发宜常栉，栉则不结。齿者骨之标也，齿宜数叩，叩则不龋。津者心之液也，津宜常咽，咽则不燥。背者五脏之附也，背欲常暖。暖则肺脏不伤。胃者，谷之仓库也，腹欲常摩，摩则谷不盈。头者清阳之会，行住坐卧，风雨不可犯也。犯则清邪中上窍，而头顶之疾作矣。足者浊阴之聚，行住坐卧，水湿不可犯也，犯则浊邪中下窍而腰足之疾作矣。养生者，宜致思焉。"

【索源四】明代孙芝斋点注的《致富全书·却病要诀》中指出："古人一岁功用起于复（复：一阳之月是也，即今之十一月。），一日持行始于子，每夜半后或五更时及午时，先呵出浊气两三口，定心闭目，握固心神，叩齿三十六通；次以两手抱颈后，微微出纳，勿使耳闻，又以两手掩两耳，以指弹击脑后天鼓二十四度，摇头左右顾肩二十四次；然后以大指背拭目九次，兼按鼻左右七次，以两手按摩天庭及面，不拘遍数，以舌搅上腭，漱津满口，分作三咽，如此九咽；又以手背摩肾堂二十四度，谓之固精门；又摆肩二十次，如转辘轳，其时万虑俱遣，闭气良久，丹田火发，自平而上，遍烧身体，则邪魔不敢近，梦寐不能昏，寒暑不能入，灾祸不能侵矣。"

"歌曰：闭目冥心坐，握固静思神，叩齿三十六，两手抱昆仑，左右鸣天鼓，二十四度间，辄摆撼天柱，赤龙搅水浑，漱津三十六，神水满口匀，一口分三咽，龙行虎自奔，闭气搓手热，背摩后精门，尽此一口气，想火烧脐轮，左右辘轳转，两脚放舒伸，叉手双虚托，低头拔足频，以候神水上，再漱再若津，如此三度毕，神水九次吞，咽时汩汩响，百脉自调匀，子后午前作，造化合乾坤，循环次第转，八卦是良固。"

"老子曰：人之病皆由痰气血而成，唯主修养，不尚药石也。盖药有真假，疾有虚实，用药一舛，死生反掌。昔汉高祖天下已定，子房心有愠而成气厥，得赤松子运气之术而痊，逐从赤松子游，故有感而集诸修养之术焉。按时以行之，注闭以攻之，咽纳以平之，夫然后行立坐卧，喜怒哀乐，皆无火也。能由此而行之，则真神内收，何患二十四邪之侵其荣卫哉。"

按语 本条文孙氏指出养生保健功其中的一项是吞神水可延年，其却病术为用舌头搅抵上腭，待漱津满口，分作三次咽下津液，如此法连续做9次，每日可在夜半后或五更时，或正午时，此时阳气至盛，伏阳纳阴，但要端坐面向正南，定心而闭目。这样做功，吞津液益肾阴而降心火，阴平阳秘，则可以固营卫之气，提高机体各种免疫力，正气内存邪不可干，预防各种病邪的入侵，保护机体内脏腑正常的生理功能。

三、延年六字歌

源鉴

【索源】明代孙之斋点注的《致富全书·延年六字歌》中指出：

"嘘属肝神主其目，赤翳昏昏泪如哭，
都缘肝热气上冲，嘘而理之最神速。
呵属心神主其舌，口中干涩身烦热，
量痰深浅以呵之，上焦有病皆除决。
呬法灵应切须秘，外属鼻根内关肺，
寒热劳闷及毒疮，以斯吐纳无不济。
吹属肾脏主其耳，腰膝冷多阳通痿，
微微纤气以吹之，不用外边求药饵。
嘻属三焦有痰起，三焦所有不和气，
不和之气损三焦，但使嘻嘻而自理。
呼属脾神主其土，烦热气胀腹如鼓，
四肢壅闷气难通，呼而理之复如故。
春嘘明目木扶肝，夏至呵心火自闲，
秋呬定知全肺润，肾吹唯要坎中安。
三焦嘻却除烦热，四季当呼脾化餐，
切忌出声闻口耳，其功犹胜保神丹。"

按语　本条文指出在寿世保健一书中可采用六字歌诀的保健操做法，其内容主要为嘘应肝，呵应心，呬应肺，吹应肾，嘻应三焦，呼应脾。系指应用六种不同的呼吸方式，以调节体内真气的循行而护保丹田，而丹田之气，自平而上，温煦五脏六腑而调阴阳，达到保健养生防病延年的作用。这种顺应四时、采用六种调气方法归顺丹田的方法，有调整内分泌、增强体质免疫、强身保健的效果。

四、十二段

源鉴

【索源】明代孙之斋点注的《致富全书·十二段》中指出：

"一叩齿。齿为筋骨之余，常宜叩击，使筋骨活动身神清。每次叩击三十六数。

二咽津。将舌抵上腭，久则津生满口，便当咽之，咽下汩然有声，使灵液灌溉五脏，则火自降矣。咽数以多为妙。

三浴面部。将两手自相摩热，覆面擦之，自颈及发际，如浴面之状。

四鸣天鼓。双手掩耳，以指头弹脑后两骨二十四次，其声壮盛为佳。

五运膏肓穴。此穴在肩上背心两旁，药石针灸不致之处。常将两肩扭转七次，能散一身诸症。

六托天。将两手握拳，以鼻收气运至泥丸，即向上擎起，随放左右膝上。如前法，每行三次。

七左右弓。要闭气将左手伸直，右手作攀弓状，两眼稍随右手。左右各行三次，泻三焦之火。

八擦丹田。将左手托肾囊，右手擦丹田三十六次后，将左手换转，如前法行。

九摩内肾穴。要闭气，将两手搓热，向背后擦肾经命门各三十六次。

十擦涌泉穴。用左手抱住左脚，右手擦左脚心三十六次，换转右脚，如前行。

十一摩夹脊穴。此穴在背脊之下，大便之上，统一身之血脉，运之大有益。

十二洒腿。足不运则气血不和，行动不能爽健。须将左足立地，右足提起，洒七次后换右足立定，如前行。

上法一十二段，每朝早起坐床行一次，临卧时行一次，日间稍暇，便可为之。"

按语 以上孙氏论述了寿世保健养生的12种做功法。在第二段中谈到吞咽营津的功法是将舌尖抵住上腭，交通阴阳任督二脉，鹊搭桥，上承天池，小周天循环。闭息，则津液自天池而下，聚泉、金津、玉液、海泉四奇穴泌其营阴津液，液生满口而鼓腮，吞咽灵液灌溉五脏，下归丹田，滋补肾元真阴，又降心之虚火，潜阳而伏元阴，精气入肾而壮肾阳，以达到心肾相交，水火相济，固肾阴固元阳以润养五脏，聪五官，达到养生保健、延年益寿的目的。

五、养生法十常

（1）齿宜常叩：叩齿，就是闭口，将上下牙齿对合，合咬作声，每天早晚各36次。此法一可固齿、保健咬合肌；二可防止牙齿及牙周组织发生蛀牙等病疾。

（2）津宜常咽：系用舌尖抵住上腭天池部，会使唾液分泌增加，舌上聚泉，舌下金津玉液，舌下舌柱上的海泉，四大经外奇穴，在意念中自会分泌津液，待唾液满口后，分3次缓缓咽下，同时可静心端坐势，用意念法将唾液送之丹田。唾液有帮助消化、中和胃酸，抑制和杀灭致病菌的作用。

（3）耳宜常弹：取端坐势，用两手分别紧按住两侧的耳郭，用食指和中指弹击耳郭及后脑部，并作呼呼声。每次弹20～40次，弹击后再作5次深呼吸。此法可增强听力，预防老年性耳鸣、耳聋，并有益神健脑聪耳的功效。

（4）鼻宜常揉：方法是用手的大拇指和食指，或者用双手的中指同时捏住与揉擦鼻翼的两侧50次。此法可以通过揉擦鼻翼两旁的迎香、巨髎、四白、睛明等穴位，疏通手太阴肺经经气及局部组织，达到提高上呼吸道鼻腔保健的功能，防止多因素或物质过敏引发的各种慢性鼻炎的发生，提高肌体呼吸系统的免疫功能，达到防病治病强身的效果。

（5）目宜常运：系指在早、晚或者是在看书较长时间后，要将两眼平视前方，先按顺时针方向运转眼球8次，再按逆时针方向运转眼球8次，再闭目休息一会儿后，猛然睁开双眼。此法可以疏通足厥阴肝经及肝木的经血之气，供养目睛的润滋，自可调解与消除两眼的疲劳，达到保护视力，预防近视，改善和提高眼睛的生理功能的目的。

（6）面宜常擦：方法是在每天早晨卯时（5时至7时）、晚上戌时（19时至21时），用双手掌对搓发热后，接着摩擦面部40次。用以改善面部气血的微循环，满面红光且有发热感。此法可有效保护面部皮肤，也可起到预防感冒的效果。

卯时（5时至7时），此时手阳明经的经气旺盛，清阳上升，浊阴下降。古人云："日出而作，日落而息。""气至阳而起，至阴阳而止。""天睡吾睡，天醒吾醒。"根据地球自转的规律，日出可以视为"天醒"，日落可以视为"天睡"。天人合一，天醒我醒，天睡我睡。

戌时（19时至21时），此时手厥阴心包经的经气旺盛，最有利于疏通与清理心包及心包经周围的气血与阻遏瘀滞之邪，为心阳伏阴，阴阳平衡为睡眠做好准备。阴阳相和，气血互为，面色则荣华，

（7）足宜常摩：在每晚睡觉前，用热水洗脚后，再用手掌摩擦脚底心的涌泉穴各30次。此法可有助于睡眠，促进双下肢末梢的血液循环，两足经络三阴三阳，涌泉为足少阴肾经之第一穴，在足浴后经过摩擦，少阴心肾之气血如涌泉一样，既生气又散热，循环大小洞天，起到改善全身血液微循环，五脏气血调和，阴阳平衡，祛病健身，延年益寿的作用。

（8）腹宜常揉：方法是将双手相互重叠轻轻压在腹部脐下3寸的丹田处（通常是将任脉及脐下阴交、气海、石门、关元，此四穴作为丹田穴的统称），先顺时针揉后，再逆时针方向各揉60次。此法可帮助脾胃与肠道的消化吸收，达到理气除胀目的。

（9）肢宜常伸：在工作之余，坚持锻炼，多做些两上肢适宜的运动。此法可改善两上肢的血液循环，对颈腰椎肩肘强迫位的松懈

及活动周身各关节部位都有很好的保健作用，调和营血，通经脉之气，达到做事得心应手、灵活自如、增强体质健康的目的。

（10）肛宜常提：在紧张工作或久坐之后，有意识的吸气收缩腹部肌肉，撮肛、做提肛肌功法，以达到增强提肛肌收缩和放松肛门肌肉的目的。早晚可各做30次，此法有助于排泄、防止痔疮外，还有利于防止老年性元气虚损，五脏下垂，特别是中气下陷脱肛与脾肾两虚出现的子宫脱下坠胀的作用。

第二节　诊色歌

（1）五色辨证，望诊之要。色分常病，浮沉泽夭。微甚清浊，散抟宜晓。合参切脉，顺者相应；相生为吉，相克为逆。

（2）一生不变，是为主色；四季转变，名为客色。饮酒跑路，七情所为，风土职业，种族不齐，皆非疾病，平常色兮。

（3）病色异常，善恶宜量。含蓄明亮，预后佳良；暗晦暴露，其后不祥。

（4）五色主病，要细辨认。五行五脏，各相应。

①青色属吸干木，春令肝经，足厥阴色，余脏推应。青主风寒，又主痛惊；青黑寒痛；青白虚风；青赤肝火；青晦郁中，肝瘀气盛。

②赤色属心火，夏令心经，手少阴色，是主热证。虚热微赤，实热赤甚。虚人午后，两颧发赤，五心烦热，肝肾阴火，盗汗失眠，上炎可辨。舌赤热甚，口渴多饮，面色娇红，戴阳标志，溲赤便结，

③如黄属脾土，长夏脾经，足太阴色，多主湿证。黄如橘子，湿少热多；黄如烟熏，热少湿盛。黄而枯瘦，脾胃热疴；黄而色淡，脾胃气虚。黄而暗淡，寒湿中滋；黄而暗滞，五脏有瘀。黄红点纹，脾虚肝郁。

④白色属肺金，秋令肺经，手太阴色，淡白主虚。白胖气虚，白湿血瘀，阳虚身寒，脱血脱津，气虚湿盛，胖有齿印。

⑤黑色属肾水，冬令肾经，足少阴色，寒热两证。瘦削焦黑，肾热久蒸；青黑暗淡，阳虚瘀成。额黑如指，死证堪惊；环口黑黧，肾绝之证。

第三节 察舌辨证四字歌

（1）舌质与苔，首须辨识，苔为苔垢，舌是本质。苔察气病，苔候腑病，质候血疾，质候脏证；阴阳表里，虚实寒热，邪气深浅，察苔可知；脏腑虚实，舌质可识；舌质主脏，舌苔主腑，舌态主脏腑。察舌须明之。

（2）舌象变化，各有分部；舌尖心肺，中央胃腑，四畔脾土，舌之两旁，肝胆地步，舌根属肾，膀胱水腑；另有一法，三脘分看，上脘舌尖，中脘舌中，下脘舌根。舌中镶聚泉，舌柱舌下梁，海泉舌柱上，左侧金津穴，右侧玉液良。上腭为天池，唾液润口腔。

（3）辨舌津液，寒热舌象，寒则湿润，热则津伤。润燥滑涩。润多正常，气虚湿厚。润而多津，滑苔之色。涩又浮粗，燥则津伤，温病舌象。

（4）舌为心苗，有神无神，荣枯别样。荣为润华，津液充沛；红润鲜明，气血丰旺。枯无血色，正气欲亡；津乏干枯，气阴两伤。滑腻胖大，肺脾气伤。

（5）红舌主热，尚多分别。心火上炎，舌尖赤绛。红在舌边，肝胆热镶。温病初期，尖边赤亮；杂病舌象，心肝两旁。头痛失眠，烦躁便实。红色鲜亮，各有殊详；温病热甚，杂病阴虚。舌心干红，阴液劫伤。光嫩无津，镜面舌象；病多主凶，津液枯竭。气血两虚，淡红齿印。气虚湿攘。

（6）绛色深红，温热传营。纯绛鲜泽，心包热盛。干枯缩萎，涸竭肾阴；兼见嗌干，肺肾火旺。更有一种，绛舌少苔，甚者舌裂，阴液枯竭。绛舌黏腻，似苔非苔，湿挟浊邪，理气化湿，芳香宣开，湿浊分消。望之似干，扪之有津，阴津已伤，湿热熏蒸，浊痰蒙窍，清泄利湿，化痰开窍。生津益气，清热益阴。

（7）紫舌主病，有阴有阳；有苔无苔，主要区分。润燥深淡，满舌或斑，主病有别，轻重两般。黄苔紫舌，脏腑积热；兼见干燥，清下救阴。舌见青紫，浮苔滑润，伤寒初起，直中三阴。瘀血之病，舌紫且晦，一般滑润，或见灰苔，轨则斑块，重则满舌；痛久入络，痹证同类。酒客成积，心肝大伤，舌多紫斑。中心白滑，醉后伤寒。紫舌肿大，酒毒为患，冲心危险，性命难挽。

（8）蓝色变化，略如紫舌；尚能生苔，正气未竭。光蓝无苔，色萎不泽，证极危险，元气败绝。蓝不满舌，主证各别；瘟疫秽浊，兼苔粉白；黄腻浊苔，湿温郁热；苔滑中蓝，湿痰之舌。

（9）黑舌重病，有阴有阳；嫩滑湿润，寒极为殃；粗涩干焦，热极所伤。血已败坏，死证舌象，辨准早救，医者心灵，或可得胜。

（10）苍老娇嫩，寒热阴阳；实热壅结，坚敛苍老，神气尚存，病多属实；湿盛浮肿，心脾虚寒，或属痰湿，肺脾气虚。娇嫩齿印，虚湿之识。

（11）纹剥芒刺，各有标志；纹在舌质，几如碎瓷，血虚热甚，亦见阴虚。舌苔剥落，一块光洁，胃阴大伤，阴伤舌象，实难填没。病情更重，整苔剥脱，或生芒刺，有黑有黄，不论前后，化燥舌象。舌体胀大，痰饮湿热，气滞血瘀。舌体瘦瘪，脏腑营血，气阴两伤，体瘦如柴，诸虚证急。

（12）正常舌质，软而柔和，气血相得，运动灵活。痿绛阴亏，经筋失养，运动无力，色质淡红，气血虚极。舌体强硬，风火痰闭；舌强瘫痪，心脾风入；赤肿而硬，心火热极；痰肿而硬，苔浊色灰。舌之伸舒，常人自如；倘伸无力，心脾气虚。颤动属虚。舌欲舒伸，自如有难，根如线牵，其因有三，燥寒痰涩，筋脉瘀阻，心脉受牵，舌强语謇。燥干寒急，风痰黏连。舌舒痰热，虚证麻痹。歪于一侧，风中络证。吐弄舐唇，心脾积热，小儿惊风，临证可见。舌忽缩短，阴损干红；白润寒凝；黏腻痰卷。

（13）有根无根，舌苔分辨，中气存亡，肾气在先，视为关键。有根之苔，从胃生来，紧贴舌面，均匀铺开。无根之苔，厚苔一片，四围净洁，如涂舌面，阴伤舌净，舌光如镜，五脏阴虚，证之轻重，分类再辨。

（14）苔厚苔薄，内外邪结，腑证当辨。表寒苔薄，兼证再辨；邪积苔厚，六腑多实。腐苔松厚，揩之即去，正将化邪，阳气有余。腻则黏舌，刮亦不脱，痰湿踞中，阳被阴遏。腐苔如霉，或如腐脓，胃气败坏，或有内痈。

（15）苔布满舌，邪气散漫，表证薄白，白腻属痰，用药宜慎，防多变幻。苔生一偏，中后或前，或左或右，按部分研。苔色变换，顺逆可寻；由白而黄，黄退生新，康复顺向，邪去身安。白黄灰黑，病势加重，正气不支，邪气日深。苔若骤退，不由渐化，邪气内陷，病危可怕。

（16）食物染苔，注意分别。枇杷橄榄，变黄变黑。甜酸咸物，色酒果汁，苔均色染，多问几句近日饮食，是否有变，食物染色，问诊可验。

（17）白苔主表，湿邪虚寒。苔白而滑，外感风寒。白苔舌红，风温初染。白苔转黄，邪气内传。白苔绛底，湿遏热伏。白苔黏腻，脾胃湿热，痰湿内搏。白苔湿润，边尖齿印，并兼胖舌，湿痰之证，气虚可验。虚证白苔，望之明净，阳虚之证，舌多滑嫩。

（18）黄苔主病，少阳热证。微黄不燥，热在少阳；黄而干燥，热在阳明。苔黄厚燥，阳明腑证。燥生黑刺，或者发裂，热邪入深，阴液亏耗，热入少阴。黄而滑腻，痰湿热结，邪在肺脾。凡见苔黄，均属实热。别有一种，淡松花色，色黄而淡，胖嫩舌质，津润而冷，脾虚湿证，寒湿辨证。

（19）灰苔腑病，寒热阴阳，辨在润燥，察之当详。由黄转灰，苔燥干厚，伤寒传经，里热证候。苔由骤见，并无积垢，薄而滑润，三阴湿证。苔灰微黑，滑润舌质，痰饮水肿，脾肾阳虚，仔细辨认。

（20）黑苔与灰，辨证相近，灰黑渐来，里热日深。黑而燥裂，津伤热盛。苔根黑燥，下焦热甚。湿热肝肾，急下存阴。温阳紧跟。阴寒直中，黑而滑润，恶寒怕冷，四肢不温；杂病阳虚，苔亦相同。另一种人，舌常灰黑，素体阳虚，湿痰痰饮，舌面滑润，脏腑病轻，健脾利湿，切勿惊心。

（21）平素体质，舌苔之辨。苔色不均，灰黄或白，病在脾胃，属于湿热；至有病时，苔反薄脱，中气不足，苔色薄润。临证观舌，舌赤无苔，尖边红点，血热胃虚，阴亏可验。

（22）润燥厚薄，邪正分辨；辨证纲领，察舌关键。润为津存，燥乃热乘；厚是病进，薄为邪轻。结合苔色，病情自明。若因饮食，混冲当明。诊而后食，厚薄分清；诊而后饮，润燥分明。以上舌苔，牢记当真；临证不惑，运用心灵。

第四节　察舌辨证歌

察舌辨证歌，出于清代医家吴坤安的《伤寒指掌》之中。

【索源一】"六淫感证有真传，临证先将舌苔看，察色分经兼手足，营卫表里辨何难。"

按语　本条文指出凡辨证伤寒，当先要察舌之形态和颜色，分辨证属足经或手经；属卫分或营分；属在表或在里，证属脏或属腑。再参合脉证合验，辨证施治，无不效验。若非拘定足六经而施治，非但无效，且病也鲜有合乎六经者。

【索源二】"白肺绛心黄属胃，红为胆火黑脾经，少阴紫色兼圆厚，焦紫肝阳阴又青。"

按语　本条文指出望诊以形色分六经，兼心肺两经。足六经不言太阳者，以太阳初感，舌未生苔也。故凡临证，凡见舌无苔而润，或微白而薄者，即是太阳表证也；若是黄苔证属阳明；舌边红色主少阳；黑苔主太阳里证；紫色主少阴证；苔焦舌紫主厥阴阳证；质青苔滑主厥阴阴邪所致。

【索源三】"表白里黄分汗下，绛营白卫治分歧，次将津液探消息，润泽无伤涩已亏。"

按语　本条文指出白苔者属表，当汗解；黄苔属里，当清，或当下；质绛主营分之热，宜清解忌表；白苔主卫分之邪，宜汗忌清，治法天渊之差矣。若再以舌之燥润，验其津液之存亡，不拘何色，但以润泽者为津液未伤，燥涩者为津液已耗。热病者法以存津液为主，故宜认真的辨证施治。

【索源四】"白为卫分仍兼气，绛主心营血后看，白内兼黄仍气热，边红中白肺津干。"

按语　本条文指出凡外感外邪，先入太阳卫分肌表，不解者，然后顺传入气分而再入营分，再不解者，然后才入血分。白苔内兼黄者，仍属邪在卫分气分之热所致，当用解表散邪之品，不可用清解营分之药。白苔舌质边红者，此属温热之邪入肺又入少阳所致，灼耗肺津，此不可用辛温之药过表，宜用清轻凉散为当。

【索源五】"卫邪可汗宜开肺，气分宜清猛汗难，入营透热羚犀妙，到血未清地与丹。"

按语　本条文指出凡见舌苔白润而薄，邪在卫分者，可汗之。开肺气亦为宣肺气，即是开太阳宣腠理宣肺气，如用麻黄、羌活之类。如苔白而厚，或兼干者，是邪热已入卫入气分，只宜解肌清热，如用葛根、防风、连翘、蝉蜕、薄荷之类，不可用辛温猛汗之药也。若寒邪化热，过卫分入营分，或感受瘟疫之邪，温邪直入营分，或血分者，则见舌质红绛而舌苔黄燥，唯用羚犀为妙品，方能透热于营卫之中也。若邪在卫分或在营分不解，渐入血分者，则发热不已，治宜用清解血分之热，并解毒而安神，可加用用鲜生地、丹皮之类。

【索源六】"白黄气分流连久，尚冀战汗透重关，舌绛仍兼黄白色，透营泄卫两和间。"

按语　本条文指出凡舌苔白中带黄，病日数虽多，其邪尚在气分流连未传，可冀战汗而解。若舌质红绛之中仍带有黄白舌苔等色者，是邪在营卫表里脏腑之间，当用犀角羚羊角以透解营分之热。用荆芥、防风以泄卫分腠理之邪，表里两解以和之可也。

【索源七】"白而薄润风寒重，温散何妨液不干，燥薄白苔津已少，只宜凉解肺家寒。"

按语　本条文是说辨风寒与风热治法的不同。凡风寒初入太阳，则舌上无苔，或生苔白润而薄者，此为伤寒之表邪较轻，津液尚存不亏，用辛温药汗辛散可汗也。如白苔虽薄而燥，或舌边舌尖带红，此为风热之邪传少阳伤于气分也，邪热始已耗伤津液，病在手太阴肺经，肺阴伤，津液已亏，忌不可过汗，只宜轻清凉解少阳与气分之表热，可选用前胡、苏子、杏仁、连翘、黄芩、薄荷、桔梗、淡竹叶辛凉或辛苦之类。

【索源八】"苔若纯黄无白色，表邪入里胃家干，更验老黄中断裂，腹中满痛下之安。"

按语 本条文指出辨病先要辨病之卫气与表里。上条文是辨病之营卫，此条文是论病之表里卫气。然表证即属卫分，故此条文专论里证。伤寒由表入里，太阳入少阳或阳明，故舌苔先白而后黄，至纯黄无白者，此邪已离表入里在经，即为仲景所云胃家热而未见腑实证也。然而舌苔虽黄，而未至焦老裂纹起刺；大便虽闭，而未至痞满硬痛，还尚属胃家热而未变胃肠腑实证，仍宜清下不宜攻之。必再验其舌苔之形色，凡见苔黄厚焦老者，舌中心裂纹或起刺，或腹中胃肠硬满胀痛者，方药或用承气清下，下之则安。

【索源九】"太阴腹满苔黏腻，苍朴陈苓湿结开，黄燥还兼胸痞满，泻心陷胸二方裁。"

按语 本条文指出阳明胃肠腹实痞满者，舌苔老黄燥裂起刺；或太阴湿满者，舌苔白而黏腻。阳明胃肠实满、满在脐下少腹；太阴湿满，则满在心下胃口。湿邪结于太阴，则胸腹满闷，治宜苦温之剂以开之，用苍朴二陈二苓之类。若黄苔而燥，则为胸中痞满，此阳邪结于心下，按之痛者，为热痰固结也，可用小陷胸法。见有呕恶小便涩热者，湿热内结也，用泻心法清心火利小便治之。

【索源十】"微黄黏腻兼无渴，苦泄休投开泄安，热未伤津黄薄滑，犹堪清热透肌端。"

按语 本条文指出凡见有外邪未解，而里已先结者，如见舌苔黏腻微黄，口不渴饮，而胸中满闷是也。此为湿邪结于气分，当宜白蔻、橘红、杏仁、郁金、枳壳、桔梗之类，开泄气分，使外邪仍从肺卫而出，则解矣。不可用泻心苦泄之法，逼邪入里。黄苔虽主里，如苔薄而滑者，是热邪尚在气分，津液未亡，不妨用柴、葛、芩、翘，或豉、栀、翘、荷之类，轻清泄热，以透表邪，此可外达肌肤从卫分而解也。

【索源十一】"湿留气分苔黏腻，小溲如淋更快联，湿结中焦因痞满，朴陈苦温泄之安。"

按语 本条文指出凡见舌苔黏腻者为湿邪之验，是湿邪滞留阻
遏气分所致。白而黏腻者属寒湿，脾胃气虚寒湿内生，
黄而黏腻者属湿热，脾胃气虚，气不化湿，湿盛生热，
湿热互结生痰。更验其小便不利，大便反快者为胃肠湿
邪。痞满乃湿热之邪结于中焦，宜用厚朴、苍术、二
苓、二陈之类，苦温以开泄之。若舌苔黄而黏腻，痞满
呕恶，大小便俱不利者，此湿热之邪结于中焦，宜用泻
心法之类的苦、辛、寒之剂以开泄之。

【索源十二】"上焦湿滞身潮热，气分宣通病自痊，湿自外来肌表
著，秦艽苏桂解肌先。"

按语 本条文指出凡看舌苔，或白或微黄而黏腻，不渴身潮热
者则属湿热之邪；但这种湿热之邪是自内而出，恒结
于中焦而成痞满证，当从温中健脾利湿为施治；若湿邪
自外而来，上焦卫分气分先受之，每见潮热自汗，医者
用解表之仍不解，清之又不应者，不知道邪热之邪是由
内而生，只知道要宣通卫分气分气机，如用淡豆豉、茯
苓皮、滑石、半夏、猪苓、薏苡仁、广皮、白蔻、黄芩
之类，湿从卫分气分而解，化湿利湿而湿祛，其热自解
矣。倘若身冒雨雾，寒湿之邪留滞于太阴卫分之表，出
现发热，自汗不解，口不渴饮，身虽热，又不欲去衣被
者，舌苔灰白黏腻者，当宜用桂枝、秦艽、紫苏、茯苓
皮、二陈、姜皮之类，以发汗解肌，和表化湿法治之，
调和卫气，湿从汗解，湿邪自可除矣。

【索源十三】"湿热久蒸成内著，厚黄呕吐泻心权，若兼身目金黄
色，五苓栀柏共茵煎。"

按语 本条文指出湿热内著，久蒸肝胆，潮热盗汗，此证多从
中焦脾胃气虚所得，脾胃气虚，肝脾不和，嗜酒人多见
此苔，必厚黄而黏腻。若出现痞满不饥，呕吐不纳，唯
用泻心法最效。药用川连、干姜、赤苓、半夏、枳实、
茵陈、通草之类。若湿热内结，或误治必致成疸，治宜
五苓散加茵陈、栀、柏之剂化气利水，疏肝利胆，理气

和胃化滞，健脾祛湿施治；共奏健脾、利湿、化湿、理气、利水之效。

【索源十四】"舌绛须知营分热，犀翘丹地解之安，若兼鲜泽纯红色，胞络邪干菖郁攒，素有火痰成内闭，西黄竺贝可加餐。"

按语 本条文指出舌质绛为邪热已入营分或血分，治以泄营透热。故用犀角以透营分之热邪、翘、丹、鲜地黄以清营分之热邪。若见舌质光鲜纯色赤者，为邪热毒邪已入心包络，则见神昏内闭，须加广郁金，石菖蒲以开之；若兼有火痰，必致痰潮内闭，更当加西大黄、川贝、天竺黄、竹沥之类，清火豁痰。

【索源十五】"心承胃灼中心绛，清胃清心势必残，君火上炎尖独赤，犀兼导赤泻之安。"

按语 本条文指出若见黄苔中心质绛者，为心受胃火蒸灼也，在清胃药中加入清心药，如石膏、川连之类是也，其势也必弧矣；若又见舌尖独赤起刺，为心火上炎之故，可用犀角合导赤散以泻之。

【索源十六】"若见边红中燥白，上焦气热血无干，但清膈上无形热，滋腻如投却疾难。"

按语 本条文指出舌两边赤，中心舌苔白而干燥少津或无津者，此是上焦肺卫气分风热证。方用凉膈散去芒硝、大黄、加石膏，能清解膈上卫气无形之客热。因其邪热不在血分，若是妄投滋腻之品，必出现风热变病，使治之更难矣。

【索源十七】"绛舌上浮粘腻质，暑兼湿秽欲蒸痰，恐防内闭芳香逐，犀柏苍蒲滑郁含。"

按语 本条文指出暑蒸湿浊则成痰，暑湿兼秽，痰浊恐蒙蔽心包经，症见舌质色绛而舌苔粘腻，故用菖蒲、郁金，借其芳香逐秽，去血积，凉心热，行气解郁，开肺金之郁，除风治痰厥，通心气；犀角以清心透营分暑邪，琥珀、滑石、安神清暑又利湿。

【索源十八】"白苔绛底因何故，热因湿伏透之难，热毒乘心红点重，黄连金汁乱狂安。"

按语　本条文指出舌苔白，舌质色绛者，为热因湿邪遏伏营血所致。湿邪黏腻，难以透达，故治宜泄湿以透热，如用犀角、滑石、茯苓皮、猪苓、薏苡仁、茵陈、黄柏之类。若湿温证者，舌质显现红星点点，此为湿热毒邪乘心，必出现神昏谵语，当宜苦寒之品重镇清热安神施治；神志狂乱者，非黄连、金汁不解，如无金汁，当以人中黄①代之。因黄连清心火，金汁解热毒也。

【索源十九】"舌绛碎生黄白点，热淫湿蠹欲生疳，古名狐惑皆同此，杂证伤寒仔细探。"

按语　本条文指出舌质绛而有散在的黄白腐点者，此为湿热邪毒，蕴久不宣，蒸腐气血，化为瘀浊，得风木之气化而成虫也。狐惑，即牙疳，下疳之古名也。近时唯以疳名之。牙疳，即惑也，系指蚀咽腐龈、脱牙、穿腮、破唇；下疳，即狐也，蚀烂肛阴，由伤寒余毒与湿热毒邪为害也，若胃强能食，能任苦寒重药者可治。

【索源二十】"舌绛不鲜枯更萎，肾阴已涸救之难，紫而枯晦涸肝肾，红泽而光胃液干。"

按语　本条文指出舌质紫晦如紫肝色，绝无津液者，为津液枯竭之象；舌形敛束，伸不过齿者为痿，此肝肾之阴已败竭，治之以难或不治；若舌质紫又干枯晦暗者，属胃阴干涸，肝肾之阴两枯竭，犹可滋养胃阴，大补肝肾之阴，用甘凉纯净之品主之。如用鲜生地、鲜石斛、蔗浆、梨汁之类。

【索源二十一】"黄厚方知邪入里，黑兼燥刺热弥深，屡清不解知何故，火燥津亡急救阴。"

按语　本条文指出舌苔黄厚者，为伤寒热邪已入阳明之势。若舌苔黑而干燥者，为阳明之热盛。若腹无痞满硬痛症，此非承气证，只宜清解治之；若清之不应，是肠中有燥

---

① 人中黄：是将甘草末放置竹筒里，密封后，再放入人粪坑中，浸渍后的制成品。具有清热、凉血、解毒的功效。清代汪昂在《本草备要》中指出："泻热清痰火，消食积，大解五脏实热，治天行热狂，痘疮血热，黑陷不起。"

矢，与热邪固结，胃阴竭，胃土过燥，肾水不支，胃中阴液已干，治宜大、小甘露饮。以救胃阴，阴液充溢，阳邪自解，二便自通矣。

【索源二十二】"黑滑太阴寒水侮，腹痛吐利理中宜，更兼黏腻形浮胖，伏饮凝痰开逐之。"

按语 本条文指出舌苔黑滑，为太阴之寒湿之证，所谓寒水侮土所致，也是理中证也。若兼舌苔黏腻舌质浮胖者，则是湿痰寒饮伏于太阴所致，当用温药和脾，如二陈、厚朴、姜汁、合五苓散之类，开之逐之，痰饮自去。

【索源二十三】"舌见边黄中黑腻，热蒸脾湿痞难禁，吐呕便秘因伤酒，开泄中焦有泻心。"

按语 本条文指出中焦胃气热蒸，脾瘅湿腻者则舌边苔色黄腻，舌中苔带黑腻，此为中焦痞满，呕吐，小便不利，一般嗜酒厚腻之人多此症。可用泻心汤，开泄中焦以治之。

【索源二十四】"寒湿常乘气分中，风兼二气自从同，舌将黄白形中取，得诀才将脉症通。"

按语 本条文指出寒湿二邪气，都乘卫分之虚而入气分；而又挟风兼寒湿，也入气分。寒湿之邪，郁而化热，风温兼热，或入气分，或入营分矣。气分之邪，于舌苔之黄白取之；营分之邪，在舌质之红绛取之，得此要诀，再将脉症兼顾参考，病无遁形。

【索源二十五】"温邪暑热走营中，兼入太阴气分间，吸受心营并肺卫，暑温挟湿卫营通。"

按语 本条文指出温暑二邪皆归热之气，上焦肺卫太阳先受之，常直入营分，兼入气分，盖温暑二邪都从口鼻吸入，则上焦肺卫先受；后或入心营，或入肺卫，或先入卫气而后入营血。唯湿邪常走卫分、气分；且必挟暑挟湿，或湿挟暑，则三焦营卫皆通变矣。

【索源二十六】"伤寒入里阳明主，热病阳明初便缠，先白后黄寒化热，纯黄少白热蒸然。"

按语 本条文指出太阳主表证，阳明主里证。伤寒由表达里为之顺传，故邪在表者属太阳表证，肺卫脏证，越少阳入里者即属阳明胃肠腑病，即太阳少阳阳明三证皆有之，主病在阳明。热病自内发外为顺势，借阳明转少阳太阳为病邪之出路，故病初起即在阳明，但看舌苔先白而后黄者，是伤寒由表达里，由寒化为热也。若初起纯黄少白，或黄色燥刺者，则是病发于阳明，由里出表者，为热势由表外解病势渐轻也。更要参考外表之症，初起恶寒发热者为伤寒，壮热无寒者为热病。

【索源二十七】"热病无寒唯壮热，黄芩栀豉古今传，恶寒发热伤寒症，发汗散寒表剂先。"

按语　本条文指出凡外感温热之证，身体唯有壮热者，且不可发汗解表。可选用仲景阳明病用的栀子豉汤，少阳病用的黄芩汤，皆可通治。若是伤寒证，方可用解表剂发汗剂以解之。

【索源二十八】"少阳温病从何断，舌绛须知木火燃，目赤耳聋身热甚，栀翘犀角牡丹先。"

按语　本条文指出凡少阳温病热病者，临症皆纯热无寒。热病发于阳明，温病发于少阳，当从何法断之，问曰？但看舌苔黄燥者，为阳明热病；舌质绛赤者，为少阳温病。温热之病（系指传染性瘟疫热性疾病），宜用犀角、栀、翘、鲜生地、丹皮之类、以解少阳肝木火郁热毒之邪，大忌汗散。

【索源二十九】"若是温邪从上受，窍中吸入肺先传，芩翘栀豉桑蒌杏，气燥加膏肺分宣。邪入心营同胆治，再加元麦郁菖鲜。"

按语　本条文指出温邪从太阳肺卫皮毛发者，当从少阳胆经治之，以防其变，先和解其少阳，防太阳温病里传；若因天时晴燥太过，其热气从口鼻吸入者，则上焦心肺先受其热毒之邪，舌苔白燥，舌边质红，治在清泻气分；舌质色鲜红者，治在清解营分之热毒。营分与少阳胆经同法也，也可用犀角、丹皮、鲜生地之类；再加玄参、麦冬、广郁金、鲜菖蒲，以清心开窍也。

【索源三十】"寒温二气前粗辨，暑湿相循病必缠，温病已陈粘
　　　　　　腻舌，只将暑症再提传。暑伤气分苔因白，渴饮烦呕咳
　　　　　　喘连，身热脉虚胸又满，无形气分热宜宣。萎皮贝杏通
　　　　　　芩滑，栀豉翘心竹叶煎，或见咳红荷叶汁，痞加朴蔻郁
　　　　　　金川。"

按语　　本条文指出暑邪伤气分在腠理肌表，长夏多湿，暑湿相
　　　　结伤及卫气者，治从肺卫辛凉发汗表解芳香化湿，宜用
　　　　宣散解表化湿之法。若肺气郁滞不宣，腠理不开，则暑
　　　　邪会逆传入少阴营分，或厥阴血分，此发病急也。太阳
　　　　暑湿，肺络阴伤脉燥则燥咳，暑湿黏腻，肺气不宣，故
　　　　咳痰燥显红色，是阴虚肺热肺络所伤。可用辛苦甘凉解
　　　　暑与清气芳香化湿理脾益肺阴，理气运化肺脾之湿痰的
　　　　宣通之剂施治。

【索源三十一】"暑入心营舌绛红，神呆似寐耳如聋，溺淋汗出原
　　　　　　　非解，失治邪干心主宫。犀滑翘丹元地觅，银花竹叶石菖
　　　　　　　同，欲成内闭多昏昧，再入牛黄即奏功。"

按语　　本条文指出外感暑热疫毒之邪，直入少阴厥阴营分或
　　　　血分，二阴合病，大伤营血营阴，汗出津伤，则营血
　　　　瘀滞，舌质色赤绛，暑湿重者舌苔腻，暑热重者苔黄
　　　　燥；暑热之邪沿少阴肾厥阴肝二经上蒙清窍则耳聋目昏
　　　　头痛。此证不与少阳证同例，忌用柴胡。若乘于心胞络
　　　　则神昏，急以清心开窍，开其闭滞而安其神，可用如犀
　　　　角、滑石、连翘、丹皮、元参、生地、银花、竹叶、石
　　　　菖蒲等；若神志昏昧者，再加牛黄。

【索源三十二】"暑湿合邪空窍触，三焦受病势弥漫，脘闷头胀多
　　　　　　　呕恶，腹痛还防疟痢干。栀豉杏仁芩半朴，银花滑石郁
　　　　　　　红安。"

按语　　本条文指出暑热之邪多挟湿，从口鼻空窍而入者，则三
　　　　焦气分受病。即是说上、中二焦先受之，会出现头胀，
　　　　上脘中脘烦闷与呕恶，这是暑显之邪初入上焦的见症，
　　　　其病势尚轻，故只用栀豉等解表祛暑之清剂，以清宣上
　　　　焦卫分与气分。余如鲜枇杷叶、通草、淡竹叶之类，也

可加入。暑热暑湿之邪，喜留于膜原少阳则变疟，入于肠胃阳明则成痢，治宜随症加减。

【索源三十三】"湿温气分流连久，舌赤中黄燥刺干，咯血毋庸滋腻入，耳聋莫作少阳看。三焦并治通茹杏，金汁银花膏滑寒，若得疹瘰肌内透，再清痰火养阴安。"

按语　本条文指出凡暑湿合邪，轻则气分微结，重则三焦俱病，清解不应者，即属湿温重症；肺气不得宣畅，则酿成肺家肠家脓血痢疾；湿热上蒙清窍，则头痛头蒙耳聋无闻。治当即清三焦，气分一松，则腠理膜原疹瘰得以外达，肺肠暑湿得解，再议清火清痰，渐入养阴之品以扶正。

【索源三十四】"苔形粉白四边红，疫入膜原势最雄，急用达原加引药，一兼黄黑下匆匆。"

按语　本条文指出凡时疫证系指流行性传染病初起，临症可见舌苔形粉白而厚，四边舌质红绛者，此为疫症之舌象矣。病邪在卫气膜原，其病势最雄。顷刻传变，诊家不可轻视。吴又可用达原饮加入引经解表解毒药，透之达之，以取成效。若兼太阳证者加羌活，阳明证者加葛根，少阳证者加柴胡。若舌苔变黄燥色者，乃疫邪入胃，可加大黄下之；若苔变黑色，入里尤深，可用承气汤下之。疫势甚者，其舌象一日三变，由白变黄，由黄变黑，当速下之，并重加清热解疫毒之药。

【索源三十五】"若见鲜红纯绛色，疫传胞络及营中，清邪解毒银犀妙，菖郁金黄温暑通。"

按语　本条文指出瘟疫热性传染病一症，治分两途。但看舌苔白厚腻而黄燥少津干燥者，乃瘟疫热邪入胃，可加大黄下之；若黄而黑者，疫邪自表达里，汗之下之皆可也。若见舌苔鲜红绛色，此疫邪入于营分及包络之间，汗、下两禁；唯宜清营解毒、逐秽开闭；重加犀角、金银花、石菖蒲、川芎、郁金、西黄、金汁、人中黄之类。与温热暑证，治法相通。

【索源三十六】"温邪时疫多斑疹，临证须知提透宜，疹属肺家风与热，斑因胃热发如兹。"

按语 本条文指出温暑斑疹，与伤寒发斑不同。疹属肺经风热，斑属胃经脾经伏热。时疫斑疹，兼有毒气者，均宜提透化瘀、清解热毒之品治之。

【索源三十七】"疹斑色白松肌表，血热如丹犀莫迟，舌白荆防翘薄力，舌红切忌葛升医。"

按语 本条文指出时疫湿热邪毒，发病急、传变快，从卫入气则发疹斑于肌表。疹斑发于气分者，其舌质色淡红而白、舌苔也白，宜用葛根、防风、蝉衣、荆芥、连翘、薄荷、牛蒡子等大剂，力在解毒、解肌、达表，以表解卫气时疫湿毒之邪。若见赤斑丹疹，邪在营分、血分者，舌质必绛赤，宜用犀角、连翘、鲜生地、人中黄、金银花等，以透营血而解热毒之邪，大忌葛根、升麻导引升发升发散之药。

【索源三十八】"凡属正虚苔嫩薄，淡红微白补休迟，厚黄腻白邪中蕴，诊者须知清解宜。"

按语 本条文指出不拘伤寒杂证、正气虚者，其舌质必娇嫩而苔薄，或质淡红或微白，皆可投以补剂。若见苔黄而白、厚而腻者，总属内邪未清，不可遽进补药，只宜清解利湿，开卫气，醒中焦。

【索源三十九】"三十九歌皆要诀，伏邪新感一齐明，金针锈出凭君看，敢告同人仔细评。"

按语 最后一条是总结性的指出每一条歌括都是先贤医家临床经验的总结，后世医者要认真熟记清代医家吴坤安的这38条《察舌辨证歌》舌诊辨证顺口歌诀，指导应用于临床，进一步总结提高。